U0288271

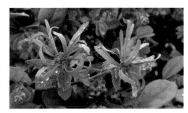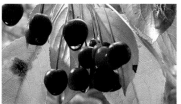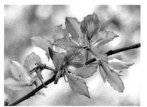

药饲观赏多用
本草图鉴

罗超应　王贵波　主编

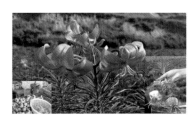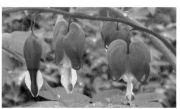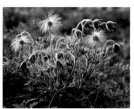

化学工业出版社

·北京·

内容简介

笔者将在执行科技部基础工作专项"传统中兽医药学资源抢救与整理"等工作中收集到的千余种动植物资料，整理优选出了639种具有一定药效和观赏价值或饲用价值的动植物，配有近700幅高清彩图，对其别称、地域、生长特点、入药部位、采集时间与方法、性味归经、功能主治及其煎煮方法等内容进行了重点且详尽的介绍。其最大特点就是突出多用途与实用性、有效性和观赏性，倡导综合利用，将中兽药与牧草应用、畜禽保健促生长、疾病防治、花卉种植与环境美化等相结合，在综合利用和生态经营中提高并改善中兽药种植与应用的经济效益和社会效益。

图书在版编目（CIP）数据

药饲观赏多用本草图鉴/罗超应，王贵波主编. —北京：
化学工业出版社，2020.3
ISBN 978-7-122-35997-1

Ⅰ.①药…　Ⅱ.①罗…　②王…　Ⅲ.①本草–图集
Ⅳ.①R281.3-64

中国版本图书馆CIP数据核字（2020）第011189号

责任编辑：漆艳萍　　　　　　　　　　　　装帧设计：韩　飞
责任校对：王鹏飞

出版发行：化学工业出版社（北京市东城区青年湖南街13号　邮政编码100011）
印　　装：北京缤索印刷有限责任公司
787mm×1092mm　1/16　印张48¼　字数869千字　2020年12月北京第1版第1次印刷

购书咨询：010-64518888　　　　　　　　　　售后服务：010-64518899
网　　址：http://www.cip.com.cn
凡购买本书，如有缺损质量问题，本社销售中心负责调换。

定　　价：298.00元

前 言

庭院花漂亮，田野牧草香；怡人药性良，疗病肥牛羊。美图供欣赏，文字可解详；开心保健康，动物人共享。

笔者在执行与实施科技部基础性工作专项"传统中兽医药学资源抢救与整理"与中国农业科学院科技协同创新项目"肉羊绿色提质增效技术集成创新"等工作中发现，不仅许多花卉与牧草都具有一定的药效，在动物保健、促生长或疾病防治上有可能发挥良好的作用；而且随着当前科技兴农与产业扶贫工作的逐步开展与深入，我国畜禽饲养的集约化与规模化程度日益加大，以及狗、猫等宠物饲养的日益纯种化与老年化，其疾病防治与保健促生长面临着几大新特点与新挑战。

其一，免疫抑制与环境应激日趋增多与严重，导致畜禽疾病高发与新发增多，疾病防治压力日增。如有研究表明，为缩短母羊哺乳期，提高母羊利用率，将羔羊45～60天的断奶日龄提前到1周，使其羔羊腹泻的发生率与死亡率显著提高；有公司引进国外大体型优质肉羊与湖羊杂交进行品种改良，因为母湖羊个体较小而胎儿出生体重太大（6.2～8.7千克），使其母羊难产率与人工助产率达100%，不仅增加了生产难度，而且还增加了母羊与羔羊的生产损伤机会，给其再次妊娠与后期生长带来了更大的风险；有公司放松了对母羊的运动管理，加上营养等因素的综合作用，使母羊妊娠毒血症或产前瘫痪等病的发病率达13%～15%及以上，病死率95%以上，给其饲养带来了莫大的经济损失。

其二，多因素混合感染等复杂性疾病增多，使得以往卓有成效的疫苗与抗生素等单一对抗性防治方法面临愈来愈严峻的挑战。如抗生素滥用及其病原耐药性等问题日趋严重，疫苗免疫临床效价影响因素愈来愈多，使感染性疾病防治形势愈趋严峻。再如西安某规模化奶牛繁育场在注射BVDV疫苗前，对牛群检测了BVDV抗体，重复2次的结果分别是45头牛中有43头抗体阳性；43头牛中有41头抗体阳性，1头抗体可疑。该牛群平时没有问题，但一遇到气候变化等因素的影响，就有牛出现腹泻。

其三，无论是狗、猫等宠物疾病防治与保健，还是鸡、猪、牛、羊等经济动物的促生长与疾病防治，国内外愈来愈重视对以整体平衡与辨证施治为特点与优势的中兽医药的开发与应用。然而，在当前的中兽医药开发与应用中有2个问题却是不容忽视的，即一方面中药材资源日趋紧张，另一方面中兽药使用成本日益高涨。如果能够利用这些花卉与牧草的药效作用，兼顾环境美化、牧草利用与畜禽的保健、促生长与疾病防治，不仅可以拓展中药材资源，降低中兽药使用成本，有利于畜禽养殖业的提质增效，而且更能美化环境，促进产业发展。如甘肃元生公司在建设人工牧场时，在选植优质牧草品种的同时，还选择了能与之共生的数种具有保健与促生长等作用的中草药进行间种，以期达到饲草与中药同采与共用的综合效应。在羊生长期补饲中药黄芪茎叶，不仅解决了中药种植加工中的废弃物处理的问题，而且还收到了对羊保健与促生长的效果，经济效益与社会效益双丰收。众所周知，苜蓿有"牧草之王"的称号，是牛、羊养殖中最常应用与种植的牧草品种之一，而其全草与根也都可以入药。苜蓿全草晒干或鲜用，具有理脾胃、清湿热、利尿、消肿之功效，主治尿结石、膀胱结石、水肿、淋证、消渴。苜蓿根煎汤内服或鲜用捣汁，具有清湿热、利尿之功效，主治黄疸、尿路结石、夜盲等病症。苜蓿虽是多年生植物，但播种后少则2～3年，多则4～5年就需重新播种，在其轮茬时如能将根综合利用，无疑将大大增加其使用价值与经济效益。

有鉴于此，笔者将在"传统中兽医药学资源抢救与整理"工作中收集到的千余种动植物资料，整理优选出了639种具有一定药效与观赏价值或牧草价值的动植物及其高清彩图近700幅，对其别称、地域、生长特点、入药部位和采集时间与方法、性味归经、功能主治及其煎煮使用方法等内容，进行了重点且详尽的介绍，以最大限度地突出其实用性、有效性与观赏性的特点。本书适合农业院校畜牧兽医专业师生、动物养殖与疾病防治人员及广大中医药保健爱好者阅读和使用。

本书承蒙科技部基础性工作专项"传统中兽医药学资源抢救与整理"提供资助，并在中国农业科学院兰州畜牧与兽药研究所和化学工业出版社等有关方面的大力支持下，才得以完成有关资料的收集、整理与出版工作，在此谨致衷心感谢！同时，在本书图片资料整理过程中，借用"形色"与"花伴侣"2款手机软件的帮助，对多种药材进行了植物初步识别，再与其他资料进行详细比对，大大地减少了相关资料的查询比对范围与工作量，在此也一并表示感谢！

由于笔者水平有限，且编写时间仓促，疏漏之处在所难免，还望广大读者多提宝贵意见，以便进一步改进。

编者

目 录

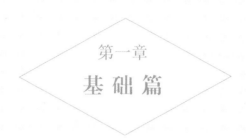

第一章

基础篇

为了更好、更有效地使用与利用每一味中药资源，在此就有关基础知识与所要注意的问题作一简明扼要的介绍。

一、道法自然铸精魂，本草中药优势存

本草，始见于《汉书·平帝纪》。由于中药以植物药居多，故有"诸药以草为本"的说法，自古相沿，把中药中兽药称本草，把记载中药中兽药的典籍多称为本草，如最早的汉代《神农本草经》、明代李时珍《本草纲目》及当代的《中华本草》与《民间兽医本草》等。然而，本草并非是植物药、动物药与矿物药的简单集合，而是在老子"道法自然"思想的影响下，以阴阳五行学说等中国传统哲学理论为指导，采用"近取诸身，远取诸物"的"取象比类"认识方法，逐渐形成了独特而又完整的理论体系与应用形式，故现代多称中药和中兽药。它与西药乃至所谓的天然药物的最大区别就在于，它是在中医中兽医学理论指导下应用，以整体平衡观念与复方辨证施治为最大特色与优势（图1-1）。其一，西医药学的处方也常有两种以上的药物应用，但其多是针对不同病因或病理而设的一个各自为战的药物大拼盘，重视的多是不同药物的单独作用；其也有药物之间的相互配伍和作用研究与认识，但多限于2个药物之间，而很少有3个以上药物之间的相互作用，其认识大多具有一对一的线性关系特点。而中医药学辨证施治则是以整体平衡观念为指导，根据君臣佐使理论将其所有药物组成一个整体，针对一个证候而设，以药物之偏性调节与纠正机体之偏病，以机体的整体平衡与康复为宗旨，从而使其经验积累与规律认识更具有整体复杂性的特点。如西药处方的药物用量多是根据患者的体重进行估算的，根据病情与配伍变化的相对较少；而中医中兽医针对不同证候的中药处方不仅药味不同，而且就是同一味药的临床用量也有很大不同。附子在临床上针对不同的证候与配伍，不仅炮制与煎煮会有很大不同，而且其剂量差别最大可达2000倍（0.3～600克）之多。这是现代药理毒理学"单一因素实验分析法"所不能认识与理解的。因为根据现代研究，附子所含的乌头碱0.2毫克即可引起人中毒，2～6毫克即可致人死亡。其二，由于证候状态是一个多因素作用的结果，不可能与某一种或几种因素或组织器官发生固定联系，使得中医药学千百年来既没有建立病原体等特异性病因诊断方法，也没有筛选与开发出疫苗和抗生素等特异性治疗药物与方法，常常被认为不科学而被忽视；而大量的中西医药学结合实践证明，中西医药学辨证与辨病相结合不仅可以弥补中医"有病无证可辨"与西医"有证无病可识"之不足，而且还可显著地提高与改善中西药物的临床疗效。其三，目前已知通过不同途径或

环节对机体免疫功能具有增强或双向调节作用的中药达200余种，其中既有多种补益类药物，也包括多种清热解毒、清热利湿、活血化瘀、利水等类中药及其复方药物，只要其对证，都有增强或双向调节机体免疫功能的作用；而相反，不加辨证施治地乱用或滥用，尤其是中药西药化应用，不仅发挥不了防治疾病的作用，还有可能引起各种毒副反应，即具有"非线性"的作用特点。

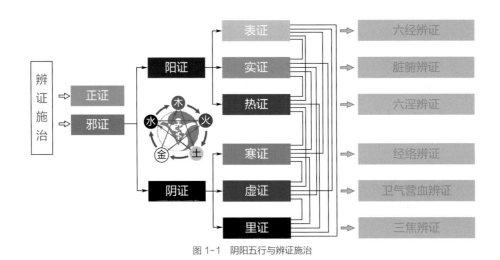

图 1-1　阴阳五行与辨证施治

　　这一点在当前抗生素滥用与耐药性等问题日趋严重，机体免疫抑制对疫苗免疫预防的不良影响日益增多的情况下，就显得尤为重要。如青霉素1942年在美国开始生产，当时注射100单位，疗效就很好；可是现在，注射1000万单位，剂量提高了10万倍，才有疗效。这是为什么呢？因为细菌的耐药性增强了，必须加大剂量才能杀灭细菌。细菌的耐药性为什么增强了10万倍？因为70多年来滥用的剂量一点点不停地增加，所以细菌的耐药性也一点点不停地增加。我国猪瘟兔化弱毒疫苗对预防猪瘟是世界公认最好的，我国猪瘟病毒野毒株中也并没有出现能抵抗现行疫苗免疫作用的突变强毒株，但却不断有猪场在多次使用疫苗后仍发生猪瘟的报告。目前商品肉鸡、蛋鸡和种鸡群从生命一开始，就一再使用弱毒苗和灭活苗进行多次强化免疫，以减少由鸡新城疫病毒（NDV）造成的经济损失；但不少大型鸡场反映，鸡群产生抗NDV的抗体水平比前几年低得多，使消灭NDV感染的目标变得更难实现。而王今达等将中医学"四证四法"（活血化瘀法治疗血瘀证、清热解毒法治疗毒热证、扶正固本法治疗急性虚证、通里攻下法治疗腑气不通证）与西医学抗感染相结合治疗多器官功能障碍综合征（MODS），使其救治感染性多脏器功能衰竭的病死率由非菌毒并治的67%降至30%，尤其是5脏衰与6脏衰，由国际上几乎是100%的病死率降至50%和57%，为世界所瞩目。痢菌净不同给药途径治疗仔猪白痢病效果比较发现，后海穴注射痢菌净3毫克/千克体重，较肌内注射痢菌净5毫克/千克体重与口服痢菌净片10毫克/千克体重的总有效率分别高出20.3%～21.6%和37.8%～38.8%，平均疗程缩短25.2～25.6小时和55.0～55.4小时，平均投药次数减少2.9次和4.99次。澳大利亚Ferguson博士在2008年报道一例哈巴狗的肠炎与蛋白丢失性肠病病例，在西澳大利亚大学兽医院经过两个月的泼尼松、硫唑嘌呤（影响免疫功能的药物/免疫抑制剂/抗代谢药）、螺内酯（利尿药）与甲硝唑的治疗后，出现体重减轻、肌肉萎缩无力，且精神忧郁嗜睡、腹部肿大坚硬、几乎不能行走等症状，主管兽医师又要用免疫抑制药环孢菌素进行治疗，且认为该哈巴狗对药物反应迟钝，预后不良，怀疑可能有顽固性疾病或其他潜在性肿瘤疾病。而根据中兽医辨证施治，其耳鼻冰凉、口舌苍白稍有湿润、脉沉迟、腹部肿胀、大便稀、昏睡、肌萎缩等，属中焦虚寒（脾气脾阳两虚），采用理中丸配合电针百会、后三里、阴陵泉、胃俞等穴进行治疗，同时停用甲硝唑与硫唑嘌呤，减半并逐渐停用泼尼松与螺内酯。经过3个月的治疗，该哈巴狗恢复健康。

这是因为抗生素药效学研究发现，抗生素的作用无论多么强大，最后杀灭和彻底清除微生物还有赖于机体健全的免疫功能。机体免疫功能状态良好，抗生素选择适当，可迅速、彻底地杀灭、清除病原微生物；反之，机体免疫功能低下，抗生素无论如何有用，也难以彻底杀灭并清除病原微生物。脓肿形成、抑制抗生素的物质产生，或者在实验室条件下没有表现出来，但在动物活体中产生的毒素等，使实验室药敏试验结果与临床疗效愈来愈多地不相关。据此有人提出了"使用抗生素治疗感染性疾病时，必须注意综合治疗，处理好抗生素、病原体与患者机体三者的关系，尤其是要改善机体状况，增强免疫力，充分调动机体的能动性，才能使抗生素更好地发挥作用"。我们国家自20世纪50年代就开始进行了大规模持续的抗菌抗病毒中药的筛选工作，虽然已知有200多味中药或其复方具有抗菌抗病毒的作用，但其抗病原体最小有效浓度（MIC）普遍太高，为0.195～25.0毫克/毫升，在临床上要用多大剂量才能达到此有效浓度？因此，几乎都可以被判为"无效"药物。而大量的中西医药学结合实践证明，中西医药学辨证与辨病相结合不仅可以弥补中医"有病无证可辨"与西医"有证无病可识"之不足，而且还可显著地提高与改善中西药物的临床疗效，也从另一个方面说明，感染性疾病的发生不仅与病原微生物感染有关，其防治也不应仅局限于病原微生物，还有机体因素等。这也就是中医药整体调节作用的优势，以及能够提高与改善西医药临床疗效的原因所在。

这一点从传统科学（也叫经典科学）的"单因素线性分析与处理"的角度难以理解，但从复杂性科学的"整体相互联系多因素非线性作用"的角度来看，也许才能看得更清楚。在生物等复杂性系统中，由于系统的组织性及其所蕴含的信息与物质等"初始条件"的不同，系统对某一种物质或因素作用的反应会有天壤之别，出现"蝴蝶效应"（图1-2）、药物过敏或耐受等不同结果。所以复杂性科学与传统科学最大的区别就在于，认为某一种物质或因素的作用不仅取决于其本身，而且也与其作用时系统所具有的初始条件有很大关系。这也就是为什么使用抗生素治疗感染性疾病时，必须注意综合治疗，处理好抗生素、病原体与患者机体三者的关系，尤其是要改善机体状况，增强免疫力，充分调动机体的能动性，才能使抗生素更好地发挥作用；大多数中药与针灸等的抗病原体作用很小甚或完全没有，而大量的中西医药学结合实践证明，中西医药学辨证与辨病相结合不仅可以弥补中医"有病无证可辨"与西医"有证无病可识"之不足，而且还可显著地提高与改善中西药物的临床疗效。

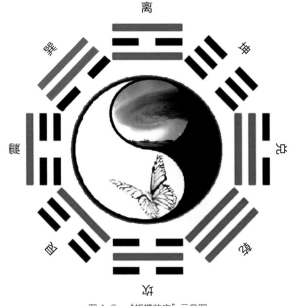

图 1-2 "蝴蝶效应"示意图

二、性味归经面纱撩，中药密码巧识别

中西药物的最大区别就在于其不同的理论指导，而最能体现中医中兽医理论指导的莫过于中药性味归经的表述。它不仅是中药从古到今不断丰富发展的历史积淀，

更是中药特色与优势所在，也可以说是中药之密码所在。如《神农本草经》序言指出："药有酸咸甘苦辛，又有寒热温凉。"《黄帝内经·素问·藏气法时论》道"辛散、酸收、甘缓、苦坚、咸软"，最早对药物的五味功能进行了总结和概括。《黄帝内经·素问·宣明五气论》中有"酸入肝，辛入肺，苦入心，咸入肾，甘入脾"之说，以辛味药散肺气之郁，以甘味药补脾气之虚，以苦味药泻心火，以酸味药敛肝阴，以咸味药补肾虚。经后世医家不断补充和发展，五味所代表的药物作用及主治病证日臻完善；尤其是金元张元素的药物四气五味理论，明清以来叶天士与张锡纯等发展的升降浮沉理论，以药物的五味理论指导分析疾病、调节气机升降的方法，形成了更加完备的体系（图1-3、图1-4）。再如青蒿素、黄连素等来源于中药的药物，不仅由于其是提纯等工艺制备的"单一化合物"，而且由于其药性表述已经没有了"性味归经"等传统中药学的术语与概念，《中华人民共和国药典》等著作已将它们归入西药的范畴。

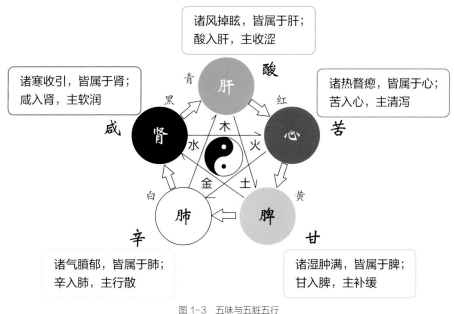

图 1-3　五味与五脏五行

从现在的认识来看，中药五味与归经似乎并不准确；但其通过"道法自然"与"取象比类"等方法所总结与建立的中药作用规律及其应用体系，却很实用和有效。如有人曾对400种常用中药的药味进行统计分析，发现现代文献记载药味与口尝药味相同的占35.7%～42%，不同的占58%～64.3%；最早文献记载药味与口尝药味相同的占32%，不同的占68%；最早文献记载药味与现代文献记载药味相同的占56%，不同的占44%。即古今药味与实际味道并非完全一致，相同的不及半数。说明中医学对中药的色味等的联系并不是绝对的，而是以取象比类认识方法为先导，最终再以临床实际效果为取舍的。如中医学的"诸花皆升，旋覆独降；诸子皆降，蔓荆独升"的说法，就是对这一认识方法的最好说明。这样，中医学通过"取象比类"等所建立的，实际上并不是中药的色味等与具体病因或者器官组织等的联系，而是以这些概念为桥梁，将药物的实际作用与疾病的不同证候联系在一起。其间不仅具有必然联系，而且由于这种联系是在临床实践中所建立的，更贴近实际，也更具有实用性。

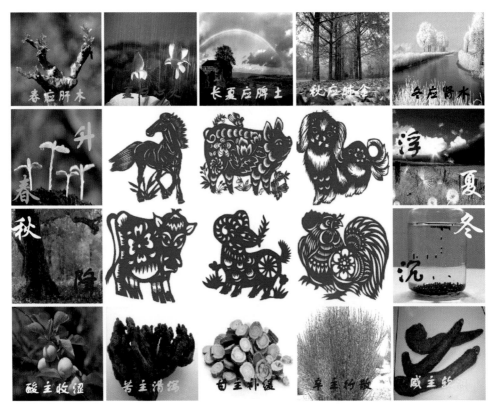

图 1-4　五味与四季五行

其次，在"取象比类"认识方法的启示下，中医中兽医学对病因与脏腑功能等的认识采用了"整体辨证求因"的方法，使其结果与西医西兽医学有着本质的不同，而更多的是对临床证候状态的认识与把握，为进一步"审因论治"提供依据。如《黄帝内经·素问·至真要大论》病机十九条指出："诸风掉眩，皆属于肝；诸寒收引，皆属于肾；诸气膹郁，皆属于肺；诸湿肿满，皆属于脾；诸热瞀瘛，皆属于火（心）；诸痛痒疮，皆属于心（火）；诸厥固泄，皆属于下；诸痿喘呕，皆属于上；诸禁鼓慄，如丧神守，皆属于火；诸痉项强，皆属于湿；诸逆冲上，皆属于火；诸胀腹大，皆属于热；诸躁狂越，皆属于火；诸暴强直，皆属于风；诸病有声，鼓之如鼓，皆属于热；诸病胕肿，疼酸惊骇，皆属于火；诸转反戾，水液浑浊，皆属于热；诸病水液，澄澈清冷，皆属于寒；诸呕吐酸，暴注下迫，皆属于热。"

最后，根据生物整体观念来说，由于所有物质都与其他事物存在相互联系与作用，作为一个实体的某一个系统的概念就变得非常模糊不清了——其界限在哪里呀？如大脑是中枢神经的所在地，主"神明"似乎是天经地义的事；然而，大脑能够脱离体液、循环系统等机体整体而存在吗？心钠素发现、心脏置换后病人的性格等都发生了改变等事实说明，"神明"的界限又何止在大脑呢？再如众所周知，心绞痛的典型表现是胸前区压榨样痛，但约有30%的高龄冠心病患者表现为上腹痛、左肩痛、头痛，乃至咽喉痛、牙痛、耳痛等不典型的表现，使心绞痛的表现并非局限于心脏的解剖学范畴。另外，根据现在的认识来看，中医"心主神明说"似乎存在明显的错误，而且已有清代王清任《医林改错》的先行；然而，这一概念体系却似乎是十分有效而不可丢弃，否定"心主神明说"将可能毁掉中医。虽然说已经有"脑主神明说"与"心脑共主神明说"，但前者多受现代医学和解剖学生理学的影响，和中医学思维模式截然不同，其临床实际意义还有待进一步研究探索；而后者则试图调和两者的矛盾，但难以自圆其说。其一方面承认神志活动由脑产生，而另一方面在对理、法、方、药等如何落到实处，却又回到"心主神明说"上。这说明，一方面，西医学以往在实验室条件下通过解剖学方法所建立的各种联系看起来精确明了，但却是一种简单化的认识与把握，临床实际中的疾病联系要远比其复杂；另一方面，根据现在的认识来看，中医中兽医学的脏腑病因等认识虽然是不可思议甚或错误百出，但其辨证施治理论体系却是十分有效的，不仅能显著地提高现代西药的临床疗效，而且其整体调节作用还是不可替代的。

三、识得性味与归经，升降沉浮药性晓

1. 性味

中药的性味通常就是指中药的四气和五味。它们不仅是从不同侧面反映中药的基本特点，而且更是对中药临床作用特点的总结与概括，对其性能的全面了解和准确认识还必须与药物的具体功效结合起来。例如人参、黄芪性味皆为甘温，都有补

气作用，但人参能大补元气，且有生津、安神作用，而黄芪则能升阳固表、托疮生肌、利水消肿，两者功效各有特点。

（1）四气　四气又称四性，是指中药所具有的寒、热、温、凉四种不同的药性。其中温热与寒凉分属于两类不同的性质，前者属阳，后者属阴；而温与热、凉与寒虽有共性，但程度上又有差异，更进一步还有大热与大寒、微温与微寒等的不同。一般认为，微寒即凉，凉次于寒，寒次于大寒；微温次于温，温次于热，热次于大热。此外，还有平性之说。此类药物作用比较平和，温热或寒凉之性不显著，故称为平性。但平性并非绝对，仍有微温、微寒之偏。从本质上而言，四气实际上就是寒热二性，只是程度不同而更加细分而已。

药性寒热温凉，主要是从药物作用于机体所发生的反应概括出来的。能够减轻或消除热证的药物，一般多寒性或凉性；而能够减轻或消除寒证的药物，则一般多温性或热性。寒凉药物大多具有清热作用，如清热、泻火、凉血、解毒、攻下、滋阴等功效，主要用于阳证、热证的治疗；温热药物大多具有散寒作用，如散寒、温里、行气、活血、补气、助阳等功效，主要用于阴证、寒证的治疗。即《黄帝内经·素问》所谓的"寒者热之，热者寒之"。

（2）五味　五味是指中药所具有的辛、甘、酸、苦、咸五种不同的药味。当然，中药的实际滋味远不止这五种，如还有淡味和涩味等；但由于长期以来的"取象比类"等原因的需要，将涩附于酸，淡附于甘，以合五行配属关系，故习称五味。同时，由于中医中兽医对中药五味的认识，是以"取象比类"认识方法为先导，最终再以临床实际效果来确定的，使其认识结果不仅可能与中药的实际滋味并不相同，而且由于不同时期与不同人的临床经验体会不一样，使得不同书籍记载的中药五味并不相同，但却都是临床经验的总结与体现，在学习与应用中应辩证地去认识与理解。按阴阳属性来讲，辛、甘、淡味属阳，酸、苦、咸味属阴。五味的具体作用如下。

① **辛能散、能行**　散是指可开腠发汗，解表散邪，如麻黄、薄荷等解表药多具有辛散作用，可用于治疗表证。行是指有行气、行血作用，可以促使气血运行，疏通郁滞，消肿止痛，如木香行气止痛，红花、川芎活血化瘀，可用于气血阻滞证的治疗。一些具有芳香气味的"辛"味药物，如麝香、冰片、苏合香等，除有行、散作用特点外，还具有芳香辟秽、芳香开窍等作用，可用于神昏窍闭证的治疗。

② **甘能补、能和、能缓**　补是指可补益阴阳气血之虚，如人参大补元气，熟地滋补精血，分别用于治疗气虚、血虚证。和是指具有协调、调和之意，如甘草调和诸药。缓是指可缓和急迫，用以治疗拘急疼痛，如白芍缓急止痛。

③ **酸能收、能涩**　收即收敛，涩即固涩。具体表现为止咳、止汗、止血、止泻、固崩、止带、固精、缩尿等作用，多用于久病体虚、脏腑功能衰退所致的自汗、盗汗、久咳虚喘、久泻、遗精、滑精、遗尿、尿频、崩带不止等滑脱病症的治疗。如五味子敛汗涩精，五倍子涩汤止泻，乌梅止咳止泻等。涩味药能收敛固涩，与酸味作用相似，但也不尽相同。酸味药大多具有生津或酸甘化阴的作用，而涩味药则不具备这些功效。如龙骨、牡蛎能涩精止遗，赤石脂能涩肠止泻，乌贼骨能收敛止血、止带。

④ **苦能燥、能泄**　燥即燥湿，多用于湿证治疗。如苍术味苦性温，用于寒湿证治疗；黄连味苦性寒，用于湿热证治疗。泄有通泄、降泄、清泄之分。如大黄可通泄荡涤肠道燥屎，杏仁能降泄肺气以平咳喘；栀子可清泻火热以除烦。此外，尚有"苦能坚阴"的说法，其实质上就是通过苦味的清泄作用，达到保存阴液不使进一步受到伤害之效。如知母、黄柏清泄相火而坚肾阴，可用于肾阴亏损，相火亢盛证的治疗。

⑤ **咸能软、能下**　软即具有软坚散结作用，多用于瘰疬、瘿瘤、痰咳、癥瘕病症的治疗，如海藻、昆布、鳖甲等。下即泻下，用以治疗坚结便秘，如芒硝。

⑥ **淡能渗、能利**　渗即渗湿，利即利水。多用于治疗水肿、小便不利等症，如茯苓、猪苓、薏苡仁等。

2. 归经

归经也称入经，是指中药有选择性地作用于脏腑经络的归属，是以中医中兽医脏腑经络学说为基础，以所治病证为依据而确定的一种中药分类。如黄连、黄芩、黄柏、龙胆草同属苦寒清热药物，但黄连偏清心胃热，黄芩偏清肺热，黄柏偏清下焦相火，龙胆草偏清肝热，分别归于心胃经、肺经、肾与膀胱经、肝经。沙参、麦冬、石斛、鳖甲皆为补阴药，但沙参偏补肺胃之阴，麦冬偏补心肺之阴，石斛偏补胃阴，鳖甲偏补肝肾之阴，分别归于肺胃经、心肺经、胃经、肝肾经。

在学习和应用归经理论时，一是勿将中医脏腑经络定位与现代医学的解剖部位混为一谈，两者的含义与认识方法都不相同。例如，心主神志，当出现精神、思维、意识异常的证候表现，如昏迷、癫狂、痴呆、健忘、失眠等，归为心经病变。能缓解或消除上述病变的药物，如开窍醒神的麝香、镇惊安神的朱砂等，则是入心经。同理，杏仁、桔梗能治胸闷、咳嗽，归肺经；全蝎能止抽搐，归肝经；山楂、神曲能消食，归脾、胃经。二是注意归经所依据的是用药后的机体效应，而不是指药物成分在体内的分布。因此，在应用现代科学技术研究传统归经理论时，应充分考虑到这种认识方法上的差异。

3. 升降浮沉

升降浮沉是指药物在体内的作用趋向，它与机体生命活动的气机升降出入密切相关。气机升降出入发生障碍，机体便处于疾病状态，产生不同的疾病趋向：向上，如呕吐、喘咳；向下，如泻痢、脱肛；向外，如自汗、盗汗；向内，如麻疹内陷。能够针对相应病情，改善或消除这些病证的药物，就分别具有向下、向上、向内、向外的作用趋向。一般具有升阳发表、祛风散寒、涌吐、开窍等功效的药物，药性多上行向外，主升浮；具有泻下、清热、利水渗湿、重镇安神、潜阳息风、消导积滞、降逆止呕、收敛固涩、止咳平喘等功效的药物，药性多下行向内，主沉降。但有些药物具有双向性，如麻黄既能发汗解表，又能止咳平喘、利水消肿，具有双向性作用，在具体应用时可以通过炮制或配伍等方法，使其作用趋向呈现一致性，有利于提高疗效，减少或消除可能出现的副作用。

药物升降浮沉与四气五味有一定相关性。一般而言，性温热、味辛甘的药物大多主升浮；性寒凉、味酸苦咸涩者，大多主沉降。前人认为，花、叶、皮、枝等质轻的药物大多主升浮，种子、果实、根茎、矿物质、贝壳等质重者大多主沉降；但并非绝对，如旋覆花降气消痰、止呕止噫，药性沉降；苍耳子能祛风解表、善通鼻窍，药性升浮。此外，药物升降浮沉还受炮制和配伍的影响。如酒炒多升，姜汁炒多散，醋炒多收敛，盐水炒多下行。在复方配伍中，升浮药物与较多的沉降药配伍时，其升浮之性可受到一定的制约，反之亦然。根据病证需要，巧妙利用药物升降配合，则有利于脏腑功能的恢复。例如，血府逐瘀汤中用柴胡、枳壳一升一降，以助气血周行；止嗽散中用桔梗与白前、百部配伍，一升一降，有利于化痰止咳。

总之，掌握好中药的性味归经与升降浮沉，可以更好地指导临床用药，以药之偏性纠正机体功能之失调，使机体恢复正常；或因势利导祛邪外出，有助于机体康复。

四、辨别中药道地产，谨守采收炮制法

中药材主要来源于自然界的动物、植物或矿物质，产地、采集与贮藏是否适宜对药材质量具有重要的影响，不合理的采收还可能严重损害药材资源。而生长、栽培、驯养环境适当，土地适宜，采收适时，贮藏恰当，则药材量多质高，药性强，

疗效好；反之则药性弱，疗效差。《神农本草经》指出："阴干、暴干，采造时月，生熟土地所出，真伪陈新，并各有法。"

1. 产地

中药材的分布和生产离不开一定的自然条件，故有道地药材或地道药材之称谓。由于各地的自然条件、生产、管理技术乃至历史、文化因素的不同，各地所产中药材质量就会不一样，这样就逐渐形成了"道地药材"的概念。如四川的黄连、川芎、附子、贝母，浙江的白芷、菊花、芍药，河南的地黄、牛膝、山药，广东的陈皮、砂仁、藿香，东北的人参、细辛、五味子，云南的三七，山东的阿胶，宁夏的枸杞，甘肃的当归，山西的党参等，都是著名的道地药材。道地药材是在长期的生产和用药实践中形成的，但也不是一成不变的，环境条件的变化会使道地药材发生变化，如三七原产于广西，称为广三七、田七，云南产者后来居上，称为滇三七，云南成为三七的新道地产区。

随着中药材需求量的日益增长，以及有些药材的生长周期长，产量有限，单单强调道地药材产区扩大生产，已经无法满足药材需求。在这种情况下，进行药材的引种栽培及药用动物的驯养，成为解决道地药材不足的重要途径。在现代的技术条件下，我国已对不少名贵或短缺药材进行了异地引种或动物驯养，并取得了一定成效，部分满足了对一些药材的需求。同时，随着新的花卉与牧草品种的引进与培育，给中药材又提供了新的资源。我们应该在原有药材认识的基础上，根据现代的条件与技术，积极开发与拓展中药新资源与新用途，以更好地满足人们对中药材的日益增长的需求。

2. 采集

中药材治病防病的物质基础是其中所含的有效成分，而有效成分的质和量与中药材的采收季节、时间、方法有着十分密切的关系。如自古以来就有"三月茵陈四月蒿，五月砍来当柴烧；春秋挖根夏采草，浆果初熟花含苞"的说法。这是因为中药大部分是植物药材，其生长发育的不同阶段所含有的化学成分是不相同的，因而药性强弱也往往有较大差异；且植物药材所用的根、茎、叶、花、果实各器官的生长成熟期有明显的季节性，通常以入药部位的成熟度作为依据。按药用部位来讲，大致有以下几种情况。

（1）**全草类**　大多在植物充分生长、枝叶茂盛的花前期或刚开花时采收。地上部分入药的可从根上割取，如益母草、荆芥、薄荷、紫苏等。以带根全草入药的则连根拔起全株，如车前草、蒲公英、紫花地丁等。茎叶同时入药的藤本植物，应在生长旺盛时割取，如夜交藤、忍冬藤等。有的须用嫩苗或带叶花梢，则应适时采收，如茵陈蒿、夏枯草等。

（2）叶类　通常在花蕾将放或花正盛开时，植物生长茂盛的阶段，药力雄厚，最适于采收，如大青叶、枇杷叶、艾叶等。荷叶在荷花含苞欲放或盛开时采收，色泽翠绿，质量最好。有些特定的品种（如霜桑叶），则须在深秋或初冬经霜后采集。

（3）花类　应在花蕾将放或正在开放时采收。由于花朵次第开放，所以要分次采摘。若采收过迟，则易致花瓣脱落和变色，气味散失，影响质量，如菊花、旋覆花。有的要求在花含苞欲放时采摘花蕾，如金银花、辛夷等；有的则需要在花刚开放时采摘，如月季花。而红花则宜于花冠由黄色变橙红色时采收。至于蒲黄之类以花粉入药的，则须于花朵盛开时采收。

（4）果实种子类　除枳实、青皮、乌梅等少数药材要在果实未成熟时采收果实或果皮外，大多果实类药材都是于果实成熟时采收，如瓜蒌、马兜铃等。种子类药材，如果同一果序的果实成熟期相近，则可以割取整个果序，悬挂在干燥通风处，以待果实全部成熟后再进行脱粒；若同一果序的果实次第成熟，则应分次摘取成熟果实。有些干果成熟后很快脱落，或果壳裂开，种子散失，如茴香、豆蔻、牵牛子等，最好在开始成熟时适时采收。容易变质的浆果，如枸杞、女贞子，在略熟时于清晨或傍晚采收，及时晾晒或使用其他方法干燥为好。

（5）根和根茎类　古人以二月、八月为佳，有"津润始萌，未充枝叶，势力淳浓""至秋枝叶干枯，津润归流于下"与"春宁宜早，秋宁宜晚"之说。这是因为早春及深秋时植物根或根茎中有效成分含量较高，此时采集则产量和质量都较高，如天麻、苍术、葛根、桔梗、大黄、玉竹等。但也有少数例外，如半夏、延胡索等，则以夏季采收为宜。

（6）树皮和根皮类　通常在春、夏时节，即在清明至夏至间植物生长旺盛，体内浆液充沛时采集，则药性较强，疗效较高，且易剥离，如黄柏、杜仲、厚朴等。但肉桂多在10月采收，此时油多易剥离。还有以秋后采收为宜的，如牡丹皮、地骨皮、苦楝根皮等。

（7）动物类　因品种不同，采收时间和方法各异。其具体时间，以保证药效及其容易获得为原则。如桑螵蛸应在3月中旬采收，过时则虫卵已孵化；驴皮应在冬至后剥取，其皮厚质佳；小昆虫等，应于数量较多的活动期捕捉，如斑蝥于夏、秋季清晨露水未干时捕捉。

（8）矿物质类　大多可随时采集。

3. 炮制

炮制是指在中药材应用前或制成剂型之前，对原药材进行一般修治整理或对部分药材进行特殊加工处理的过程，古代称为炮炙、修治、修事等。这是由于中药材大多是生药，根据医疗、配方、制剂的不同要求，结合药材的自身特点，进行一定的加工处理后，才能更有利于其药效发挥，符合治疗时的各种需要。炮制是否得当，直接关系到药效发挥；而对少数毒性药或烈性药来说，则更是其用药安全的重要保证。

（1）炮制的目的或作用　药物炮制法的应用与发展已有悠久的历史，方法多样，内容极为丰富，但总体上来说具有以下几个目的或作用。

① 消除或降低药物的毒性、烈性或副作用，保证用药安全　如附子、草乌、半夏、天南星等生用内服易于中毒，炮制后能降低毒性；巴豆泻下作用剧烈，宜去油取霜用；常山用酒炒可减轻其催吐的副作用等。

② 增强药物作用，提高临床疗效　在药物的炮制过程中，常常加入一些辅料，以增强药物的临床疗效。辅料有液体辅料和固体辅料两大类。前者，如蜂蜜、酒、姜汁、胆汁等，其本身就是药物，具有重要的医疗作用，与炮制药物存在某些协同配伍关系。如蜜炙百部能增强润肺止咳功效，酒炒当归能增强活血化瘀作用，醋炙玄胡能增强入肝止痛作用，姜汁炙竹茹能增强止呕作用。当然，也有不加辅料能增强药物作用的炮制方法。如明矾煅为枯矾，可增强燥湿、收敛作用；荆芥炒炭，能增强止血作用。

③ 改变药物性能或功效，以适应病情的需要　如地黄生用重在凉血，制成熟地黄则性转微温，而以补血见长；生姜煨熟能减缓其发散力，增强温中之效；何首乌生用能泻下通便，制熟后则失去泻下作用而专补肝肾。再如麻黄具有辛温发汗解表和平喘止咳等功效，适用于风寒表实而兼咳喘者；而对于热壅于肺、汗出而咳喘者，其温散发汗作用却不利于病情，通过蜜炙使其辛温发汗之力受到制约，平喘止咳之力增强，更宜用。

④ 改变药物的某些性状，以便于贮存和制剂　如饮片类药材要先切片，贝壳、种子、矿物质类药物要先行粉碎，以使其有效成分易于溶出，并便于制成各种剂型。药材烘焙、炒干等干燥处理，可使其不易霉变或腐烂而易于贮存。

⑤ 除去杂质和非药用部位，便于用量准确与服用　如根和根茎类药材应当先洗去泥沙，拣去杂质；枇杷叶要刷去毛；远志去心；海藻漂去咸味，以利于服用。

（2）常用的炮制方法　炮制方法是历代逐渐发展和丰富起来的，不仅历史悠久，而且方法多样，内容十分丰富。现代炮制方法大致可分为五大类型。

① **修治** 修治常见有纯净、粉碎与切制3种，可以单用，也可联合使用。

纯净处理：采用挑、拣、簸、筛、刮、刷等方法，去掉药材中的灰屑、杂质及非药用部分，使其清洁纯净，以利于使用。如枇杷叶要刷除背面的绒毛，肉桂、厚朴须刮去外层的粗皮等。

粉碎处理：采用捣、碾、镑、锉或现代机械设备处理等方法，使药物粉碎，以符合制剂或煎煮等的要求，利于药材使用。如牡蛎捣碎易于煎煮，川贝母碾粉便于吞服，山羊角镑成薄片，则易于煎出。

切制处理：采用切、铡或现代机械设备处理等方法，把药物切制成一定规格，以便于炮制、干燥、贮藏和调剂时使用。根据药材性质和医疗需要，切片有很多规格。如天麻、槟榔要切成薄片，泽泻、白术宜切厚片，黄芪宜切斜片，白芍、甘草宜切圆片，肉桂、厚朴宜切圆盘片，枇杷叶宜切丝，麻黄切段，茯苓、葛根应切块等。

② **水制** 水制法是指用水或其他液体辅料处理药材的方法，主要目的有清洁、软化药材，调整药性。常用的有洗、淋、泡、润、漂、水飞等。

洗：除少数易溶，或不易干燥的花、叶、果及肉类药材外，大多数药材使用前都需要淘洗。即将药材放入清水中，快速洗涤，除去上浮杂物及下沉脏物，及时捞出晒干备用。

淋：不宜浸泡的药材，先用少量清水喷淋，使其清洁和软化，以便进一步炮制加工与使用。

泡：质地坚硬的药材，在保证其药效不丢失的原则下，放入水中浸泡一段时间，使其变软，以利于进一步炮制加工与使用。

润：又称闷或伏。根据药材质地的软硬与加工时的气温与工具，用淋润、洗润、泡润、浸润、晾润、盖润、伏润、露润、包润、复润、双润等多种方法，使清水或其他液体辅料徐徐入内，在不损失或少损失药效的前提下，使药材软化，便于切制饮片。如荆芥之淋润，槟榔之泡润，当归之酒洗润，厚朴之姜汁浸润，天麻之伏润，大黄之盖润等。

漂：是指将药物置于宽水或长流水中浸渍一段时间，并反复换水，以去掉药材之腥味、盐分及毒性成分的方法。如将昆布、海藻、盐附子漂去盐分，紫河车漂去腥味等。

水飞：对于不溶于水的药材，粉碎后置乳钵或碾槽内加水共研，大量生产则用球磨机研磨，再加入多量的水搅拌，待较粗的粉粒下沉，细粉混悬于水中倾出；剩余粗粒再加水研磨，如此反复多次，直至结束。倾出的混悬液沉淀后，分出水液与沉淀物，干燥即成极细粉末。此法所制粉末既细，又减少了研磨中粉末的飞扬损失，故称水飞。水飞常用于矿物质、贝壳类药物的制粉，如飞朱砂、飞炉甘石、飞雄黄。

③ **火制**　是指用火加热处理药材的方法，是使用最为广泛的炮制方法。常用的火制法有炒、烫、炙、煅、煨、烘焙等。

炒：有清炒与加辅料炒法，前者就是单纯用火炒，又分炒黄、炒焦、炒炭等程度不同的清炒法。用文火炒至药物表面微黄者，称炒黄；以武火炒至药材表面焦黄或焦褐色，内部颜色加深，并有焦香气者，称炒焦；用武火炒至药材表面焦黑，部分炭化，但内部保持焦黄，仍保留药材固有气味者，即所谓存性者，称炒炭。前两者使药物易于粉碎加工，并缓和药性。如种子类药物炒后煎煮，有效成分易于溶出。后者能缓和药物的烈性与副作用，或增强其收敛止血的功效。后者多是加拌固体辅料炒，如土炒、米炒、麸炒等，可减少药物的刺激性，增强疗效，如土炒白术、麸炒枳壳、米炒斑蝥等。

烫：是指先在锅内加热中间物体，如沙石、滑石、蛤粉等，使其温度可达150～300℃，再加入药材翻炒，使其受热均匀，膨胀松脆而不能焦枯。烫毕，筛去中间物体，至冷即得。如滑石粉烫制刺猬皮，沙烫穿山甲，蛤粉烫阿胶珠等。

炙：是指将药材与液体辅料相拌炒，使液体辅料逐渐渗入药材内部，以改变药性，或增强疗效，或减少副作用的炮制方法。常用的液体辅料有蜜、酒、醋、姜汁、盐水等。如蜜炙黄芪，就是以蜜炒黄芪，可增强黄芪的补中益气作用；蜜炙百部，可增强百部润肺止咳作用；酒炙川芎，就是加酒炒川芎，可增强川芎活血之功。同理，醋炙香附可增强香附疏肝止痛之效，盐炙杜仲可增强杜仲补肾的功能，酒炙常山可减轻常山催吐之作用。

煅：是指将药材直接或间接用猛火煅烧的炮制方法，可使其质地松脆，易于粉碎，以充分发挥疗效。其中直接放明火上或容器内而不密闭煅烧者，称为明煅，多适用于坚硬的矿物质或贝壳类药物，如紫石英、海蛤壳等。而将药材置于密闭容器内加热煅烧者，称为密闭煅或焖煅，多用于质地疏松，可炭化的药材，如煅血余炭、煅棕榈炭等，以增强止血作用。

煨：是指将药材包裹于湿面糊、湿纸中，放入热火灰中加热，或用草纸将饮片隔层分放加热的炮制方法。此法可减轻药物的烈性或毒副作用。其中以面糊包裹者称为面裹煨，以湿草纸包裹者称纸裹煨；经草纸分层隔开者，称隔纸煨；将药材直接埋在火灰中，使其高热发泡者，称为直接煨。如煨生姜、煨甘遂、煨肉豆蔻等。

烘焙：将药物用微火加热，使之干燥的方法叫烘焙。

④ **水火共制**　常见的水火共制法有煮、蒸、潬（shàn）、淬等。

煮：就是用清水或其他液体辅料与药物共同加热的方法。如醋煮芫花可减低毒性，酒煮黄芩可增强清肺热的功效。

蒸：是指利用水蒸气或隔水加热药物的方法，可分清蒸与加辅料蒸2种方法。前者如清蒸玄参、桑螵蛸，后者如酒蒸山茱萸、大黄等。蒸制的目的在于改变或增强药物性能，降低药物毒性。如何首乌经反复蒸晒后不再有泻下之力，而专走补肝肾益精血；黄精经蒸制后，可增强其补脾益气、滋阴润肺之功效；藤黄经蒸制后，可减低毒性。加热时间视炮制的目的而定，如要改变药物性味功效者，多宜久蒸或反复蒸晒，如九蒸九晒制熟地、何首乌；若为使药材软化，以便于切制者，则以药材变软透心为度，如蒸茯苓；为便于干燥或杀死虫卵，以利于保存者，则加热蒸至蒸汽溢出量最大，或根据有关标准杀死虫卵为度，即可取出晒干，如蒸银杏、桑螵蛸。

潬（shàn）：是指将药物快速放入沸水中短暂潦过，立即取出的方法。常用于种子类药物的去皮、肉质多汁药物的干燥处理，如潬杏仁、桃仁以去皮；潬马齿苋、天门冬以便晒干贮存。

淬：是指将药物煅烧发红后，迅速投入冷水或液体辅料中，使其酥脆的方法。药材淬后不仅易于粉碎，且由于辅料被其吸收，还可发挥预期疗效。如醋淬自然铜、鳖甲等。

⑤ **其他制法**　常用的有制霜、发酵、发芽、药拌等。

制霜：种子类药材压榨去油，或矿物质药材重新结晶后的制品称为霜，其相应的炮制方法称为制霜。如巴豆霜，去油以降低毒性。

发酵：将药材与辅料拌和，置一定的湿度和温度下使其发酵，以改变原药的药性与作用的方法，称为发酵法。如神曲、淡豆豉都是发酵的产物，黄芪经过生物发酵可以提高黄芪多糖的收益率。

发芽：将具有发芽能力的种子药材用水浸泡后，保持一定的湿度、温度和时间，使其萌发幼芽，称为发芽。如谷芽、大麦芽等。

药拌：药物中加入其他辅料拌染而成，如朱砂拌茯神、砂仁拌熟地等。

五、重视配伍巧剂量，中药应用见法度

1. 配伍

配伍是指根据病情需要和药性特点，常常选择两种以上药物配合应用。这是中医临床用药的主要形式，也是组成方剂的基础。因为临床实际中的病情往往是复杂多变的，或数病相兼，或表里同病，或虚实并见，或寒热错杂，应用单味药往往不

能全面兼顾。另外，部分药物不同程度地具有一定的毒副作用。因此，通过药物的合理配伍应用，既可以适应复杂多变的病情，也能减少药物的毒副作用，从而提高疗效。

当然，药物配伍应用既可以产生减毒增效的效果，也可能出现增毒减效的结果，具体表现为协同、抑制与对抗等作用。前人将其概括为药物的"七情"。如《本经》云："药……有单行者，有相须者，有相使者，有相畏者，有相恶者，有相反者，有相杀者。凡此七情，合和视之。"除过单行者外，其余都涉及药物的配伍关系。现分述如下。

（1）**单行** 指用单味药治疗疾病，也称单方。多适宜于病证比较简单，或病情较轻者。如清金散单用一味黄芩，治疗轻度肺热咯血；用鹤草芽驱除绦虫等。

（2）**相须** 指将性能功效相类似的药物配合应用，可起协同作用，提高疗效。如石膏配伍知母，能明显增强清热泻火的功效；大黄与芒硝共用，能加强攻下泻热的疗效；麻黄和桂枝相伍，能加强解表发汗功效。

（3）**相使** 指将性能功效有某些共性，或性能功效虽不相同，但治疗目的一致的药物相互配合应用；且常常是以一种药为主，另一种药为辅使用，多能提高主药疗效。如补气利水的黄芪与利水健脾的茯苓配伍，茯苓能提高黄芪补气利水的治疗效果；黄连配木香治湿热泻痢，腹痛里急，以黄连清热燥湿、解毒止痢为主，木香行气止痛，调中宣滞，可增强黄连治疗湿热泻痢的效果；雷丸驱虫，常配伍泻下通便的大黄，可增强雷丸的驱虫效果。

（4）**相畏** 指一种药物的毒性或副作用能被另一种药物减轻或消除的配伍。如生半夏和生南星的毒性能被生姜减轻或消除，所以有生半夏和生南星畏生姜之说。

（5）**相杀** 指一种药物能减轻或消除另一种药物毒性和副作用的配伍。生姜能减轻或消除生半夏和生南星的毒性和副作用，所以说生姜杀生半夏和生南星。由此可知，相畏、相杀实际上是同一配伍关系的两种说法而已，是药物间相互对换而言的。

（6）**相恶** 指两药合用，一种药物能使另一种药物的原有功效降低甚或丧失。如人参恶莱菔子。因莱菔子能削弱人参的补气作用。

应当注意的是，相恶只是两药配伍后在某方面或某几方面的功效减弱或丧失，而并非是全部的功效减弱或丧失。如生姜恶黄芩，只是因为生姜温肺、温胃的功效与黄芩清肺、清胃的功效互相牵制而影响疗效；但生姜尚有和胃止呕的功效，黄芩尚有清泄少阳邪热的功效，在这些方面两药合用并不相恶。如小柴胡汤中生姜与黄芩合用，并不相恶。因此，两药配伍是否相恶，与所治证候与所选药效有关。人参与莱菔子相配伍，如用于脾肺气虚，并无邪实之证，两者配伍属相恶；如用于脾虚兼有食积气滞之症，则相得益彰，并不相恶。因为此时若单用人参益气，则不利于积滞胀满之症；单用莱菔子消积导滞，又会加重气虚。唯两者结合，相制而相成。总之，相恶配伍原则上应当避免，但根据病证需要，也有可利用其不恶的部分。

（7）相反　指两种药物合用，能产生或增强毒性反应或副作用。如甘草与甘遂相反。

（8）方剂　中药从单味药到配伍后应用，是前人对中药应用的一大进步。药物"七情"配伍是前人通过长期用药实践的经验总结，归纳概括而成的。相须、相使因能产生协同作用，增进疗效，是临床用药时要充分利用的。相畏、相杀能减轻或消除原有的毒性或副作用，是临床在应用毒性药或烈性药时必须考虑选用的配伍方法。相恶可互相拮抗而抵消、削弱原有功效或部分功效，因此临床用药时应注意选择，避免使用相恶效应，选择使用不恶之作用。相反可产生或增强毒副作用，属于配伍禁忌，原则上应避免配伍同用。在此基础上，药物按一定法度加以组合，并确定一定的分量比例，制成适当剂型，即为方剂。方剂既是药物配伍的进一步发展，也是药物配伍应用的最高形式。

中药方剂是在辨证立法的基础上选择合适的药物，根据"君、臣、佐、使"的理论妥善配伍而成，以做到主次分明，全面兼顾，扬长避短，提高疗效。一般而言，君药是指针对主病或主症起主要治疗作用的药物。臣药有两种意义，其一是辅助君药加强治疗主病或主症作用的药物，其二是针对重要的兼病或兼证起主要治疗作用的药物。佐药有三种意义，其一是佐助药，即配合君、臣药以加强治疗作用，或直接治疗次要兼证的药物；其二是佐制药，即用以消除或减弱君药、臣药的毒性，或能制约君药、臣药峻烈之性的药物；其三是反佐药，即病重邪甚，可能拒药时，配用与君药性味相反而又能在治疗中起相成作用的药物，以防止药病格拒。使药有两种意义，其一是引经药，即能引领方中诸药至特定病所的药物；其二是调和药，即具有调和方中诸药作用的药物。但在遣药组方时并没有固定的模式，既不是臣、佐、使药任何时候都必须具备，也不是每味药只任一职。每一方剂的具体药味多少，以及君、臣、佐、使是否齐备，全视具体病情及治疗要求的不同，以及所选药物的功能来决定。

（9）禁忌　除配伍禁忌外，还有妊娠及服药饮食禁忌。

① 配伍禁忌：在药物"七情"配伍，相恶配伍可使药物某些方面的功效减弱，而并不是所有功效都减弱，它仍有可以利用的一面，故并非绝对禁忌。相反配伍原则上属禁忌。目前比较认可的配伍禁忌有"十八反"和"十九畏"；但有人认为两者并非绝对禁忌，因为相反药配伍不仅在古代经方中就有使用，现代临床上也有应用。

认为相反药运用得当，可愈沉疴痼疾。但为了用药安全，凡属十八反、十九畏的药对，若无充分根据和应用经验，一般不应使用。

十八反：甘草反甘遂、大戟、海藻、芫花；乌头（包括川乌、草乌、附子）反贝母（川贝母、浙贝母）、瓜蒌、天花粉、半夏、白蔹、白及；藜芦反人参、西洋参、苦参、沙参（南沙参、北沙参）、丹参、玄参、细辛、芍药（白芍、赤芍）。有歌诀言："本草明言十八反，半蒌贝蔹及攻乌，藻戟遂芫俱战草，诸参辛芍叛藜芦。"

十九畏：硫黄畏朴硝，水银畏砒霜，狼毒畏密陀僧，巴豆畏牵牛，丁香畏郁金，川乌、草乌畏犀角，牙硝畏三棱，官桂畏赤石脂，人参畏五灵脂。有歌诀言："硫黄原是火中精，朴硝一见便相争；水银莫与砒霜见，狼毒最怕密陀僧；巴豆性烈最为上，偏与牵牛不顺情；丁香莫与郁金见，牙硝难合京三棱；川乌草乌不顺犀，人参最怕五灵脂；官桂善能调冷气，若逢石脂便相欺；大凡修合看顺逆，炮爁炙煿莫相依。"

② **妊娠禁忌**：妊娠期间，使用药物时必须注意动胎、堕胎或其他有碍孕畜健康及胎儿发育的不良作用。如剧毒药、峻泻药、子宫收缩药、破气破血药、大寒大热药、滑利沉降药、辛温香窜药、消导药等均为禁用或慎用之列。常见的妊娠禁用药有巴豆、芫花、甘遂、大戟、商陆、牵牛子、瓜蒂、藜芦、干漆、三棱、莪术、水蛭、虻虫、麝香、穿山甲、皂荚、水银、砒霜、木鳖子、斑蝥、川乌、草乌、生附子、轻粉、雄黄、马钱子、蟾酥、胆矾等；慎用药有枳实、槟榔、桃仁、红花、丹皮、王不留行、乳香、没药、蒲黄、牛膝、五灵脂、苏木、瞿麦、天南星、附子、肉桂、常山、姜黄、大黄、芦荟、芒硝等。

凡禁用药一般都不能使用，慎用药应根据孕畜病情，斟酌使用。若无必要，都应尽量避免，以防发生事故。如非用不可，则应注意辨证准确，掌握好剂量与疗程，并通过恰当炮制和配伍，尽量减轻药物对妊娠的危害，从而做到用药有效而安全。

③ **服药饮食禁忌**：服药期间有些食物可减弱或消除药物的功能，或产生不良反应，因此应禁食这类食物，简称食忌，俗称忌口，在动物上尤其是宠物上可参考应用。这是因为随着宠物等动物的不断老龄化，不仅其疾病发生愈来愈和人类相近，人类的大部分疾病都愈来愈多地发生在宠物上，而且其饮食也愈来愈和人类相近。

一般而言，服药期间应忌食生冷、辛辣、油腻、腥膻、有刺激性的食物，服中药时不要用茶水、牛奶等送服，以免影响药物的吸收。此外，根据病情不同，饮食禁忌也有区别。如热性病患者应忌食辛辣、油腻、煎炸类食物；寒性病患者应忌食生冷；胸痹患者应忌食肥肉、脂肪、动物内脏及烟、酒；肝阳上亢、头晕目眩、烦躁易怒等患者应忌食胡椒、辣椒、大蒜、白酒等；脾胃虚弱者应忌食油炸黏腻、寒冷坚硬、不易消化的食物；疮疡、皮肤病患者，应忌食鱼、虾、蟹等腥膻发物及辛辣刺激性食品。古代尚有常山忌葱，地黄、何首乌忌葱、蒜、萝卜，薄荷忌鳖肉，茯苓忌醋，鳖甲忌苋菜，甘草、黄连、桔梗、乌梅、苍耳子忌猪肉，商陆忌犬肉，蜂蜜忌葱等。

2. 剂量

中药剂量一般是根据药物的性能、剂型、给药途径、病证轻重及患者体质状况等多种因素来确定的，以在保证安全的前提下获得最佳疗效。

（1）**剂量的概念及计量单位**　不论是中药还是西药，都是以一定的剂量使用，被动物机体吸收达到一定浓度后，才能发挥作用。中药处方中每味药的用量称为剂量，一般指每味药的1日用量。如果剂量过小，在体内不能获得有效浓度，药物则不能发挥其有效作用；而如果剂量过大，超过一定限度，可能对机体产生毒害甚或致死作用。

最小有效量：药物开始出现药效时的剂量。

极量：治疗量的最大限度。

治疗量：产生明显治疗作用的剂量，即常用量。略大于最小有效量而小于极量的药物剂量。

最小中毒量：药物已超过极量，使机体开始出现中毒的剂量。

中毒量：介于最小中毒量与最小致死量之间的药物剂量。

致死量：引起动物死亡的剂量。

安全范围：最小有效量与最小中毒量之间（图1-5）。

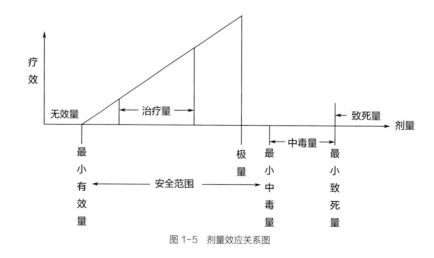

图1-5　剂量效应关系图

中药计量单位：古代有重量（铢、两、钱、斤等）、度量（尺、寸等）及容量（斗、升、合等）多种计量方法，用来量取不同药物；还有"刀圭""方寸匕""撮""枚"等较粗略的计量方法。现已将中药材的计量统一采用国际通用的公制，即1千克（公斤）=1000克。古方配用换算可按如下近似值进行换算：一两（16进位制）=30克；一钱=3克；一分=0.3克；一厘=0.03克。

（2）影响剂量大小的因素　不论是人还是动物，它们都是活的生物机体，不仅它们的活动与对药物的反应与代谢等不时地受到各种因素的影响而有所不同，而且也极大地影响药物的作用与剂量。为了准确用药，以达到最佳的用药效果，在处方用药时必须对这些因素进行全面综合考虑，并酌情处理。古人常有"传药不传量"之现象。其一方面可能是由于"秘而不宣"的缘故；而另一方面，也可能是顾虑"古方新病不相宜"，死方难治活病，从而给后人留下"因人、因时、因地制宜"的空间。

① **病证轻重缓急**　病轻者一般不宜用量过大，以免耗损正气；病重者剂量可酌情加大，以免药力不足延误病情。慢性病证病势较缓，无论虚实用量均不宜大，以免急则伤正；病势急者，如虚甚而欲脱者，则需要大剂量以救急。

② **药物性能和质地**　一般质地较轻的药物（如花叶类药），用量小些；质地稍重实的药物（如籽实、根茎类药），用量稍大些；质地沉重的药物（如矿石、贝壳类药），用量宜更大些。一般而言，鲜品药材用量比干品药材可大1～2倍；性味浓厚、作用较强的药用量宜小些，如大黄、黄连、肉桂等；性味淡薄、作用和缓的药用量宜大些，如薏苡仁、芦根等。凡有毒性或作用峻烈的药，用量宜小，且常以小剂量开始，再逐渐增加，以避免损伤正气或出现中毒等不良反应。

③ **配伍、剂型和用药目的**　单味药应用，剂量宜大；入复方应用，用量可小些。如单用蒲公英治痈疮，常用30～60克，配方则常用10～15克。方剂中，主药用量宜大些，辅佐药用量宜小些。如《伤寒论》桂枝汤主治太阳中风表虚证，桂枝芍药同用三两，意在调和营卫；而桂枝加桂汤主治心阳虚所致的奔豚症，则桂枝为主用五两，芍药用三两，意为温通心阳、平降冲逆；而桂枝加芍药汤主治太阴腹痛证，则芍药为主用六两，桂枝用三两，意为调和营卫，缓急止痛。承气汤3方，虽均为苦寒攻下之剂；少阴寒化证中的四逆汤、通脉四逆汤、白通汤和白通加猪胆汁汤4方，虽同为回阳救逆之剂等，但由于它们各自的主治证候不同，其药物组成及用量也有不同。

汤剂药物用量一般比丸、散剂大，因其有效成分多不能完全溶解吸收。汤剂因其吸收较快，作用迅速，故多用于急性病；丸剂吸收缓慢，故多用于慢性病。

临床用药时，由于用药目的不同，同一药物的用量可不同。如益母草，用于调经活血常用量为9～15克；用于利水消肿则需60克。再如洋金花，用于止咳平喘或止痛，一般只用0.3～0.6克，每日量不超过1.5克；若用于麻醉，可用到20克。附子在临床上针对不同证候、配伍，炮制与煎煮法时，其用量会有很大不同，差别最大可达2000倍（0.3～600克）之多。再如用于畜禽保健促生长的，剂量多较治疗量小，中药散剂一般按饲料1%～3%的比例添加。

④ **患者年龄、性别和体质**　老年患者往往由于气血渐衰，对药物的耐受力较差，用量一般应偏小一些；幼小患者气血未充，脏腑功能未能完全成熟，剂量也宜小。一般5岁以下幼儿用药量为成人量的1/4～1/3，6～10岁小儿用药量为成人量的1/2。不同生理时期的动物，如经期、孕期、产后动物，用药量应有所区别。

（3）**不同动物间的用药剂量换算**　人与动物以及动物之间对同一药物的耐受性相差是很大的，但一般来说，动物的耐受性要比人强，单位体重的用药剂量要比人大；体重小的动物单位体重药物耐受性要比体重大的强，单位体重用药剂量也要较体重大的动物大。本书所收集的大部分资料是人用中药的经验，只有人的常规用量，必须将人的用药量换算成不同动物的用药量才可在动物上应用。一般可按下列比例换算：人每千克体重（70千克）的用药量为1，小白鼠（20克）、大白鼠（200克）为25～50，兔（2千克）、豚鼠（400克）为15～20，狗（10千克）、猫（2.5千克）为5～10，猪（50千克）、羊（30千克）为1～2。如麻黄煎服，人用量为2～9克，马、牛15～30克，猪、羊3～10克；柴胡煎服，人3～10克，马、牛15～45克，猪、羊3～10克；当归煎服，人5～15克，马、牛15～60克，猪、羊10～15克，犬2～5克，兔、家禽1～2克；白芍煎服，人10～15克，大量15～30克，马、牛15～60g，猪、羊6～15克，犬、猫1～5克，兔、家禽1～2克；党参煎服，人10～30克，马、牛20～60克，猪、羊10～20克，犬3～5克，家禽0.5～1.5克等。可参考应用，或以其为先导，再根据实际应用修订用药剂量。

3. 应用

中药的传统给药途径较少，主要是经口和皮肤给药两种，剂型主要有汤剂、丸剂、散剂、酒剂、滋膏剂、露剂、软膏剂、硬膏剂、散剂、丹剂、涂搽剂、浸洗剂、熏剂、栓剂、药条、钉剂等；而随着中药新制剂与新剂型的不断开发与丰富，中药给药途径又增加了肌内注射、穴位注射、静脉注射、饲料添加与饮水给药等，出现了注射剂、胶囊剂、冲剂、气雾剂、膜剂、饲料添加剂、饮水剂等新剂型，不仅丰富了临床给药途径，而且也适应了宠物精准医疗、畜禽集约化与规模化疾病防治与畜禽保健促生长的安全、有效、方便与精准的高标准要求。我们应该正确掌握各种制剂的使用方法，以保证临床用药达到预期疗效。

汤剂不仅仍为目前临床常用剂型，其煎煮方法、使用器具、煎药用水、煎煮火候十分讲究，而且也是许多中药新工艺的基础环节之一，此处重点介绍中药材的煎煮方法及药物内服和外用的一般方法和原则。

（1）煎煮方法　由于中药材品种繁多，药用部位又多有不同，前人发现不仅中药煎煮方法很多，而且影响其效果的因素也非常多，在此仅就煎药器具、煎药用水、煎前浸泡、入药方法等方面作一简单介绍。

① 煎药器具　陶瓷器皿中的砂锅、砂罐等，因其化学性质比较稳定，不易与药物成分发生化学反应，并且导热均匀，保暖性能好，多作为煮药器具的首选；其次可用白色搪瓷器皿或不锈钢锅。忌用铁、铜、铝等金属器具，因为金属元素容易与药液中的中药成分发生化学反应，可能使疗效降低，甚至产生毒副作用。

② 煎药用水　必须洁净澄清，无异味，含矿物质及杂质少，一般生活饮用水即可用来煎煮中药。煎药用水量一般为将饮片适当加压后，液面没过饮片约2厘米为宜。质地坚硬，或需久煎的药物加水量可较多；质地松软，或有效成分容易挥发，煎煮时间较短的药物，则水淹没药物即可。

③ 煎前浸泡　一般药物可浸泡20～30分钟，种子、果实为主的药物可浸泡1小时。夏季因气温高，浸泡时间不宜过长，以免腐败变质。

④ 入药方法　部分药物因其性质、性能及临床用途不同，所需煎煮时间与一般药物不同，有的还需作特殊处理；甚至同一药物因煎煮时间不同，其性能与临床应用也存在差异。如大黄煎煮时间长短可影响其药理效应，而产生泻下与止泻的不同作用。

先煎：如磁石、牡蛎等矿物质、贝壳类药物，因其有效成分不易煎出，应先煎30分钟左右再纳入其他药同煎；川乌、附子等药因其性毒烈，经久煎后可以降低毒性，多宜先久煎；即使炮制过的乌头、附子也宜先煎30分钟，再入其他药物，以确保用药安全。

后下：如薄荷、白豆蔻、大黄、番泻叶等药物，因其有效成分在煎煮时容易挥发或破坏，不耐久煎而宜后下，待他药煎煮将成时投入，煎沸几分钟即可。大黄、番泻叶等药甚至可以直接用开水泡服。

包煎：如蒲黄、海金沙等质地过轻、过细，煎煮时易漂浮或成糊状，不便于煎煮及服用；车前子、葶苈子等药材较细，又含淀粉、黏液质较多，煎煮时容易粘锅煳化、焦化；辛夷花、旋覆花等药材有绒毛，对咽喉有刺激性。这几类药入煎时宜用纱布包裹。

另煎：如人参等贵重药物，宜另煎，以免煎出的有效成分被其他药渣吸附，造成浪费。

烊化：如阿胶等胶类药，容易黏附于其他药渣及锅底，既浪费药材，又容易熬焦，宜另行烊化，再与其他药汁兑服。

冲服：如芒硝等入水即化的药及竹沥等汁液性药物，宜用煎好的其他药液或开水冲服。

榨汁：如青蒿等药物宜新鲜榨汁，才有抗疟作用，而煎服可能破坏其有效成分。

⑤ **煎煮火候及时间**　煎药一般宜先武火（大火）烧开药液，沸后用文火（小火）保持微沸状态，以免药汁溢出或过快熬干。解表药及芳香性药物多以武火迅速煮沸，改用文火维持10～15分钟即可。有效成分不易煎出的矿物质类、骨质类、贝壳类、甲壳类及补益药，一般宜文火久煎，以使有效成分充分溶出。

⑥ **榨渣取汁**　为了尽量减少或避免药物煎煮后吸附药液，或已溶入药液中的有效成分可能被药渣再度吸附，汤剂煎成后应榨渣取汁，以减少有效成分损失；尤其是不宜久煎或2次煎的药物，药渣中吸附的有效成分往往较多，榨渣取汁的意义就更大。

⑦ **煎煮次数**　药物煎煮时有效成分首先会溶解到进入药材组织的水液中，然后再扩散到药材外部的水液中。待药材内外溶液的浓度达到平衡时，有效成分就不再溶出。这时只有将药液滤出，重新加水煎煮，有效成分才能继续溶出。因此，为了充分利用药材，避免浪费，一剂药应煎煮两次或三次。

（2）制剂与剂型　制剂是指根据临床用药要求和中药药材的性质，以满足生产、贮藏、运输、携带与应用等方面的需求，将中药制成一定形态的制品，以最大限度地有效应用中药。其药物制品的一定用药形态就称为剂型。如南朝梁代陶弘景指出："疾有宜服丸者、宜服散者、宜服汤者、宜服酒者、宜服膏者，亦兼参用所病之源以为其制耳。"《神农本草经》指出："药性有宜丸者、宜散者、宜水煎者、宜酒渍者、宜膏煎者，亦有一物兼宜者，亦有不可入汤酒者，并随药性，不得违越。"一般而言，急性病证用药，为使药效迅速，多宜汤剂、气雾剂、注射剂等；慢性病证则需要药物的持久或延缓作用，多用丸剂、膏剂、缓释片剂、混悬型注射液或其他长效制剂；规模化与集约化养殖动物用药多采用饮水剂、喷雾剂或粉散剂饲料添加等方式。皮肤疾患治疗多选用硬膏、软膏、糊剂、涂膜剂等；而腔道疾患治疗，如痔疮、溃疡、瘘管等，则多用栓剂、膜剂、条剂等。

① **剂型分类**

按物态分类：按剂型的物态可将其分为气体、液体、半固体和固体等类。气体剂型，如气雾剂、吸入剂等。液体剂型，如汤剂、合剂、酊剂、酒剂、露剂、注射剂等。半固体剂型，如外用膏剂、内服膏滋、糊剂等。固体剂型，如散剂、冲剂、丸剂、片剂、胶囊剂等。

按制法分类：按剂型的制备方法可将其分为浸出制剂、无菌制剂、粉碎制剂等。如汤剂、酒剂、酊剂、流浸膏与浸膏剂等，均采用浸出方法制备，因而归为"浸出制剂"；注射液、滴眼液、口服安瓿等均采用灭菌或无菌操作法制备，故统称为"无菌制剂"；散剂、粉剂等，均主要采用粉碎方法制备，可归为粉碎制剂等。

按给药途径和方法分类：将采用同一给药途径和方法的剂型列为一类。如经胃肠道给药类，有汤剂、合剂、糖浆剂、内服膏剂、散剂、冲剂、丸剂、片剂、胶囊剂以及经直肠给药的栓剂、灌肠剂等。非经胃肠道给药类，注射给药的有皮内、皮下、肌内、静脉以及穴位注射液等，皮肤给药的有软膏剂、膏药、橡皮膏、糊剂、搽剂、洗剂、涂膜剂、离子透入剂等，黏膜给药的有滴眼剂、滴鼻剂、含漱剂、吹入剂、栓剂、膜剂及含化丸剂或片剂等，呼吸道给药的有吸入剂、气雾剂、烟剂等。

按分散系统分类：按剂型的物理化学内在分散特性分为气体、固体及液体分散体剂型三类。气体分散体剂型有气雾剂等。液体分散体剂型又分为4类，即真溶液类，如露剂和水剂、溶液剂、甘油剂等；胶体溶液类，如胶浆剂、涂膜剂等；乳浊液类，如乳剂、部分搽剂等；混悬液类，如混悬剂、合剂、洗剂等。固体分散体剂型有散剂、冲剂、片剂、丸剂等。

② **常用剂型**　中药制剂的生产有着悠久的历史，也是长期医药实践经验的总结与积累，内容很丰富，但习惯上以"丸散膏丹"作为代表，称"传统制剂"，也是现代各种新剂型创制与发展的基础。近年来，在继承发扬传统剂型的基础上，不断应用现代科学技术的成就，创制了若干传统制剂的改进剂型和一些新剂型。

汤剂：汤剂应用最早、最广泛，也最能适应中医中兽医辨证施治随症加减的原则。它具有制备简单易行、溶剂来源广、吸收快、能迅速发挥疗效、无刺激性及副作用，最能充分发挥中药方剂中各药物的配伍作用。

丸剂：是在汤剂的基础上发展起来的一大类剂型，不仅临床上应用非常广泛，而且品种繁多、制备精巧。丸剂服用后在胃肠道崩解缓慢，逐渐释放药物，作用持久，对毒性、剧性、刺激性药物可延缓吸收，减弱毒性和不良反应。

外用膏剂：此类制剂广泛应用于皮肤科与外科等，有的对皮肤起保护作用，有的对皮肤或黏膜起局部治疗作用，也有的透过皮肤或黏膜起全身治疗作用。

丹剂：在我国已有两千多年的历史。其特点是用量少，药效确切，但毒性较强，一般只可外用，不能内服。

片剂：是在丸剂使用基础上发展起来的，目前已成为品种多、产量大、用途广、使用方便、质量稳定的剂型之一。

注射剂：注射剂出现得比较晚，可以从皮内、皮下、肌内、穴位、静脉等部位给药，为很多药物的药效发挥开辟了新途径。其具有药效迅速、作用可靠等特点，尤其对于不宜口服的药物与不宜口服给药的患者尤其适用。然而，注射剂给药不方便，制备过程较复杂，工艺控制要求非常苛刻，稳定性与安全性风险比较大，对于口服效果好的药物与病证，最好不要制成或使用注射剂。

随着医药科技的腾飞与发展，中药制剂新工艺、新品种或新剂型已不断涌现。如口服剂型已有浓缩丸、肠溶胶丸、糖丸、颗粒剂、膜剂、泡腾片、缓释片等；皮肤及黏膜用药有涂膜剂、栓剂、海绵剂、熨剂、气雾剂等；注射用药方面有油注射剂、粉针剂、注射用乳剂等。大多数现代剂型均已用于中药制剂的制备，可参考中药制剂学的有关文献，限于篇幅此处就不再赘述。

（3）服用　中药服用除传统的口服与外用给药途径外，还有注射等特殊给药方法。此处仅就前两者做一简单介绍。

① **口服**　也称内服，是目前临床使用中药的最主要给药途径之一。口服不仅是把药物经口简单地服下，而是其给药效果除受到剂型等因素的影响外，还与服药时间、服药次数、服药凉热等有关。

服药时间：服药时间应根据胃肠状况、病情需要及药物特性来确定。如峻下逐水药宜早晨空腹服，既有利于药物迅速发挥作用，又可避免晚上药效不易观察；驱虫药、攻下药及其他治疗胃肠道疾病的药物宜食前服用，以利于药物吸收发挥作用；消食药及对胃肠道有刺激性的药物等宜进食后服用，以利药效发挥，且因胃中存有较多食物，药物与食物混合后可减轻其对胃肠的刺激。无论进食前还是进食后服用，一般服药与进食应间隔1小时左右，以免影响药物与食物的消化吸收和药效的发挥。此外，有的药还应在特定的时间服用，但急性病证则不拘时宜。

服药次数：一般病证多采用每日1剂，分2次服或3次服。重病、急病可每隔4小时服药1次，昼夜不停，使药物在血液中保持有效浓度，药力持续，利于控制病势。发汗药、泻下药要注意患者个体差异，以得汗或泻下为度，适可而止，不必尽剂，以免汗下太过，损伤正气。呕吐宜小量频服。小量，药物对胃的刺激小，不致药入即吐；频服，才能保证有效的服药剂量。

服药凉热：一般汤剂宜温服，但发散风寒的药物，或治疗寒性病证的药物宜热服；而治疗热性病证的药物宜凉服。对于真热假寒证或真寒假热证，常常采用凉药热服或热药凉服法，即所谓服药反佐，以防因寒热格拒引起呕吐。一般丸、散等固体制剂，除特别规定外，多宜温开水送服。

饮水采食量：集约化与规模化养殖动物给药，无论是饮水给药还是饲料添加给药，为了保证动物采食足够的药物，给药前可适当给动物禁水或禁食，然后再根据饮水量或采食量，在一定的饮水或饲料中添加相应量的药物。

动物品种：不同动物对部分药物存在特别耐受性或敏感性，要注意调整药物用量或采取相应的措施，以确保用药剂量，更加合理与更加有效地利用中药。如钩吻对其他动物具有不同的毒性作用，而对猪却有促生长作用而无毒性。反刍动物对苦味、酸味、咸味和甜味很敏感，甜味可以提高其采食量。尤其是羔羊哺乳期，不良气味对自由采食影响比较大，甚至可以引起羔羊拒绝采食的行为发生，故在采用饲料添加给药的保健药物应用中，要特别注意——或在组方时尽量避免或减少不良气味的药物使用；或者使用甜味剂等进行气味纠正，以减轻不良气味对羊采食与保健药物摄入的影响。

② **外用** 中药外用剂主要有硬膏、软膏、橡皮膏、霜剂、贴膜剂、散剂、油剂、酊剂等，主要是通过皮肤、黏膜吸收发挥疗效。一般根据疾病需要选用合适剂型，敷贴或涂抹局部皮肤。

硬膏：一般先要用酒精灯烘烤加热，使膏药软化，再敷贴患处。注意不能太烫，以膏药软化不烫手为度，以免灼伤皮肤。

橡皮膏：皮肤如出现红疹瘙痒等过敏现象，则不宜继续使用。敷贴处如毛发多者，应先剃毛发，以免撕揭时疼痛甚至撕伤皮肤；或采用其他疗法。

烧烫伤：使用外敷中药制剂时，一般涂布面积不宜过大。如鞣质类药物，涂布面积过大可能损伤肝脏。

有毒外用药：不宜涂布太多，也不宜持续使用，以免产生毒副反应。

内病外治：内病外治法是中医的特色，不仅大大拓展了外治法的适用范围，促进外治中药新剂型、新品种应运而生，而且有效、安全、使用更方便。可以在宠物上应用。

六、正确处理相互关系，中西结合优势互补

中兽医药学从远古走来，与西学东进的西兽医药学已不可避免地走到了一起。由于它们两者既各具优势，也各有不足，致使不仅谁也不可能也不应该将它们再截然分开，而且也无法将它们互相替代。尤其是遇到了当前集约化与规模化养殖以及宠物饲养老龄化日益增加，所导致的畜禽多因素复杂性病证发生日渐增多，使传统

的单因素对抗性特异防治疾病的方法面临愈来愈严峻的挑战，令我们不能不正确认识与处理中西兽医药学关系，以促进两者优势互补，提高畜禽疾病防治与畜禽保健促生长的能力与水平。

1. 正确认识与处理中兽药与抗生素的关系

病原微生物感染是感染性疾病发生的一个非常重要的原因，抗生素等针对病原微生物感染所进行的防治也取得了巨大的成功。然而，由于感染性疾病的发生不仅是由病原微生物感染所致，还与机体等因素密切相关；抗生素不仅具有抑杀病原菌的作用，而且还有诱导病原产生耐药性，以及部分抗生素还有抑制机体免疫功能等的副作用，使得以往把对感染性疾病防治的重点集中在抗病原微生物感染上，以药敏试验结果作为抗生素临床应用的"黄金标准"的做法就有点简单化而使其面临日趋严峻的挑战。其一，导致了临床疗效不稳定，诱导人们试图简单地通过加大药物用量或延长用药时间来改善疗效，导致了抗生素的用量愈来愈大，用药时间愈来愈久。其二，长期错误地将小量抗生素用于感染性疾病的预防，不仅增加了病原体产生耐药性的机会，而且还扰乱了体内有益菌的生态平衡，抑制了机体免疫功能，从而导致"无病时滥用，真有病了却无药可用"的尴尬困境。其三，导致了中西结合研究长期以来，将抗菌抗病毒中药筛选与开发作为其抗感染研究的重点，使其事倍功半甚或是劳而无功。如我国自20世纪50年代开始的大规模持续的抗菌抗病毒中药的筛选研究，虽然已知有200多味中药或其复方具有抗菌抗病毒的作用，但其大多数的抗病原体最小有效浓度（MIC）太高，在体内很难达到，从药理学上完全可以被判为"无效"药物。而相反，某些体内和体外均无抗菌作用的中药，临床应用却有较好的抗感染疗效。临床使用证明，有抗病毒作用的药物，动物实验效果却并不满意；而中药药物实验研究表明，有抗病毒活性的药物却未能在临床实践中进行验证或应用等。其四，面对日趋严重的抗生素等药物的滥用，而控抗与限抗效果又不明显的情况下，中药等替代抗生素的研究就应运而生。然而，一方面，无论是酸化剂、植物精油、益生菌、抗菌肽等产品还是中药，其大多数产品有效抗病原体浓度太高，不能用实验来证实替代物的有效性，使其替代之路走起来并不顺利。而另一方面，无论来源是什么，只要是以抗病原体为作用机制的药物，使用不合理都有可能导致病原产生耐药性，给所谓的抗生素替代理论带来严峻挑战。如青蒿素来源于中药黄花蒿，其是因为替代已普遍产生耐药性的传统抗疟药奎宁等，拯救千百万人性命而获得2015年诺贝尔生理学或医学奖的。然而，WHO根据多年抗疟实践经验，在2006年5月1日就发布了停止生产单一青蒿素制剂的公告，希望转而生产以青蒿素为主的复方（ACTs），以提高其抗疟效果与减缓其耐药性的产生速度。2011年又制订了全球预防青蒿素耐药性计划，进一步强调了综合预防。屠呦呦研究员在获知自己获得2015年度诺贝尔生理学或医学奖后，在接受记者采访时却也担忧道："药来之不易，用药不规范会导致对青蒿素的耐药性。这是个问题，现在也很难控制，我只好呼吁大家来重视。"

那么，只有正确认识与处理中兽药与抗生素的关系，才能合理应用抗生素。其一，要转变科学观念，以复杂性科学为指导，走出传统科学"感染性疾病是由病原微生物感染所致，抗生素就是抗菌杀菌的，抗生素临床应用的标准是药敏试验结果"的简单化认识误区，处理好抗生素、病原与机体三者之间的相互关系，在使用抗生素治疗感染性疾病时，要因病、因时与因机体制宜，以提高抗生素应用的针对性与临床疗效。其二，抗生素作用的特异性特点，使其只能用于敏感性病原感染的治疗，树立"抗生素就是用来治疗细菌感染性疾病的，而不能用于预防"的思想，以免无病时滥用，一旦发病却无药可用的窘境发生。其三，鉴于病毒感染性疾病等有可能继发细菌感染性疾病的发生，对其应该加强监测，一旦发现有继发感染，要及时足量治疗，以免错过良机反而要用更大剂量与更长时间的治疗用药。其四，鉴于机体免疫功能状态对感染性疾病发生及其抗生素治疗的巨大影响，以及当前机体免疫抑制日趋增多与复杂等，在抗生素应用时一方面要针对敏感菌进行治疗，另一方面要积极配合中医药辨证施治等辅助措施，以达到优势互补，提高临床疗效，减少抗生素的应用及其病原耐药性产生机会的目的。其五，由于抗生素合理应用需要从更多方面和更复杂性地考虑与处理问题，它对实施者的科学观念、素质与能力提出了更高的要求，必须积极地对有关人员进行引导、培训与培养，加强人才体系建设，以使抗生素合理应用能够真正落到实处，并持续发展。

2. 治未病，正确认识与处理中兽药和疫苗的关系

治未病即"未病先防，既病防变"，是中兽医药学的重要思想之一，不仅与现代预防兽医学的"预防第一，防重于治"思想不谋而合，而且随着规模化与集约化养殖业的不断发展，畜禽疾病多群发及其有可能所造成的巨大损失，也使这一思想日益受重视。然而，相互比较，两者却有不同的特点与优势。疫苗多为特异性作用，作用大多比较强而专一，广受人们重视；但随着混合感染与慢性复杂性疾病发生的日趋增多，以及各种原因所致的动物机体免疫抑制性现象日益普遍，疫苗免疫等现代预防兽医方法的临床效果愈来愈受到严重的影响与挑战。而相反，中兽药作用虽多为非特异性的，且大多比较弱，但由于其是多靶点与多途径调节，且其辨证施治

是随着临床实际的病情变化而改变，不仅使其能够显著地提高与改善疫苗等现代预防兽医学防治方法的临床效果，而且也是中兽药所不能代替的。那么，我们就应该将两者相互结合，以便优势互补，共建一个高效而又完善的疾病防治体系。

另外，由于大多数中兽药的特异性抗病原体作用都较弱，其抗感染的机制大多是通过在不同的证候状态下对机体免疫功能调节与对抗各种毒素等途径来实现的。如有研究表明，细胞本身合成干扰素的能力在正常情况下处于抑制状态，只有在病毒、细菌、干扰素诱导剂等外界因素的刺激下，才能解除抑制而产生干扰素。中兽药单独诱生干扰素的能力很弱，但却能明显促进或增强病毒或其他物质（如双链核苷酸等）诱生干扰素的作用。四逆汤对正常小鼠巨噬细胞吞噬率、吞噬指数及溶菌酶含量无明显影响，但能使受环磷酰胺抑制的小鼠指标达到正常水平；黄芪多糖（50克/升、200克/升）体外对正常小鼠ConA活化的脾细胞产生IL-2无明显作用，而对大黄"脾虚"小鼠IL-2的产生具有促进作用；补中益气汤能明显增强脾虚小鼠淋巴细胞IL-2活性，而对正常小鼠无影响；不仅扶正补气药，而且清热解毒药（如板蓝根、茵栀黄、知母等用于乙型脑炎、病毒性肝炎等）在一定条件下均有比较强的促进干扰素生成的作用。因此，一方面，平时应结合畜禽不同生长阶段的生理及其易发病的特点，采用相应的中兽药健胃、促生长与免疫功能调节等中兽药或微生态制剂等，来提高机体的抗病防病能力，以减少疾病发生；而另一方面，针对不同生长阶段与生理病理特点，针对不同疫苗与抗生素等防治方法开发系列化的免疫佐剂或疗效增强剂，以提高与改善疫苗与抗病原药物的免疫效果与临床疗效。

3. 因地制宜，综合经营求效益

随着规模化与集约化养殖的日益普及，中兽医药群体辨证施治不仅日显急迫，而且由于规模化与集约化养殖使畜禽个体条件与饲养等环境因素趋于一致，也使群体辨证施治变得更加可能。为了促进中兽医药学群体辨证施治的发展与完善，适应日益规模化与集约化生产的畜禽疾病防治与保健需求，其一，改进中兽药给药方法，尽量采取饮水或饲料添加的给药方式，以方便给药，节约劳动成本，并保证畜禽最大可能地按要求摄入药物。其二，由于畜禽保健不同于疾病治疗的非用药不可，一般都难以做到逐只灌服给药，而更易接受饮水或饲料添加等群体给药方式。其三，反刍动物对苦味、酸味、咸味和甜味很敏感，甜味可以提高采食量；尤其是羔羊哺乳期，不良气味对自由采食影响比较大，甚至可以引起羔羊拒绝采食的行为发生，故在采用饲料添加给药的保健药物的开发研究中，要特别注意——或在组方时尽量避免或减少不良气味的药物使用；或者使用甜味剂等进行气味纠正，以减轻不良气味对羊采食与保健药物摄入的影响。如有研究发现，阿勒泰大尾羊对经甜味处理的麦草有一定的偏嗜性，甜味剂组羊比绿色剂组和对照组羊麦草每只羊平均日采食量提高了11.37%和8.99%，两者差异显著（$p<0.05$）。

畜禽绿色养殖中的中兽医药保健，不仅要重视其产品的绿色健康与安全，促进人类食品安全与绿色环保化，而且也不能忽视其经济成本。如果生产与使用成本太高，即使有很好的保健效果，其使用可能也要受到很大的限制。其一，其药材选择应该因地制宜，充分利用当地中药资源；或尽量选取疗效可靠而又非热门的药材品种，以降低保健产品的生产与应用成本。其二，选择合适剂型，在方便使用的同时降低产品成本。如一般来讲，中兽药提纯精制程度越高，其使用相对越方便与精确；但其制药成本也相对越高，疗效还有可能越不理想。鲜品使用效果好，但有些中兽药的特殊气味可能会影响畜禽对其采食，且比较难保存，不利于规模化与集约化饲养的应用。相对来说，粉剂饲料添加或饮水给药，使用比较方便，疗效比较可靠，制作成本也相对经济便宜。其三，中药材近年来行情看涨，价格飙升，给其应用带来了一定困难。但如果能因地制宜地自行引种，自主开发与应用，尤其是结合观赏或牧草应用等多用途开发，在综合经营上求效益，一定会收到良好的经济效益与社会效益。如甘肃元生公司在建设人工牧场时，在选植优质牧草品种的同时，还选择了能与之共生的数种具有保健与促生长等作用的草药进行间种，以期达到饲草与草药同采和共用的综合效应结果。在羊生长期补饲中药黄芪茎叶，不仅解决了中药种植加工中的废弃物处理的问题，而且还收到了对羊保健与促生长的效果，经济效益与社会效益双丰收。

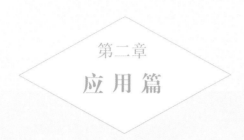

第二章

应用篇

1 阿拉伯婆婆纳

别称波斯婆婆纳、婆婆纳、灯笼草、灯笼婆婆纳。原产地为西亚至伊朗及欧洲地区。国内分布在华东、华中地区及贵州、云南、西藏东部、陕西、甘肃和新疆等地。阿拉伯婆婆纳有很强的无性繁殖能力，种植在裸露的地表上可快速覆盖地表，多生于田间、路旁，是早春常见杂草与常见的入侵植物（图2-1）。

全草入药，春、夏、秋季均可采收，洗净晒干。味甘、淡，性凉，入肝、肾经。具有补肾强腰、解毒消肿之功效，主治肾虚腰痛、疝气、睾丸肿痛、妇女白带异常、痈肿。煎汤内服，15～30克（鲜品60～90克）；或捣汁饮。

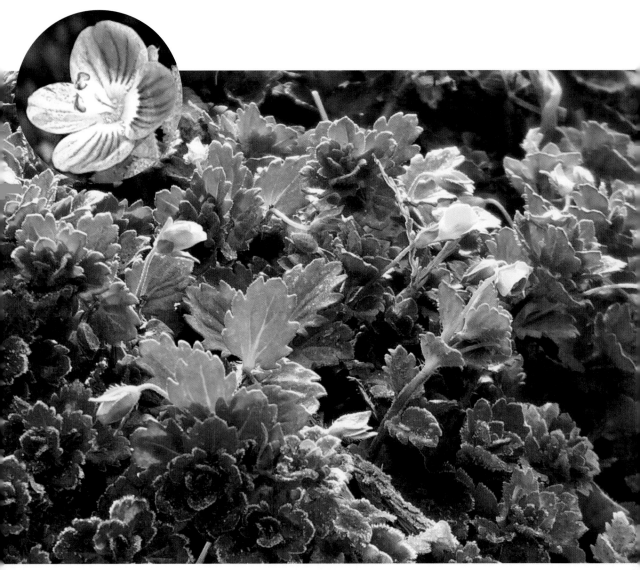

图 2-1　阿拉伯婆婆纳

2　阿月浑子

别称胡榛子、无名子、开心果。产于叙利亚、伊拉克、伊朗、俄罗斯西南部和南欧，我国新疆有栽培（图2-2）。

树皮和种仁入药，种子可榨油。种仁，7～8月采收成熟的果实，晒干备用。味辛、涩，性温，无毒。具有温肾、暖脾之功效，主治肾虚腰冷、阳痿、脾虚冷痢。煎汤内服，9～15克。或治诸痢，去冷气，令畜禽肥健。

皮，药名无名木皮。夏、秋季采收，剥取树皮，晒干。味辛，性大温，无毒，入肾经。具有温肾、祛湿之功效，主治阴肾痿弱、囊下湿痒。外用，适量，煎水洗浴。

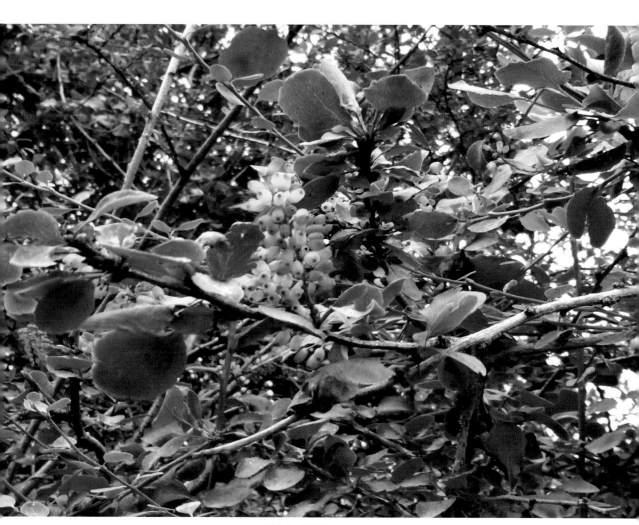

图2-2　阿月浑子

3 艾蒿

别称萧茅、冰台、遏草、香艾、蕲艾、艾萧、艾草、蓬藁、艾、灸草、医草、黄草、艾绒等。主要分布于朝鲜半岛、日本、蒙古等亚洲东部，我国东北、华北、华东、华南、西南地区以及陕西及甘肃等地均有分布（图2-3）。

全草入药。味苦、辛，性温，入脾、肝、肾经，有温经、去湿、散寒、止血、消炎、平喘、止咳、安胎、抗过敏等作用。艾叶晒干捣碎得"艾绒"，制艾条供艾灸用，有通经活络、祛除阴寒、消肿散结、回阳救逆等作用。艾草具有一种特殊的香味，具有驱蚊虫的功效，所以古人常在门前挂艾草，一来用于避邪，二来用于赶走蚊虫。

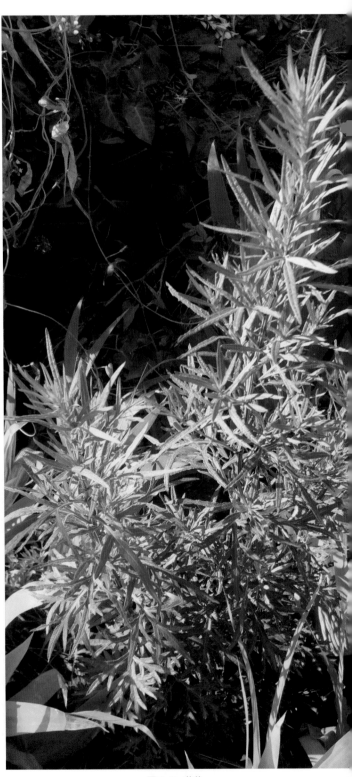

图2-3 艾蒿

4　八宝

别称景天、活血三七、对叶景天、白花蝎子草等。生于海拔450～1800米的山坡草地或沟边，在我国云南、贵州、四川、湖北、安徽、浙江、江苏、陕西、河南、山东、山西、河北、辽宁、吉林、黑龙江及朝鲜、日本和俄罗斯等地均有分布（图2-4）。

全草入药。全年可采收，多鲜用。味苦、酸，性平。具有清热解毒、散瘀消肿、止血的功效，主治咽喉痛、吐血、瘾疹；外用治疗疮肿毒、缠腰火丹、脚癣、毒蛇咬伤、烧伤、烫伤、跌打损伤、腹泻。花用于火眼、目翳。煎汤内服，15～30克；捣汁或入散剂；外用，捣汁涂或煎水洗。脾胃虚寒者忌服。

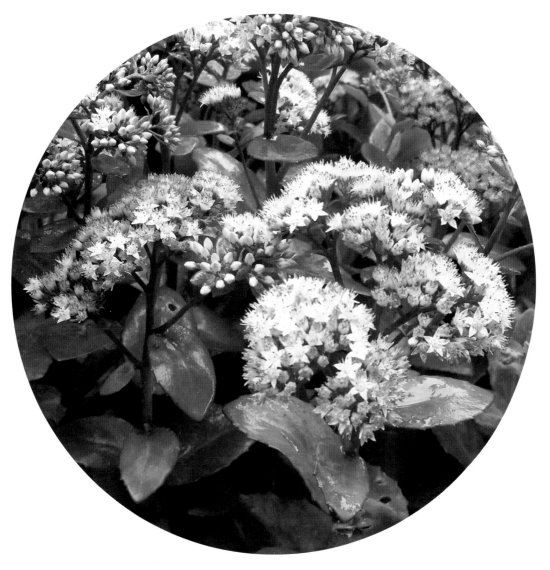

图2-4　八宝

5 八角

别名八角茴香（《本草纲目》）、大茴香、唛角（广西壮语），为著名的调味香料，也供药用。分布于福建、广东、广西、云南等。有毒的野八角蓇葖果发育常不规则，果皮外表皱缩，每一蓇葖的顶端尖锐，常有尖头，弯曲，果没有八角那样的甜香味，或味淡，麻舌或微酸麻辣，或微苦不适（图2-5）。

果实入药。秋、冬季果实由绿变黄时采摘，置沸水中略烫后干燥或直接干燥。味辛，性温，入肝、肾、脾、胃经，具有温肾暖肝、散寒止痛之功效，主治寒性腹痛、肾虚腰痛、胃寒呕吐、脘腹冷痛等；能够温中散寒止痛的同时又能够疏解脾胃、肝脏之气，可治疗肝气郁结所致的睾丸偏坠胀痛、畏寒气滞所引起的脘腹胀痛等症。煎汤内服，3～6克；或入丸、散。

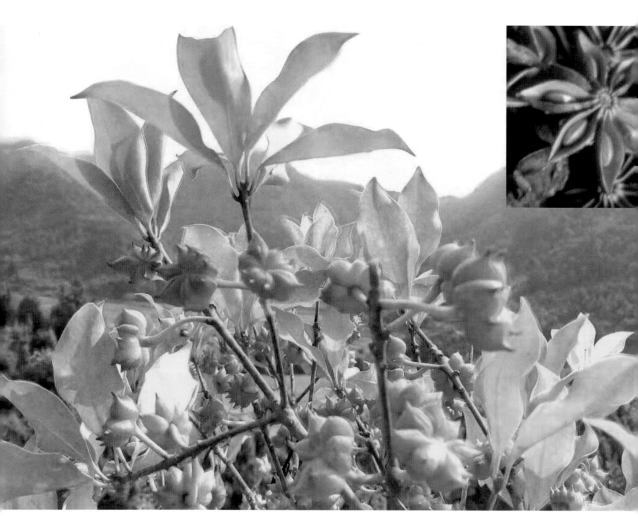

图2-5 八角

6 八角金盘

　　别称八金盘、八手、手树、金刚纂。原产于日本南部，我国华北、华东及云南昆明庭园有栽培（图2-6）。

　　叶、根、皮入药。味辛，性微温；入肝、肾经。可化痰止咳、散风除湿、化瘀止痛，主治咳嗽痰多、风湿痹痛、痛风、跌打损伤。煎汤内服，13克，或适量捣敷，或煎汤熏洗外用。

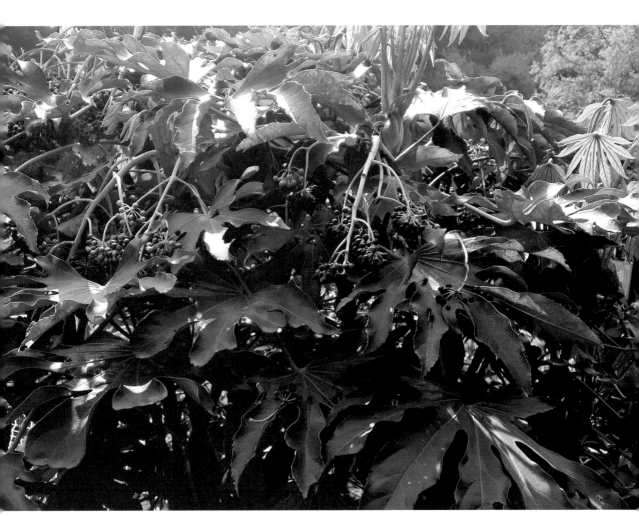

图 2-6　八角金盘

7 芭蕉

　　别称芭苴、板焦、板蕉、大芭蕉头、大头芭蕉。原产于琉球群岛，我国台湾可能有野生，秦岭淮河以南可以露地栽培，多栽培于庭园及农舍附近（图2-7）。

　　芭蕉全株及其茎、叶、根、子均可入药。全株，春、夏季采收，切碎，鲜用或晒干。味甘，性凉。具有清热截疟之功效，主治疟疾。煎汤内服，15～30克。孕妇忌服。

　　芭蕉叶，全年均可采，切碎，鲜用或晒干。味甘淡，性寒，入心、肝经。具有清热、利尿、解毒之功效，主治热病、中暑、脚气、痈肿热毒、烫伤等。煎汤内服，6～9克；或烧存性研末，每次0.5～1克；外用，适量，捣敷；或烧炭存性研末调敷。

　　芭蕉花，花开时采收花或花蕾，鲜用或阴干。味甘淡微辛，性凉。具有化痰消痞、散瘀、止痛之功效，主治胸膈饱胀、脘腹痞疼、吞酸反胃、呕吐痰涎、头目昏眩、心痛、怔忡、风湿疼痛。煎汤内服，5～10克；或烧炭存性研末，每次6克。

　　芭蕉根，全年均可采挖，晒干或鲜用。味甘淡，性凉寒，入心、肝、胃、大肠经。具有清热、止渴、利尿、解毒之功效，主治天行热病、烦闷、消渴、黄疸、水肿、脚气、血淋、血崩、痈肿、疔疮、丹毒。煎汤内服，15～30克，鲜品30～60克，或捣汁；外用，适量，捣敷；或捣汁涂；或煎水含漱。阳虚脾弱无实热者，忌用。

　　芭蕉子，夏、秋季果实熟时采收，鲜用。子生食性大寒，仁性寒。入肺、心、肾经。具有止渴润肺、通血脉、填骨髓之功效，生食具有止渴润肺之功效，蒸熟取仁具有通血脉、填骨髓之功效，内服，生食或蒸熟取仁，适量。

　　大蕉皮，将成熟果实采收，剥取果皮，鲜用或晒干。味甘、涩，性寒。具有清热解毒、降血压之功效，主治痢疾、霍乱、皮肤瘙痒、高血压病。煎汤内服，30～60克；外用，适量煎水洗，或研末调敷。

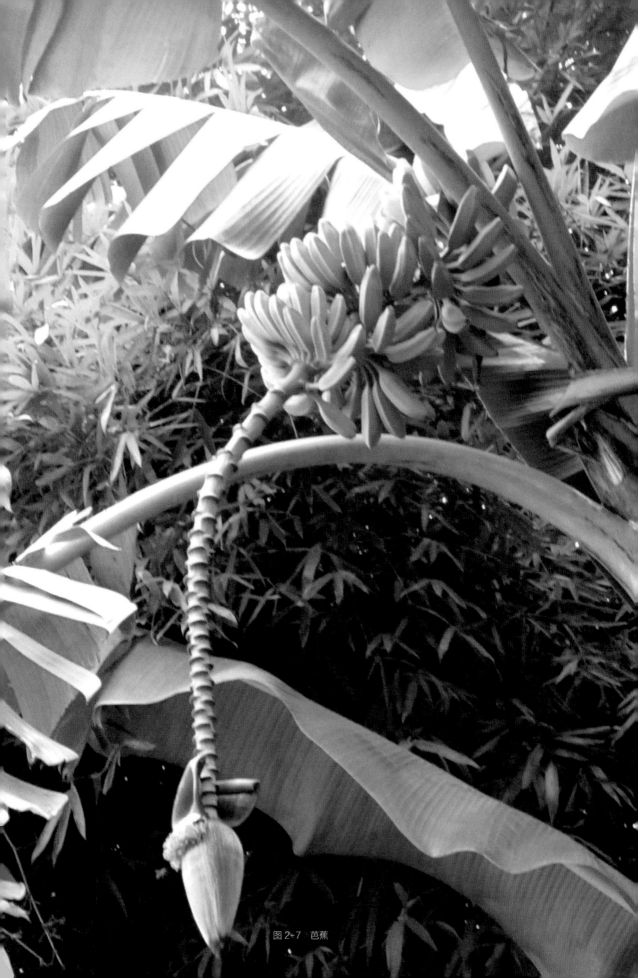

图 2-7　芭蕉

8 霸王鞭

分布于我国广西（西部）、四川和云南，在云南、四川的金沙江、红河河谷常呈大片群落。印度北部、巴基斯坦及喜马拉雅地区诸国亦有分布（图2-8）。

全株入药，随采随用。味苦涩，性平，有毒。祛风解毒、杀虫止痒，主治疮疡肿毒、牛皮癣。供外用，适量鲜品，取浆汁涂搽。忌内服。

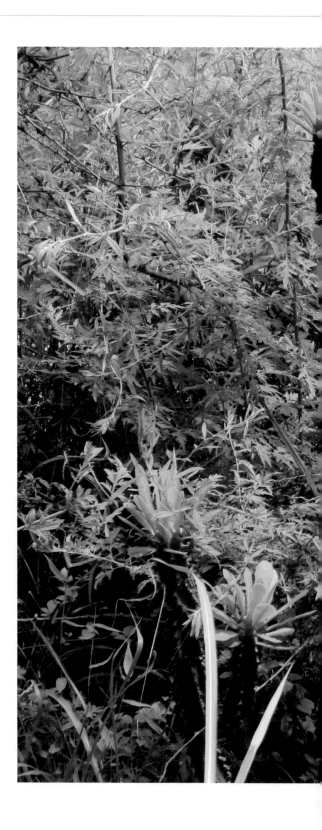

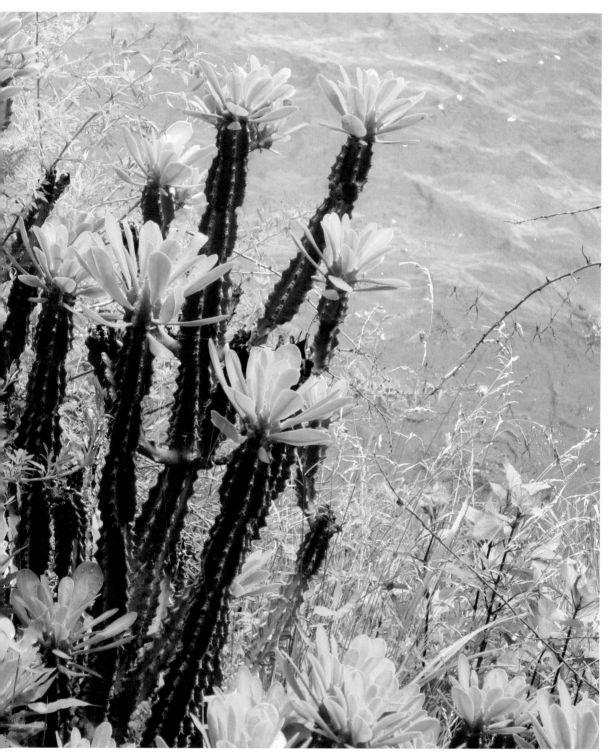

图 2-8 霸王鞭

9 白刺花

别称狼牙刺、马蹄针、马鞭采、白花刺、苦刺花。分布于华北地区以及陕西、甘肃、河南、江苏、浙江、湖北、湖南、广西、四川、贵州、云南和西藏，生于海拔2500米以下的河谷沙丘和山坡路边的灌木丛中（图2-9）。

根、叶、花、果实及种子入药。根，全年可采，晒干。味苦，性平。具有清热解毒、利湿消肿、凉血之功效，主治痢疾、膀胱炎、血尿、鼻血、便血、水肿。煎汤内服，9～15克。外用，适量捣敷。

叶、果实，夏、秋季采收，分别晒干。味苦，性凉。入心、肾经。具有凉血、解毒、杀虫之功效，主治衄血、便血、疔疮肿毒、疥癣、烫伤、阴道滴虫。煎汤内服，9～15克。外用，适量捣敷。

花，3～5月花未盛开时采收花蕾及初放的花，鲜用或晒干。味苦，性凉。入肝、膀胱经。具有清热解暑之功效，主治暑热烦渴。泡茶内服，1～3克。

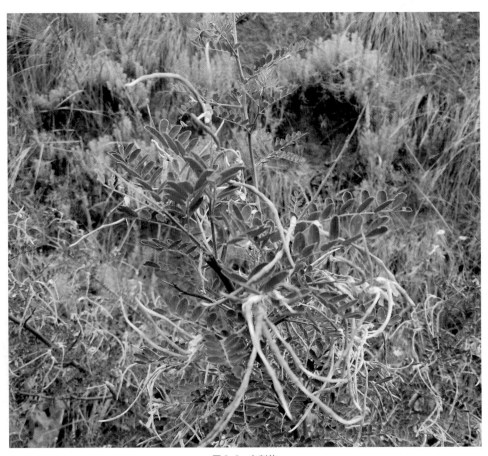

图2-9 白刺花

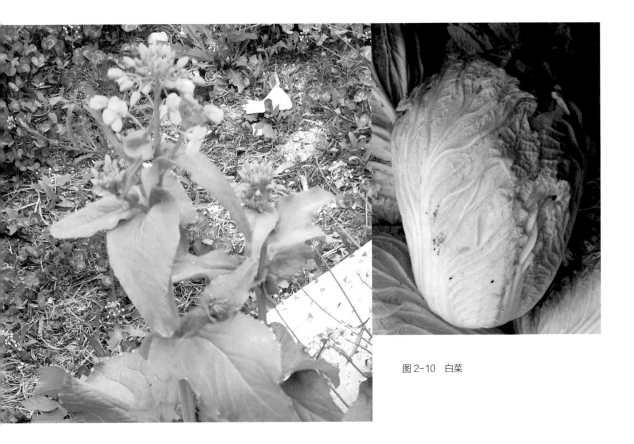

图 2-10　白菜

10　白菜

　　别称菘、黄芽菜、大白菜、白菜花。原产于我国北方，南北各地均有栽培，19
世纪传入日本、欧美各国。是十字花科芸薹属蔬菜，通常指大白菜，也包括小白菜
以及由甘蓝的栽培变种结球甘蓝，即"圆白菜"或"洋白菜"。种类很多，北方有山
东胶州大白菜、北京青白、青天津麻叶大白菜、东北大矮白菜、玉田大白菜、山西
阳城的大毛边等。栽培面积和消费量在我国居各类蔬菜之首（图2-10）。

　　白菜以柔嫩的叶球、莲座叶或花茎供食用，也可入药。味甘，性平，有清热除
烦、解渴利尿、通利肠胃、解酒毒之功效，主治心烦、便秘等。经常吃白菜可防止
维生素C缺乏症（坏血病）。白菜含有大量粗纤维，可促进肠壁蠕动，帮助消化，防
止大便干燥，促进排便，稀释毒素，既能治疗便秘，又有助于营养吸收。大白菜洗
净切碎煎浓汤，每晚睡前洗冻疮患处，连洗数日即可收效。白菜籽研末调"井华水"
（即从水井中刚打上来的井水），服之可解酒，适用于酒醉不醒者。气虚胃冷不宜多
吃白菜，以免恶心吐沫。若吃多了，可用生姜解之。白菜能降低乳腺癌发生率。

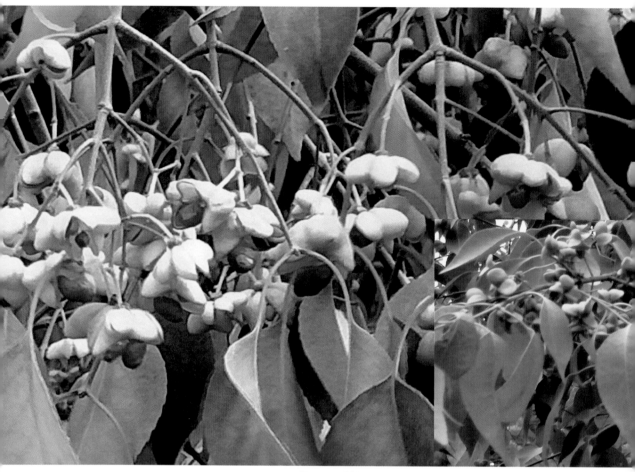

图 2-11 白杜

11 白杜

　　别称明开夜合、丝绵木、桃叶卫矛、华北卫矛、白皂树、野杜仲、白樟树。分布于四川、湖北、江西、福建、浙江、江苏、安徽、甘肃、陕西、山西、山东、河南、河北、辽宁。生于路边、山坡林边等处。达乌苏里地区、西伯利亚南部和朝鲜半岛也有分布（图 2-11）。

　　以根、茎皮、枝叶入药。春、秋季采根，春季采树皮，切段晒干；夏、秋季采枝叶鲜用。味苦、涩，性寒，有小毒。根茎皮具有活血通络、止痛、祛风除湿、补肾之功效，主治膝关节痛。枝叶具有解毒之功效，外用治漆疮。煎汤内服，6～30 克；外用，适量煎水熏洗。

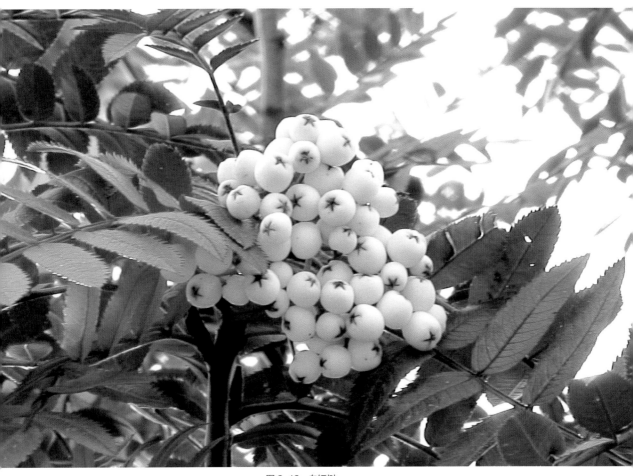

图 2-12　白饭树

12　白饭树

　　分布于我国华东、华南及西南地区，非洲、大洋洲和亚洲的东部及东南部也广有分布（图 2-12）。

　　全株入药，多鲜用。味苦、微涩，性凉。具有清热解毒、消肿止痛、止痒止血之功效，主治风湿痹痛、湿疹瘙痒；外用治湿疹、脓疱疮、过敏性皮炎、疮疖、烧伤、烫伤。内服，根 15 ～ 30 克，或入酒剂。外用，适量，鲜品煎水洗或捣烂敷，或用叶晒干研粉茶油调敷患处。叶有小毒，多作外用，不宜内服。

13 白鹤芋

别称白掌、和平芋、苞叶芋、一帆风顺、百合意图。原产于美洲热带地区，现在世界各地广泛栽培（图2-13）。

除供观赏外，具有过滤室内废气等作用，对氨气、丙酮、苯和甲醛都有一定的清洁功效，可以去除油烟等空气异味。白鹤芋可以抑制机体呼出的废气，防止鼻黏膜干燥，可大大降低患病概率。

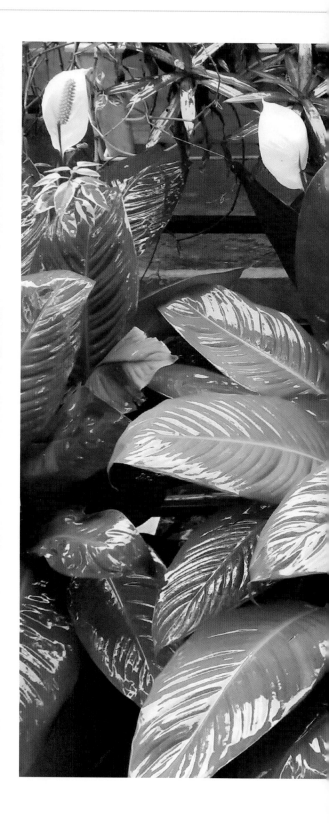

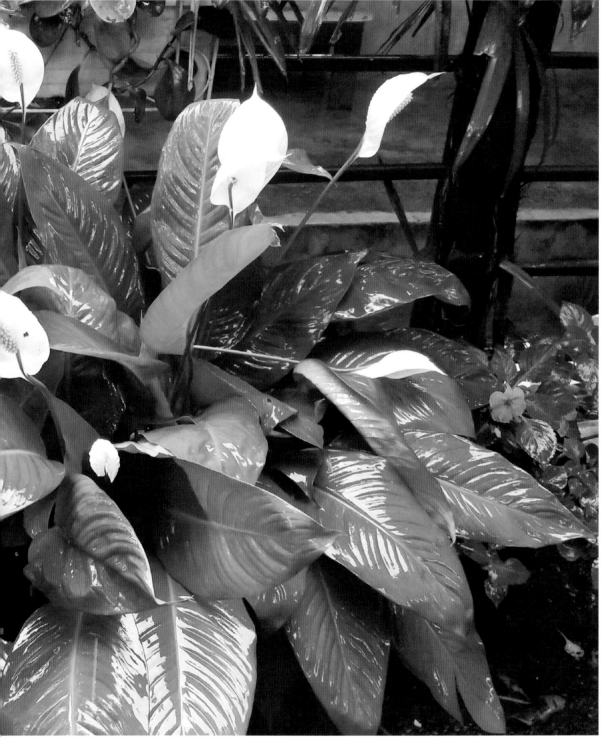

图 2-13　白鹤芋

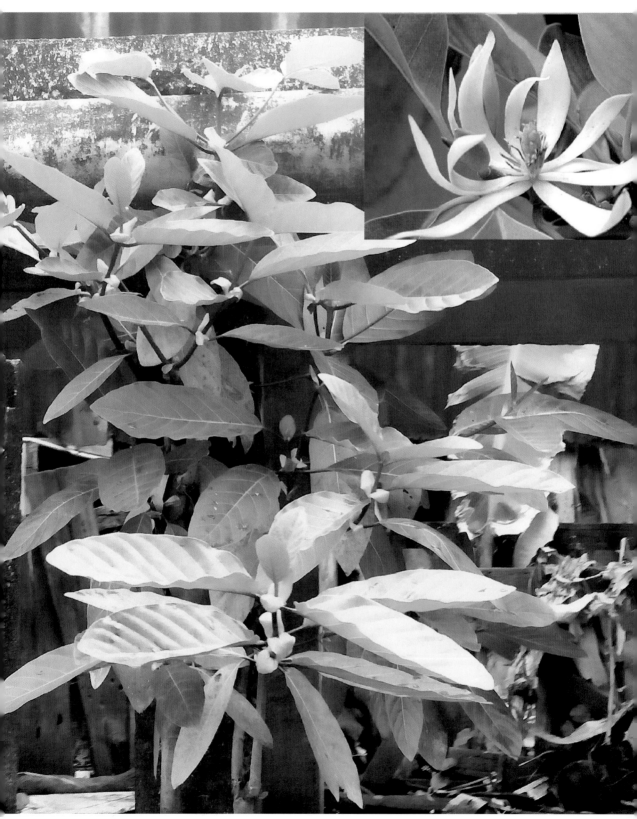

图 2-14-1　白兰

14 白兰

　　别称白缅花、白兰花、缅桂花、天女木兰、黄桷兰。原产于印度尼西亚爪哇，现广植于东南亚。我国福建、广东、广西、云南等省区栽培极盛，长江流域各省区多盆栽，在温室越冬。同属品种有黄兰，也称黄缅桂，橙黄色，香气甜润似桂花，比白兰花更香浓，花期较白兰晚一些。含笑花，花较白兰小，黄白色，单生于叶腋间，具有香蕉型幽香。白玉兰，只在春天开放一次；而白兰花夏、秋季开花两次，夏季开花较多，秋季比较少。白玉兰花朵比较大，没有气味，花形比较浑圆饱满，颜色雪白；而白兰花花朵比较小，花蕾有些像毛笔的笔头，花形纤细，颜色乳白。白兰花的花朵生长在叶腋之间，而白玉兰花朵一般生长在树枝尖端（图2-14-1、图2-14-2）。

　　花入药，夏末秋初花开时采收，鲜用或晒干。味苦、辛，性温，入肺、脾经。具有温肺止咳、化浊之功效，主治慢性支气管炎、前列腺炎、白浊、白带异常。煎汤内服，9～15克。花中提取出的香精油与干燥香料物质，还可用于美容、沐浴、饮食及医疗。

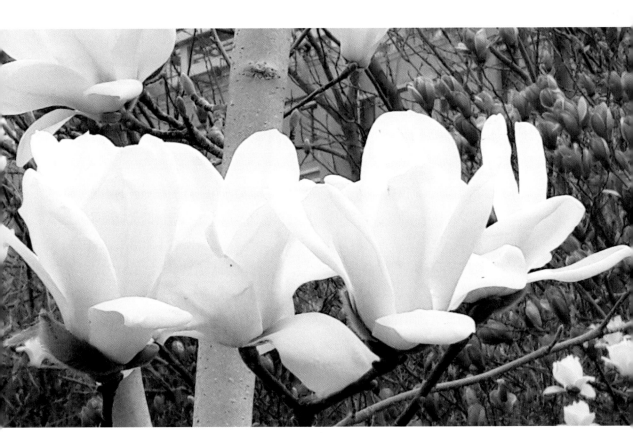

图2-14-2　白玉兰

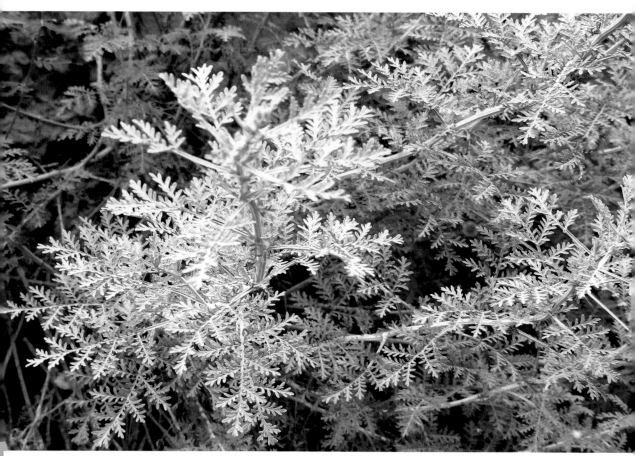

图 2-15　白莲蒿

15　白莲蒿

　　别称万年蒿。除高寒地区外，几乎遍布全国。生于中、低海拔地区的山坡、路旁、灌丛地及森林草原地区，在山地阳坡局部地区常成为植物群落的优势种或主要伴生种。日本、朝鲜、蒙古、阿富汗、印度（北部）、巴基斯坦（北部）、尼泊尔、克什米尔地区及俄罗斯（亚洲部分）也有分布。可入药也可作饲料（图2-15）。

　　全草入药。夏、秋季采收，阴干。味苦、辛，性平。具有清热解毒、凉血止痛之功效，主治肝炎、阑尾炎、小儿惊风、阴虚潮热。煎汤内服，9 ～ 12克。外用，适量鲜品捣烂敷患处或干品研粉撒患处，治创伤出血。

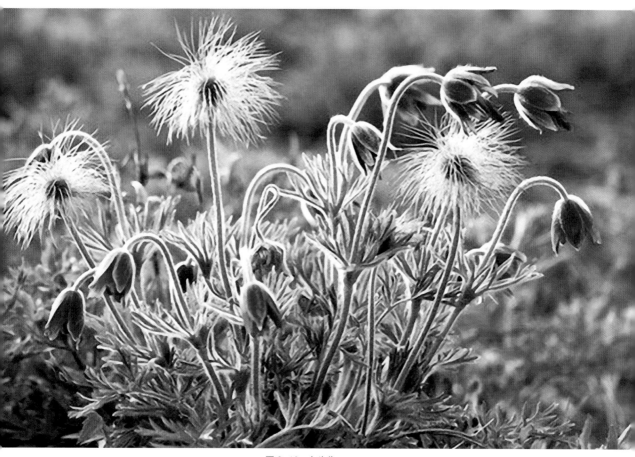

图 2-16 白头翁

16 白头翁

　　别称菊菊苗、老翁花、老冠花、猫爪子花。分布于四川宝兴、湖北北部、江苏、安徽、河南、甘肃南部、陕西、山西、山东、河北、内蒙古、辽宁、吉林、黑龙江等的平原和低山山坡草丛中、林边或干旱多石的坡地。在朝鲜和俄罗斯远东地区也有分布（图2-16）。

　　根入药。春、秋季采挖，除去叶及残留的花茎和须根，保留根头白绒毛，晒干；切薄片，生用。味苦，性寒，归胃、大肠经。清热解毒，凉血止痢。治热痢腹痛、里急后重、下痢脓血。可单用，或配伍黄连、黄柏、秦皮同用，如《伤寒论》白头翁汤；若为赤痢下血，日久不愈，腹内冷痛，则与阿胶、干姜、赤石脂等药同用，如《备急千金要方》白头翁汤。与蒲公英、连翘等清热解毒、消痈散结药同用，可治疗疟腮、瘰疬、疮痈肿痛等症。煎服，9 ～ 15克，鲜品15 ～ 30克。外用适量。虚寒泻痢忌服。

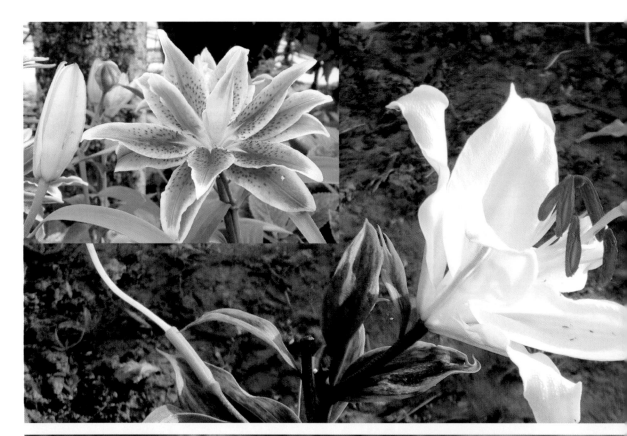

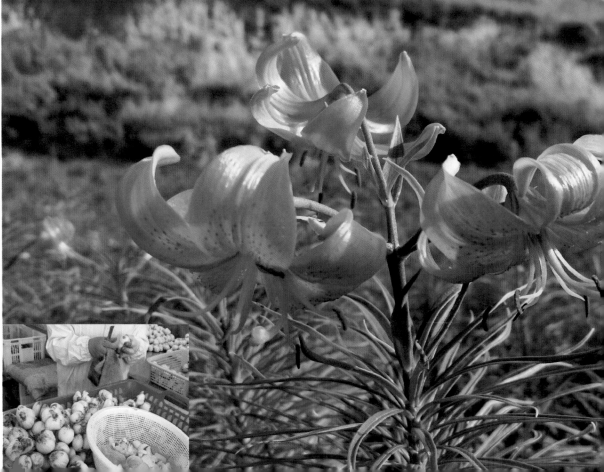

17　百合

图 2-17-1　百合

图 2-17-2　兰州百合

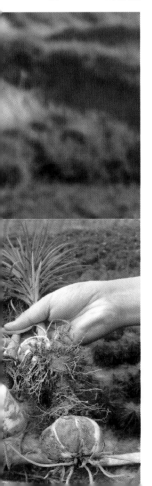

　　别称强蜀、番韭、山丹、倒仙、重迈、中庭、摩罗、重箱、中逢花、百合蒜、大师傅蒜、蒜脑薯、夜合花等。原产于我国，主要分布于亚洲东部、欧洲、北美洲等北半球温带地区。全球已发现120个品种，其中55种产于我国。近年更有不少人工杂交新品种，如亚洲百合、香水百合、火百合等。鳞茎含丰富淀粉，可食，亦可作药用。百合有食用百合与药用百合之分。食用百合，又称菜百合，其色泽洁白、有光泽，鳞片肥厚饱满，质地细腻、营养丰富，口味甜美而幽香；而药用百合根部较小，颜色较微黄、缺乏光泽，性平，味甘、微苦（图2-17-1、图2-17-2）。

　　鳞茎与花入药。鳞茎，秋季采挖，洗净，剥取鳞叶，拣去杂质、黑瓣，簸除灰屑，置沸水中略烫，干燥。味甘、微苦，性平或微寒，无毒，入心、肺经。养阴润肺、清心安神，主阴虚久嗽、痰中带血、热病后期、余热未清，或情志不遂所致的虚烦惊悸、失眠多梦、精神恍惚、痈肿、湿疮等。煎汤内服，6～12克；或入丸、散；亦可蒸食、煮粥。外用，适量，捣敷。风寒咳嗽及中寒便溏者忌服。

　　百合花，采取花蕾，除去杂质，拣去霉变品，筛去灰屑，晒干或烘干。味甘、微苦，性微寒、平，入肺经。具有润肺、清火、安神之功效，主治咳嗽、眩晕、夜寐不安、天疱湿疮。百合花3朵、皂角子7个（微焙），或蜜或砂糖同煎服，主治老弱虚晕、有痰有火、头目昏晕。部分百合花有毒，注意鉴别，慎用。

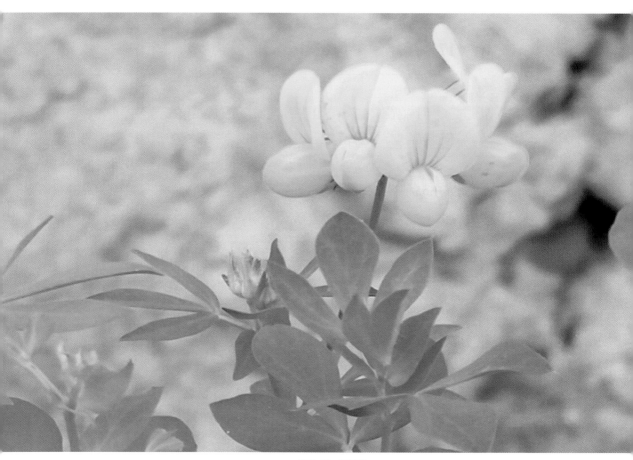

图 2-18　百脉根

18　百脉根

　　别称五叶草（四叶草）、牛角花。原产于欧亚大陆温带地区，我国河北、云南、贵州、四川、甘肃等地均有野生种分布。广泛用于果园生草、绿肥、草场改良及牧草（图2-18）。

　　全草或根入药。全草，春、夏季采收，切碎晒干。味辛，性平。具有清热解毒、止咳平喘之功效，主治风热咳嗽、咽炎、扁桃体炎、胃中痞满疼痛；外用治湿疹、疮疖、痔疮。煎汤内服，9～15克；外用，适量，加冰片少许，捣烂外敷。

　　根，夏季采收，挖根，洗净，晒干。味甘、苦，性微寒，入肺经。具有补虚、清热、止渴之功效，主治虚劳、阴虚发热、口渴。煎汤内服，9～18克；或浸酒；或入丸、散。

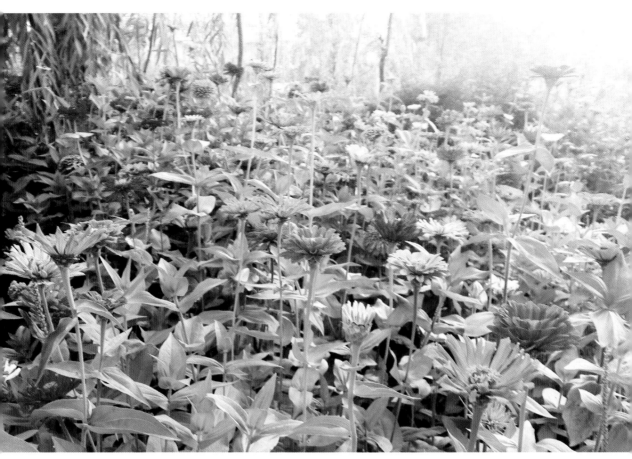

图 2-19　百日菊

19　百日菊

别称百日草、十姊妹、火毡花、对叶菊、步步登高、节节高。原产于墨西哥，现在我国各地广为栽培，有时逸为野生。是著名的观赏植物，有单瓣、重瓣、卷叶、皱叶和各种不同颜色（图2-19）。

全草入药，4～7月采收，鲜用或切段晒干。味苦，性寒，入膀胱经。具有清热、解毒、利尿之功效，主治小便不利、水肿、泄泻、痰饮、湿热痢疾、淋证、乳痈、疖肿等症。煎汤内服，15～30克；外用，鲜品捣敷。

20 百子莲

别称紫君子兰、蓝花君子兰、非洲百合、朱顶红。原产于南非，我国各地多有栽培。秋季把百子莲呈扁圆盘状的鳞茎挖出，用水洗干净，便可直接食用，或切成片自然晾干后再食用（图2-20）。

鳞茎入药。秋季采挖鳞茎，清洗干净，切片晒干；或鲜用。味辛，性温，有小毒。具有散瘀消肿、解毒之功效，主治痈疮肿毒。外用，适量捣敷。

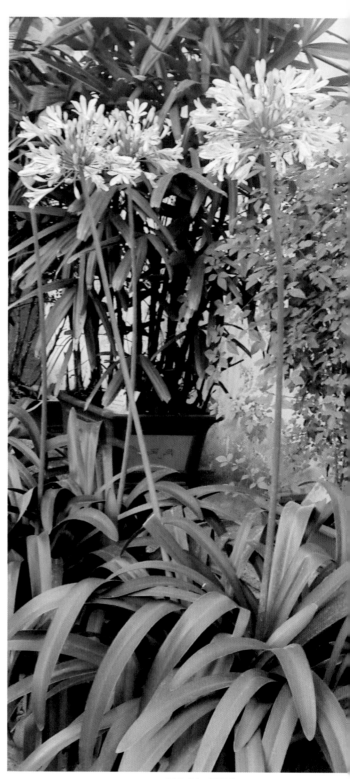

图2-20 百子莲

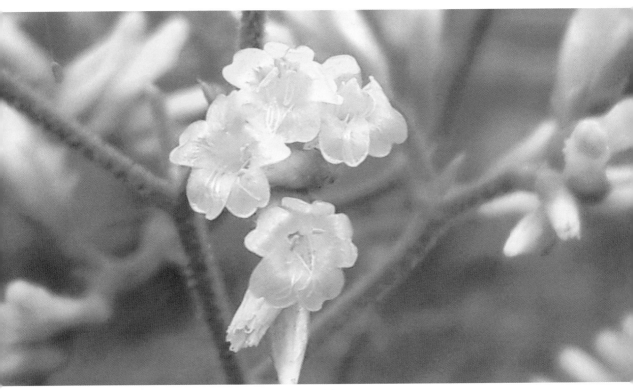

图 2-21 败酱

21 败酱

别称黄花败酱、龙芽败酱、黄花龙牙。除宁夏、青海、新疆、西藏和海南岛外，我国各地均有分布。俄罗斯、蒙古、朝鲜和日本亦有分布。常生于海拔50～2600米的山坡林下、林缘和灌丛中以及路边、田埂边的草丛中。山东、江西等省民间采摘幼苗嫩叶食用（图2-21）。

全草（药材名为败酱草）、根茎及根入药。根，春、秋季采挖，去掉茎叶洗净，晒干。全草，夏、秋季采割，洗净晒干，切碎用。味辛、苦，性凉，入胃、大肠、肝经。具有清热解毒、消痈排脓、活血行瘀之功效，主治肠痈、肺痈及疮痈肿毒、胸腹疼痛，产后瘀滞腹痛等症，治慢性阑尾炎疗效极佳。煎汤内服，9～15克，鲜者60～120克；外用，捣敷。

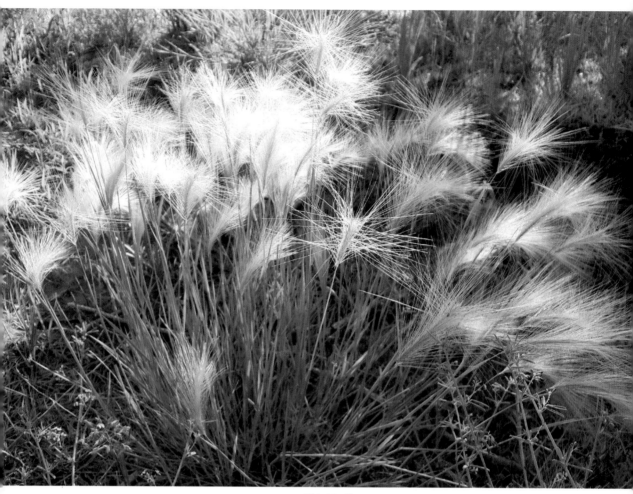

图 2-22 稗

22 稗

分布于全国，以及全世界温暖地区；多生长于沼泽地、沟边及水稻田中（图 2-22）。

稗米及根苗入药。稗米，夏、秋季果实成熟时采收，舂去壳，晒干。味辛、甘、苦，性微寒、无毒。具有益气、健胃之功效。煮食，适量。

根苗，夏季采收，鲜用或晒干。味甘、淡，性微寒。具有凉血止血之功效，主治金疮、外伤出血。外用，适量，捣敷或研末撒。

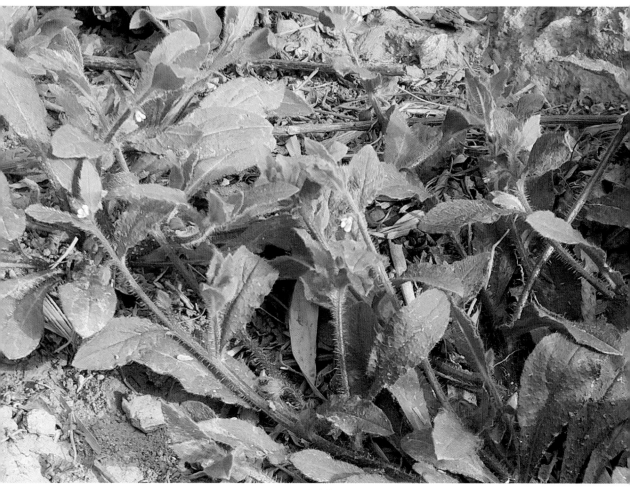

图 2-23　斑种草

23　斑种草

别称细茎斑种草、鬼点灯、小马耳朵、细叠子草、雀灵草。为我国所特有物种，属非人工引种栽培，产于甘肃、陕西、河南、山东、山西、河北、北京及辽宁，生长于荒地、路边、丘陵草坡、田边、向阳草甸（图2-23）。

全草入药。夏、秋季采收，拣净，晒干。微苦，性凉，入胃、大肠经。具有清热燥湿、解毒消肿之功效，主治湿疮、湿疹、瘙痒难忍、流汁绵绵；外用治火热毒盛之痈疽疮疖或无名肿毒。煎汤内服，9～12克；止血，炒焦用。有小毒，慎用。

24 半夏

别称三叶半夏、半月莲、三步跳、地八豆、守田、水玉、羊眼。广泛分布于我国长江流域以及东北、华北地区等。在西藏也有分布，在海拔3000米左右（图2-24）。

块茎入药。夏、秋季采挖，洗净，除去外皮及须根，晒干。根据炮制方法的不同，有生半夏、法半夏、姜半夏与清半夏之别。生半夏有一定毒性，所以临床上少用于内服，多是外用，内服的一般都是法半夏。姜半夏偏重于止呕、解毒，多用于化脾胃之痰；而法半夏偏于燥湿化痰，偏于化肺之痰。

生半夏，拣去杂质，筛去灰屑。味辛，性温，有毒。入脾、胃、肺经。具有燥湿化痰、降逆止呕、消痞散结之功效，外用消肿止痛。煎服，3～10克，外用适量。不宜与乌头类药材同用。阴虚燥咳、血证、热痰、燥痰者慎用。

法半夏，取净半夏，用凉水浸漂，避免日晒，泡至约10日。根据其产地质量及其颗粒大小，可斟酌调整浸泡日数。至起白沫时，每50千克半夏加白矾1千克，泡1日后换水，至口尝稍有麻辣感为度，取出略晾。另取甘草8千克碾成粗块，加水煎汤，用甘草汤泡10千克石灰块，再加水混合，除去石灰渣，倒入半夏缸中浸泡，每日搅拌数次，使其颜色均匀，至黄色已浸透，内无白心为度。捞出，阴干。味辛，性温，入脾、胃、肺经。具有燥湿化痰之功效，主治痰多咳喘、痰饮眩悸、风痰眩晕、痰厥头痛。法半夏毒性低，化痰作用强，尚有调脾和胃之功效，常用于脾虚湿困、痰饮内停之症。煎汤内服，3～9克。

姜半夏，取拣净半夏50千克，照法半夏方法浸泡至口尝稍有麻辣感后，另取12.5千克生姜切片煎汤，加白矾6.4千克（夏季用7.4千克）与半夏共煮透，取出，晾至六成干，闷润后切片，晾干。味辛，性温，入脾、胃、肺经。具有温中化痰、降逆止呕之功效，主治痰饮呕吐、胃脘痞满。煎汤内服，3～9克。不宜与川乌、制川乌、草乌、制草乌、附子同用。

清半夏，取拣净半夏50千克，照上述法半夏项下的方法浸泡至口尝稍有麻辣感后，加白矾6.4千克（夏季用7.4千克）与水共煮透，取出，晾至六成干，闷润后切片，晾干。味辛，性温，有毒，入脾、胃经。具有燥湿化痰、降逆止呕、消痞散结之功效，主治湿痰冷饮、呕吐、反胃、咳喘痰多、胸膈胀满、痰厥头痛、头晕不眠；外用消痈肿。煎汤内服，3～9克，或入丸、散。外用：研末调敷。其特点是性燥而化痰，其所化之痰以脾不化湿、聚而成痰者为主，为治湿痰的要药，适用于痰湿壅滞、咳嗽气逆等症。血证及阴虚燥咳、津伤口渴者忌服。

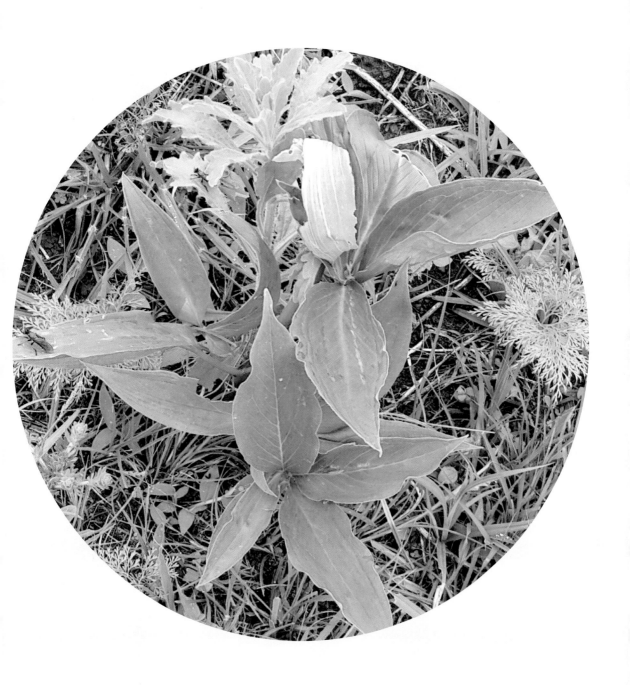

图2-24 半夏

25 薄荷

别称野薄荷、夜息香。薄荷在我国各地均有分布或栽培，其中江苏、安徽为传统道地产区，但栽培面积日益减少。广泛分布于北半球的温带地区，但亚洲热带、俄罗斯远东地区、朝鲜、日本及北美洲（南达墨西哥）也有分布（图2-25）。

茎与叶入药，也可食用。夏、秋季茎叶茂盛或花开至3轮时，选晴天，分次采割，晒干或阴干。味辛，性凉，归肺、肝经。具有清香升散、疏风散热、清头目、利咽喉、透疹、解郁的功效，主治风热表证、头痛眩晕、目赤肿痛、咽痛声哑、鼻渊、牙痛、麻疹不透、瘾疹瘙痒、肝郁胁痛脘胀、瘰疬结核。煎汤（不宜久煎）内服，2～6克，或入丸、散；外用，捣汁或煎汁涂。阴虚血燥、肝阳偏亢、表虚汗多者忌服。薄荷含有薄荷醇，可清新口气、缓解腹痛、胆囊痉挛等问题，还具有防腐杀菌、利尿、化痰、健胃和助消化等功效。大量食用薄荷可导致失眠，但小剂量食用却有助于睡眠。

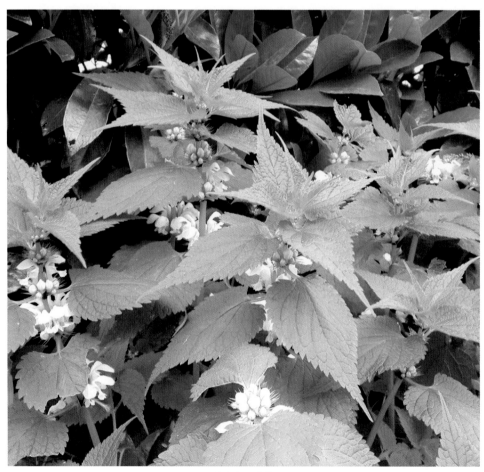

图2-25 薄荷

26 报春花

　　别称年景花、樱草、四季报春、少女樱草。分布于我国云南、贵州和广西等地，缅甸北部亦有分布。多生长于荒野、田边、潮湿旷地、沟边和林缘。广泛栽培于世界各地，并有许多园艺品种，早春开花，花色丰富，花期长，具有很高的观赏价值（图2-26）。

　　全草入药，5月采收，鲜用或晒干。味辛、微甘，性凉，入肝、胆、脾、胃经。清热解毒、利水消肿、止血。主治肺热咳嗽、咽喉红肿、口舌糜烂、牙龈肿痛、肝火目赤、痈肿疮疖。煎汤内服，15～30克；外用，适量鲜品捣敷。

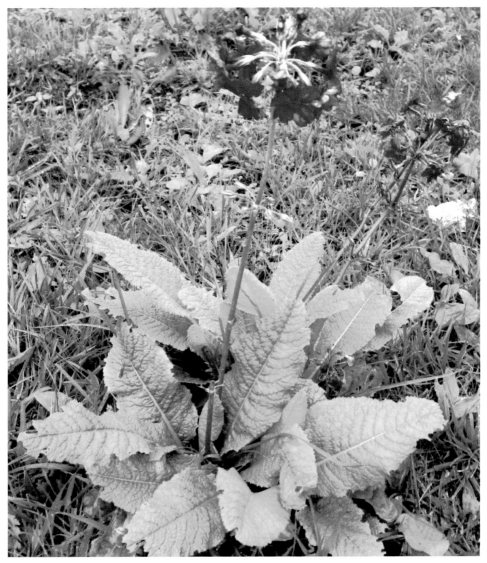

图2-26 报春花

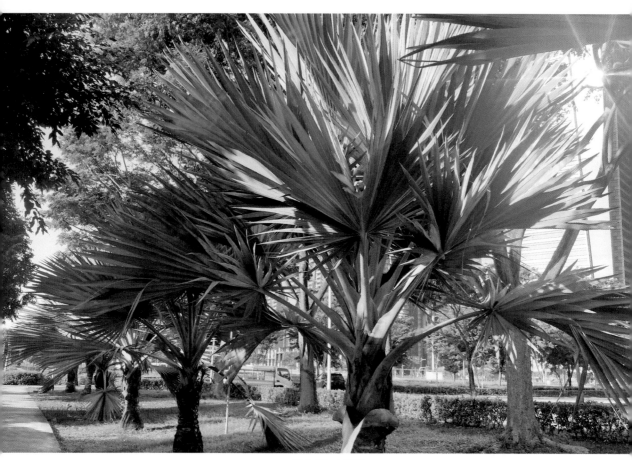

图 2-27　贝叶棕

27　贝叶棕

　　别称长叶棕。原产于印度、斯里兰卡等亚洲热带国家，随着佛教（小乘佛教）的传播而被引入我国，已有700多年的历史。目前仅在云南西双版纳地区零星栽植于缅寺（佛寺）旁边和植物园内。叶宽大、坚实、柔韧，古印度用其叶刻经文，称"贝叶经"，保存数百年而不腐烂。花序割取汁液，含有糖分可制棕榈酒或醋或熬制成糖。幼嫩种仁可用糖浆煮成甜食，但成熟种仁有毒不能吃。树干髓心捣碎经水浸提得淀粉，可供食用（图2-27）。

　　叶入药，全年可采，用鲜品。味微甜，性热。具有通气活血、祛风止痛之功效，主治风寒湿痹症、肢体关节酸痛。泡酒内服，10～20克。此外，根的汁液可治腹泻，幼株的水煎剂可治热感冒等。

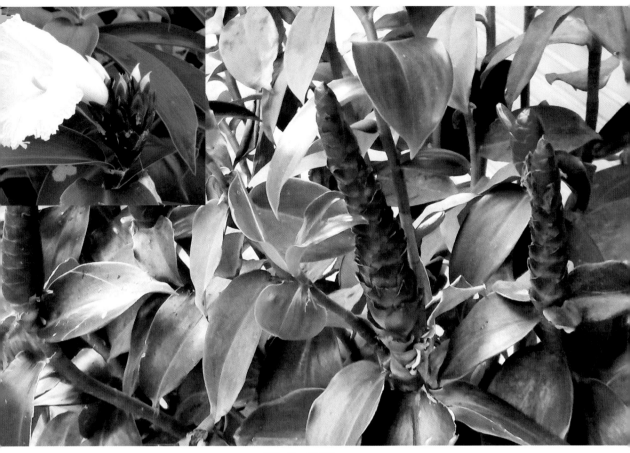

图 2-28　闭鞘姜

28　闭鞘姜

别称广商陆、水蕉花、樟柳头、广东商陆、白石笋、山冬笋、象甘蔗。原产于亚洲热带，分布于我国台湾、广东、广西、云南等地，东南亚及南亚地区也有分布。生于疏林下、山谷阴湿地、路边草丛、荒坡、水沟边等处，海拔45～1700米。主要用作鲜切花、干花和庭院绿化、入药等（图2-28）。

根状茎入药。四季可采收，以秋末为宜，洗净切片，蒸熟晒干。味辛、酸，性微寒，有小毒。具有利水消肿、解毒止痒之功效，主治百日咳、肾炎水肿、尿路感染、肝硬化腹水、小便不利；外用治荨麻疹、疮疖肿毒、中耳炎。煎汤内服，6～15克；外用适量，煎水洗或鲜品捣烂敷患处。孕妇及体虚者忌服。服用过量或鲜品内服，容易中毒，出现头晕、呕吐、下泻等症状，可给冷粥服，或用甘草6～15克，水煎服。

29 蓖麻

别称大麻子、老麻了、草麻。原产于非洲东北部的肯尼亚或索马里，广布于全世界热带地区。

子、叶、根入药。蓖麻子，味甘、辛，性平，有小毒，入肺、大肠经，消肿拔毒、泻下通滞，可用于痈疽肿毒、喉痹、瘰疬、大便燥结的治疗。外用适量，捣烂敷患处，亦可入丸剂内服（图2-29）。

蓖麻叶，味辛、苦，性平，有小毒。祛风除湿、拔毒消肿，主治脚气；风湿痹痛、痈疮肿毒、疥癣瘙痒、子宫下垂、脱肛、咳嗽痰喘。鲜品捣烂外敷，或煎水外洗，治湿疹瘙痒，并可灭蛆、杀孑孑。内服，5～10克煎汤，或入丸、散。

蓖麻根，味淡、微辛，性平。祛风活血、止痛镇静，用于风湿性关节痛、破伤风、癫痫、精神分裂症的治疗。水煎服，30～60克。

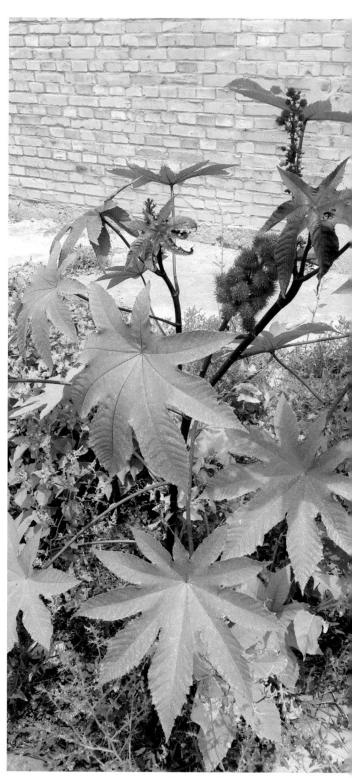

图2-29 蓖麻

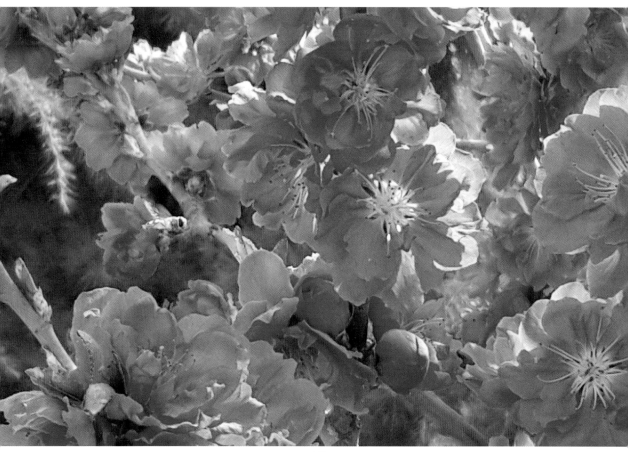

图 2-30 碧桃

30 碧桃

别称千叶桃花。原产于我国，各省区广泛栽培，世界各地也均有栽植（图 2-30）。

桃果入药。一般在4～6月采收，取碧桃成熟的果子晒干。味酸、苦，性平，入肺、肝经。敛汗涩精、活血止血、止痛，主治盗汗、遗精、吐血、疟疾、心腹痛、妊娠下血等症。水煎服，6～9克，或入丸、散；外用，可研末调敷或烧烟熏。

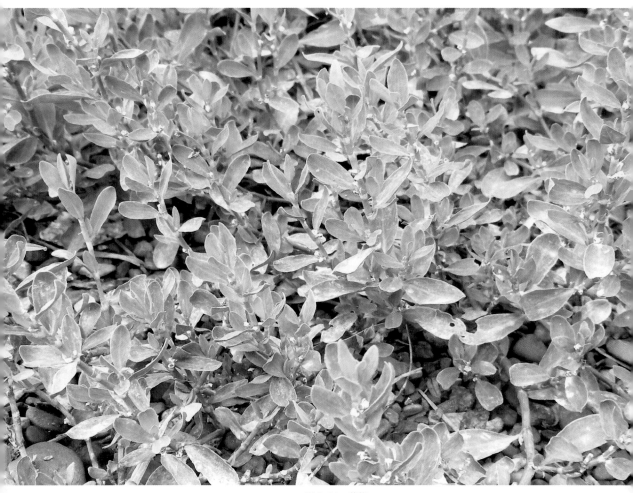

图2-31 萹蓄

31 萹蓄

别称扁蓄、大萹蓄、鸟蓼、扁竹、竹节草、猪牙草、道生草。我国各地均有分布，生长于田野路旁、荒地及河边等（图2-31）。

全草入药，夏季采收，晒干，切碎，或生用。味苦，性微寒，入膀胱经。苦降下行、通利膀胱、苦燥，又能杀虫除湿止痒，主要用于淋痛及湿疹。内服：煎汤，6～9克，或捣汁；外用，捣敷或煎水洗。

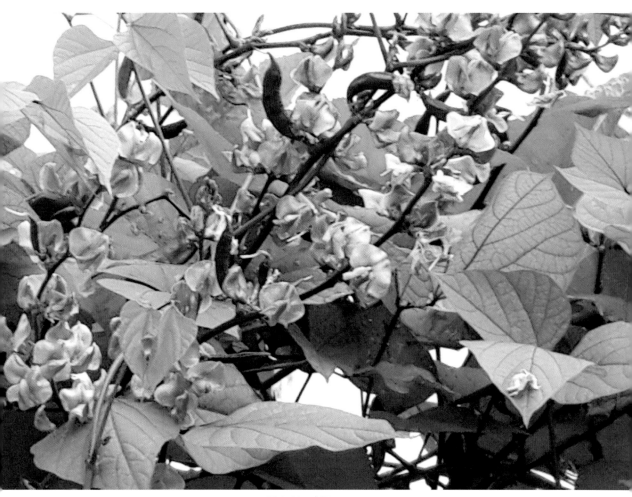

图 2-32 扁豆

32 扁豆

别称藊豆、南扁豆、沿篱豆、蛾眉豆、凉衍豆、羊眼豆、膨皮豆、茶豆、南豆、小刀豆、树豆、藤豆、铡刀片。分布于华东地区和辽宁、河北、河南、广东、广西、湖南、湖北、四川、贵州、云南等，均为人工栽培。主产于湖南、安徽、河南等地。嫩荚是普通蔬菜（图2-32）。

种子可入药。立冬前后摘取成熟荚果，晒干，打出种子，再晒至全干。味甘，性平，入胃、脾经。健脾和中、消暑化湿，主治暑湿吐泻、脾虚呕逆、食少久泄、水停消渴、赤白带下、幼畜疳积。内服煎汤，9 ～ 18克，或入丸、散。

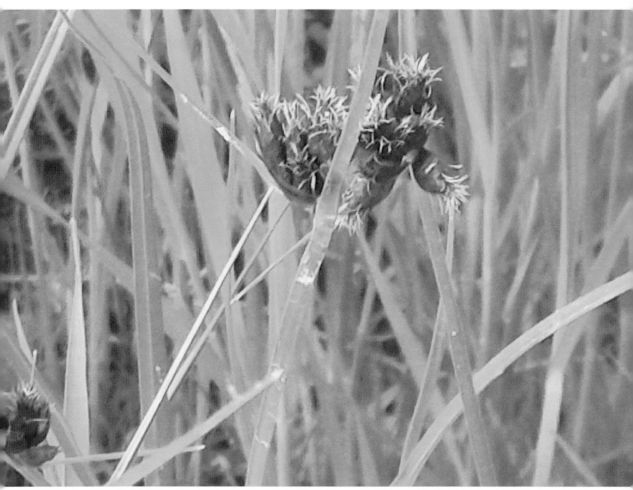

图2-33 扁秆荆三棱

33 扁秆荆三棱

分布于我国东北、华北山区和内蒙古、陕西、甘肃、青海、山东、江苏、湖南、云南等省区（图2-33）。

全草入药。秋季采收，除去杂物，晒干或烘干。味苦，性平，入肺、脾、肝经。具有止咳化痰、活血化瘀之功效，主治慢性气管炎、消化不良、闭经以及一切气血瘀滞证。煎汤内服，9～15克。

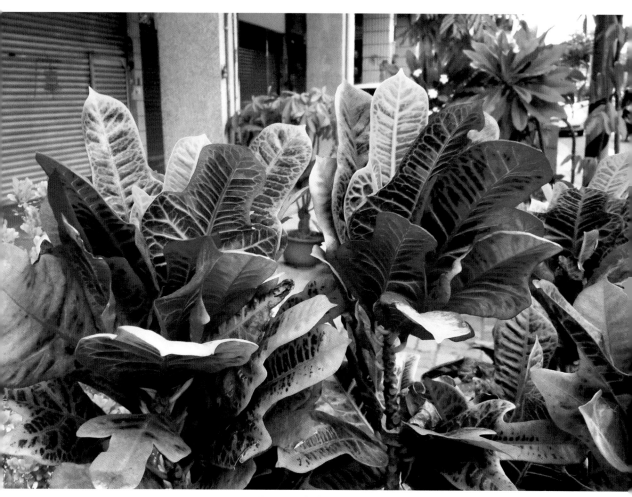

图 2-34 变叶木

34 变叶木

别称洒金榕。原产于亚洲马来半岛至大洋洲，现广泛栽培于热带地区及我国南方各省区，是热带、亚热带地区常见的庭园或公园观叶植物（图2-34）。

叶入药。味苦，性寒，入肺、肝经。清热理肺、散瘀消肿。主治肺气上逆证、痈肿疮毒、毒蛇咬伤。煎汤内服，9～15克；研末外用，调敷患处。乳汁有毒，人畜误食叶或叶汁，可发生腹痛、腹泻等中毒症状。乳汁中含有激活疱疹病毒的物质，长时间接触有诱发鼻咽癌的可能。

35 槟榔

别称槟榔子、宾门、槟楠、大白槟、大腹子、橄榄子、螺果。原产于马来西亚，现广泛分布于我国云南、海南、台湾以及泰国、印度、斯里兰卡、马来西亚、菲律宾等国家与地区。槟榔可以促消化、治病、美容，在我国台湾、海南、湖南以及印度等亚洲许多地区，保留着嚼食槟榔的习惯；但除了因为时常咀嚼使牙齿变黑、动摇、磨损及牙龈退缩，而形成牙周炎、口腔黏膜下纤维化及口腔黏膜白斑症外，还会导致口腔癌（图2-35）。

种子与果皮入药。种子，冬、春季果实成熟时采收果实，将果皮剥下，取其种子，晒干。味苦、辛，性温，归胃、大肠经。驱虫、消积、下气、行水、截疟。本品缓泻，并易耗气，故脾虚便溏或气虚下陷者忌用；孕妇慎用。气虚下陷者禁服。煎汤内服，6～15克，单用杀虫，可用60～120克；或入丸、散。生用力佳，炒用力缓；鲜者优于陈久者。

果皮，药名大腹皮或槟榔衣、槟榔皮、大腹毛、茯毛。冬季至次春采收未成熟的果实，煮后干燥，纵剖两瓣，剥取果皮，习称"大腹皮"，用时除去杂质，洗净，切段，干燥。春末至秋初采收成熟果实，煮后干燥，剥取果皮，打松，晒干，习称"大腹毛"，用时除去杂质，洗净，干燥。味辛，性微温，归脾、胃、大肠、小肠经。下气宽中、行水消肿，用于湿阻气滞、胸腹胀闷、大便不爽、水肿、脚气、小便不利等症的治疗。煎汤内服，6～9克，或入丸、剂；外用，煎水洗或研末调敷。气虚体弱者慎服。

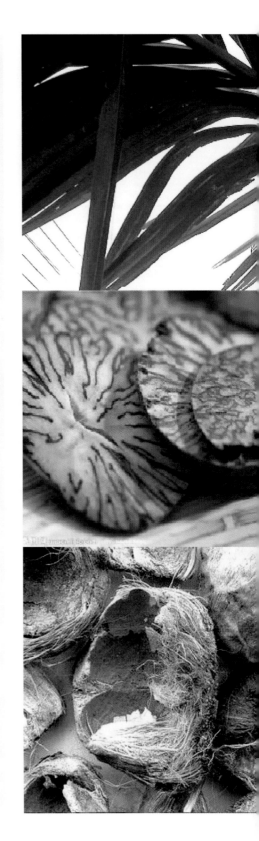

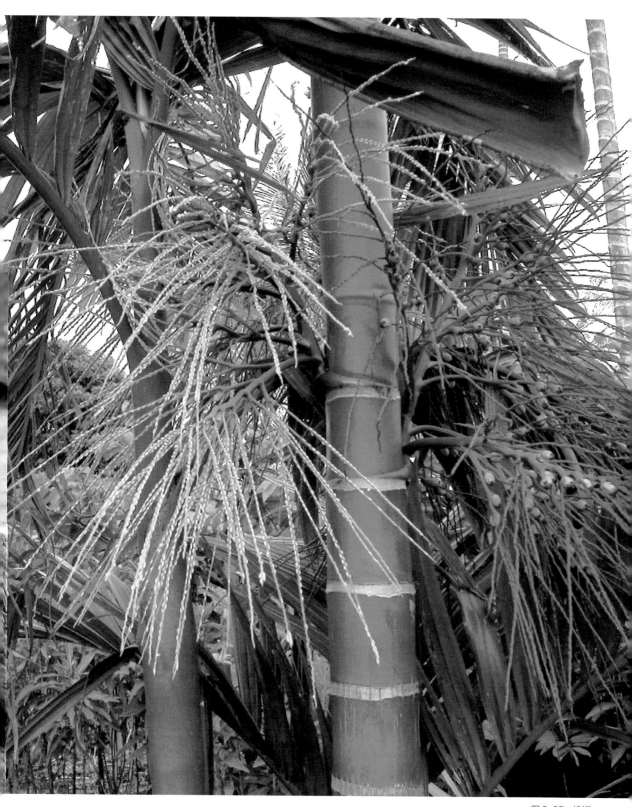

图2-35　槟榔

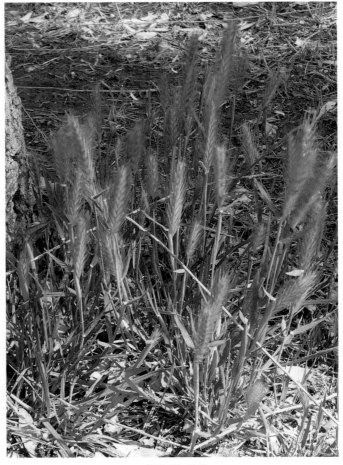

图2-36 冰草

36 冰草

　　别称野麦子、扁穗冰草、羽状小麦草。主要分布在黑龙江、吉林、辽宁、河北、山西、陕西、甘肃、青海、新疆和内蒙古等省（区）干旱草原地带，国外分布于欧洲、俄罗斯的西伯利亚及中亚地区和蒙古。生于干燥草地、山坡、丘陵以及沙地。为优良牧草，青鲜时马和羊最喜食，牛与骆驼亦喜食。由于品质好，营养丰富，适口性好，各种家畜均喜食，是中等催肥饲料。又因返青早，能较早地为放牧家畜提供青饲料；特别是具备抗旱、耐寒、耐牧以及产子较多等特性，在放牧地补播和建立旱地人工草地中具有重要作用（图2-36）。

　　全草入药。夏、秋季采收，切段，晒干。味甘、微苦，性寒。具有清热利湿、平喘、止血之功效，主治淋病、赤白带下、哮喘、咳痰带血、鼻衄。煎汤内服，30～60克；或作茶饮。

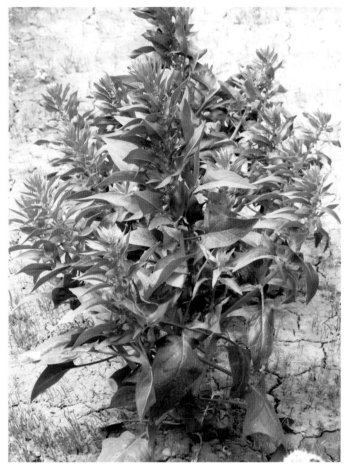

图 2-37 菠菜

37 菠菜

别称波斯菜、赤根菜、鹦鹉菜、菠薐、菠柃等。原产于伊朗，现在遍布世界各个角落，我国各地均有栽培，为极常见的蔬菜之一（图2-37）。

带根全草及子入药。全草，冬、春季采收，除去泥土、杂质，洗净鲜用。味甘，性平，入肝、胃、大肠、小肠经。具有养血、止血、平肝、润燥之功效，主治衄血、便血、头痛、目眩、目赤、夜盲症、消渴引饮、便闭、痔疮。内服，鲜品60～120克，煮食；或捣汁。

种子，6～7月种子成熟时，割取地上部分，打下果实，除去杂质，晒干或鲜用。味微辛、甜，性微温。入脾、肺经。具有清肝明目、止咳平喘之功效，主治风火目赤肿痛、咳喘。煎汤内服，9～15克；或研末。

38 菠萝蜜

　　别称波罗蜜、苞萝、木菠萝、树菠萝、大树菠萝、蜜冬瓜等。原产于印度西高止山，现我国广东、海南、广西、福建、云南（南部）以及尼泊尔、印度锡金、不丹、马来西亚、泰国也有栽培。菠萝蜜是一种老茎开花树种，主枝、主干甚至落地的根部也可结实，一般6～8年生正常结实，健壮母树30年前后为盛果期，早熟种为5～6月，迟熟种8～9月。菠萝蜜含有丰富的糖类、蛋白质、B族维生素（维生素B_1、维生素B_2、维生素B_6）、维生素C、矿物质、脂肪油等，对维持机体的正常生理功能有一定作用。在食用菠萝蜜之前，最好是将黄色的果肉放到淡盐水中泡上几分钟，不仅能减少过敏的出现，而且还能让菠萝蜜的果肉更加新鲜（图2-38）。

　　果实入药。果熟期采摘，也可采收未成熟的果实，多鲜用。味甘、微酸，性平。具有生津除烦、解酒醒脾、止渴助消化之功效。能加强体内纤维蛋白的水解作用，溶解阻塞于组织与血管内的纤维蛋白及血凝块，从而改善局部血液、体液循环，使炎症和水肿吸收、消退，对脑血栓及其他血栓所引起的疾病有一定的辅助治疗作用。内服，多用鲜品生食，50～100克。菠萝蜜水分少，糖分很多，如果和蜂蜜一起食用的话会互反应生成一些气体，造成饱腹、胀气等症状，还会引起腹泻，如严重会导致死亡。

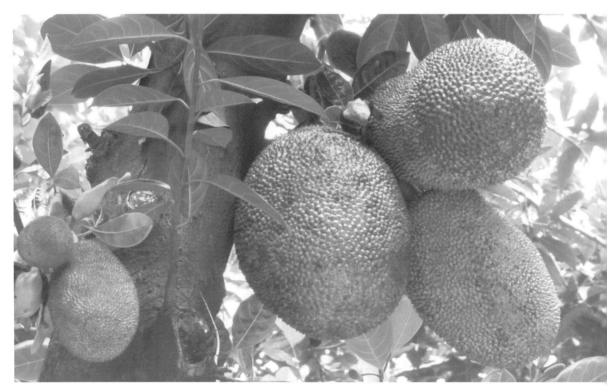

图2-38　菠萝蜜

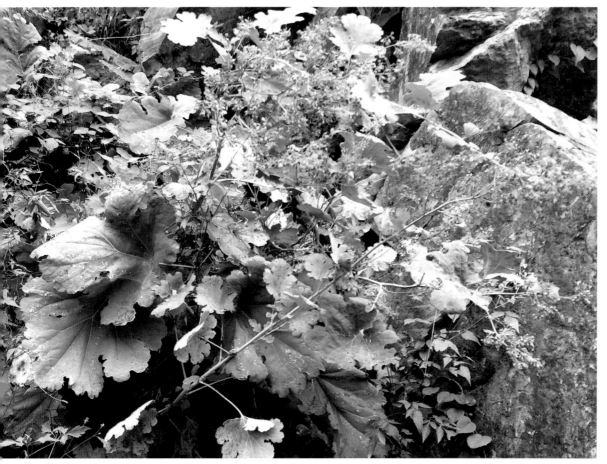

图 2-39　博落回

39　博落回

　　别称勃逻回、勃勒回、菠萝筒、大叶莲、三钱三等。分布于我国长江以南、南岭以北的大部分省区，南至广东，西至贵州，北至河南陕西，西北达甘肃南部，日本也有分布。生于海拔 150～830 米的丘陵或低山林中、灌丛中或草丛间（图 2-39）。

　　带根全草入药。秋、冬季采收，根茎与茎叶分开，晒干，放干燥处保存；鲜用随时可采。味苦、辛，性寒、温，有大毒。散瘀、祛风、解毒、止痛、杀虫，主治痛疮疔肿、臁疮、痔疮、湿疹、蛇虫咬伤、跌打肿痛、风湿性关节痛、龋齿痛、顽癣、滴虫性阴道炎及酒糟鼻。外用，鲜品适量捣敷，或煎水熏洗或研末调敷。禁内服。内服易引起中毒，轻者出现口渴、头晕、恶心、呕吐、胃烧灼感及四肢麻木、乏力；重者出现烦躁、嗜睡、昏迷、精神异常、心律失常而死亡。

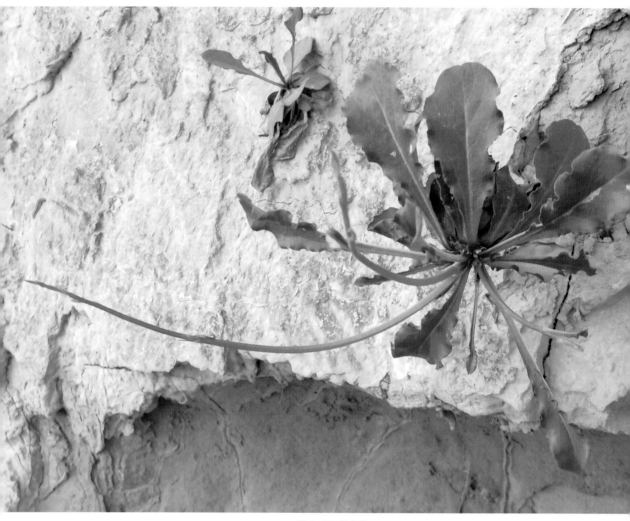

图2-40 补血草

40 补血草

别称燎眉蒿、二色补血草、扫帚草、匙叶草、血见愁、秃子花。分布于我国辽宁、陕西、甘肃、新疆等地（图2-40）。

根及全草入药。全草，开花前采收，洗净；根于春季萌芽期或秋冬采挖，洗净，鲜用或晒干。味苦、微咸，性凉。具有清热、利湿、止血、解毒之功效，主治湿热便血、脱肛、血淋、月经过多、白带异常、痈肿疮毒。煎汤内服，15～30克，鲜品或用至60克；外用，适量，捣烂敷；或水煎坐浴。

41 蚕豆

　　别称罗汉豆、胡豆、南豆、竖豆、佛豆、豆科、野豌豆，属一年生草本。为粮食、蔬菜和饲料、绿肥兼用作物。原产于欧洲地中海沿岸，亚洲西南部至北非，相传西汉张骞自西域引入中原。在我国四川分布最多，其次为云南、湖南、湖北、江苏、浙江、甘肃、青海等省（图2-41）。

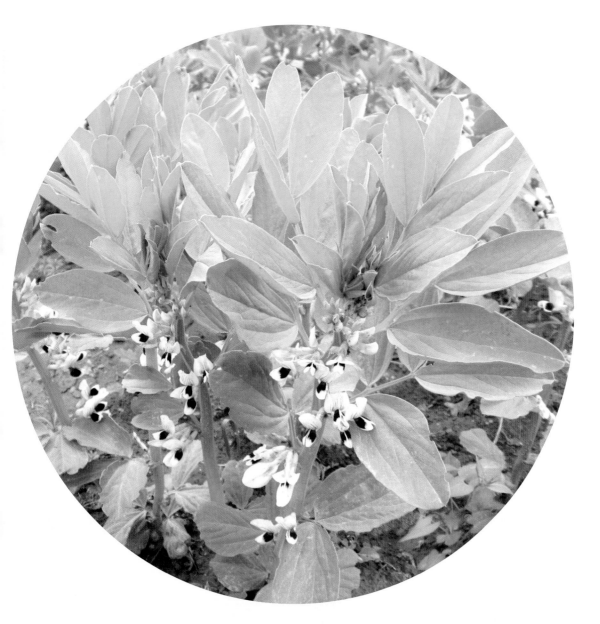

图2-41　蚕豆

蚕豆、茎、叶、花、豆荚等入药。蚕豆，夏季采取未成熟或成熟的荚果，除去荚壳，鲜用或晒干用。味甘，性平，入脾、胃、心经。具有健脾益胃、利小便，止血解毒之功效，主治脾胃不健、饮食不下、水肿、小便不利、吐血、胎漏等。煎汤内服，30～60克，或研末，或作食品；外用，适量捣敷；或烧灰敷。性滞，中气虚者食之，令腹胀。

蚕豆茎，夏季采收，晒干。味苦，性温，入脾、大肠经。具有止血、止泻、解毒敛疮之功效，主治各种内出血、水泻、烫伤。煎汤内服，15～30克，或焙干研末，9克；外用，适量，烧灰调敷。

叶，夏季采收，晒干。味苦、微甘，性温，入肺、心、脾经。具有止血、解毒之功效，主治咯血、吐血、外伤出血、臁疮。捣汁内服，30～60克；外用，适量，捣敷；或研末撒。

花，清明节前后开花时采收，晒干，或烘干。味甘、涩，性平，入肝、脾经。具有凉血止血、止带、降平之功效，主治劳伤吐血、咳嗽咯血、崩漏带下、高血压病。煎汤内服，6～9克，鲜者15～30克；或蒸露。

荚壳，夏季果实成熟呈黑褐色时采收，除去种子、杂质，晒干；或取青荚壳鲜用。味苦、涩，性平，入心、肝经。具有止血、敛疮之功效，主治咯血、衄血、吐血、便血、尿血、手术出血、烧烫伤、天疱疮。煎汤内服，15～30克；外用，适量，炒炭研细末调敷。

种皮，取蚕豆放水中浸透，剥下豆壳，晒干；或剥取嫩蚕豆之种皮用。味甘、淡，性平，入肾、胃经。具有利尿渗湿、止血、解毒之功效，主治水肿、脚气、小便不利、吐血、胎漏、下血、天疱疮、黄水疮、瘰疬。煎汤内服，9～15克；外用，适量，煅存性研末调敷。

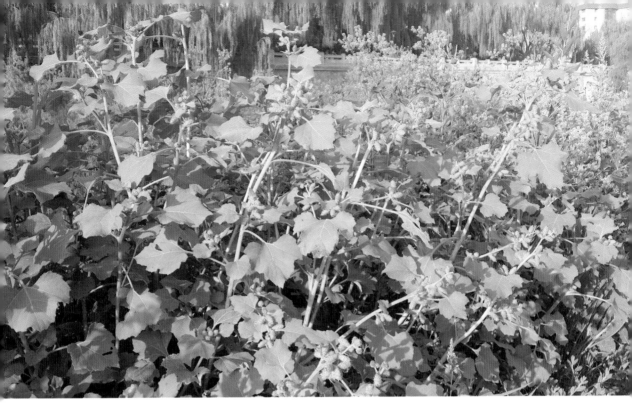

图2-42 苍耳子

42 苍耳子

别称荆棘狗、老鼠愁、菜耳实、苍子、胡苍子。主要分布于安徽、黑龙江、辽宁、内蒙古、山东、江西、湖北、江苏、河北及河南，主产于安徽、山东、江西、湖北、江苏等地。生于平原、丘陵、低山、荒野、路边、沟旁、田边、草地、村旁或干旱山坡或沙质荒地（图2-42）。

果实与茎叶入药。果实，9～10月果实成熟，由青转黄，叶已大部分枯萎脱掉时，选晴天将全株割下、脱粒、扬将除去杂质、晒干，用时捣碎。用时拣尽杂质，去刺、筛去灰屑，微炒至黄色，取出放凉。味甘，性温，有毒。入肺、肝经。具有散风、止痛、祛湿、杀虫之功效，主治风寒头痛、鼻渊、齿痛、风寒湿痹、四肢挛痛、疥癞、瘙痒。煎汤内服，5～9克；或入丸、散。血虚之头痛、痹痛忌服。生苍耳子消风止痒力强，常用于皮肤痒疹及其他皮肤病。

茎叶，夏季割取全草，去泥晒干。味苦、辛，性寒，有毒。具有祛风散热、解毒杀虫之功效，主治头风、头晕、湿痹拘挛、目赤、目翳、风癞、疔肿、热毒疮疡、皮肤瘙痒。煎汤内服，6～12克，或捣汁、熬膏或入丸、散；外用，捣敷、烧存性研末调敷或煎水洗。

43 糙苏

别称大叶糙苏、山苏子（内蒙古）、续断（宁夏）、山芝麻、山苏子（《内蒙古中草药》）。产于辽宁、内蒙古、河北、山东、山西、陕西、甘肃、四川、湖北、贵州及广东，生长于海拔200～3200米的疏林下或草坡上（图2-43）。

地上全草或根入药。夏、秋季采割地上全草，秋季挖取根部，去净泥土和杂质，晒干。味辛、涩，性温、平。具有祛风活络、强筋壮骨、消肿之功效，主治感冒、慢性支气管炎、风湿性关节痛、腰痛、跌打损伤、疮疖肿毒等。水煎服，6～8克。

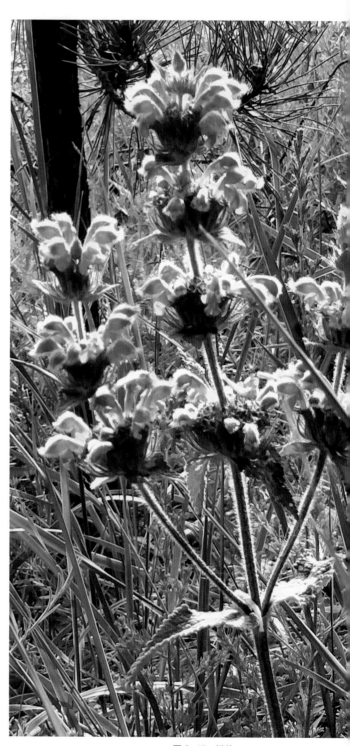

图2-43 糙苏

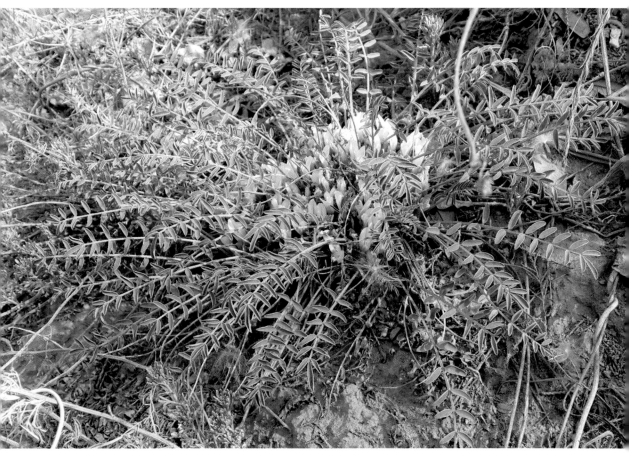

图 2-44 糙叶黄芪

44 糙叶黄芪

别称春黄芪（东北）、粗糙紫云英（陕西）。为广幅旱生植物。适宜在沙质、沙砾质和砾石质性的栗钙土上生长，是针茅草原、其他草原和冷蒿草原群落中的常见伴生种，也可进入荒漠草原边缘砾石质残丘坡地，或见于山地林缘。糙叶黄芪在开花期粗蛋白质含量很高，是春季小牲畜增补蛋白质的良好豆科饲草（图2-44）。

根入药。春、秋季采挖。洗净泥土，去须根，晒干。味微苦，性平。具有健脾利水之功效，主治水肿、胀满，也用于抗肿瘤治疗。煎汤内服，9～30克。

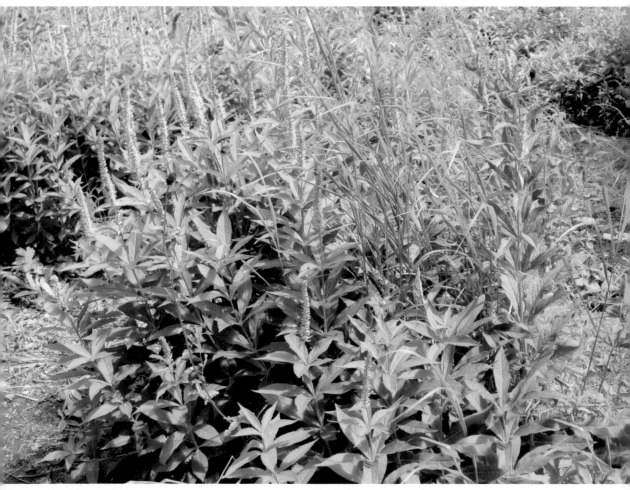

图 2-45　草本威灵仙

45　草本威灵仙

　　别称九盖草、狼尾巴花、九节草、山鞭草、草玉梅、九轮草、斩龙剑、秆秆升麻、草龙胆、山红花、二郎箭。分布于东北、华北、陕西北部、甘肃东部及山东半岛。朝鲜、日本及俄罗斯亚洲部分也有分布。生于路边、山坡草地及山坡灌丛内，海拔可达2500米处（图2-45）。

　　根及全草入药。夏、秋季采收，去净泥土、杂质，根切片，全草切碎，晒干。具有祛风除湿、清热解毒，主治感冒风热、咽喉肿痛、腮腺炎、风湿痹痛、虫蛇所伤。煎汤内服，10～15克，鲜品30～60克。外用鲜品适量，捣敷，或煎水洗。

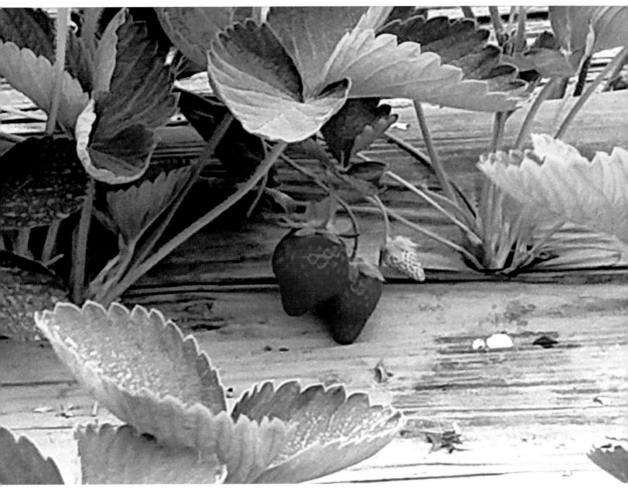

图 2-46 草莓

46 草莓

别称洋莓、地莓、地果、红莓、士多啤梨。原产于南美洲，我国各地及欧洲等地广为栽培（图2-46）。

草莓果入药。果实成熟时采收。味甘、酸，性凉，归肺、脾经。具有润肺生津、健脾、消暑、解热、利尿、止渴之功效，主治风热咳嗽、口舌糜烂、咽喉肿毒、便秘、高血压等症。适量食用，或做成草莓酱、草莓酒服用。

47 草木樨

别称铁扫把、省头草、辟汗草、野苜蓿，为豆科草本直立型一年生和两年生植物，有白花和黄花两个品种。后者分布较广，也称黄花草、黄花草木樨、香马料木樨、野木樨。在温带、亚热带，除高寒草甸和荒漠区外，均有分布。在我国主要分布于内蒙古、黑龙江、吉林、辽宁、河北、河南、山东、山西、陕西、甘肃、青海、西藏、江苏、安徽、江西、浙江、四川和云南等省区。在西藏海拔3700米的地区，或海滩海拔仅数米的地段，亦有分布的记录。在俄罗斯（中亚、西伯利亚、远东）、蒙古、朝鲜、日本及东南亚、欧洲、北美也有分布（图2-47）。

全草入药。夏、秋季采收，洗净，切碎晒干。味辛，性平。具有芳香化浊、截疟、清热解毒、消炎之功效，主治暑湿胸闷、口臭、头胀、头痛、疟疾、痢疾、绞肠痧、白喉、乳蛾等。煎汤内服，5～15克。

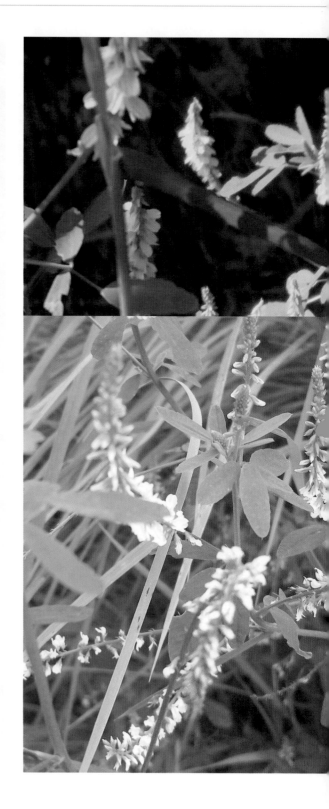

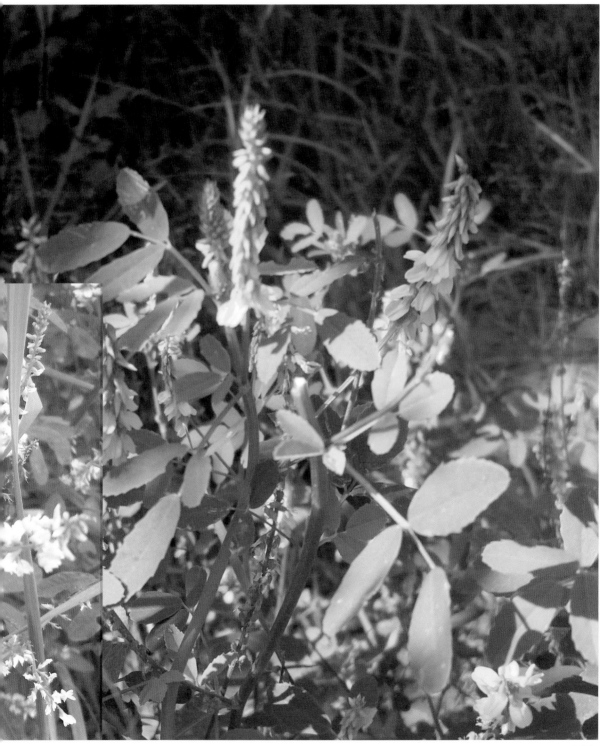

图 2-47　草木樨

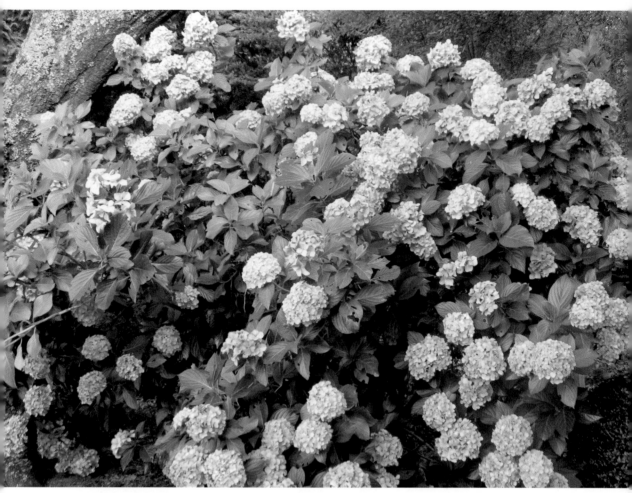

图 2-48　草绣球

48　草绣球

别称八仙花、紫阳花、牡丹三七。分布于我国长江流域以南，日本和朝鲜也有。现世界各地广泛栽培，为重要温室盆花和暖地庭园花卉。生于林下或水沟旁阴湿处，喜阴湿且土地肥沃的沙土（图2-48）。

根茎入药，夏、秋季采收。味辛、微苦，性温。入心、肺、肝经。具有祛瘀消肿之功效，主治跌打损伤。隔水炖汁内服，鲜品，12～15克。切片，加黄酒、红糖，盛碗中加盖，放锅内蒸，连蒸3～4次，内服效果更佳。

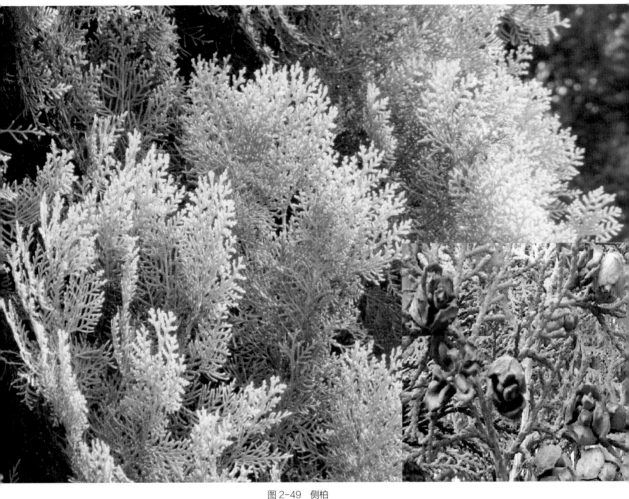

图 2-49 侧柏

49 侧柏

别称黄柏、香柏、扁柏、扁桧、香树、香柯树。分布于东北南部，经华北向南过广东、广西北部，西至陕西、甘肃、西南至四川、云南、贵州等地（图2-49）。

子仁与叶入药，分别称为柏子仁与侧柏叶。柏子仁，秋、冬季采收成熟种子，晒干，除去种皮，收集种仁。味甘，性平，入心、肾、大肠经。具养心安神、润肠通便的功效，治惊悸、失眠、遗精、盗汗、便秘等症。常食有健美作用。

侧柏叶，多在夏、秋季采收嫩枝叶，阴干。味苦、涩，性微寒，入肺、肝、大肠经。具有凉血止血、生发、乌发之功效，主治吐血衄血、咯血、便血、崩漏下血、血热脱发、须发早白。煎汤内服，6 ～ 12克；外用适量。

50 茶花

　　又名山茶花，是山茶科、山茶属多种植物和园艺品种的通称。原产于我国东部，在长江流域、珠江流域、重庆、云南和四川各地，已有1400年的栽培历史，北方则有温室盆栽。朝鲜、日本、我国台湾和印度等地普遍种植（图2-50）。

　　花与根入药。花，春分至谷雨为采收期，一般在含苞待放时采摘，晒干或烘干，用纸包封，置干燥通风处。干燥过程中要少翻动，以避免破碎或散瓣。味甘、苦、辛、涩，性凉。具有凉血止血、散瘀、消肿之效，主治吐血、衄血、咯血、便血、痔血、赤血痢、血淋、血崩、带下、烫伤、跌打损伤；外用治烧烫伤，创伤出血。煎汤或研末内服，5～10克；外用适量，研末麻油调涂。

　　茶花根，全年均可采收，洗净晒干。味苦、辛，性平，入胃、肝经。具有散瘀消肿、消食之功效，主治跌打损伤、食积腹胀。煎汤内服，15～30克。

图2-50 茶花

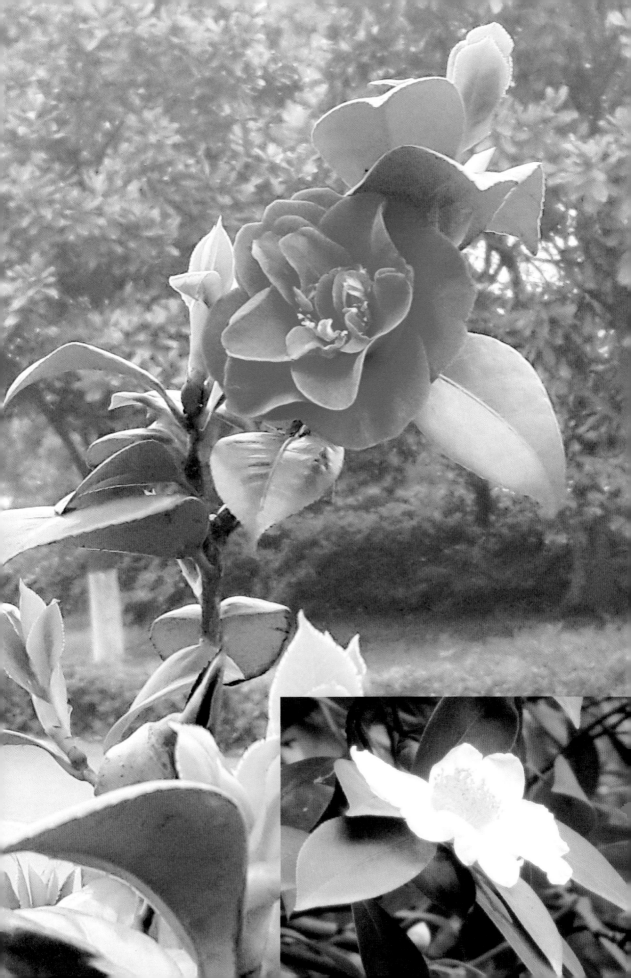

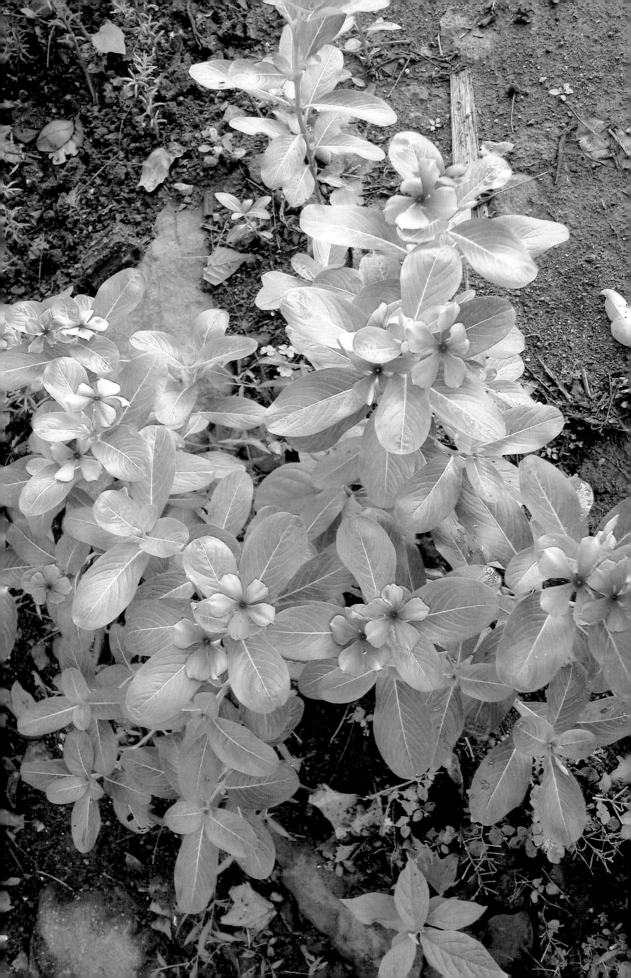

51 长春花

别称日日春、日日草、日日新、三万花、四时春、时钟花、雁头红、三万花。原产于地中海沿岸、印度、热带美洲，我国栽培历史不长，主要在长江以南地区，广东、广西、云南等省（自治区）栽培较为普遍。我国各省市引进不少长春花的新品种，用于盆栽和栽植槽观赏（图2-51）。

全草入药，全年可采，晒干或鲜用。味微苦，性凉，入肝、肾经。具有凉血降压、镇静安神之功效，主治高血压、烧烫伤、恶性淋巴瘤、绒毛膜上皮癌、单核细胞性白血病。煎汤内服，6～15克；或提取物制成注射剂。

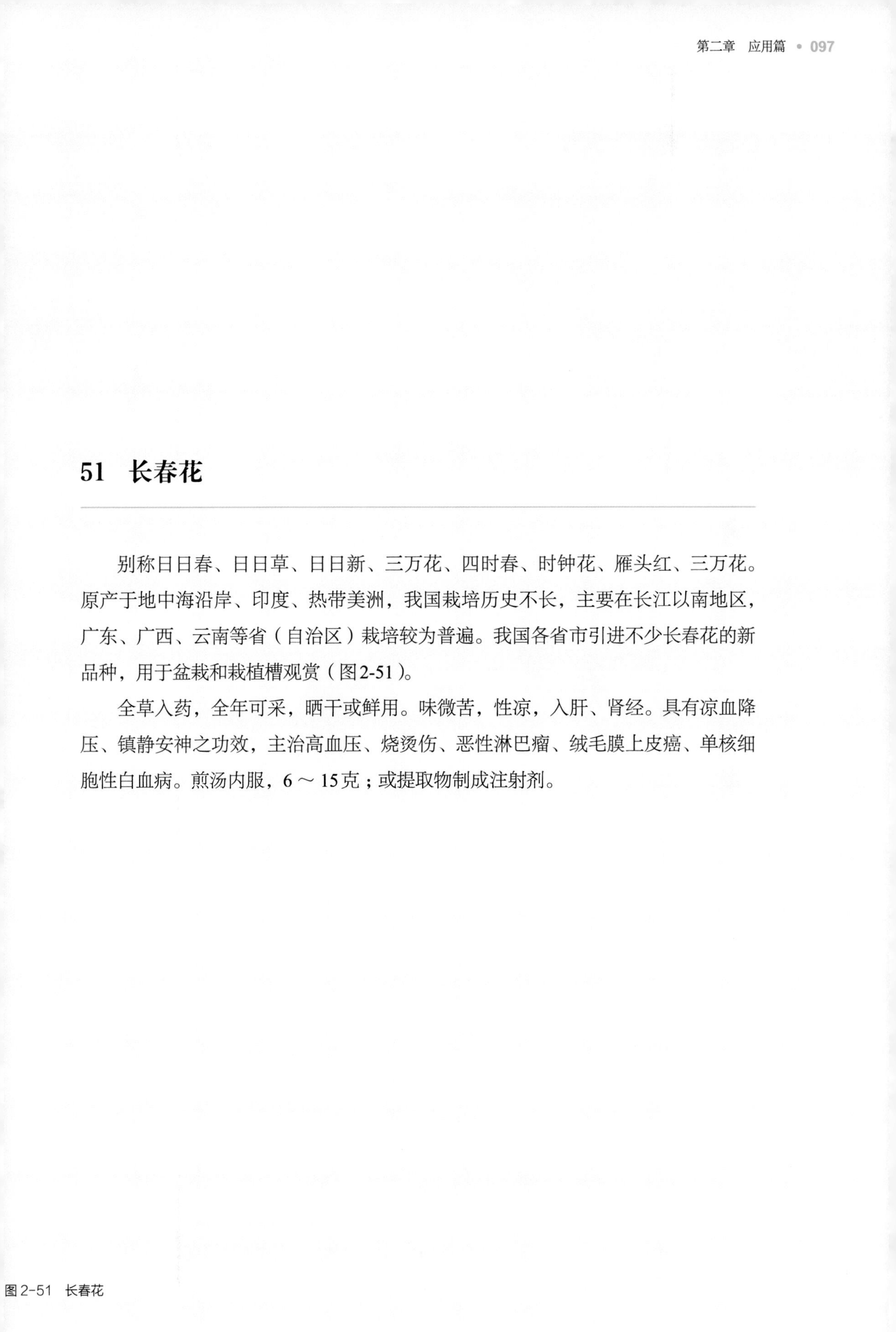

图2-51 长春花

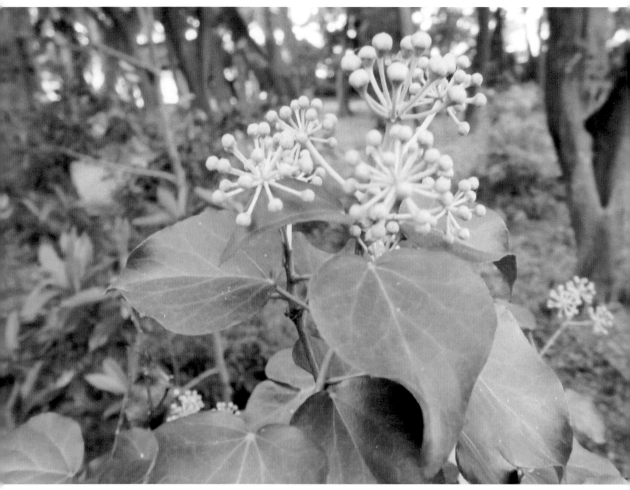

图 2-52　常春藤

52　常春藤

　　别称土鼓藤、龙鳞薜荔、尖叶薜荔、三角风、三角尖、上树蜈蚣、钻天风、爬树龙、岩筋、风藤、追风藤、扒岩枫、上天龙、散骨风、三角、风藤草、三角枫。分布于西南地区及陕西、甘肃、山东、浙江、江西、福建、河南、湖北、湖南、广东、广西、西藏等地（图 2-52）。

　　茎叶入药。在生长茂盛季节采收，切段晒干；或鲜用，可随采随用。味辛、苦，性平。入肝、脾、肺经。具有祛风、利湿、平肝、解毒之功效，主治风湿痹痛、瘫痪、口眼歪斜、衄血、月经不调、跌打损伤、咽喉肿痛、疔疖痈肿、肝炎、蛇虫咬伤。煎汤内服，6～15 克；或研末、浸酒、捣汁；外用适量，捣敷或煎汤洗。

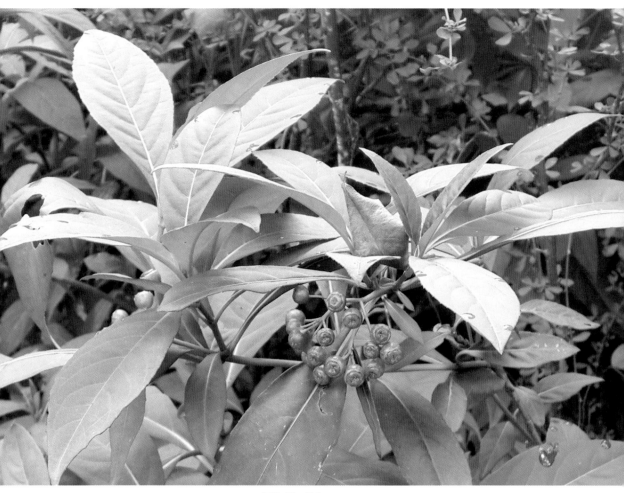

图2-53 常山

53 常山

别称互草、生常山、鸡骨常山、黄常山、炒常山、炙常山、酒常山、醋常山、熟常山等。分布于陕西、甘肃、江苏、安徽、浙江、江西、福建、台湾、湖北、湖南、广东、广西、四川、贵州、云南和西藏等地。生于林荫湿润山地，或栽培于林下（图2-53）。

根入药，8～10月采挖，阴干或晒干。味辛、苦，性寒，有毒，入肺、肝、脾、心经。具有除痰、截疟之功效，主治胸中痰饮、疟疾。有催吐副作用，用量不宜过大，孕妇慎用。

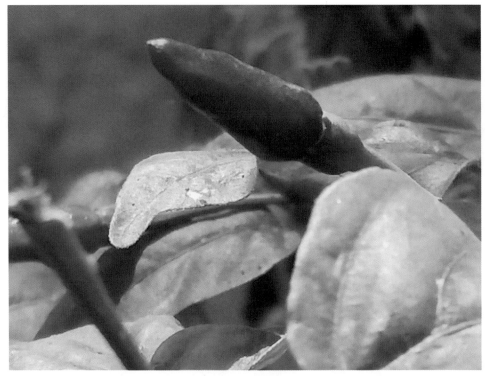

图2-54　朝天椒

54　朝天椒

别称小辣椒、望天椒。原产于泰国，我国引进辣椒籽，并培植出多个朝天椒品种。在我国大部分地区都有栽培，广西、河北栽培面积较大，贵州、山西、江西、陕西、天津、安徽、山东、内蒙古次之，四川、湖南等省市也有栽培。辣椒在我国湖南、四川等地是非常重要的调味品。辣椒素可刺激大脑释放内啡肽，缓解疼痛感，可加快新陈代谢，令人保持身材苗条（图2-54）。

果实入药。果实成熟时采收，鲜用或晒干。味辛，性温。具有活血、消肿、解毒之功效，主治疮疡、脚气、狂犬咬伤。外用，适量，煎水洗；或捣敷。此外，辣椒内含有辣椒碱及粗纤维，能刺激唾液及胃液分泌，能健脾胃，促进食欲，祛除胃寒病，对预防感冒、动脉硬化、夜盲症和坏血病有显著作用。患有肺结核、支气管扩张、咽喉炎、甲状腺功能亢进、溃疡病、食管炎、红斑狼疮、牙痛、干燥综合征、高血压病、癌症、目赤肿痛、口疮、更年期综合征等及表现出"阴虚火旺"的病症者，以及患有痔疾和疖肿者，不宜食用。

5　车前草

别称车轮菜、猪肚菜、灰盆草、车轱辘菜。分布几乎遍及全国，但以北方为多。常见于山野、路旁、花圃或菜园、河边湿地（图2-55）。

种子与全草入药。车前子，在6～10月陆续剪下黄色成熟果穗，晒干，搓出种子，去掉杂质。置通风干燥处，防潮。生用或盐炒。盐车前子，用2千克食盐化水，取净100千克车前子置锅内用文火炒至鼓起有爆裂声，喷淋盐水，继续炒干，有香气逸出时，取出放凉。味甘、淡，性微寒，归肺、肝、肾、膀胱经。具有清热利尿、渗湿止泻、明目、祛痰之功效，主治小便不利、淋浊带下、水肿胀满、暑湿泻痢、目赤障翳、痰热咳喘。生品偏于利水通淋，盐车前子偏于补肝肾、明目。内服煎汤，5～15克，包煎；或入丸、散。外用：适量，水煎洗或研末调敷。

车前草，夏季采挖，除去泥沙，晒干。味甘，性寒。具有清热利尿、祛痰、凉血、解毒之功效，主治水肿尿少、热淋涩痛、暑湿泻痢、痰热咳嗽、吐血衄血、痈肿疮毒。煎服，9～30克；或鲜品捣汁服，30～60克。外用，鲜品适量，捣敷患处。车前草可以使犬、家兔及人的尿液排出增多，对工作状态的胃有抑制作用，而对安静状态的胃却没有作用。

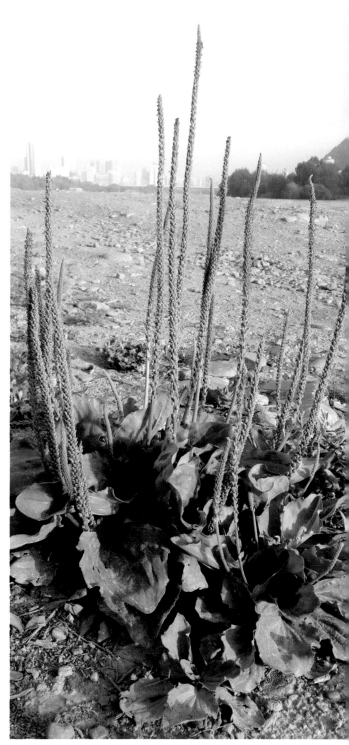

图2-55　车前草

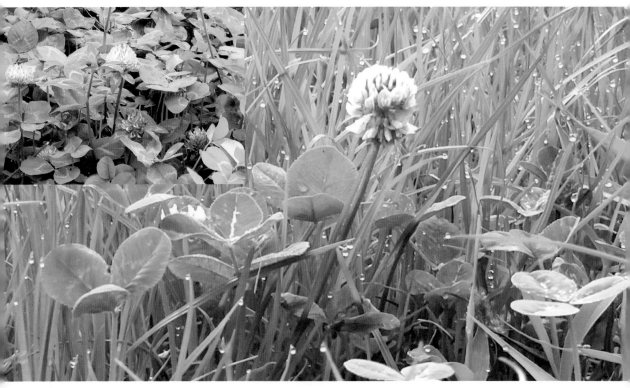

图 2-56 车轴草

56 车轴草

俗称三叶草，是一种重要的牧草和绿肥作物。种类遍及全世界，有300多种，我国栽培较多的为红三叶、白三叶和杂三叶。三叶草并不是特指叶子为三片，还有象征幸运的四片叶子和五片叶子的三叶草。分布于欧亚大陆、非洲、南美洲、北美洲的温带，以地中海区域为中心。我国常见于引种栽培的有13种，1个变种（图2-56）。

白三叶，别名三消草、螃蟹花、金花草、菽草翘摇、兰翘摇。全草入药，夏、秋季花盛期采收全草，晒干。味微甘，性平，入心、脾经。具有清热、凉血、宁心之功效，主治癫病、痔疮出血、硬结肿块。煎汤内服，15～30克；外用，适量，捣敷。

红三叶，别称红三叶草、红车轴草、三叶草、红菽草、红花苜蓿、红花草翘摇。花序及带花枝叶入药，夏季采摘花序或带花嫩枝叶，阴干。味甘、苦，性微寒，入肺经。具有清热止咳、散结消肿之功效，主治感冒、咳喘、硬肿、烧伤。煎汤内服，15～30克；外用，适量，捣敷；或制成软膏涂敷。

7　赤瓟

　　别称气包、赤包、山屎瓜。分布于黑龙江、吉林、辽宁、河北、山西、陕西、宁夏、甘肃、山东等地，生于海拔1300～1800米的山坡、河谷及林缘处（图2-57）。

　　果实入药。果实成熟后连柄摘下，防止果实破裂，用线将果柄串起，挂于日光下或通风处晒干为止。置通风干燥处，防止潮湿霉烂及虫蛀。味酸、苦、甘，性平，入胃、肝、肺、肾经。具有降逆止呕、祛痰止咳、行气化瘀、理湿之功效，主治反胃吐酸、肺结核咳嗽、吐血胸痛、腰部扭伤、黄疸、痢疾、咯血胸痛。煎汤或研末内服，3～9克。

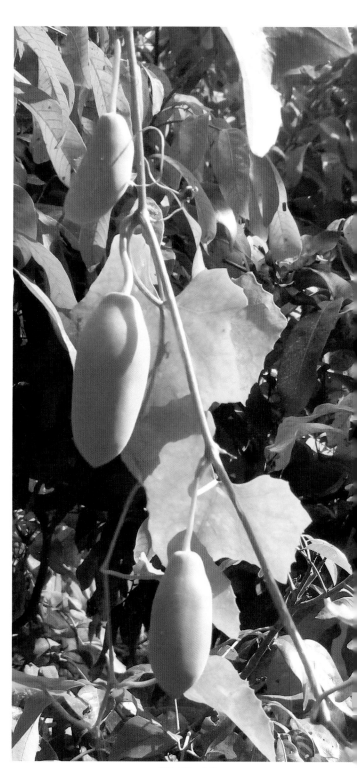

图2-57　赤瓟

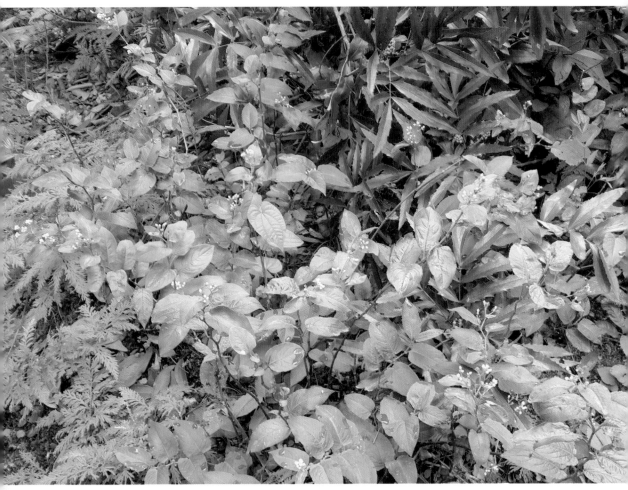

图 2-58 赤胫散

58 赤胫散

别称散血草、土竭力、花蝴蝶、花脸荞、荞子连。分布于陕西、甘肃、河南、湖北、湖南、贵州、云南、四川、江西庐山等地，生于海拔 500 ～ 1500 米的山谷水沟边（图2-58）。

鲜草入药。3 ～ 9克，或适量外用，捣烂敷患处。微苦、涩，性平。具有清热解毒、活血止痛、解毒消肿之功效，主治急性胃肠炎、吐血咯血、痔疮出血、月经不调、跌打损伤、外用治乳腺炎、痈疖肿毒。全草也可作饲料。

9　重瓣金光菊

　　别称重瓣大还魂草、重瓣裂叶松果菊、金花菊。原产于北美洲，我国南北地区常见栽培。盛花期花朵繁多，且开花期长达半年之久，落叶期短，适合公园、机关、学校、庭院等场所布置，亦可作花坛和花境材料、切花、瓶插之精品，还可布置草坪边缘、路边及林缘，呈自然式栽植（图2-59）。

　　叶入药。夏、秋季采集，洗净，鲜用或晒干。味苦，性寒，有毒，入胃、大肠经。具有清热解毒作用，主治湿热蕴结于胃肠之腹痛、泄泻、里急后重诸证。煎汤内服，9～12克。全草有毒，可引起牲畜食欲减退、呆滞、排泄增加、视觉障碍。

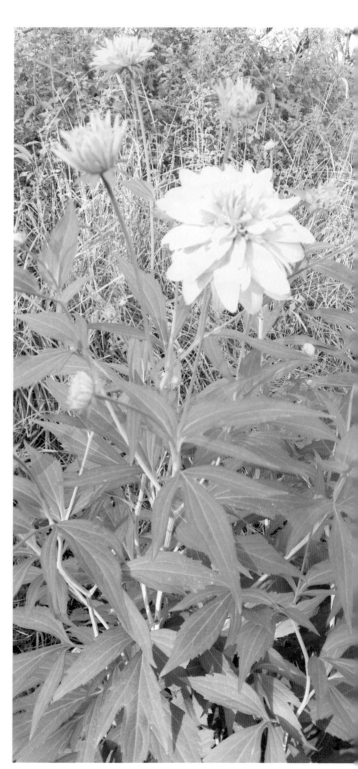

图 2-59　重瓣金光菊

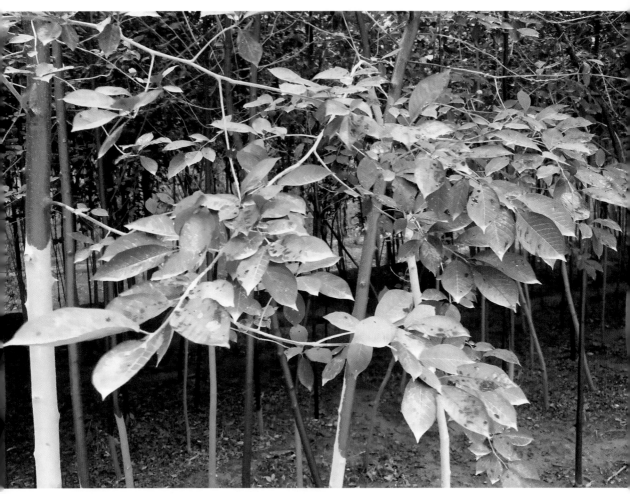

图 2-60 稠李

60 稠李

别称臭耳子（甘肃）、臭李子（东北）。产于黑龙江、吉林、辽宁、内蒙古、河北、山西、河南、山东等地。生于山坡、山谷或灌丛中，海拔880～2500米。朝鲜、日本、俄罗斯也有分布（图2-60）。

叶入药。具有止咳化痰、清虫的作用，主治寄生虫感染。稠李的果实也富含很多营养物质，味甘、涩，可止泻、补脾。

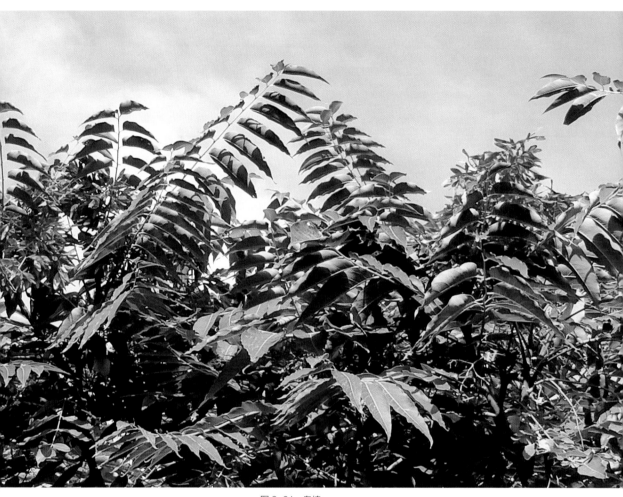

图2-61　臭椿

61　臭椿

　　别称臭椿皮、大果臭椿。分布于我国北部、东部、西南部、东南部至台湾。向北直到辽宁南部，我国除黑龙江、吉林、新疆、青海、宁夏、甘肃和海南外，各地均有分布，共跨22个省区，以黄河流域为分布中心。世界各地广为栽培。喜生于向阳山坡或灌丛中，村庄家前屋后多栽培，常植为行道树（图2-61）。

　　树皮、根皮、果实均可入药，具有清热燥湿、收涩止带、止泻、止血之功效，主治赤白久痢，肠风下血，带下血崩，梦遗滑精等症。臭椿有"小毒"，只供煎汤外洗使用。臭椿叶不能食用。

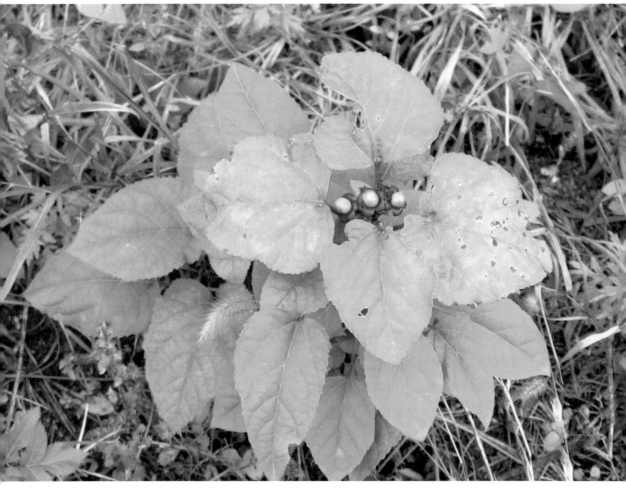

图 2-62　臭牡丹

62　臭牡丹

　　别称大红袍、臭八宝、矮童子、野朱桐、臭枫草、臭珠捅、臭脑壳。外形酷似牡丹，伴有恶臭味故俗称臭牡丹。原产于南美热带，现各地多有栽培。国内四川、江苏、安徽、浙江、江西、湖南、湖北、广西等华北、西北、西南省份以及国外印度北部、越南、马来西亚均有分布（图2-62）。

　　根、叶入药，夏季采叶、秋季采根，鲜用或晒干备用。具有祛风解毒，消肿止痛之功效。臭牡丹根可以用来治疗高血压、风湿性关节痛以及头昏头疼等。臭牡丹叶可以用来治疗关节炎、湿疹以及痔疮和牙疼。著名的云南蛇药中即含有"臭牡丹"。另外，臭牡丹还有健脾的作用，可用来治疗乳腺炎，而且效果很好。

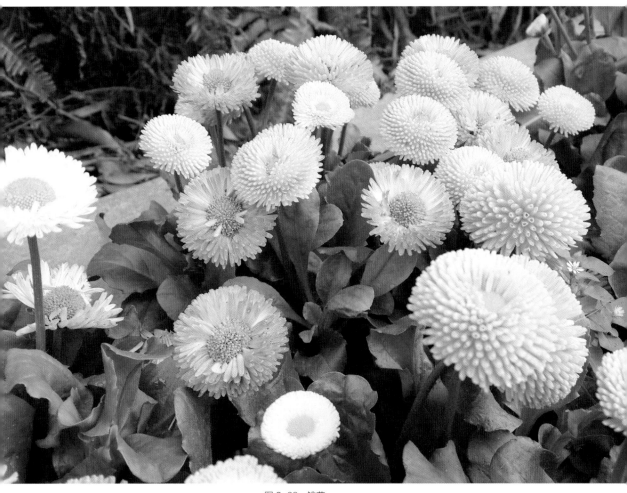

图 2-63 雏菊

63 雏菊

别称干菊、白菊、春菊、马兰头花、玛格丽特、延命菊、幸福花（俗称）、太阳菊等。原产于欧洲，现在我国各地庭园栽培作为花坛观赏植物。原被视为丛生的杂草，开花期在春季（图2-63）。

雏菊中含有大量的挥发油和氨基酸，还有多种微量元素，其中黄酮物质的含量非常高，具有清热解毒和消炎止痛等多种功效，经常食用还可起到清肝明目和排毒养颜的作用。

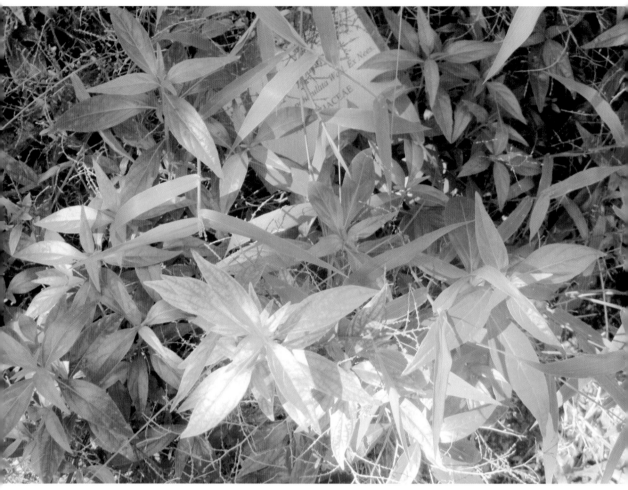

图 2-64　穿心莲

64　穿心莲

　　别称春莲秋柳、一见喜、榄核莲、苦胆草、金香草、金耳钩、印度草、苦草等。原产地可能在南亚，我国福建、广东、海南、广西、云南常有栽培，江苏、陕西亦有引种，澳大利亚也有栽培（图2-64）。

　　全草或叶入药。味苦，性寒，无毒，入心、肺、大肠、膀胱经。具有清热解毒、凉血消肿之功效，主治急性菌痢、胃肠炎、感冒、流脑、气管炎、肺炎、百日咳、肺结核、肺脓疡、胆囊炎、高血压、鼻衄、口咽肿痛、疮疖痈肿、烧烫伤、毒蛇咬伤。现多用于细菌性痢疾、尿路感染、急性扁桃体炎、肠炎、咽喉炎、肺炎和流行性感冒等的治疗，外用可治疗疮疖肿毒、外伤感染等。

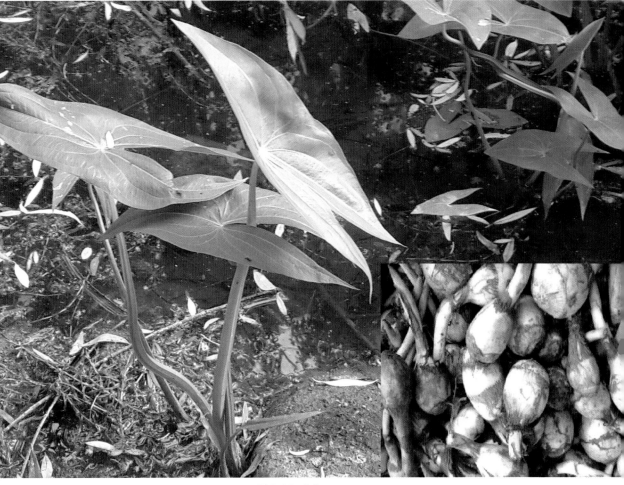

图2-65 茨菰

65 茨菰

　　别称慈姑、剪刀草、燕尾草、白地栗、酥卵。原产于我国，南北各省均有栽培，并广布于亚洲热带、温带地区，欧美也有栽培（图2-65）。

　　球茎入药，也可作蔬菜食用。茨菰性微寒，味苦，具有解毒利尿、防癌抗癌、散热消结、强心润肺之功效，可治疗肿块疮疖、心悸心慌、水肿、肺热咳嗽、喘促气憋、排尿不利等病症。茨菰含维生素B_1、维生素B_2较多，能维持身体的正常功能，增强肠胃的蠕动，增进食欲，保持良好的消化，对于预防和治疗便秘最佳。

66 刺柏

别名翠柏、杉柏、台湾刺柏、璎珞柏、扎柏、柏香、垂柏、树短柏木、山杉、台桧、台松。为我国特有树种，自温带至寒带均有分布，我国台湾也有。主要培育基地有江苏、浙江、安徽、湖南、河南等地（图2-66）。

以根入药。味苦，性寒。具有清热解毒、燥湿止痒之功效，主治麻疹、高热、湿疹、癣疮。12～15克。煎汤内服，6～15克；外用适量，煎水洗。

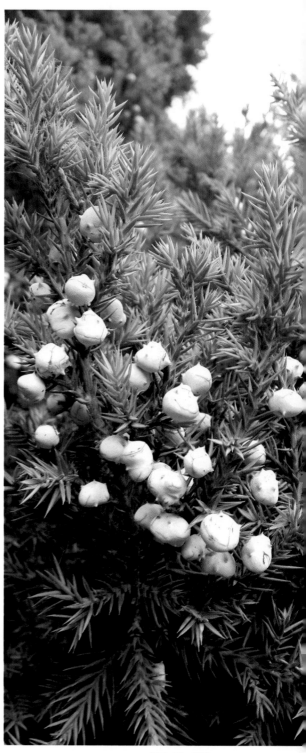

图2-66 刺柏

67 刺儿菜

别称小蓟、青青草、蓟蓟草、刺狗牙、刺蓟、枪刀菜。除西藏、云南、广东、广西外，全国各地均有分布。欧洲东部、中部和俄罗斯东、西西伯利亚及远东、蒙古、朝鲜、日本也广有分布。多生于平原、丘陵和山地（图2-67）。

全草与根茎入药。味甘、苦，性凉，入心、肝经。具有凉血止血、祛瘀消肿之功效，主治衄血、吐血、尿血、便血、崩漏下血、外伤出血、痈肿疮毒。秋季采根，除去茎叶，洗净鲜用或晒干切段用；春、夏季采收幼嫩的全株，洗净鲜用。秋季新萌生的越冬型，也是鲜嫩可口。4.5～9克。外用鲜品适量，捣烂敷患处。

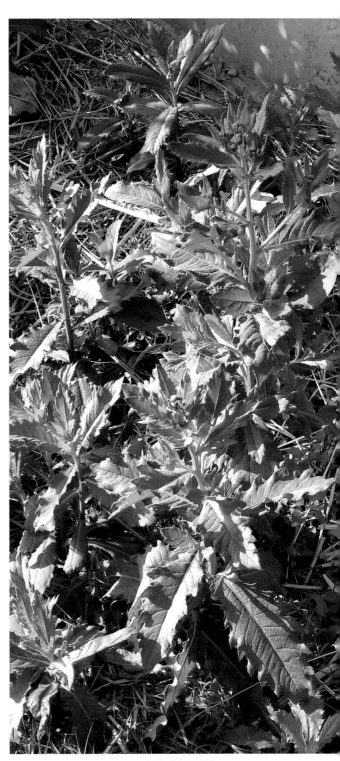

图2-67 刺儿菜

68 刺槐

别称洋槐、胡腾。栽培变种有泓森槐、红花刺槐、金叶刺槐等，其中泓森槐生长最快，被称为刺槐树之王。原产于美国，17世纪传入欧洲及非洲。我国于18世纪末从欧洲引入青岛栽培，现我国各地广泛栽植。甘肃、青海、内蒙古、新疆、山西、陕西、河北、河南、山东等省（区）均有栽培（图2-68）。

花苞与花蕾入药。6～7月盛开时采收花序，摘下花，晾干。味甘，性平，入肝经。具有凉血、止血之功效，主治大肠下血、咯血、吐血及崩漏等症。茎皮、根、叶也供药用，能利尿、止血；叶可作饲料或绿肥。

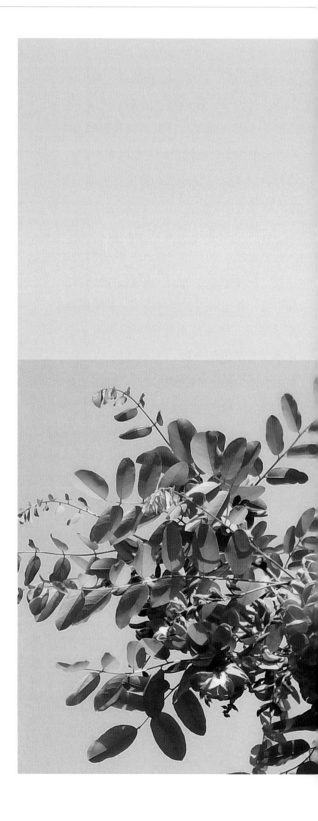

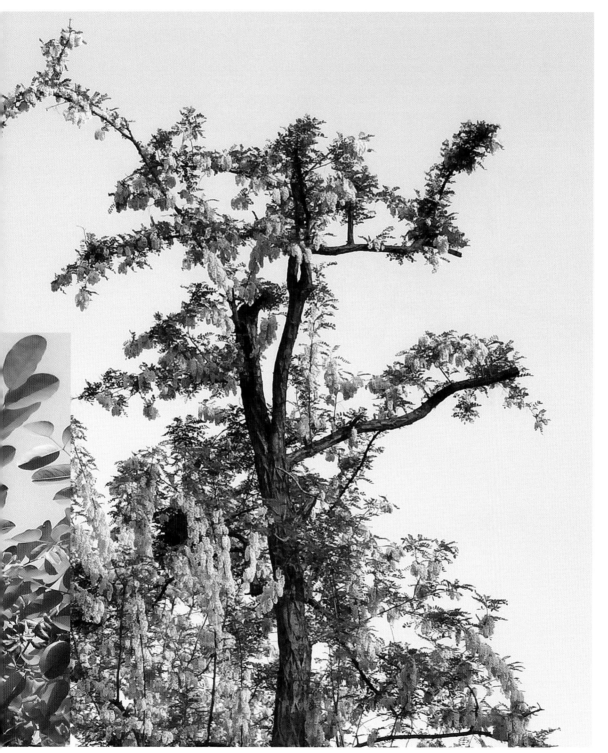

图 2-68 刺槐

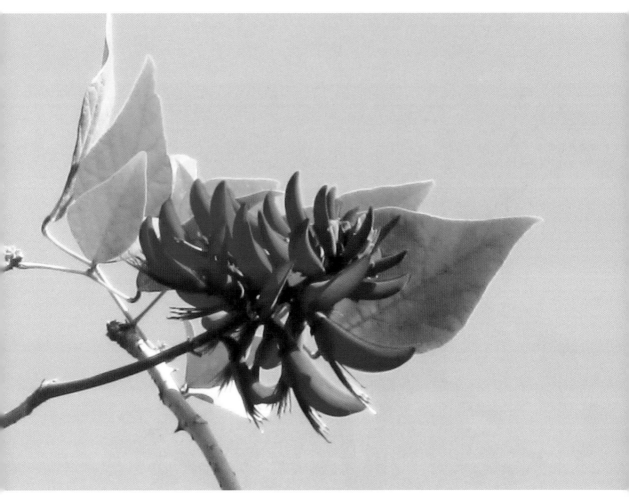

图2-69　刺桐

69　刺桐

别称山芙蓉、空桐树、木本象牙红。原产于印度至大洋洲海岸林中，内陆亦多有栽植，我国华南地区及四川、台湾、福建、广东、广西等有栽培。马来西亚、印度尼西亚、柬埔寨、老挝、越南亦有分布。常见于树旁或近海溪边，或栽于公园（图2-69）。

刺桐树皮或根皮入药，称海桐皮。味苦、辛，性平。具有消炎、解热、祛风、利湿、止痛、舒筋、通络之功效，主治风湿麻木、腰腿筋骨疼痛、跌打损伤，对横纹肌有松弛作用，对中枢神经有镇静作用。但有积蓄作用，毒性主要表现为对心肌及心脏传导系统的抑制。叶也能入药，有解热和利尿的功效。血虚者、腰痛非风湿者，不宜服。

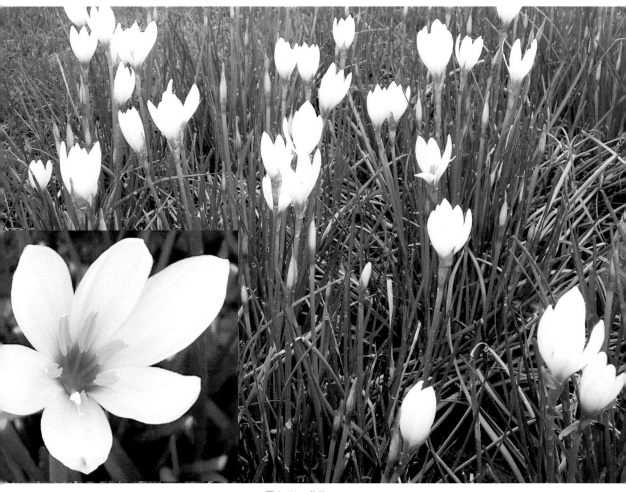

图 2-70　葱莲

70　葱莲

　　别称玉帘、葱兰、风雨兰、白花菖蒲莲、玉莲。原产于南美洲，现在我国华中、华东、华南、西南等地都有种植，常用作花坛的镶边材料或绿地丛植，最宜作林下半阴处的地被植物，或于庭院小径旁栽植（图2-70）。

　　全草入药，药名肝风草。全年均可采，洗净，多为鲜用。味甘，性平。具有平肝、宁心、熄风镇静的作用，主治惊风、癫痫。煎汤内服，3～4株；或绞汁饮。外用适量，捣敷。

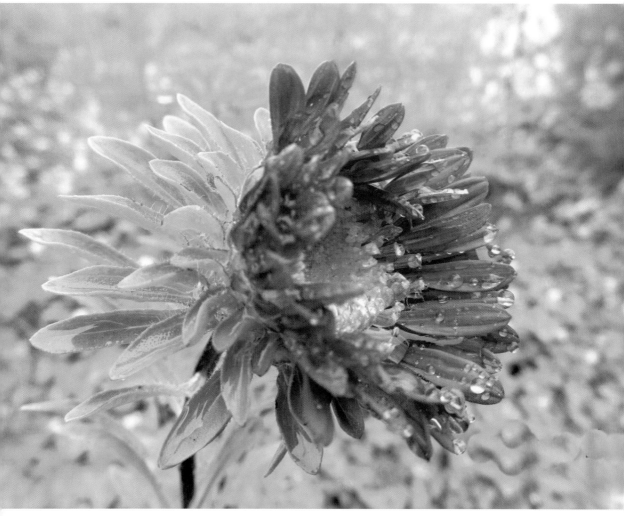

图 2-71　翠菊

71　翠菊

别称江西腊、七月菊、格桑花。分布于我国吉林、辽宁、河北、山西、山东、云南以及四川等。日本、朝鲜有广泛的栽培和野生类型，俄罗斯及欧洲其他各国的植物园也都有引种作花卉观赏的。生长于山坡荒地、山坡草丛、水边或疏林阴处。海拔30～2700米（图2-71）。

花入药。夏、秋季花盛开时采摘，阴干备用。味苦，性平。具有清肝明目、清热解毒、燥脓消肿，主治目赤肿痛、昏花不明。

72 翠雀

别称大花飞燕草、鸽子花、百部草、飞燕草。原产于欧洲南部，现分布于我国云南、山西、河北、宁夏、四川等地。生于山坡、草地、固定沙丘，忌炎热。（图2-72）。

根、全草及种子入药。7～8月采收，漂洗，切段，晒干。根，味苦，性寒，有毒。具有泻火止痛、杀虫之功效，根主治风热牙痛，全草外用治疗疥癣。只外用，不可内服。煎水含漱，捣汁浸洗；或研末水调涂搽。种子用于哮喘治疗。全草有毒，可引起呼吸困难、血液循环障碍、肌肉神经麻痹或痉挛现象，用时须注意。

图2-72 翠雀

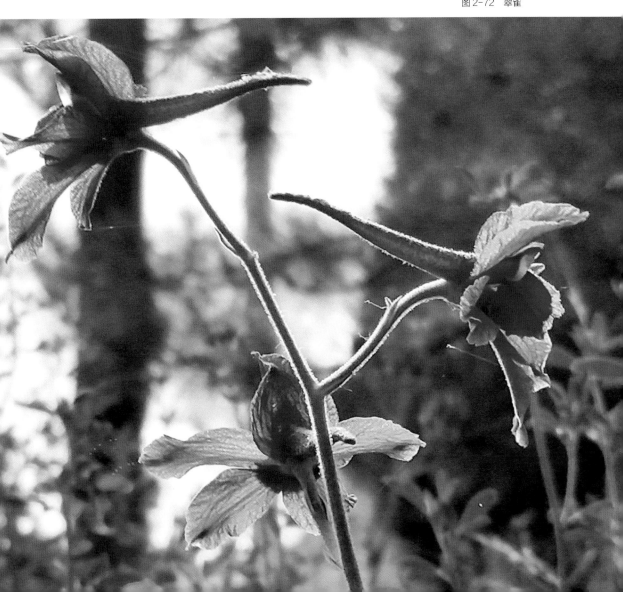

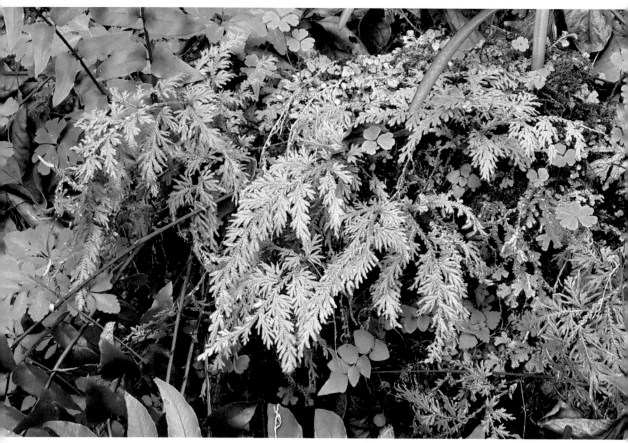

图 2-73　翠云草

73　翠云草

别称龙须、蓝草、剑柏、蓝地柏、地柏叶、伸脚草、绿绒草、烂皮蛇。分布于浙江、福建、台湾、广东、广西、湖南、贵州、云南、四川等省区。为我国特有，其他国家也有栽培。生于林下，海拔50～1200米（图2-73）。

全草入药，全年可采，鲜用或晒干。味甘、淡，性凉。具有清热利湿、止血、止咳之功效，主治急性黄疸型传染性肝炎、胆囊炎、肠炎、痢疾、肾炎水肿、泌尿系统感染、风湿性关节痛、肺结核咯血。外用治疗肿、烧烫伤、外伤出血、跌打损伤。煎服，15～30克；外用，鲜全草捣烂敷，或全草晒干研粉外敷患处。

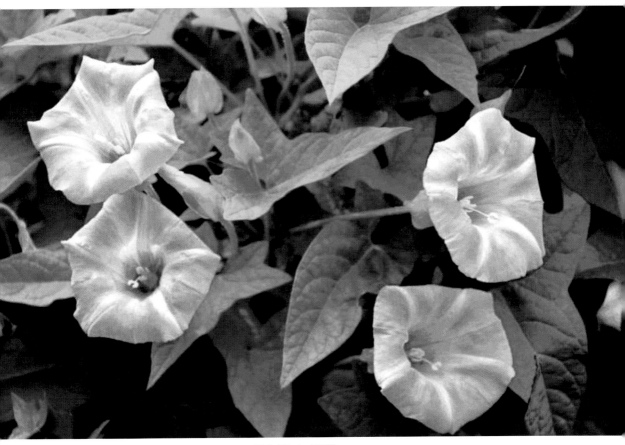

图2-74-1 打碗花

74 打碗花

别称打碗碗花、小旋花、面根藤、狗儿蔓、蓄秧、斧子苗、喇叭花。分布于埃塞俄比亚、亚洲、马来西亚以及我国各地。生长于海拔100～3500米的地区，多生长于农田、平原、荒地及路旁，目前尚未由人工引种栽培。但可用于园林美化，可作为绿篱及绿雕草坪及地被。根含淀粉17%，可食用及药用，但有毒，不可多食。注意与牵牛花和田旋花区别。牵牛花叶子是心形的；打碗花的花朵比较小，淡粉色或者白色，叶子是中间较宽，两边短；田旋花叶子更细一些（图2-74-1～图2-74-3）。

根状茎与花入药。秋季挖根状茎，洗净晒干或鲜用；夏、秋季采花鲜用。味甘、淡，性平。前者具有健脾益气、利尿、调经、止带、疝气、疗疮之功效，主治脾虚消化不良、月经不调、白带异常、乳汁稀少。煎汤内服，30～60克。花具有止痛之功效，外用治牙痛。外用，适量捣敷。

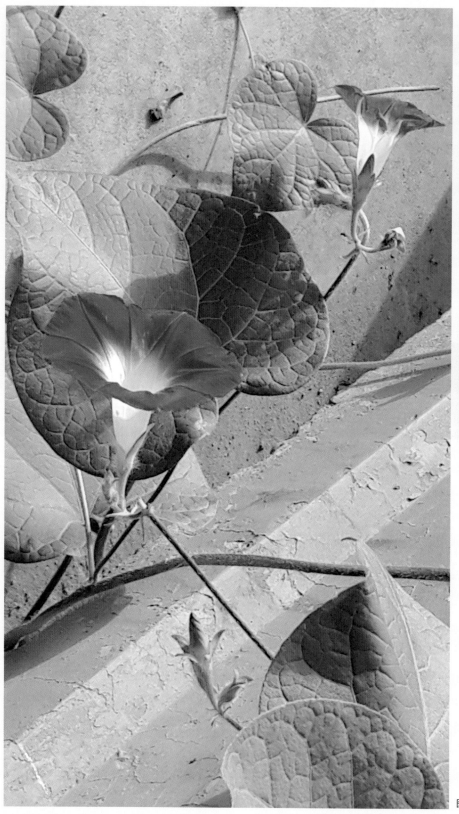
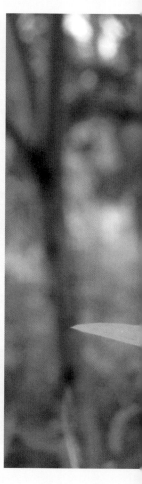

图 2-74-2 牵牛花

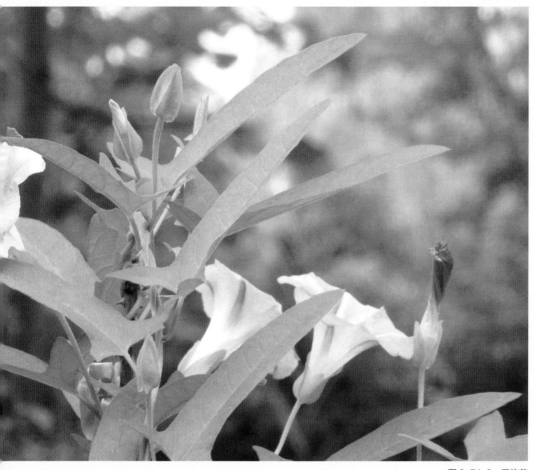

图 2-74-3 田旋花

75 大葱

别称山葱，起源于半寒地带，喜冷凉不耐炎热。原产于我国，我国各地广泛栽培，国外也有栽培。在东亚国家以及各处华人地区中，葱常作为一种很普遍的香料调味品或蔬菜食用，在东方烹调中占有重要的角色。葱可分为普通大葱、分葱、胡葱和楼葱（图2-75）。

葱茎白、叶、汁、须、花、实均可入药。葱茎白，采挖后切去须根及叶，剥除外膜，鲜用。味辛，性温，无毒，入肺、胃经。具有发表、通阳、解毒之功效，主治伤寒寒热头痛、阴寒腹痛、虫积内阻、二便不通、痢疾、痈肿；局部外敷可治狂犬咬伤，解一切鱼和肉之毒。煎汤内服，5～15克，或煮酒；外用，捣敷、炒熨、煎水洗或塞耳、鼻窍中。表虚多汗者忌服。

叶，味辛，性温。具有祛风发汗、解毒消肿之功效，主治风寒感冒、头痛鼻塞、身热无汗；中风、面目水肿；疮痈肿痛；跌打损伤。煎汤内服，9～15克；外用，捣敷、热罨或煎水洗。煨烂研碎，敷在外伤化脓的部位，加盐研成细末，敷在被毒蛇、毒虫咬伤部位或箭伤部位，有除毒作用。还可以治疗下肢水肿、滋养五脏、益精明目、发散黄疸病。

汁，全年采茎或全株，捣汁，鲜用。味辛，性温、滑，无毒。喝葱汁可治便血，可解藜芦和桂皮之毒；又可散瘀血，止流血、疼痛及头痛耳聋。内服，5～10毫升，单饮；和酒服，或泛丸。外用，适量，涂搽或滴鼻、滴耳。

须，主通气，治饮食过饱和房事过度，治血渗入大肠、大便带血、痢疾和痔疮。将葱须研成末，每次用温酒送服6克，或煎汤内服6～9克；外用，研末作吹药。

花，7～9月花开时采收，阴干。味辛，性温，入脾、胃经。具有散寒通阳之功效，主治脘腹冷痛、胀满。煎汤内服，6～12克。当心脾如刀割般地疼痛，葱花同吴茱萸一起煎水服下，有效。

实，夏、秋季收集成熟果实，晒干，搓取种子，簸去杂质。味辛，性大温，无毒。具有温肾、明目、解毒之功效，主治肾虚阳毒、遗精、目眩、视物昏暗、疮痈。煎汤内服，6～12克，或入丸散、煮粥；外用，适量，熬膏敷贴，或煎水洗。

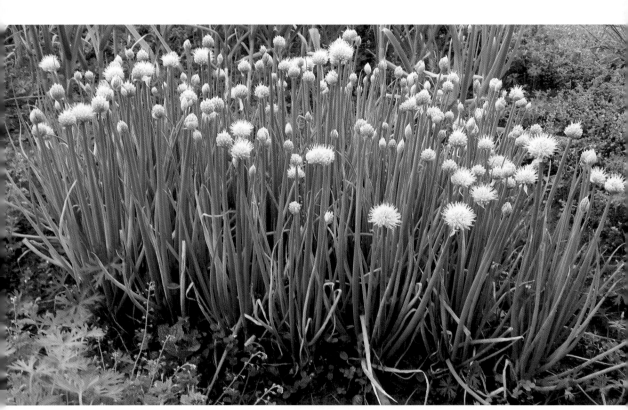

图2-75　大葱

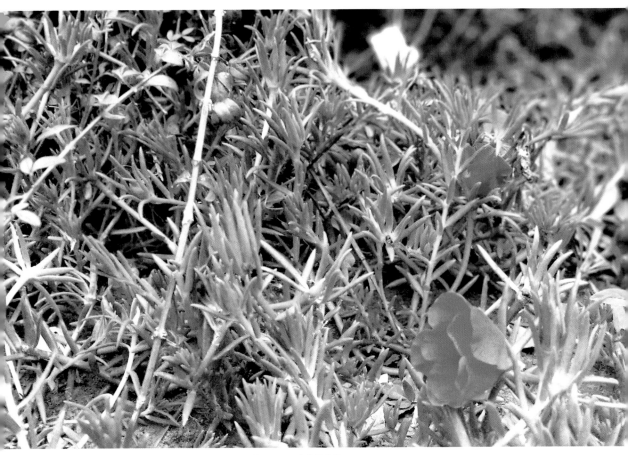

图 2-76　大花马齿苋

76　大花马齿苋

　　别称半支莲、松叶牡丹、龙须牡丹、洋马齿苋、太阳花。原产于南美洲、巴西、阿根廷、乌拉圭等地，我国各地均有栽培。分布于黑龙江、吉林、辽宁、河北、河南、山东、安徽、江苏、浙江、湖南、湖北、江西、重庆、四川、贵州、云南、山西、陕西、甘肃、青海、内蒙古、广东、广西等地。大部分生于山坡、田野间（图2-76）。

　　全草可供药用，夏、秋两季采收，除去残根及杂质，洗净，鲜用，或略蒸烫后晒干。有散瘀止痛、清热、解毒、消肿之功效，主治咽喉肿痛、烫伤、跌打损伤、疮疖肿毒。煎汤内服，9～15克，鲜品可用至30克；外用，适量捣汁含漱，或捣敷。

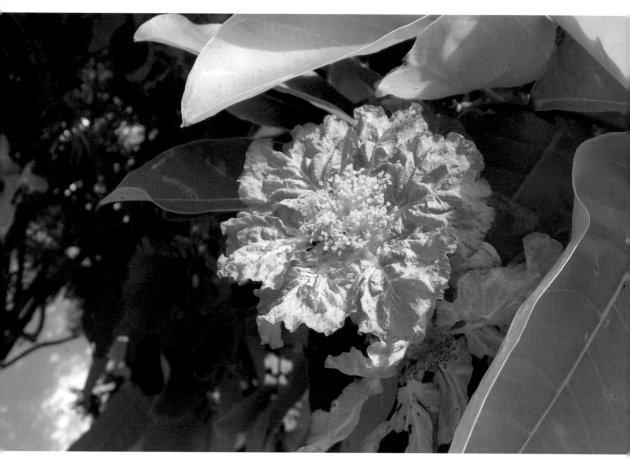

图 2-77　大花紫薇

77　大花紫薇

　　别称大叶紫薇、洋紫薇、百日红、五里香、红薇花、佛泪花。分布于斯里兰卡、印度、马来西亚、越南及菲律宾，我国广东、广西及福建有栽培（图2-77）。

　　根、花、叶及树皮入药。秋、冬季采挖根，洗净，切片，晾干。夏、秋季采摘叶与花，晾干。具有敛疮、解毒、凉血止血之功效。根用于痈疮肿毒；树皮、叶作泻药；种子具有麻醉作用。大花紫薇叶有降血糖、抗氧化和抗真菌的活性，而其主要的活性为降血糖活性。外用，适量捣敷，或研末敷，或煎水洗，主治痈疮肿毒。

78 大黄

别称将军、黄良、火参、肤如、蜀大黄、牛舌大黄、锦纹。大黄是多种蓼科大黄属多年生植物的合称，在我国往往是指马蹄大黄，主要作药用，但在欧洲及中东，往往是指另外几个作食用的大黄属品种，茎红色，气清香，味苦而微涩，嚼之粘牙，有沙粒感。分布于陕西、甘肃东南部、青海、四川西部、云南及西藏东部。药典规定应为掌叶大黄、药用大黄、唐古特大黄（图2-78）。

根与根茎入药。秋末茎叶枯萎或次春发芽前采挖。除去细根，刮去外皮，切瓣或段，绳穿成串干燥或直接干燥。味苦，性寒，归脾、胃、大肠、肝、心包经。具有泻下攻积、清热泻火、凉血解毒、逐瘀通经、利湿退黄之功效，主治实热积滞便秘、血热吐衄、目赤咽肿、痛肿疔疮、肠痈腹痛、瘀血经闭、产后瘀阻、跌打损伤、湿热痢疾、黄疸尿赤、淋证、水肿；外治烧烫伤。炮制后，酒大黄，善清上焦血分热毒，主治目赤咽肿、齿龈肿痛；熟大黄，泻下力缓、泻火解毒，主治火毒疮疡；大黄炭，凉血化瘀止血，主治血热有瘀出血症。煎汤内服，3～30克。用于泻下不宜久煎。外用适量，研末调敷患处。注意孕妇慎用。

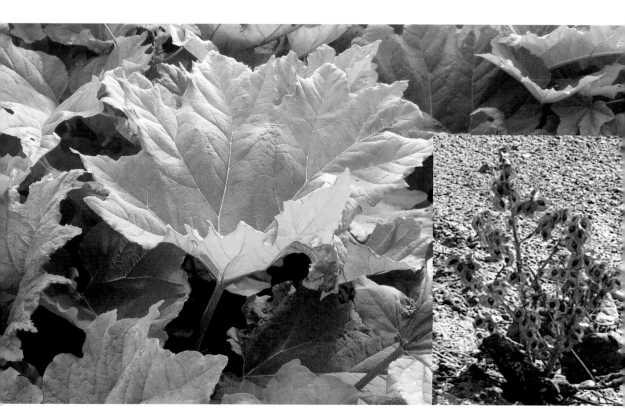

图 2-78 大黄

79 大戟

别称下马仙（《纲目》）、荞（《尔雅》）、邛巨（《本经》）、龙虎草、九头狮子草、京大戟、将军草、膨胀草、天平一枝香、迫水龙、大猫儿眼、黄花大戟、黄芽大戟、千层塔、搜山虎、穿山虎、一盘棋。分布于除新疆、广东、海南、广西、云南、西藏外的全国各地，生于山坡、路旁、荒地、草丛、林缘及疏林下（图2-79）。

根入药。秋季待地上部分枯萎后至早春萌芽前，挖掘地根，切片晒干或烘干。味苦、辛，性寒，有毒，入肺、脾、肝、肾、膀胱经。具有泄水逐饮、消肿散结之功效，主治水肿、胸腹积水、痰饮积聚、二便不利、痈肿、瘰疬。煎汤内服，0.5～3克；或入丸、散。外用适量，研末或熬膏敷；或煎水熏洗。注意患虚寒阴水者及孕畜忌服，体弱者慎用。醋大戟，取大戟段或大戟片50千克，加醋15～25千克浸拌，置锅内用文火煮至醋尽，再炒至微干，取出，晒干。

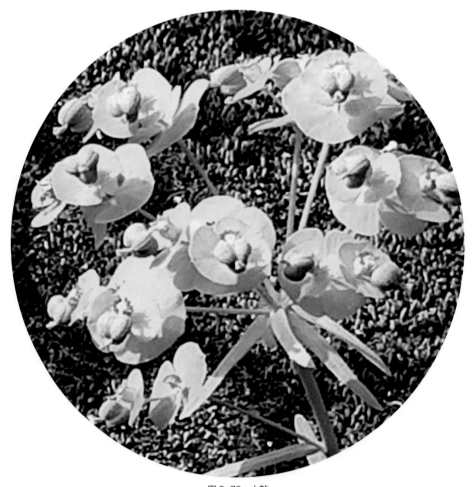

图2-79 大戟

80　大蓟

别称飞廉、马蓟、虎蓟、刺蓟、山牛蒡、鸡项草、鸡脚刺、野红花、茨芥、牛触嘴、鼓椎、鸡姆刺、恶鸡婆、大牛喳口、山萝卜、猪姆刺、六月霜、蚁姆刺、牛口刺、大刺儿菜、大刺盖、老虎脷、山萝卜、刺萝卜、牛喳口、鸡母刺、大恶鸡婆、山老鼠簕、刺角芽。为菊科管状花亚科菜蓟族蓟属植物，我国南北地区均有分布，生于山野、路旁、荒地。另有菊科飞廉属植物飞廉也入药，两者区别见本章"113　飞廉"（图2-80）。

全草或根入药。夏、秋季花开时采割地上部分，或秋末挖根，除去杂质，晒干。味甘、苦，性凉，无毒，归心、肝经。具有凉血、止血、祛瘀、消痈肿的作用，主治吐血、衄血、尿血、血淋、血崩、带下、肠风、肠痈、痈疡肿毒、疔疮。

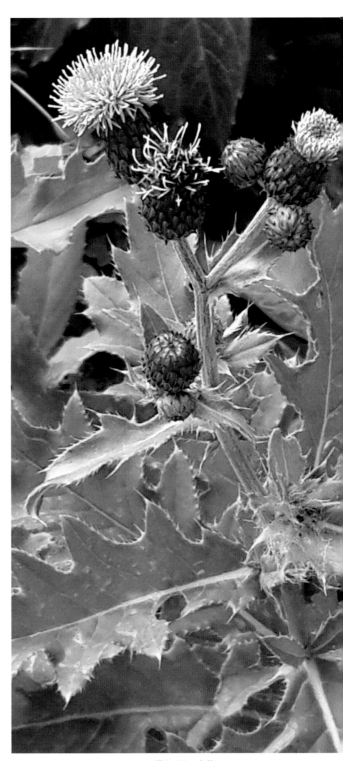

图2-80　大蓟

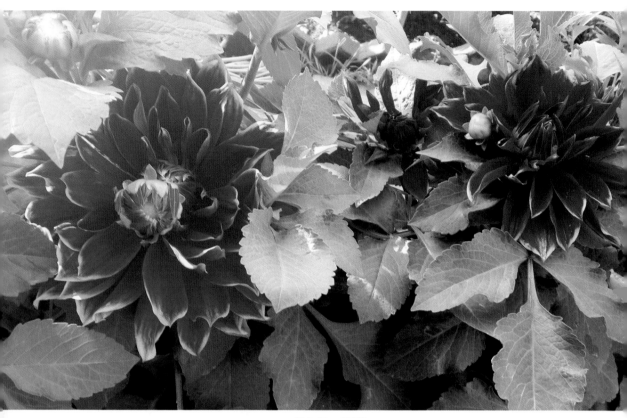

图2-81　大丽花

81　大丽花

别称大理花、天竺牡丹、东洋菊、大丽菊、地瓜花、大理菊等。原产于墨西哥，是全世界栽培最广的观赏植物，20世纪初引入我国，现在多个省区均有栽培。在云南，有时变野生。大丽花有菊形、莲形、芍药形、蟹爪形等，花朵直径小的似酒盅口大小，大的达30多厘米；不仅有红色、黄色、橙色、紫色、淡红色和白色等单色，还有多种更为绚丽的色彩（图2-81）。

块根入药。四季可采，晒干切片或切段。味辛、甘，性平，入肝经。具有活血散瘀、清热解毒、消肿之功效，主治跌打损伤、头风、脾虚食滞、疟腮、龋齿牙痛。煎汤内服，6～12克，亦可外用。

82　大麻

别称火麻、线麻、白麻、胡麻、野麻。原产于不丹、印度和中亚，现在各国均有野生或栽培。我国各地也有栽培或沦为野生，甘肃等地有种植，新疆常见野生。大麻雌雄异株，雌雄花各不相同（图2-82-1、图2-82-2）。

果实、花、果壳或苞片与叶均可入药，分别有不同的名称。果实，称火麻仁、大麻仁、麻子、麻子仁、麻仁、大麻子、冬麻子、火麻子、线麻子、黄麻仁。秋、冬果实成熟时，割取全株，晒干，打下果实，除去杂质。味甘，性平，入脾、胃、大肠经。具有润燥滑肠、利水通淋、活血之功效，主治肠燥便秘、消渴、热淋、风痹、痢疾、月经不调、疥疮、癣癫。煎汤内服，10～15克，或入丸、散；外用，适量捣敷，或煎水洗。脾胃虚弱者慎用。

花，为雄株花枝，称"麻勃"。5～6月花期时采收，鲜用或晒干。味苦、辛，性温，有毒。具有祛风、活血、生发之功效，主治风病肢体麻木、遍身瘙痒、妇女经闭。治风病麻木：麻花120克，草乌30克，炒存性，为末，炼蜜调成膏，每服1克，白汤调下。治瘰疬：麻花、艾各等份，合捣作炷，灸病子（淋巴结核）一百壮。

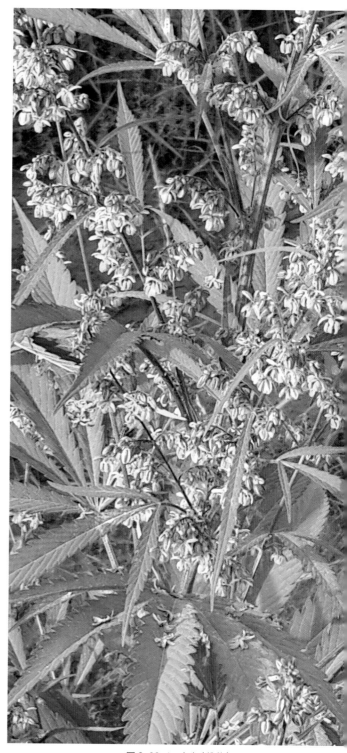

图 2-82-1　大麻（雄花）

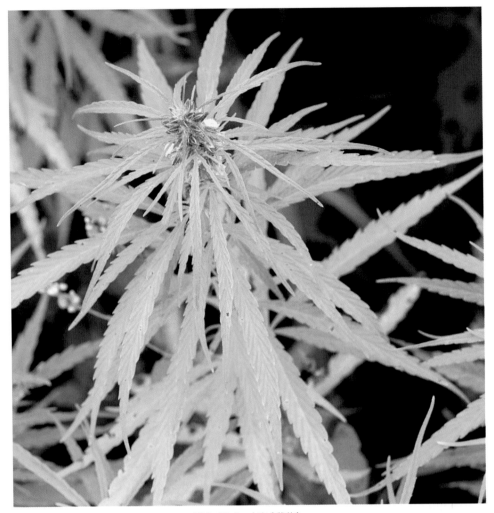

图 2-82-2　大麻（雌花）

果壳和苞片，称"麻蕡"。夏季采收，鲜用或晒干。味辛，性平，有毒。具有祛风镇痛、定惊安神之功效，主治痛风、痹证、癫狂、失眠、咳喘。煎汤内服，0.3～0.6克；外用，适量，捣敷。体虚及孕妇忌服。

叶，称麻叶、火麻叶、火麻头。夏、秋季枝叶茂盛时采收，鲜用或晒干。味辛，有毒。入肺、膀胱、大肠经。具有平喘截疟、解毒杀虫之功效，主治疟疾、气喘、蛔虫病。捣汁内服，或入丸、散；外用，捣敷。含麻醉性树脂，可以配制麻醉剂。

虽然医用大麻在政治方面尚有争议，但经常被用于某些绝症（癌症、艾滋病）晚期的辅助治疗。大麻可以产生依赖性，在我国吸食大麻构成违法行为。如大量非法持有大麻、吸食成瘾或被公安机关发现、查获，或被群众举报，经尿样检验为阳性的，将送戒毒所实施强制戒毒。

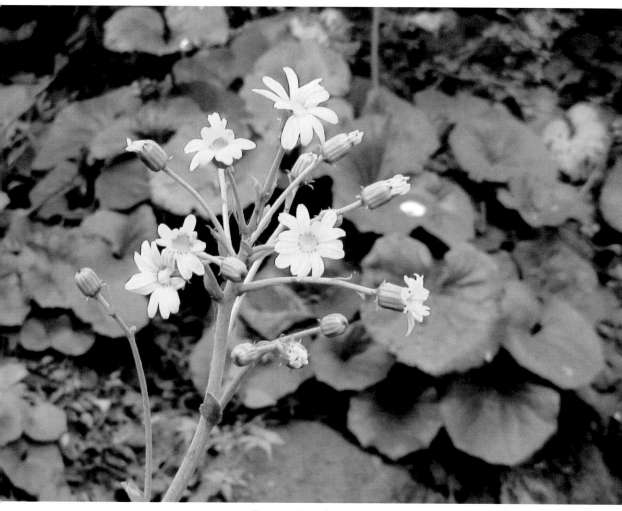

图 2-83 大吴风草

83 大吴风草

别称八角乌、活血莲、金钵盂、独角莲、一叶莲、大马蹄、大马蹄香。产于湖北、湖南、广西、广东、福建、台湾。也栽培于国内外的一些植物园和家庭中，在日本常见有野生或栽培。生于低海拔地区的林下、山谷及草丛中（图2-83）。

全草入药。夏、秋季采收，晒干或鲜用。具有清热、解毒、活血之功效，主治风热感冒、咽喉肿痛、痈肿、疔疮、瘰疬、跌打损伤。煎汤内服，9～15克（鲜者30～60克）；外用，捣敷。

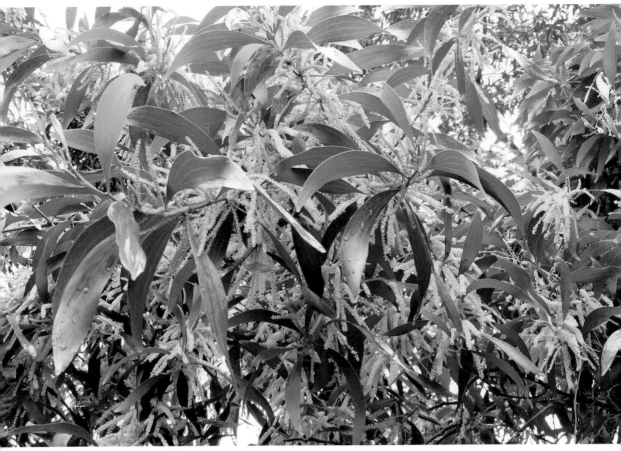

图 2-84　大叶相思

84　大叶相思

　　别称耳叶相思、耳果相思、耳荚相思。原产于澳大利亚北部及新西兰，我国广东、广西、福建、台湾等地有引种，在丘陵水土流失区和滨海风积沙区大面积推广，成为造林绿化和改良土壤的主要树种之一（图2-84）。

　　果荚、树皮和根内含有鞣酸，可做黑色染料，茎中流出的树脂含有树胶，可供药用。古时人们常用于治疗伤口，也可作为毒蛇咬伤解毒剂，能直接杀灭被细菌感染的细胞，可止痛、抗菌、消炎、抗病毒。大叶相思是热带地区冬春季节重要的木本饲料之一，粗蛋白质含量较高，磷含量较低，锌含量较高。牛少食，但山羊和鹿喜食。人们常在冬春饲草短缺时，修剪其树枝，供牲畜采食。

85 大枣

别称红枣、干枣、枣子。起源于我国，已有八千多年的种植历史，被列为"五果"（栗、桃、李、杏、枣）之一。富含蛋白质、脂肪、糖类、胡萝卜素、B族维生素、维生素C、维生素P以及钙、磷、铁和环磷酸腺苷等，其中维生素C含量在果品中名列前茅，有"维生素王"之美称。全国大部分地区有产，主产于新疆、山西、河北、河南、山东、四川、贵州、陕西与甘肃等地（图2-85）。

果实、根与树皮入药。果实因加工不同而有红枣、黑枣之分，一般入药的以红枣为主。果，味甘，性温，入脾、胃经，具有补中益气、养血安神之功效，主治脾虚食少、乏力便溏、母畜脏躁。树皮，味苦、涩，性温，具有消炎、止血、止泻之功效，主治气管炎、肠炎、痢疾、崩漏；外用治外伤出血。根，味甘，性温，具有行气、活血、调经之功效，主治月经不调、红崩、白带异常。秋季果实成熟时采收，晒干。根、树皮，随时可采，切段鲜用或晒干。水煎服，果，6～15克。树皮、根，10～15克。

图2-85 大枣

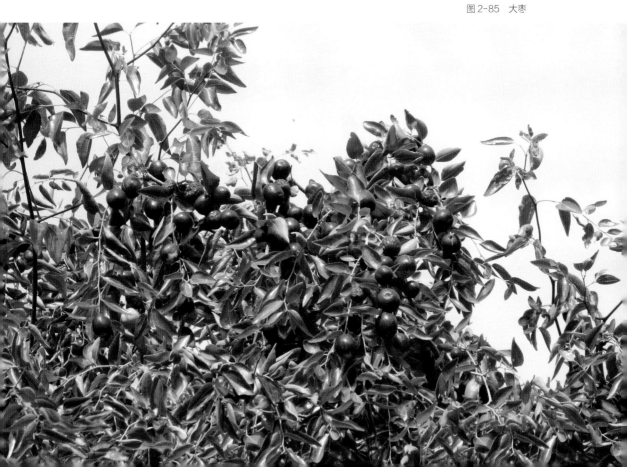

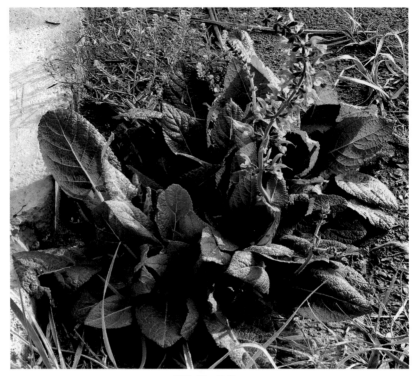

图 2-86　丹参

86　丹参

别称紫丹参、红根、血参根、大红袍。分布于我国安徽、山西、河北、四川、江苏等地，我国湖北、甘肃、辽宁、陕西、山东、浙江、河南、江西等地及日本，也有分布。生于山坡、林下草丛或溪谷旁，海拔120～1300米（图2-86）。

根入药。春、秋两季采挖，除去泥沙，干燥。味苦，性微寒，入心、肝经。具有祛瘀止痛、活血通经、清心除烦之功效，主治月经不调、经闭痛经、癥瘕积聚、胸腹刺痛、热痹疼痛、疮疡肿痛、心烦不眠及肝脾肿大、心绞痛。

不宜与藜芦同用。个别患者会出现胃痛、食欲减少、口咽干燥、恶心呕吐等不良反应，宜停药，并可口服胃舒平、普鲁苯辛等药，重者可皮下注射阿托品。还可引起过敏反应，表现为全身皮肤瘙痒、皮疹、荨麻疹，有的还伴见胸闷憋气，呼吸困难，甚则恶寒、头晕，恶心呕吐，烦躁不安，随即面色苍白、肢冷汗出、血压下降，乃至昏厥休克等，应立即肌内注射肾上腺素或地塞米松以及盐酸异丙嗪等抗过敏药，同时用中药生脉散加减调理。

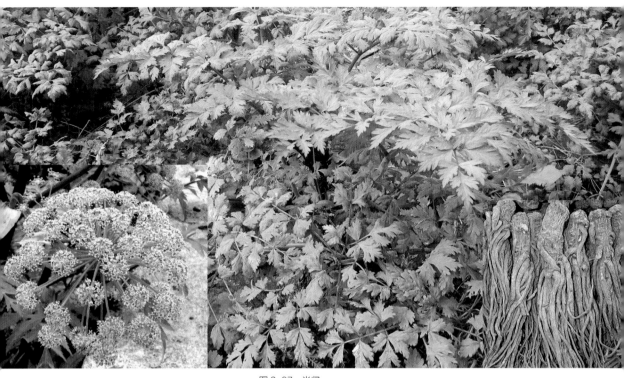

图 2-87　当归

87　当归

别称秦归、云归、西当归、岷当归、干归、山蕲、白蕲、秦哪、金当归、当归身、涵归尾、当归曲、土当归。主产于甘肃东南部，以岷县产量多，质量好，其次为云南、四川、陕西、湖北等省，均有栽培。原产于亚洲西部，欧洲及北美各国都有栽培（图2-87）。

根入药。秋末采挖，除去须根及泥沙，待水分稍蒸发后，捆成小把，上棚，用烟火慢慢熏干。全当归根略呈圆柱形，根上端称"归头"，主根称"归身"或"寸身"，支根称"归尾"或"归腿"，全体称"全归"。全当归既能补血，又可活血，统称和血；当归身补血，当归尾破血。味甘、辛，性温，入肝、心、脾经。具有补血、活血、调经止痛、润燥滑肠之功效，主治血虚诸证、月经不调、经闭、痛经、症瘕结聚、崩漏、虚寒腹痛、痿痹、肌肤麻木、肠燥便难、赤痢后重、痈疽疮疡、跌打损伤。酒当归，取当归片50千克，用黄酒5千克喷淋均匀，稍闷，置锅内用微火炒，取出，放凉。生当归具有滑肠的作用，炒当归无滑肠作用，但温补作用增强，适合脾胃虚寒的人。酒当归活血化瘀的效果会很明显。

88 党参

别称防风党参、黄参、防党参、上党参、狮头参、中灵草等。原产于我国西藏东南部、四川西部、云南西北部、甘肃东部、陕西南部、宁夏、青海东部、河南、山西、河北、内蒙古及东北地区等，现在我国各地有大量栽培。朝鲜、蒙古和俄罗斯远东地区也有分布。生于海拔1560～3100米的山地林边及灌丛中（图2-88）。

根入药。党参药材由于产地不同，有西党、东党、潞党三种。西党主产于陕西、甘肃；东党主产于东北等地；潞党主产于山西，多为栽培品，野生于山西五台山等地者称"台党"。秋季采挖，除去地上部分，洗净泥土，晒至半干，用手或木板搓揉，使皮部与木质部贴紧，饱满柔软，然后再晒再搓，反复3～4次，最后晒干即成。味甘，性平，入脾、肺经。具有补中益气、健脾益肺，主治脾肺虚弱、气短心悸、食少便溏、虚喘咳嗽、内热消渴。用量9～30克。注意不宜与藜芦同用。

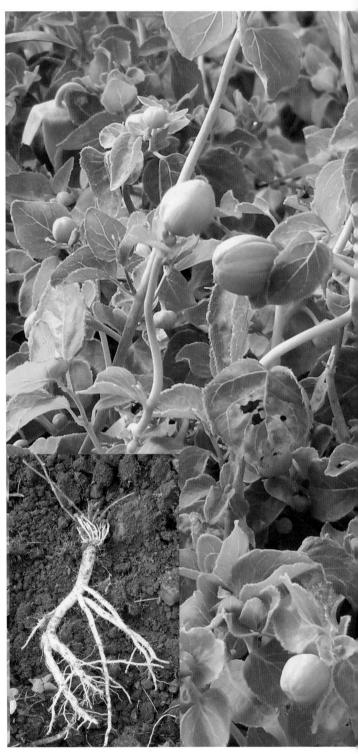

图2-88 党参

89 灯台树

　　别称女儿木、六角树、瑞木。分布于辽宁、河北、陕西、甘肃、山东、安徽、台湾、河南、广东、广西以及长江以南各省区（图2-89）。

　　叶或嫩枝入药，四季可采收，鲜用或晒干炒黄备用。味淡，性平，有毒。具有消炎、化痰止咳、止痛之功效，主治支气管炎、百日咳、胃痛、腹泻、疟疾，外用治跌打损伤。树皮也可入药，用来治头痛、伤风、百日咳、支气管炎、妊娠呕吐、溃疡出血等。外用适量，鲜叶捣烂敷患处。

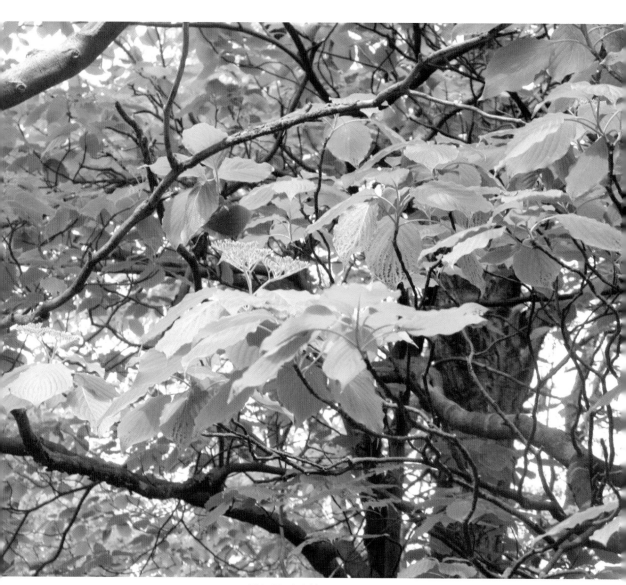

图2-89　灯台树

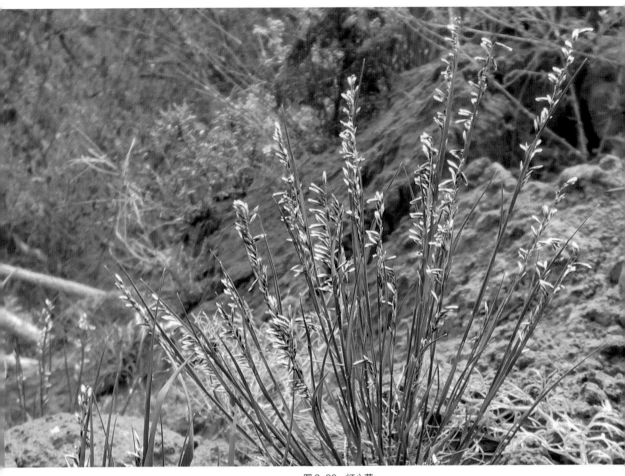

图 2-90　灯心草

90　灯心草

别称灯芯草、蔺草、龙须草、野席草、马棕根、野马棕。分布于全世界温暖地区，我国分布于黑龙江、吉林、辽宁、河北、陕西、甘肃、山东、江苏、安徽、浙江、江西、福建、台湾、河南、湖北、湖南、广东、广西、贵州、四川、云南、西藏，生长于河边、池旁、水沟边、稻田旁、草地上、沼泽湿处（图2-90）。

茎髓或全草入药。秋季采收，割取茎部晒干，或将茎皮纵向剖开，去皮取髓，晒干。味甘、淡，性寒。入心、肺、小肠经。具有清心降火、利尿通淋之功效，主治淋病、水肿、小便不利、湿热黄疸、心烦不寐、小儿夜啼、喉痹、创伤。煎汤内服，1～3克，鲜草单用，15～30克，或入丸、散；外用，适量煅存性研末撒喉或吹喉，或用鲜品捣烂敷，扎把外搽。虚寒者慎服。

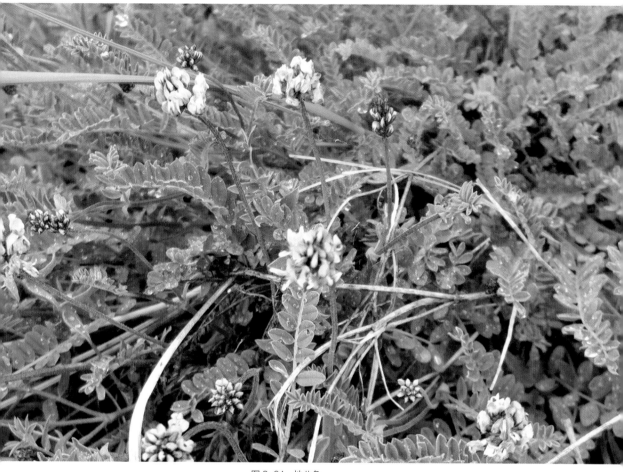

图 2-91 地八角

91 地八角

别称不丹黄芪、球花紫云英、土牛膝、旱皂角、地皂角、八角花、野落地松、黄鳝草。分布于贵州、云南、西藏、四川、陕西、甘肃，不丹、印度也有分布；生于海拔 600 ～ 2800 米的山坡、山沟、河漫滩、田边、阴湿处及灌丛下（图2-91）。

全草入药。夏、秋季采收，洗净，切碎，晒干。味苦、涩，性凉。入肝、肾经。具有清热解毒、利尿止泻之功效，主治咽喉肿痛、咳嗽、麻疹、水肿、泄泻、痢疾牙痛、口鼻出血。煎汤内服，10 ～ 15 克。

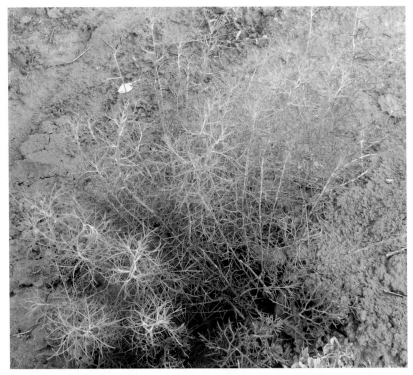

图 2-92　地肤

92　地肤

　　别称地麦、落帚、扫帚苗、扫帚菜、孔雀松。原产于欧洲及亚洲中部和南部地区，分布于北非、非洲、欧洲、亚洲、中欧、俄罗斯西伯利亚地区、俄罗斯远东地区、乌苏里、则亚-布列亚、中亚地区和我国大陆的大部分地区。地肤是品质优良的牧草，适口性好，鸡、兔、猪、羊、牛等均喜食（图 2-92）。

　　子与苗叶入药。地肤子，秋季果实成熟时采收植株，晒干，打下果实，除去杂质。味辛、苦，性寒。入肾、膀胱经。具有清热利湿、祛风止痒之功效，主治小便涩痛、阴痒带下、风疹、湿疹、皮肤瘙痒。煎汤内服，9 ～ 15 克；外用，适量煎汤熏洗。

　　苗叶，春、夏季割取嫩茎叶，洗净，鲜用或晒干。味苦，性寒，无毒。入肝、脾、大肠经。具有清热解毒、利尿通淋之功效，主治赤白痢、泄泻、小便淋痛、目赤涩痛、雀盲、皮肤风热赤肿、恶疮疥癣。煎汤内服，30 ～ 90 克；外用，适量煎水洗，或捣汁涂。

93 地黄

别称生地、怀庆地黄、野地黄、酒壶花、山烟根。分布于辽宁、河北、河南、山东、山西、陕西、甘肃、内蒙古、江苏、湖北等省区，我国各地及国外均有栽培。常生长于海拔50～1100米的荒山坡、山脚、墙边、路旁等处（图2-93）。

新鲜或干燥块根入药。秋季采挖，除去芦头、须根及泥沙，鲜用，习称鲜地黄；或将地黄缓缓烘焙至约八成干，习称生地黄。熟地黄炮制法：取净生地黄100千克与黄酒30～50千克，照酒炖法炖至酒吸尽，取出，晾晒至外皮黏液稍干时，切厚片或切块，干燥，即得；或取净生地黄照蒸法蒸至黑润取出，晒至约八成干时切厚片或切块，干燥，即得。

鲜地黄，味甘、苦，性寒。具有清热生津、凉血、止血之功效，主治热病伤阴、舌绛烦渴、发斑发疹、吐血、衄血、咽喉肿痛。煎汤内服，12～30克。

生地黄，味甘，性寒。具有清热凉血、养阴、生津之功效，主治热病舌绛烦渴、阴虚内热、骨蒸劳热、内热消渴、吐血、衄血、发斑发疹。煎汤内服，9～15克。

熟地黄，味甘，性微温。入心、肝、肾经。具有滋阴补血、益精填髓之功效，主治肝肾阴虚、腰膝酸软、骨蒸潮热、盗汗遗精、内热消渴、血虚萎黄、心悸、月经不调、崩漏下血、眩晕、耳鸣、须发早白。煎汤内服，9～15克。

图 2-93 地黄

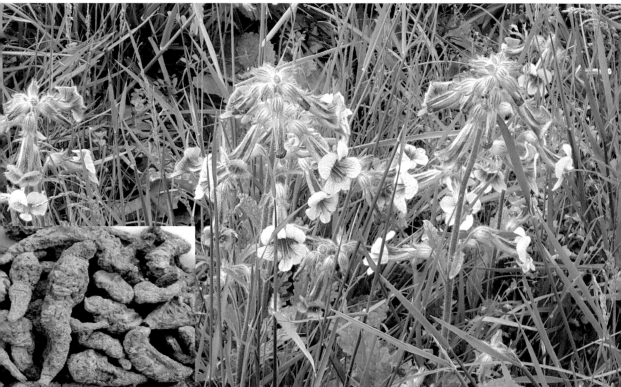

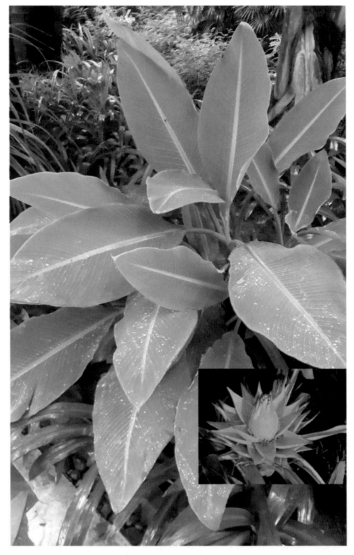

图2-94　地涌金莲

94　地涌金莲

　　别称千瓣莲花、地金莲、不倒金刚、毛果矮蕉、地涌莲、地莲花。原产于我国云南，生于海拔1500～2500米的山间坡地或栽于庭园。四川也有分布，为我国特产花卉，西双版纳栽培得尤其多，北方地区只宜盆栽（图2-94）。

　　花可入药。夏、秋季花期采收，晒干或鲜用。味苦、涩，性寒，入大肠经。有收敛止血之功效，主治白带异常、红崩及大肠下血。茎汁可解酒及草乌中毒。煎汤内服，10～15克。

95 地榆

蔷薇科地榆属多年生草本植物，别称黄爪香、山地瓜、猪人参、血箭草、玉札、山枣子。分布于我国黑龙江、吉林、辽宁、内蒙古、河北、山西、陕西、甘肃、青海、新疆、山东、河南、江西、江苏、浙江、安徽、湖南、湖北、广西、四川、贵州、云南、西藏等地，欧洲、亚洲北温带也有分布。生于草原、草甸、山坡草地、灌丛中和疏林下，海拔30～3000米。我国南北各地均能栽培（图2-95）。

根茎入药。春季发芽前或秋季苗枯萎后采挖，除去残茎及须根，洗净晒干。味苦、酸，性微寒，无毒，入肝、肺、肾和大肠经。具有止血凉血、清热解毒、消肿敛疮、收敛止泻及抑制多种致病微生物和肿瘤的作用，主治吐血、血痢、烧灼伤、湿疹、上消化道出血、溃疡病大出血、便血、崩漏、结核性脓疡及慢性骨髓炎等疾病。煎汤内服，6～9克，或入丸、散；外用，捣汁或研末掺。虚寒者忌服。

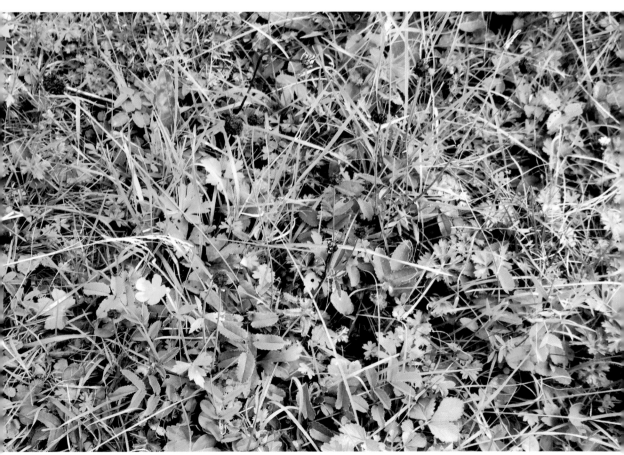

图2-95 地榆

96 棣棠花

别称棣棠、地棠、蜂棠花、黄度梅、金棣棠梅、黄榆梅。原产于我国华北至华南地区，分布于安徽、浙江、江西、福建、河南、湖南、湖北、广东、甘肃、陕西、四川、云南、贵州、北京、天津等省市。喜温暖湿润和半阴环境，耐寒性较差，对土壤要求不严，以肥沃、疏松的沙壤土生长最好。原花单瓣，变型重瓣为重瓣棣棠花，湖南、四川和云南有野生，我国南北各地普遍栽培，供观赏用（图2-96）。

花或枝叶入药，4～5月采花，7～8月采枝叶。味微苦、涩，性平，入肺、胃、脾经。具有化痰止咳、健脾化湿之功效，主治久咳、消化不良、水肿、风湿痛、热毒疮。根和嫩枝叶与花同功效，但药力较弱。煎汤内服，9～15克。外用，煎水洗。

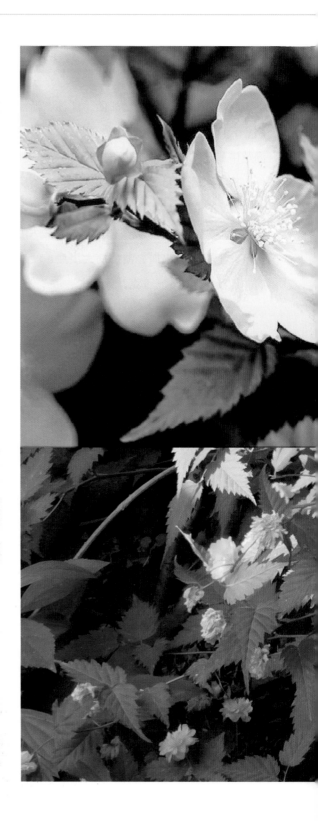

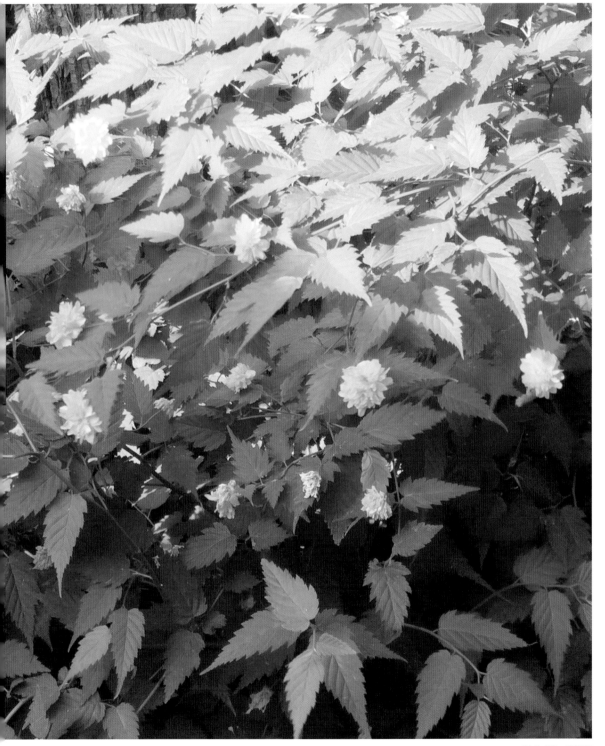

图 2-96　棣棠花

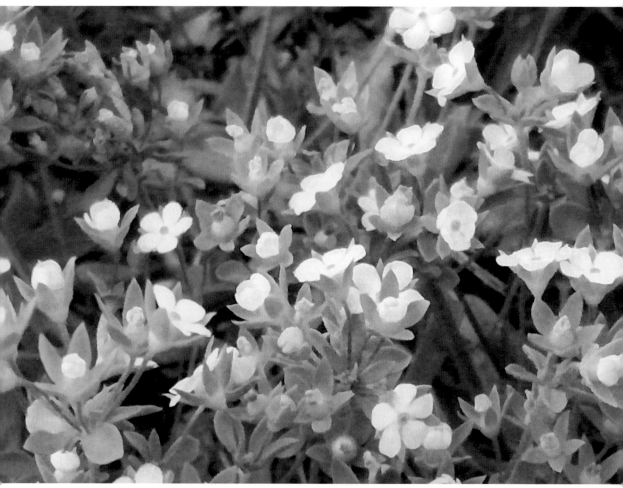

图 2-97　点地梅

97　点地梅

　　别称喉咙草、铜钱草、白花珍珠草、天星草。分布极广，在我国各地均有分布，主产于东北、华北和秦岭以南各省区。生于林缘、草地和疏林下。俄罗斯、朝鲜、日本、菲律宾、印度、越南、柬埔寨、老挝也有分布（图2-97）。

　　全草入药。春季开花时采集，除去泥土晒干。味苦、辛，性寒。具有清热解毒、消肿止痛之功效，用于扁桃体炎、咽喉炎、风火赤眼、跌打损伤以及咽喉肿痛等症。水煎服，9～15克。

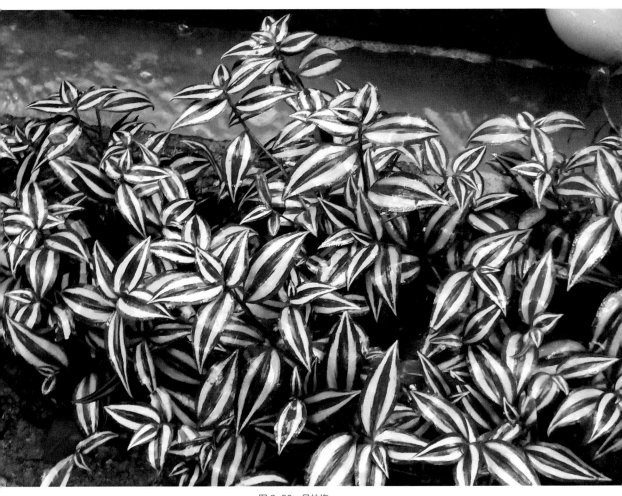

图 2-98　吊竹梅

98　吊竹梅

别称吊竹兰、斑叶鸭跖草、花叶竹夹菜、红莲等。原产于墨西哥，分布于福建、浙江、广东、海南、广西等地。常用于栽培观赏。多匍匐在阴湿地上生长，怕阳光暴晒，能耐8℃低温，但不耐寒，怕炎热，14℃以上可正常生长。不耐旱而耐湿，在干燥空气中生长时叶片常干尖焦边，对土壤的酸碱度要求不严（图2-98）。

全草入药，全年均可采收，晒干或鲜用。味甘、淡，性寒，入膀胱、肺、大肠经。具有清热利湿、凉血解毒之功效，主治水肿、小便不利、淋证、痢疾、带下、咳嗽咯血、目赤肿痛、咽喉肿痛、疮痈肿毒、烧烫伤、毒蛇咬伤。煎汤内服，15～30克，鲜品60～90克，或捣汁；外用，捣敷。孕畜禁服。

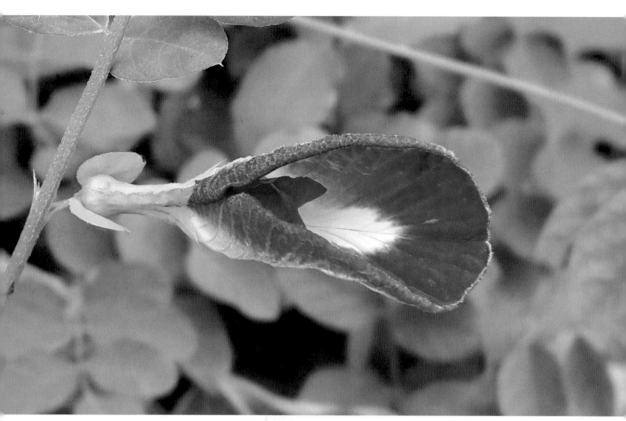

图2-99　蝶豆

99　蝶豆

　　别称蓝蝴蝶、蓝花豆、蝴蝶花豆。原产于印度，现世界各热带地区常栽培。我国分布于广东、海南、广西、云南（西双版纳）、台湾、浙江、福建等地。喜日照、温暖、湿润环境，耐半阴，畏霜冻（图2-99）。

　　花入药，泡茶饮。味甘，性微凉，入肺、肾经，有平肝、润肺养颜之功效。对心、肝、脾、肺、肾五脏有食补养护之功效；常饮对慢性肝炎和肠道疾病有防治功效；具有平肝降压之功效，对高血压，身体水肿有防治效果；具有降血脂、增加冠状动脉血流量、增加心肌供血、抗动脉粥样硬化之功效。全株可作牧草、饲料、绿肥和观赏之用，嫩荚可食用，但根与成熟种子有毒，人畜误食会出现恶心、呕吐和腹泻等症状。

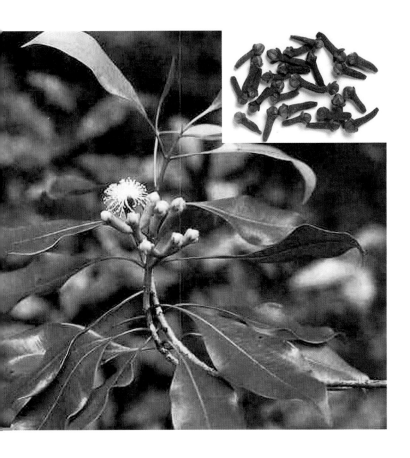

图2-100-1 药用丁香
（桃金娘科蒲桃属）

100 丁香

名叫丁香的植物有2种。一种是作为香料和中药用的桃金娘科蒲桃属丁香，另一种是只用于观赏的木樨科属落叶灌木或小乔木丁香。在我国，春天开各种颜色的花的是后者，原产于我国温带地区，不能用来做香料和中药。调料用和药用的丁香是热带植物，原产于印度尼西亚的马鲁古群岛及其周围岛屿。丁香本身是两性花，但人们所说的公丁香和母丁香不是个学术概念，也没有性别之分，而是一种约定俗成的说法而已。在植物学上，公丁香是指没有开花的丁香花蕾，母丁香是指丁香成熟的果实，两者晒干后都作为香料使用（图2-100-1、图2-100-2）。

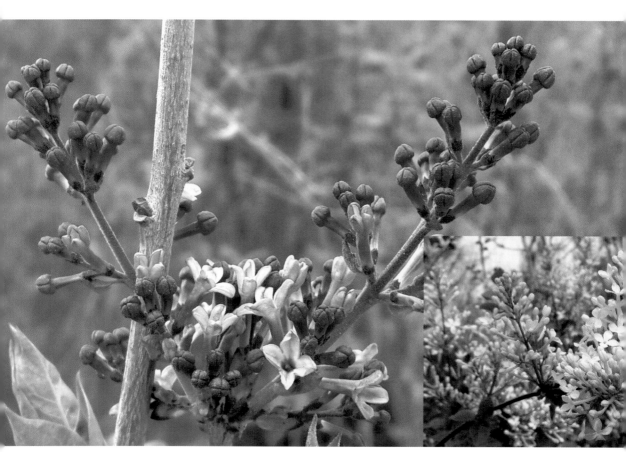

图2-100-2　观赏丁香（木樨科属）

药用丁香别称丁子香、支解香、雄丁香、丁香、宫丁、公丁香等。原产于印尼的摩鹿加岛及坦桑尼亚的桑哈巴尔岛，现在印尼的槟榔屿、苏门答腊、爪哇以及马来半岛、越南和大洋洲等国家和地区均产。我国海南省及雷州半岛、广东、广西等地有栽培。药材主产于坦桑尼亚、马来西亚、印度尼西亚等地。

干燥花蕾入药，当花蕾由绿色转红时采摘，晒干。味辛，性温，入脾、胃、肺、肾经。具有温中降逆、补肾助阳之功效，主治脾胃虚寒、呃逆呕吐、食少吐泻、心腹冷痛、肾虚阳痿。1～3克。不宜与郁金同用。

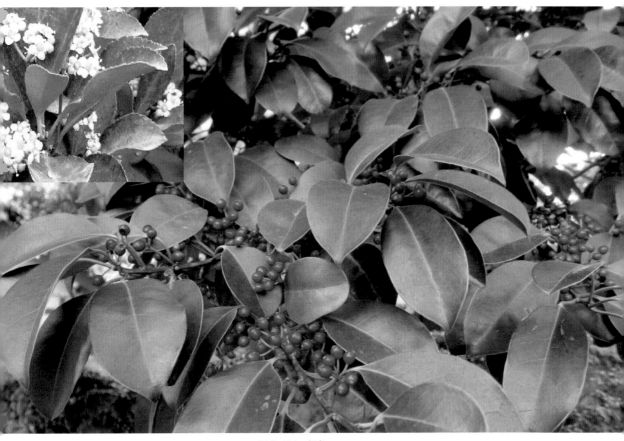

图 2-101　冬青

101　冬青

别称冻青。冬青分布于热带、亚热带至温带地区，主产于中南美洲和亚洲热带。在我国，冬青的种类有200余种，分布于秦岭南坡、长江流域及其以南广大地区，而以西南和华南地区最多。常见的有梅叶冬青、灰冬青、榕叶冬青、细花冬青、广东冬青及大叶冬青（苦丁茶）等（图2-101）。

冬青的叶、根、皮可入药。味苦涩，性寒，入肝、肾经。有祛风除湿、补肝肾、强筋骨、安胎之功效，主治风湿痹痛、腰膝酸软、胎动不安。种子及树皮也可供药用，为强壮剂。叶子有清热解毒、抑菌作用，可治气管炎和烧烫伤，烧灰可治皮肤皲裂、灭瘢痕。树皮含鞣质，可做原儿茶酸、挥发油等，有凉血止血、清热解毒之功效。种子浸酒有祛风除湿之功效，主治痔疮。煎汤内服，10～15克；或入丸、散；浸酒或捣汁。外用适量，捣敷。

102 豆瓣绿

别称椒草、翡翠椒草、青叶碧玉、豆瓣如意、小家碧玉，是胡椒科草胡椒属多年生常绿草本植物。分布于我国台湾、福建、广东、广西、贵州、云南、四川及甘肃南部和西藏南部，美洲、大洋洲、非洲及亚洲热带和亚热带地区亦有分布。生于潮湿的石上或枯树上（图2-102）。

全草或根入药，夏、秋季采收，晒干或鲜用。味淡，性寒。具有祛风除湿、止咳祛痰、活血止痛之功效，主治风湿筋骨疼痛、肺结核、支气管炎、哮喘、百日咳、肺脓疡、小儿疳积、痛经；外用治跌打损伤、骨折。煎汤内服，9～15克；外用，适量，鲜品捣烂敷或绞汁搽患处。

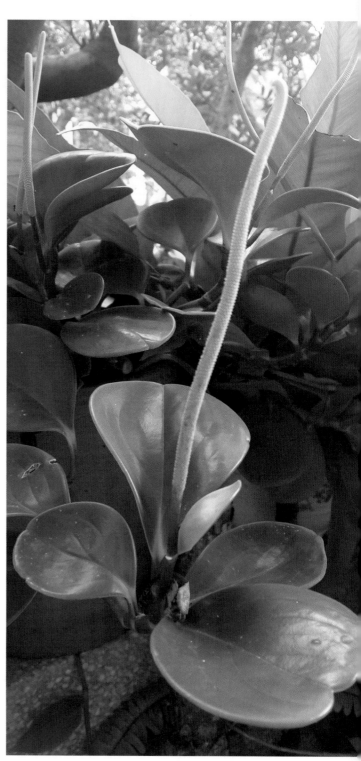

图 2-102 豆瓣绿

103　独行菜

　　别称辣辣菜、腺茎独行菜、葶苈子、北葶苈、苦葶苈（药材名通称）、昌古，是十字花科独行菜属植物。分布于东北、华北、江苏、浙江、安徽、西北、西南等地区，俄罗斯欧洲部分、亚洲东部及中部、喜马拉雅地区均有分布。生于海拔400～2000米山坡、山沟、路旁及村庄附近，为常见的田间杂草。嫩叶可作野菜供食用。种子亦称事苗子，可作葶苈子用，亦可榨油（图2-103）。

　　全草及种子可入药。全草，播种后15～20天，当植株具有6～9片叶时，即可全株收获。或当植株高度超过15厘米到开花前，嫩茎叶可收获。味辛，性大寒。具有泻肺平喘、祛痰止咳、行水消肿之功效，主治刚巴病、黄水病、骨折、肠炎、腹泻及细菌性痢疾。水煎服3～10克，或入丸、散剂；或水煎液浓缩物制成干糖浆。

　　种子，夏季果实成熟时采收植株，晒干，打下种子，除去杂质，晒干备用。生用或炒用，味苦、辛，性大寒。具有清热止血、泻肺平喘、行水消肿之功效，主治痰涎壅肺、咳喘痰多、胸胁胀满、不得平卧、肺炎高热、痰多喘急、肺源性心脏病性水肿、胸腹水肿、小便淋痛。煎汤内服，3～9克，或入丸、散；外用，适量，煎水洗或研末调敷。利水消肿宜生用，治痰饮喘咳宜炒用，肺虚痰阻喘咳宜蜜炙用。

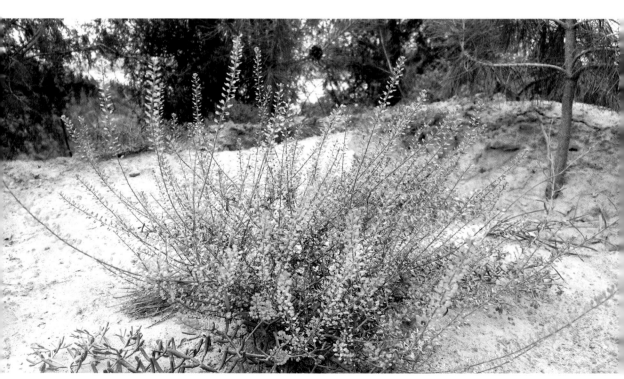

图2-103　独行菜

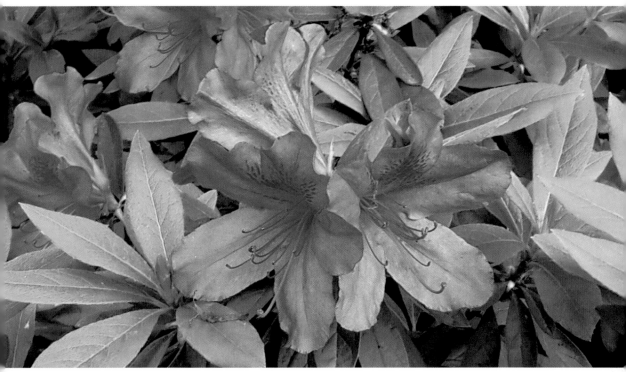

图2-104　杜鹃

104　杜鹃

　　别称杜鹃花、山踯躅、山石榴、映山红、照山红、唐杜鹃、艳山红、艳山花、清明花。分布于我国江苏、安徽、浙江、江西、福建、台湾、湖北、湖南、广东、广西、四川、贵州和云南等地，我国的横断山区和喜马拉雅地区是世界杜鹃花的现代分布中心之一。生于山坡、丘陵灌丛中。经过人们多年培育，已有大量栽培品种出现，花的色彩更多，花的形状也多种多样，有单瓣及重瓣品种。在全世界杜鹃花约有960余种，亚洲最多约850种，北美洲24种，欧洲9种，澳大利亚1种。我国约560种，占全世界种类的59%（图2-104）。

　　根、叶及花入药。春末采花，夏季采叶，秋冬采根，晒干备用或鲜用。根，味酸、涩，性温，有毒，具有祛风除湿、活血祛瘀、止血之功效，主治风湿性关节炎、跌打损伤、闭经，外用治外伤出血。叶、花，味甘、酸，性平，具有清热解毒、化痰止咳、止痒之功效，主治支气管炎、荨麻疹，外用治痈肿。根6～9克；花、叶9～15克；外用适量，根研粉，叶鲜品捣烂敷患处。孕畜忌服。

105 杜仲

别称丝楝树皮、丝绵皮、棉树皮、胶树、思仙、思仲、木棉、石思仙、扯丝皮、丝连皮、玉丝皮。杜仲是我国特有种，分布于陕西、甘肃、河南（淅川）、湖北、四川、云南、贵州、湖南、安徽、江西、广西及浙江等省区，现各地广泛栽种。张家界为杜仲之乡，是世界上最大的野生杜仲产地，现在江苏有大量人工培育杜仲。杜仲也被引种到欧美各地的植物园，被称为"中国橡胶树"，虽然和橡胶树并没有任何亲缘关系（图2-105）。

皮与叶入药。杜仲皮，4～6月剥取，刮去粗皮，堆置"发汗"至内皮呈紫褐色，晒干。盐杜仲：食盐1.5千克，加开水适量溶化，取50千克杜仲块或丝条，用盐水充分拌透吸收，然后置锅内，用文火炒至微有焦斑为度，取出晾干。杜仲经炒制后杜仲胶被破坏，有效成分易于煎出。味辛，性平，无毒。入肝、肾经。具有补肝肾、强筋骨、安胎之功效，主治腰脊酸疼、足膝痿弱、小便余沥、阴下湿痒、胎漏欲坠、胎动不安、习惯性流产、高血压。

杜仲叶，秋末采收，除去杂质，洗净，晒干。盐炒杜仲叶：取净杜仲叶100千克，用食盐2千克化水喷匀，稍闷，炒至有焦斑。味微辛，性温，入肝、肾经。具有补肝肾、强筋骨、降血压之功效，主治腰背疼痛、足膝酸软乏力、高血压病。煎汤内服，15～30克。

图2-105 杜仲

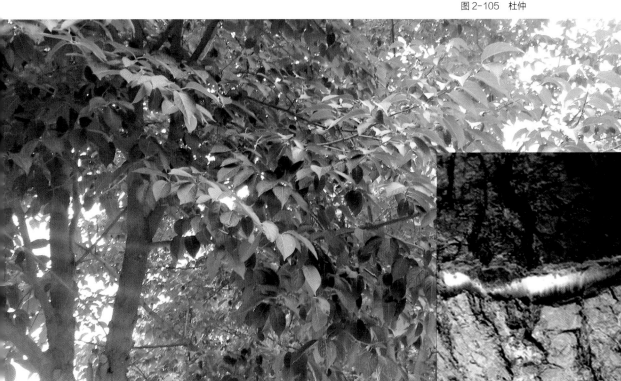

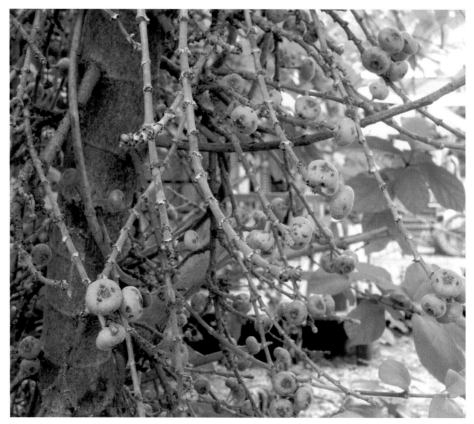

图 2-106　对叶榕

106　对叶榕

别称牛奶树、牛奶子、多糯树、稔水冬瓜。分布于广东、海南、广西、云南（西部和南部，海拔120～1600米）、贵州等地，尼泊尔、不丹、印度、泰国、越南、马来西亚至澳大利亚也有分布。喜生于沟谷潮湿地带（图2-106）。

根、皮或茎叶入药。具有疏风解热、消积化痰、行气散瘀之功效，主治感冒发热、支气管炎、消化不良、痢疾、跌打肿痛。煎汤内服，15～30克，或外用，适量捣烂或煎水洗。

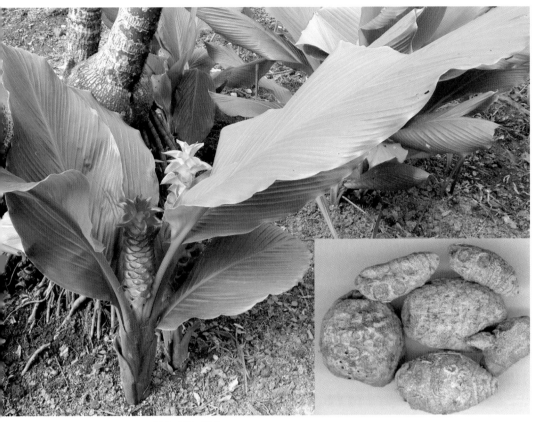

图 2-107 莪术

107　莪术

　　别称莪药、莪茂、青姜、黑心姜、姜黄、蓬莪茂、山姜黄、臭屎姜。分布于我国台湾、福建、江西、广东、广西、四川、云南、安徽等省区，印度、泰国与马来西亚也有分布。栽培于野生林荫下（图2-107）。

　　根茎入药。12月中、下旬，待地上部分枯萎时挖掘根部，除去根茎上的泥土，洗净，置锅里蒸或煮约15分钟，晒干或烘干，除去须根即成。也可将根茎放入清水中浸泡，捞起，沥干水，润透，切薄片，晒干或烘干。味辛、苦，性温，入肝、脾经。根茎称"莪术"，主治气血凝滞、心腹胀痛、症瘕、积聚、宿食不消、血瘀经闭、跌打损伤作痛，块根称"绿丝郁金"，有行气解郁、破瘀、止痛的作用。莪术有耗气伤血之弊，中病即止，不宜过量或久服，孕畜忌服。煎汤内服，5～9克，或入丸、散。

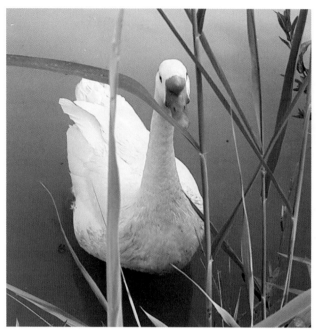

图 2-108 鹅

108 鹅

　　鹅被认为是人类驯化的第一种家禽，它来自野生鸿雁或灰雁。我国家鹅来自鸿雁，欧洲家鹅则来自灰雁。主要品种有狮头鹅、太湖鹅等（图2-108）。

　　鹅肉和血、胆与脂肪入药。鹅肉，性平、味甘，入脾、肺经。具有益气补虚、和胃止渴、止咳化痰、解铅毒等作用，适宜身体虚弱、气血不足、营养不良者食用。凡经常口渴、乏力、气短、食欲不振者，可常喝鹅汤，吃鹅肉，既可补充老年糖尿病患者营养，又可控制病情发展，还可治疗和预防咳嗽病症；尤其是治疗感冒和急慢性气管炎、慢性肾炎、老年水肿；治肺气肿、哮喘痰壅有良效，特别适合冬季进补。以煨汤居多，也可熏、蒸、烤、烧、酱、糟等。其中鹅肉炖萝卜、鹅肉炖冬瓜等，都是"秋冬养阴"的佳肴。

　　血、胆与脂肪，味苦、咸，性寒、平。鹅血，具有解毒之功效，主治晚期血吸虫病。生鹅血半杯，加少许热黄酒饭后服，每日1～2次。连续服用，有改善体征、消除腹水、缩小肝脾之效，对血吸虫病、侏儒症有促使发育之功。饭后服用，可治噎嗝反胃。鹅胆，具有解热、止咳、消疮痔之功效，主治慢性气管炎、咳嗽气喘，每次吞服1个，每日2次（"鹅去氢胆酸"可治慢性气管炎）。鹅脂，具有治手足皲裂之功效，外用涂搽患部，每日2～3次。鹅涎，可治骨刺鲠喉。

109　鹅绒藤

　　别称羊奶角角、牛皮消、软毛牛皮消、祖马花、趄姐姐叶、老牛肿。分布于辽宁、内蒙古、河北、山西、陕西、宁夏、甘肃、山东、江苏、浙江、河南等地，生于海拔500米以下的山坡向阳灌木丛中或路旁、河畔、田埂边（图2-109）。

　　根及乳汁入中药，全草入蒙药。中药秋季采根，除去残茎，洗净泥土，晒干，切片备用。夏、秋季采乳汁，随采随用。夏、秋季采收全草，除去杂质，洗净泥土，晒干，切段备用。中药根味辛、甘、苦，性平，具有祛风解毒、健胃止痛之功效，主治风湿痛、腰痛、胃痛、食积；乳汁：外用蚀赘疣。蒙药味苦，性凉，具有清"协日"、止泻之功效，主治脏腑"协日"病、热泻、肠刺痛。中药水煎服，3～9克；外用适量，涂搽患处。蒙药入丸、散、汤剂。

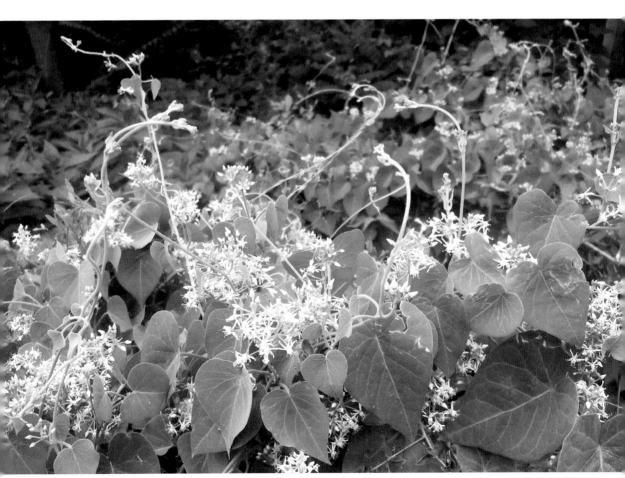

图 2-109　鹅绒藤

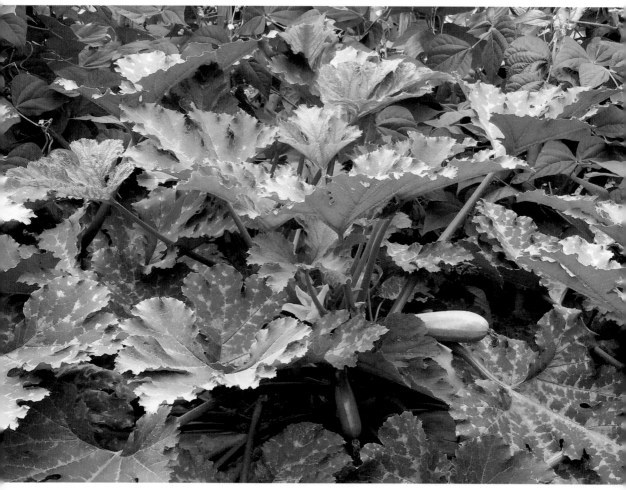

图2-110　番瓜

110　番瓜

　　别称方瓜、番蒲、倭瓜、北瓜、西葫芦等，是一年生草本瓜果类蔬菜，属葫芦科植物。其野生祖先原产于墨西哥、危地马拉一带，很早就传入我国，广泛栽种、食用，因而有"中国番瓜"之说（图2-110）。

　　果实入药。夏、秋季果实成熟时采收。味甘、性温，入脾、胃经，具有补中益气、消炎止痛、解毒杀虫、降糖止渴的功效，主治久病气虚、脾胃虚弱、气短倦怠、便溏、糖尿病、蛔虫等病症。现代研究发现，番瓜对糖尿病、高血压等有预防和辅助治疗及美容等功效。番瓜子有驱虫作用，对治疗绦虫病有效。胃热患者宜少吃。番瓜食用过量易致腹胀。番瓜可蒸、煮食，或煎汤服；外用捣敷。

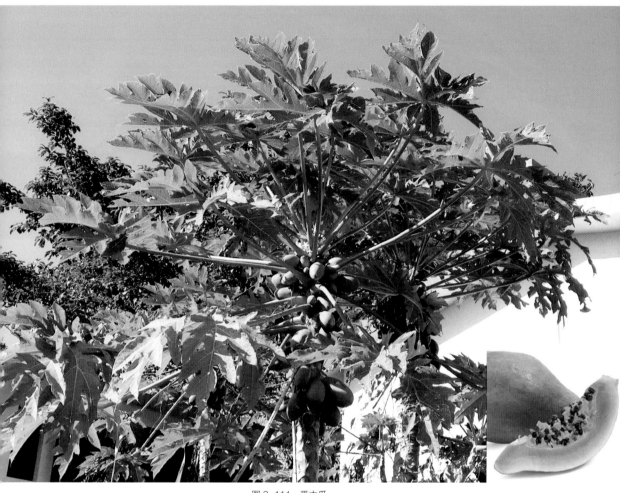

图 2-111　番木瓜

111　番木瓜

　　别称木瓜、番瓜、万寿果、乳瓜、石瓜、蓬生果、万寿匏、奶匏。原产于墨西哥南部以及邻近的美洲中部地区，现主要分布于东南亚、中美洲、南美洲、西印度群岛、美国的佛罗里达和夏威夷、古巴以及澳洲。我国主要分布于广东、海南、广西、云南、福建、台湾等省（区）。生于村边、宅旁。现福建、台湾、广东、海南、广西、云南等地有栽培，为南方水果之一（图2-111）。

　　果实入药。全年可采，生食或熟食，或切片晒干。味甘，性平，具有健胃消食、滋补催乳、舒筋通络之功效，主治脾胃虚弱、食欲不振、乳汁缺少、风湿性关节痛、肢体麻木、胃及十二指肠溃疡。番木瓜叶有强心、消肿作用。干品9～15克；鲜用不拘量。

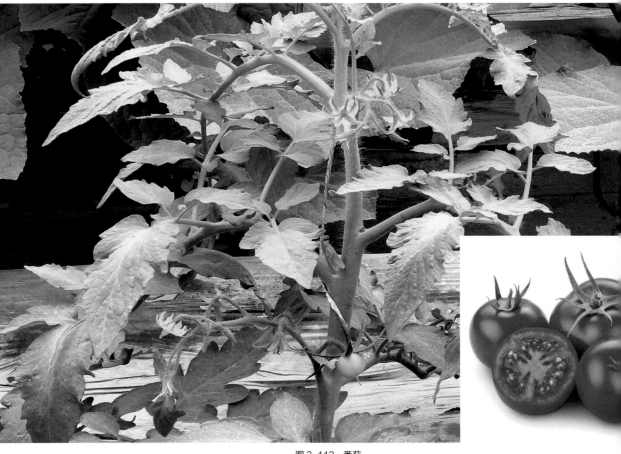

图2-112　番茄

112　番茄

　　别称番柿、六月柿、西红柿、洋柿子、毛秀才。原产于南美洲，我国南北方广泛栽培（图2-112）。

　　番茄味甘、酸，性凉、微寒。具有清热解毒、生津止渴、养阴凉血、健胃消食等作用，主治口干舌燥、烦热口渴、食欲不振、胃热口苦、牙龈出血、口疮、口苦以及高血压、冠心病的辅助治疗等。将鲜熟西红柿去皮和籽后捣烂敷患处，每日3～4次，可治真菌、感染性皮肤病。坚持每天生食1～2个鲜熟的西红柿，可起到防癌和辅助治疗癌症的作用。每天早晨选1～2个鲜熟西红柿空腹蘸白糖吃，降血压效果明显，这个特别适合中老年人。将榨取的西红柿和马铃薯汁各半杯混合后饮用，每天早晚各一次，连服10次，可愈轻度消化性溃疡。将西红柿汁和西瓜汁各半杯混合饮用，每小时饮一次，可退高烧。

113　飞廉

　　别称丝毛飞廉、飞轻、飞廉蒿、飞雉、老牛错、天荠、飞帘、枫头棵、刺打草、鲜飞廉、雷公菜、木禾、伏猪。分布于俄罗斯、欧洲、蒙古、朝鲜以及我国大陆各地，生长于海拔400～3600米的地区，多生于山坡草地、荒地河旁、田间或林下，目前尚未由人工引种栽培。大蓟别称之一也叫飞廉，两者的区别是，飞廉茎上有卫矛般的栓刺，而大蓟则是白毛；飞廉的花微张，叶子贴服，大蓟的花更开张一些，叶子跋扈；飞廉有时会生在石灰岩质的丘陵，但大蓟唯花岗岩石质大山莫生（图2-113-1、图2-113-2）。

　　全草或根入药。冬、春季采根，夏季采茎、叶及花，鲜用或晒干用。味苦，性平，具有祛风、清热、利湿、凉血散瘀之功效，主治风热感冒、头风眩晕、风热痹痛、皮肤刺痒、尿路感染、乳糜尿、尿血、带下、跌打瘀肿、疔疮肿毒、烧烫伤。煎汤内服，9～30克，鲜者30～60克，或入丸、散，或浸酒；外用，适量煎水洗，或鲜品捣敷，或烧存性，研末掺。

图 2-113-1　飞廉

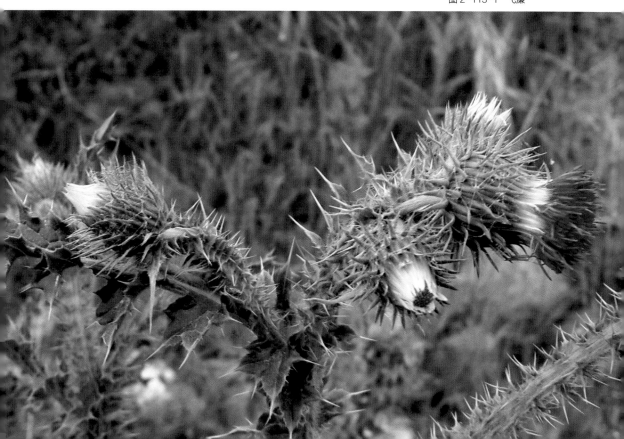

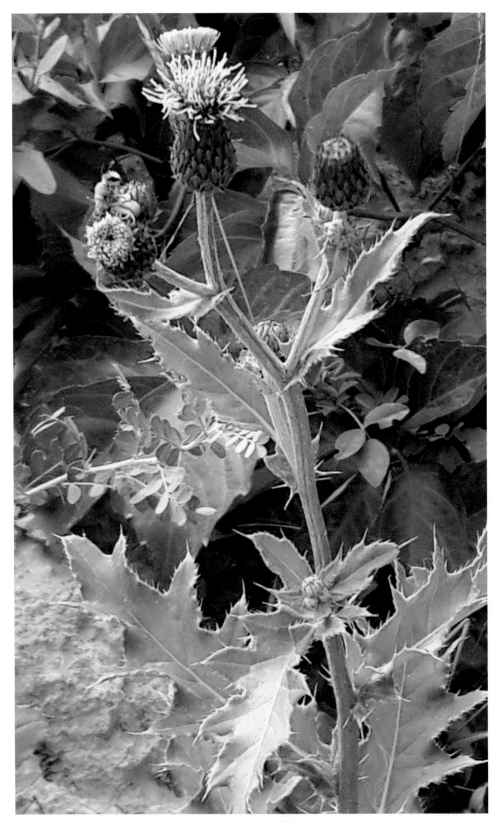

图 2-113-2　大蓟

14 肥皂草

别称石碱花，为石竹科肥皂草属宿根草本植物。原为地中海沿岸野生，我国城市公园多有栽培供观赏，在大连、青岛等城市常逸为野生。喜光耐半阴，耐寒，耐修剪，栽培管理粗放，在干燥地及湿地上均可正常生长，对土壤要求也不严（图2-114）。

根入药。有祛痰、治气管炎、利尿作用。既可制成药丸服用，也可捣碎成末外敷。虽然没有毒，但胃不好还是要谨慎服用，以免造成腹泻。直接用肥皂草塞入鼻孔中，可治疗牙痛。消积破气：半夏30克、山楂90克、肥皂草9克、阿魏15克，前3味捣碎研末，与阿魏化醋，一起制成药丸食用。

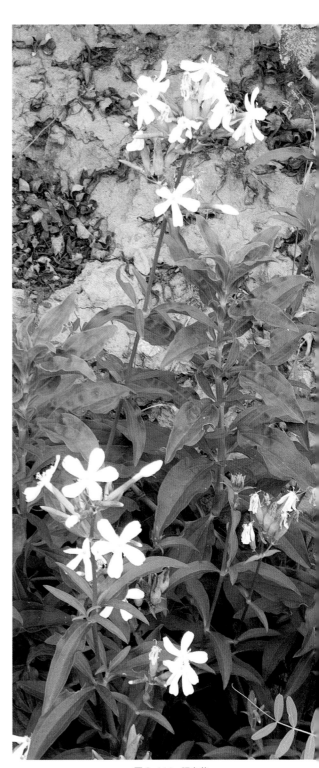

图2-114 肥皂草

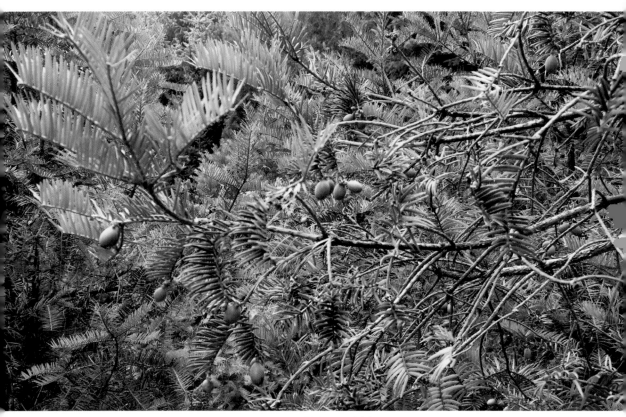

图 2-115　榧树

115　榧树

　　别称香榧、野榧、羊角榧、榧子、玉榧、野杉、柀子。为我国特有树种，产于江苏南部、浙江、福建北部、江西北部、安徽南部，西至湖南西南部及贵州松桃等地，生于海拔 1400 米以下的温暖多雨及黄壤土、红壤土、黄褐土地区（图 2-115）。

　　种子入药。秋季种子成熟时采收，除去肉质假种皮，洗净，晒干。炒榧子，将净仁微炒至外表褐黑，内仁黄黑，发出焦香味为度；或用沙拌炒至熟透，内呈黄色，外具焦斑，取出，筛去沙，放冷。味甘、涩，性平，入大肠、胃、肺经。具有杀虫、消积、润燥之功效，主治肠道寄生虫病、疳积、肺燥咳嗽、肠燥便秘、痔疮。煎汤内服，15 ～ 50 克，连壳生用，打碎入煎；或 10 ～ 40 枚，炒熟去壳，取种仁嚼服；或入丸、散。驱虫宜用较大剂量，顿服；治便秘、痔疮宜小量常服。脾虚泄泻及肠滑大便不实者慎服。

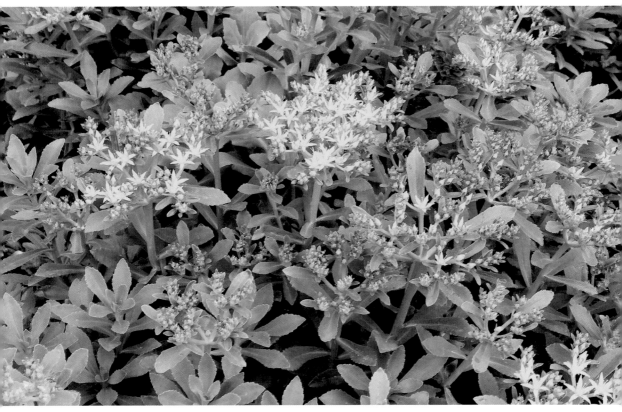

图2-116 费菜

116 费菜

别称景天三七、四季还阳、长生景天、金不换、田三七。分布于四川、湖北、江西、安徽、浙江、江苏、青海、宁夏、甘肃、内蒙古、河南、山西、陕西、河北、山东、辽宁、吉林、黑龙江。俄罗斯乌拉尔至蒙古、日本、朝鲜也有分布。属于阳性植物，稍耐阴、耐寒、耐干旱瘠薄，在山坡岩石上和荒地上均能旺盛生长（图2-116）。

全草入药。夏秋季采挖，除去泥沙，晒干。味甘，性平，入肝、肾经。具有消肿、止血、化瘀、定痛之效，主治衄血、便血、尿血、崩漏、跌打损伤。取汁液敷，可消蜂、蝎等刺伤之肿痛。煎汤服，9～15克（鲜品60～90克）；外用，捣敷。

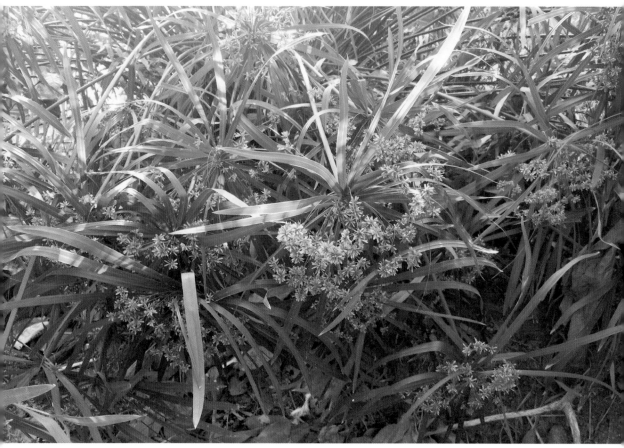

图 2-117 风车草

117 风车草

别称伞草、旱伞草、台湾竹。原产于非洲，广泛分布于森林、草原地区的大湖、河流边缘的沼泽中，我国南北各省均见栽培，常见于长江中下游和华北地区（图2-117）。

全草入药。味甘，性平。具有清热解毒、利尿、消肿、凉血、止血、祛瘀之功效，主治尿路感染、赤白带下、痢疾、吐血、衄血、崩漏、外伤出血、经闭瘀阻、关节痹痛、跌打肿痛。适用于脑脊髓膜炎、脓毒性败血症、癌症等的治疗。煎汤内服，10～15克，或入丸、散，或浸酒，或捣烂取汁，冷开水和服；外用，捣敷治痈疽、蛇头疔。脾胃虚寒及无瘀滞者慎服。

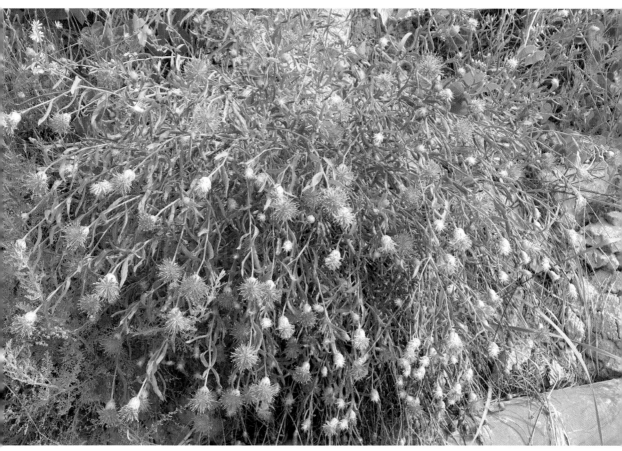

图 2-118 风毛菊

118 风毛菊

别称八楞麻、八楞麻、三棱草。分布于我国辽、蒙、冀、晋、鲁、豫、陕、甘、青、皖、浙、赣、湘、川、黔、鄂、闽、粤、滇、藏、京与朝鲜、日本等地区，生于海拔200～2800米的山坡、山谷、林下、荒坡、水旁、田中（图2-118）。

全草入药。7月左右割取地上部分，除去杂质，晒干。味苦、辛，性温。具有祛风活血、散瘀止痛之功效，主治牙龈炎、风湿痹痛、跌打损伤、麻风、感冒头痛、腰腿痛。水煎或泡酒服，9～15克。孕畜忌服。

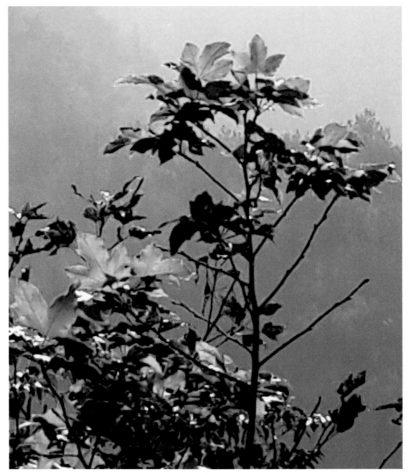

图2-119　枫香

119　枫香

　　别称枫香树、湾香胶树、枫子树、香枫、白胶香、鸡枫树。产于我国秦岭及淮河以南各省，北起河南、山东，东至台湾，西至四川、云南及西藏，南至广东；也见于越南北部、老挝及朝鲜南部（图2-119）。

　　果序、树脂、根、皮与叶均可入药。果序味苦，性平，具有祛风除湿、疏肝活络、利水之功效。树脂味辛、苦，性平，具有祛风活血、解毒止痛、止血、生肌之功效。根味辛、苦，性平，具有解毒消肿、祛风止痛之功效。皮味辛，性平，具有除湿止泻、祛风止痒之功效。叶味辛、苦，性平，具有行气止痛、解毒、止血之功效。煎汤内服，鲜者15～30克，或捣汁或烧存性研末；外用捣敷或煎水洗。

120 风箱果

别称阿穆尔风箱果、托盘幌。产于我国黑龙江、河北，分布于朝鲜北部及俄罗斯远东地区。生于山沟，在阔叶林边常丛生。适宜能力强，能耐50℃的低温，是山林自然风景区及林缘极好的绿化树种（图2-120）。

树皮入药。从风箱果树皮中提取的三萜类化合物具有抗卵巢癌、中枢神经肿瘤、结肠肿瘤等作用。

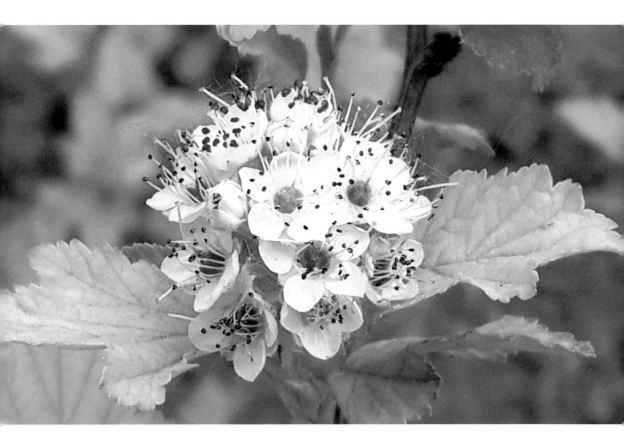

图2-120 风箱果

121 枫杨

别称枰柳、麻柳、枰伦树、水麻柳、蜈蚣柳、白杨、大叶柳、水麻柳、小鸡树、枫柳、平杨柳、大叶头杨树等。产于我国陕西、河南、山东、安徽、江苏、浙江、江西、福建、台湾、广东、广西、湖南、湖北、四川、贵州、云南，在长江流域和淮河流域最为常见，华北和东北地区仅有栽培。生于海拔1500米以下的沿溪涧河滩、阴湿山坡地的林中。朝鲜半岛也有分布（图2-121）。

树枝或树皮和叶入药。夏、秋季采收，晒干备用。叶多鲜用。味辛、苦，性温，有小毒。具有杀虫止痒、利尿消肿之功效。叶主治血吸虫病；外用治黄癣、脚癣。枝、叶捣烂可杀蛆虫、孑孓。煎液内服，6～9克；外用适量，鲜叶捣烂敷或搽患处。

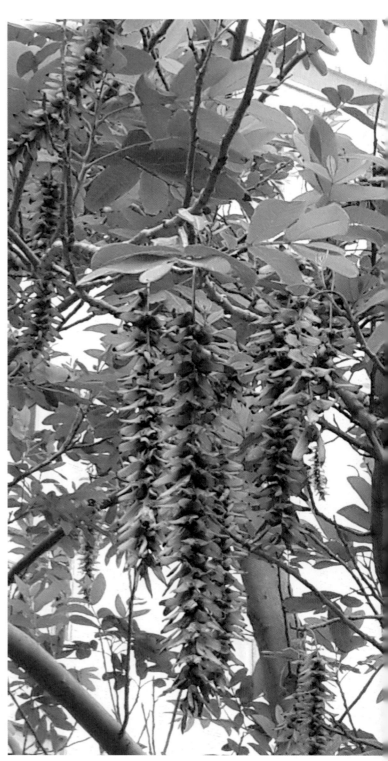

图2-121 枫杨

122 凤凰木

　　别称红花楹树、凤凰树、火树。原产于马达加斯加，世界热带地区常栽种。我国云南、广西、广东、福建、台湾、四川等省有栽培，作为观赏树或行道树（图2-122）。

　　树皮入药。夏、秋季采收为好，剥取树皮，切段晒干。味甘、淡，性寒，入肝经。具有平肝潜阳、降血压之功效，主治肝热型高血压、眩晕、心烦不宁。煎汤内服，6～15克；或开水洗眼。根有治风湿痛之功效。

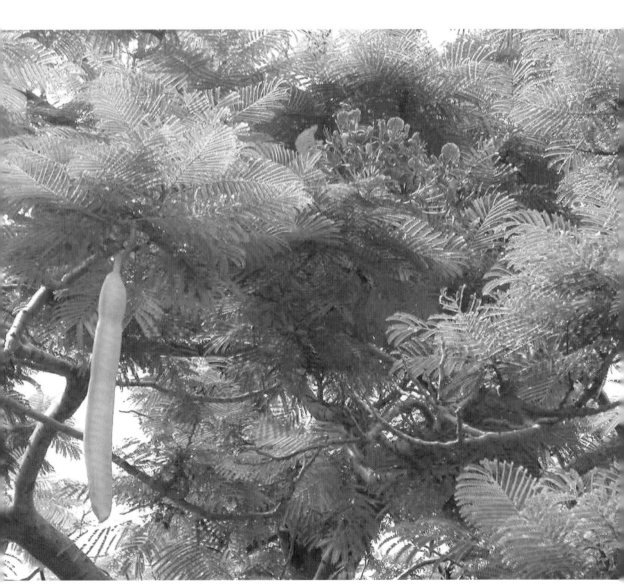

图2-122　凤凰木

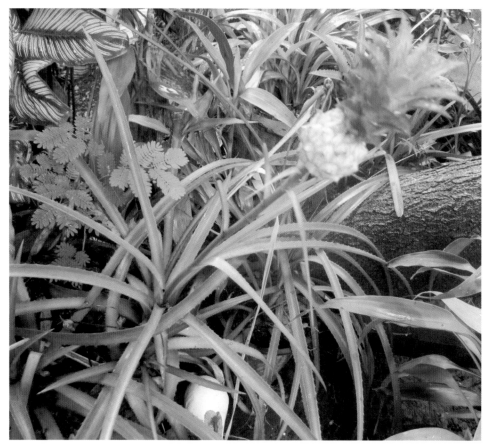

图 2-123　凤梨

123　凤梨

别称菠萝、菠萝皮、草菠萝、地菠萝等。原产于美洲热带地区，现在我国广东（湛江雷州、中山神湾）、海南、福建、广西、云南有栽培（图2-123）。注意：菠萝和凤梨虽然是同一种植物，不仅在台湾叫凤梨，在海南等地叫菠萝，称谓有所不同，而且其性状也不完全相同。凤梨叶子不带齿，菠萝叶子带齿；凤梨的包头浅些，菠萝的包头较深些；成熟凤梨的皮是绿色的，菠萝皮是橙黄色的。广西和海南菠萝重量较轻，一般每只在1～2千克，台湾产的凤梨较重，每只在2～4千克。吃起来凤梨比菠萝好吃，甜些。常吃凤梨没有菠萝那么易上火。凤梨刺很浅，无内刺，一般削了皮就能吃；菠萝先削皮，还要去掉内刺才能吃。

凤梨果入药。味甘、微酸，性微寒，具有清热解暑、生津止渴、利小便之功效，主治伤暑、身热烦渴、腹中痞闷、消化不良、小便不利、头昏眼花等症。

124　凤尾蕨

别称井栏草、小叶凤尾草。产于我国多省，也广布于日本、菲律宾、越南、老挝、柬埔寨、印度、尼泊尔、斯里兰卡、斐济群岛、夏威夷群岛等地。生于石灰岩地区的岩隙间或林下灌丛中（图2-124）。

全草入药。味甘，性寒，入脾、胃、大肠经，具有清热化痰、降气滑肠、健胃、利湿、解毒、止泻、强筋活络之功效，主治食膈气膈、肠风热毒等病症，又可作驱虫剂。民间多用于治痢疾、止泻。可以煎汤内服，研磨或者捣汁饮用，也可以外敷。或用作青草茶的原料。

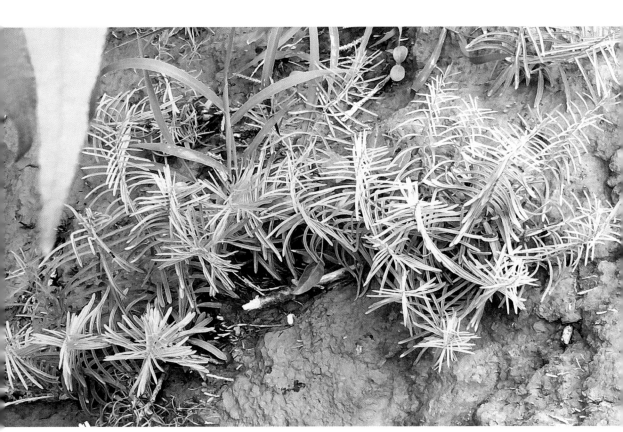

图2-124　凤尾蕨

125 凤尾兰

别称菠萝花、厚叶丝兰、凤尾丝兰。原产于北美东部和东南部，我国长江流域及其以南地区和山东、河南有引种。在黄河中下游及其以南地区，可露地栽植（图2-125）。

花入药。花开时采摘，鲜用或晒干。味辛、微苦，性平，具有止咳平喘之功效，主治支气管哮喘、咳嗽。内服煎汤，3～9克。

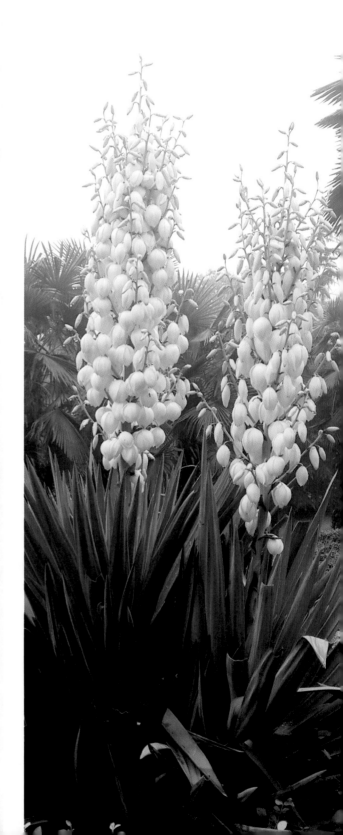

图2-125 凤尾兰

126　凤尾竹

别称观音竹、米竹、筋头竹、蓬莱竹。原产于我国，我国华东、华南、西南地区以及台湾、香港均有栽培。观赏价值较高，宜作庭园丛栽或盆景植物（图2-126）。

叶子与叶芽入药。味甘，性凉，入心、膀胱经。具有清热除烦、清热利尿之功效，主治外感发热、神昏谵语、手足心热、心烦、小便不利、淋涩不通。煎汤内服，9～15克。外用适量，鲜品捣敷。

图 2-126　凤尾竹

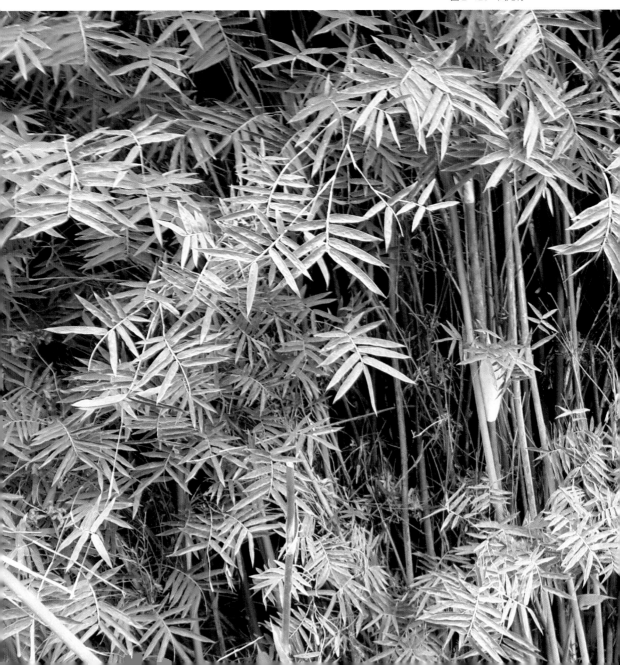

127　凤仙花

　　别称金凤花、好女儿花、指甲花、急性子、钓船草、染指甲花、小桃红、别碰我、透骨草、洒金花、芰芰草、海纳花、假桃花。原产于中国、印度。我国各地庭园广泛栽培，为常见的观赏花卉。我国南北各地均有栽培。药材主产于江苏、浙江、河北、安徽等地（图2-127）。

　　根、茎、花及种子入药，分别名为凤仙根、凤仙透骨草、凤仙花与急性子。秋季采挖根部，洗净，鲜用或晒干。夏、秋季植株生长茂盛时割取地上部分，除去叶及花果，洗净，晒干。夏、秋季开花时采收花，鲜用或阴干、烘干。8～9月当蒴果由绿转黄时，要及时分批采摘，否则果实过熟就会将种子弹射出去，造成损失。将蒴果脱粒，筛去果皮杂质，即得药材急性子。

　　凤仙花，味甘，性温，归肾经，有小毒。具有活血通经、祛风止痛之功效，外用解毒，主治闭经、跌打损伤、瘀血肿痛、风湿性关节炎、痈疽疔疮、蛇咬伤、手癣。外搽可治鹅掌疯，又能除狐臭。孕妇忌服。煎液内服，1.5～3克（鲜品3～9克），外用适量，鲜花捣烂涂敷患处。

　　凤仙透骨草，味苦、辛，性温。具有祛风、活血、止痛、消肿之功效，主治关节肿痛、跌打损伤、瘰疬、痈疽疔毒。煎液内服，10～15克（鲜品30～60克）。

　　凤仙根，味甘，性平；具有祛风止痛、活血消肿之功效，主治风湿性关节痛，跌打损伤，咽喉肿痛。9～15克，煎汤内服；或研末，3～6克；或浸酒。

　　急性子，味甘，性温，有小毒；具有活血通经、祛风止痛之功效，外用解毒；煎膏外搽，可治麻木酸痛。6～9克，煎汤内服；或入丸、散。外用：研末吹喉、点牙，调敷或熬膏贴。

128　凤丫蕨

　　别称散血莲、活血莲、眉风草、大叶凤凰尾巴草、凤丫草、眉风草、羊角草、铁蕨、凤尾草，多年生草本。约有50种，分布于贵州、广东、福建、湖北、江西、湖南、安徽、浙江、陕西、台湾等地，我国现知39种。生于湿润林下和山谷阴湿处，海拔100～1300米（图2-128）。

　　根茎或全草入药，全年可采收。味微辛、微苦，性凉、寒，入肝经。具有祛风除湿、散血止痛、清热解毒之功效，主治风湿性关节痛、瘀血腹痛、闭经、跌打损伤、目赤肿痛、乳痛、各种肿毒初起。内服煎汤15～30克，或泡酒。孕畜慎服。

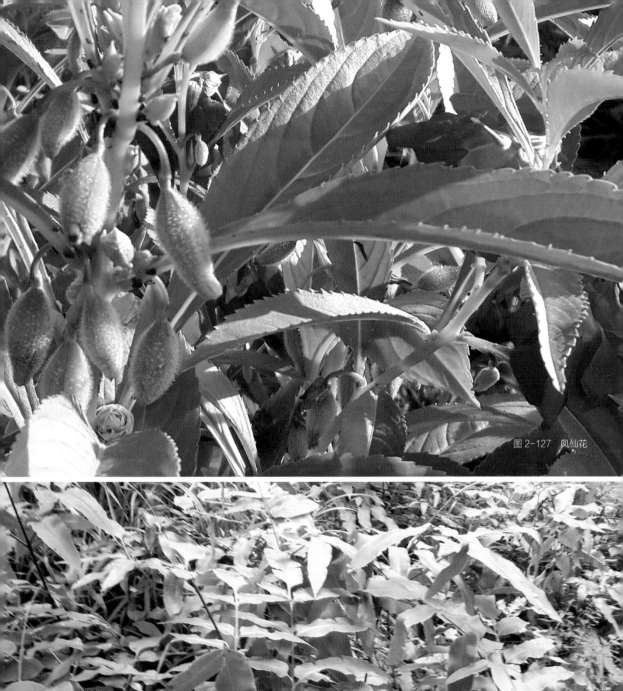

图 2-127　凤仙花

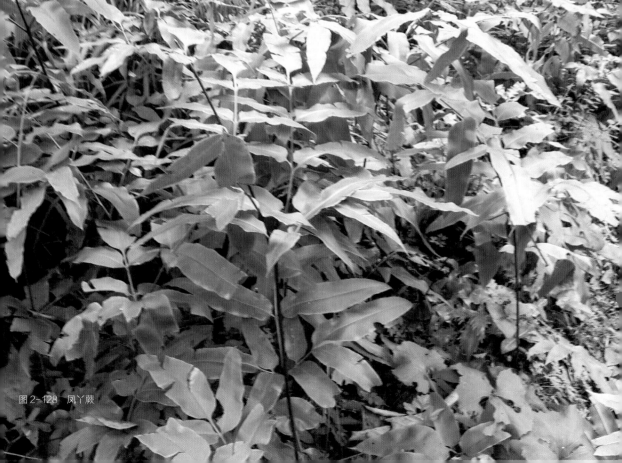

图 2-128　凤丫蕨

129 凤眼莲

别称水葫芦、凤眼蓝、水葫芦苗、水浮莲。原产于巴西，现在广布于我国长江、黄河流域及华南各省，亚洲热带地区也已广泛生长。生于海拔200～1500米的水塘、沟渠及稻田中。全草为家畜、家禽饲料，嫩叶及叶柄可作蔬菜（图2-129）。

全株入药。味淡，性凉。具有清热解暑、利尿消肿、祛风除湿之功效，主治中暑烦渴、水肿、小便不利。外敷治疗热疮。将其切碎、粉碎或打浆，拌入糠麸，制成混合饲料或青贮饲料，既能提高饲料利用率，还可杀灭寄生虫。

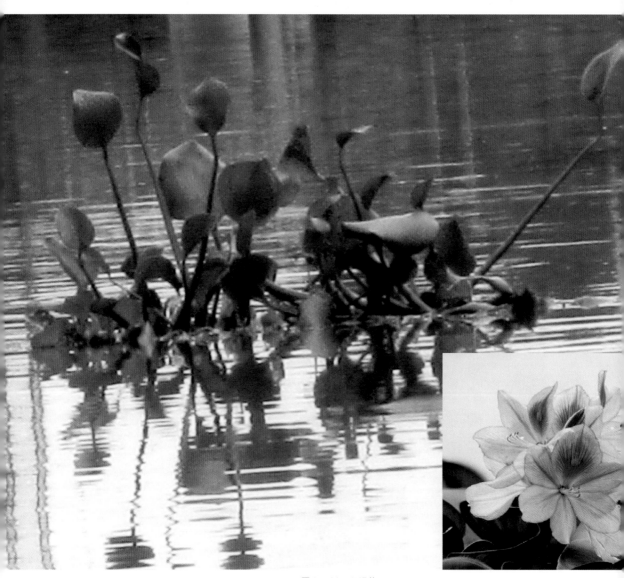

图 2-129　凤眼莲

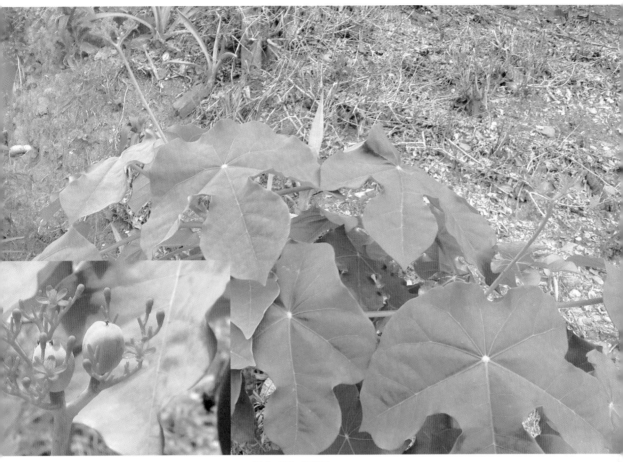

图 2-130　佛肚树

130　佛肚树

别称麻疯树、瓶子树、纺锤树、萝卜树、瓶杆树，是大戟科麻疯树属的肉质灌木。原产于中美洲或南美洲热带地区，现作为观赏植物在全球各国广泛栽培。我国许多省区园林部门及花卉爱好者也栽培（图2-130）。

全株入药。味辛、苦、甘，性寒，入肝、胃经。具有清热解毒、消肿止痛之功效，主治毒蛇咬伤。鲜品适量捣烂，以洗米水调涂，或鲜品捣烂外敷，主治跌打损伤、外伤出血、疮疡肿痛。脚癣需加醋调敷。治咽喉肿痛、痈肿、疔疮、丹毒、毒蛇咬伤、黄疸、痢疾。根（傣药麻烘娘），用于治疗面黄肌瘦、疲乏无力、不思饮食、尿急、尿痛、血尿。

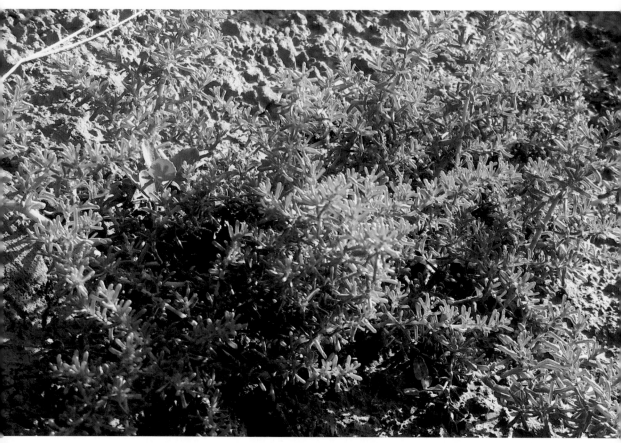

图 2-131　佛甲草

131　佛甲草

　　别称佛指甲、铁指甲、狗牙菜、金莉插。产于我国云南、四川、贵州、广东、湖南、湖北、甘肃、陕西、河南、安徽、江苏、浙江、福建、台湾、江西，日本也有分布。生于低山或平地草坡上（图2-131）。

　　全草入药。味甘、微酸，性凉。具有清热解毒、消肿排脓、止痛、退黄之功效，主治咽喉痛、肝炎、痈肿疮毒、毒蛇咬伤、缠腰火丹、烧伤、烫伤。

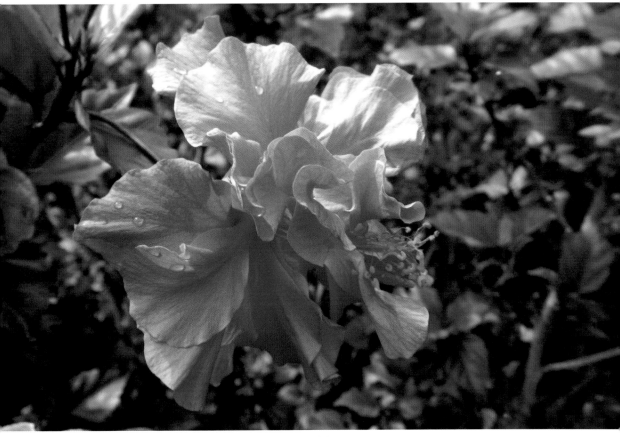

图 2-132-1　重瓣扶桑

132　扶桑

　　别称佛槿、朱槿、佛桑、大红花、赤槿。扶桑是我国名花，在华南地区栽培极为普遍。除亚热带地区园林绿化盛行采用外，在长江流域及其以北地区，也是重要的温室和室内花卉。扶桑在我国栽培历史悠久，早在先秦的《山海经》中就有记载。有重瓣花与单瓣花之别（图2-132-1、图2-132-2）。

　　花与叶入药。花，半开时采摘，晒干。味甘、淡，性平，入心、肺、肝、脾经。具有清肺、凉血、化湿、解毒之功效，主治肺热咳嗽、咯血、鼻衄、崩漏、白带异常、痢疾、赤白浊、痈肿毒疮。煎汤内服，15～30克；外用，适量捣敷。

　　叶，随用随采。味甘、淡，性平，入心、肝经。具有清热利湿、解毒之功效，主治白带异常、淋证、疔疮肿毒、腮腺炎、乳腺炎、淋巴结炎。外用，适量，捣敷；煎汤内服，15～30克。

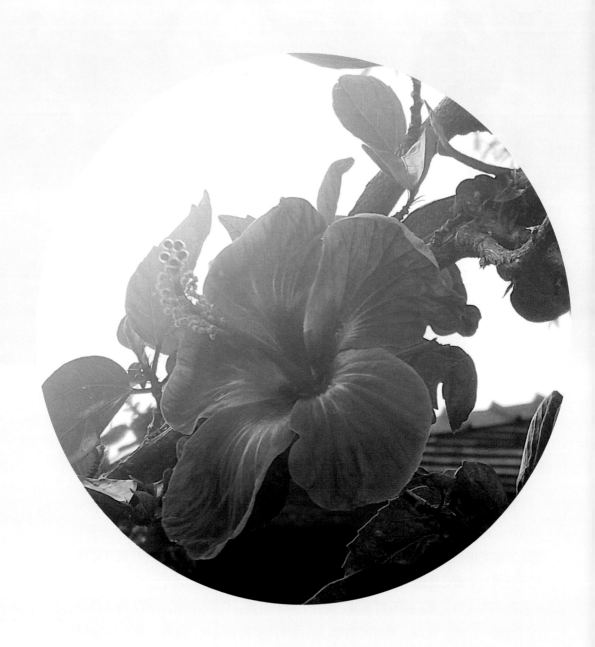

图 2-132-2　单瓣扶桑

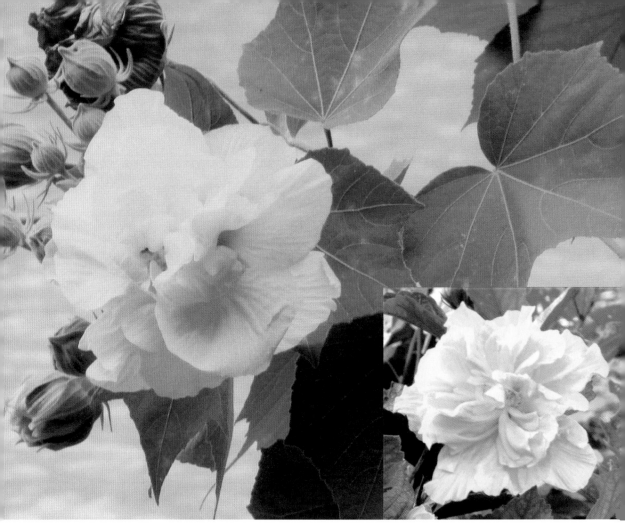

图 2-133　芙蓉花

133　芙蓉花

　　别称拒霜花、木莲、地芙蓉、华木、木芙蓉、片掌花、四面花、转观花、醉酒芙蓉、文官花、九头花、七星花、富常花、霜降花、山芙蓉、胡索花、旱芙蓉、三变花。原产于我国湖南，辽宁、河北、山东、陕西、安徽、江苏、浙江、江西、福建、台湾、广东、广西、湖南、湖北、四川、贵州和云南等省区均有栽培。日本和东南亚各国也有栽培（图2-133）。

　　花入药。8～10月采摘初开放的花朵，晒干或烘干。味辛、微苦，性凉，入肺、心、肝经。具有清热解毒、凉血止血、消肿排脓之功效，主治肺热咳嗽、吐血、目赤肿痛、崩漏、白带异常、腹泻、腹痛、痈肿、疮疖、毒蛇咬伤、烧烫伤、跌打损伤。煎汤内服，9～15克；鲜品30～60克。外用适量，研末调敷或捣敷。虚寒患者及孕畜禁服。

134 芙蓉菊

别称香菊、玉芙蓉、千年艾、蕲艾。原产于我国中南及东南部地区（广东、台湾），中南地区时有栽培。中南半岛、菲律宾、日本也有栽培（图2-134）。

根与叶入药。根，味辛、苦，性微温。具有祛风除湿之功效，主治风湿性关节痛、胃脘冷痛。叶（香菊），味辛、苦，性微温。具有祛风除湿、消肿毒之功效，主治风寒感冒、惊风、痈疽疔疮。内服，10 ～ 15克，鲜品15 ～ 24克，外用适量。

图 2-134 芙蓉菊

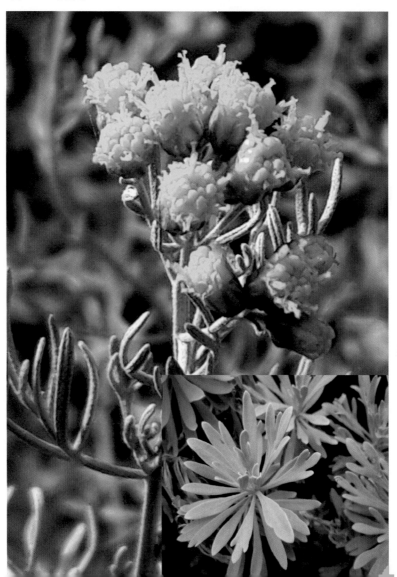

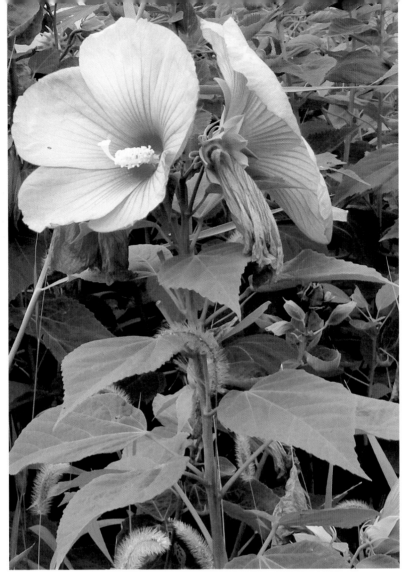

图 2-135　芙蓉葵

135　芙蓉葵

　　别称草芙蓉、大花秋葵。原产于北美洲，为多年生草本植物。落叶灌木状。叶大，广卵形，叶柄、叶背密生灰色星状毛。花大，单生于叶腋，有白色、粉色、红色、紫色等（图2-135）。

　　花朵入药。味苦涩、微辛辣，性凉，具有清热解毒、止血、消肿排脓之功效，主治跌打损伤、烧烫伤、毒蛇咬伤、腹部疼痛、白带异常。果荚分绿色和红色两种，含有果胶、牛乳聚糖等，具有帮助消化、治疗胃炎和胃溃疡、保护皮肤和胃黏膜之功效，且其脆嫩多汁，滑润不腻，香味独特，被誉为人类最佳的保健蔬菜之一。种子可榨油，营养成分和香味远远超过芝麻油和花生油。芙蓉葵为低能量食物，是很好的减肥食品。

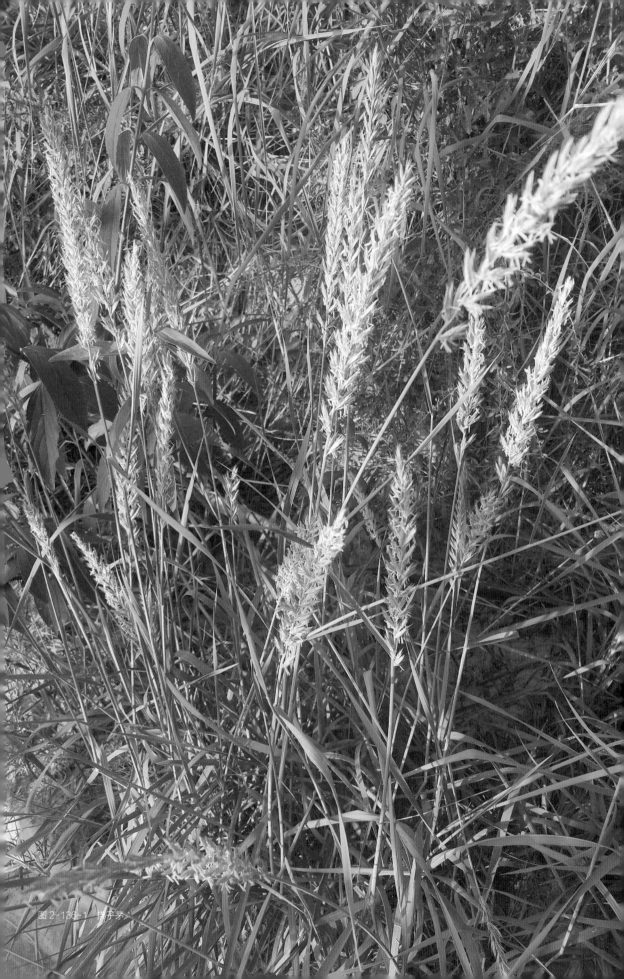

图 2-136-1　拂子茅

136 拂子茅

别称怀绒草、狼尾草、山拂草、水茅草。遍及全国，欧亚大陆温带地区皆有分布。生于海拔160～3900米的平原绿洲、潮湿地及河岸沟渠旁，以及水分条件良好的农田、地埂、河边及山地。为牲畜喜食的牧草，根茎顽强，抗盐碱土壤，又耐强湿，是固定泥沙、保护河岸的良好材料，常用于牧草栽植。其分布的土壤常轻度至中度盐渍化，是组成平原草甸和山地河谷草甸的建群种（图2-136-1、图2-136-2）。

全草入药，夏季花开时割收全草，晒干。味酸，性平。入肝、肾经。具有催产助生之功效，用作催产及产后止血。煎汤内服，6～9克。

图 2-136-2 假苇拂子茅

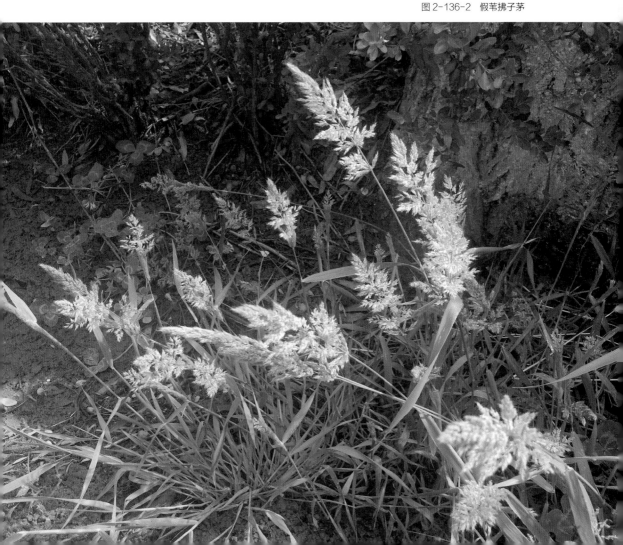

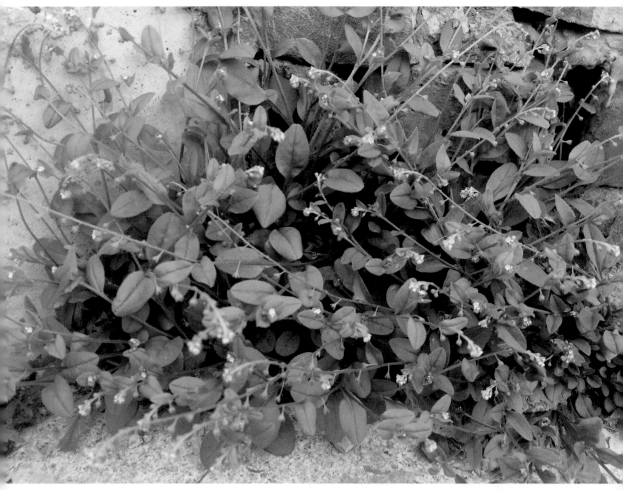

图2-137 附地菜

137 附地菜

　　别称鸡肠、鸡肠草、地胡椒、雀扑拉、搓不死、豆瓣子棵、伏地菜、伏地草、山苦菜、地瓜香。分布于亚洲温带、欧洲东部以及我国西藏、内蒙古、新疆、江西、福建、云南、东北、甘肃、广西等地，生长于海拔230～4500米的丘陵草地、平原、田间、林缘或荒地，目前尚未由人工引种栽培（图2-137）。

　　全草入药。夏、秋季采收，拔取全株，除去杂质，鲜用或晒干备用。味辛、苦，性平，入心、肝、脾、肾经。具有行气止痛、解毒消肿之功效，主治胃痛吐酸、痢疾、热毒痈肿、四肢麻木。煎汤内服，15～30克，或研末服；外用，适量，鲜品捣敷或研末搽。

138 甘草

别称甜草根、红甘草、粉甘草、乌拉尔甘草、甜草、国老、甜根子，为豆科甘草属多年生草本。野生主要分布于新疆、内蒙古、宁夏、甘肃、山西朔州等地，人工种植主产于新疆、内蒙古、甘肃的河西走廊、陇西的周边、宁夏部分地区。多生于干旱、半干旱的荒漠草原、沙漠边缘和黄土丘陵地带。在亚洲、欧洲、澳洲、美洲等地都有分布，并大都有传统的药用作用和其他用途（图2-138）。

根和根状茎入药。秋季采挖，趁湿切去茎基、串条、枝杈、须根等，放干燥处风干。也有将外面栓皮削去者，称为粉甘草。味甘，性平，归心、肺、脾、胃经。因炮制方法不同而功效略有偏向，生甘草偏于清热解毒、祛痰止咳；炙甘草多缓急止痛、益气复脉等。煎汤内服，调和诸药用量宜小，2～6克；作为主药用量宜稍大，可用10克左右；用于中毒抢救，可用30～60克。外用，适量，煎水洗、渍；或研末敷。治疗脾胃虚弱、中气不足、咳嗽气喘、痈疽疮毒、腹中挛急作痛、缓和药物烈性、解药毒。清热应生用，补中宜炙用。实证中满腹胀者忌服。

① 主治心气虚、心悸怔忡、脉结代，常与桂枝配伍，如桂枝甘草汤、炙甘草汤；主治脾胃气虚、倦怠乏力等，常与党参、白术等同用，如四君子汤、理中丸等。②主治痈疽疮疡、咽喉肿痛等，可单用，内服或外敷，或配伍应用。痈疽疮疡，常与金银花、连翘等同用，如仙方活命饮；咽喉肿痛，常与桔梗同用，如桔梗汤；若农药、食物中毒，常配绿豆或与防风水煎服。③主治气喘咳嗽，可单用，亦可配伍其他药物应用。如治湿痰咳嗽的二陈汤、治寒痰咳喘的苓甘五味姜辛汤、治燥痰咳嗽的桑杏汤、治热毒而致肺痈咳唾腥臭脓痰的桔梗汤、治咳唾涎沫的甘草干姜汤等。④主治胃痛、腹痛及腓肠肌挛急疼痛等，常与芍药同用，如芍药甘草汤。⑤调和某些药物的烈性。如调味承气汤用本品缓和大黄、芒硝的泻下作用及其对胃肠道的刺激，在许多处方中也常用本品调和诸药。但久服大剂量甘草，可引起水肿，影响性功能。

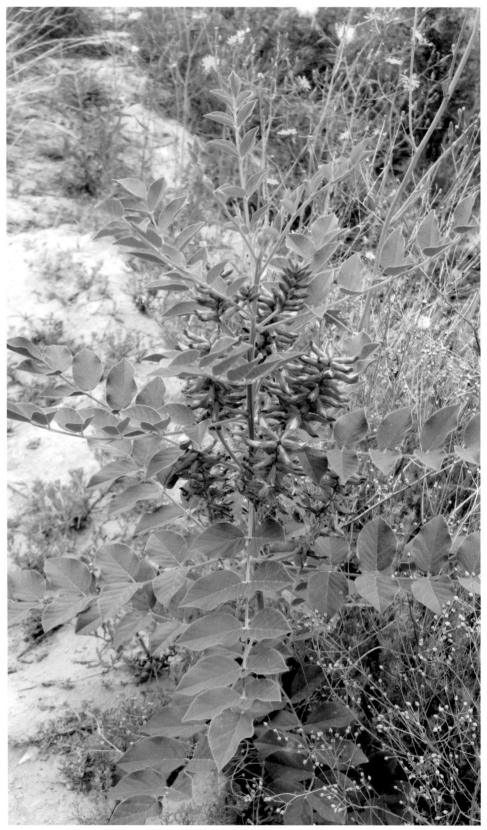

图 2-138　甘草

139　甘青铁线莲

　　为毛茛科铁线莲属落叶藤本。分布于我国陕西、甘肃南部和东部、青海、新疆、四川西部、西藏等地。注意与铁线莲相区别（图2-139）。

　　茎、叶入药。味甘、苦，性平，入脾、胃二经。具有消积导滞、解毒排脓、利水之功效，主治消化不良、痞块食积、腹泻、疮痈肿毒、湿热淋证等。内服：煎汤，9～15克。

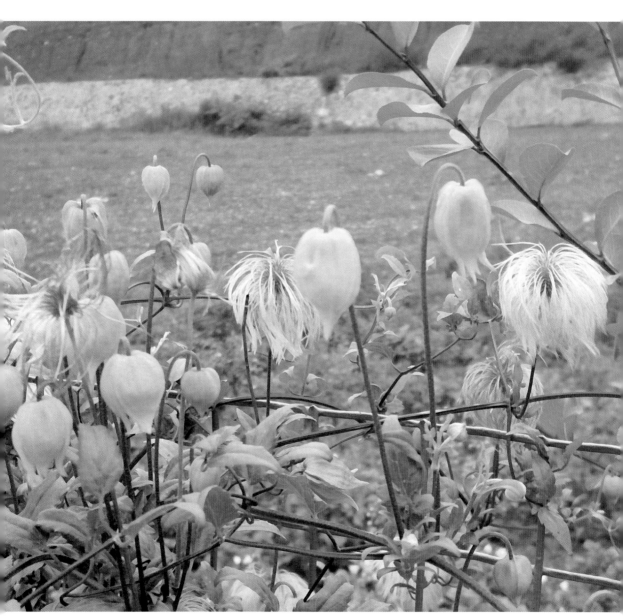

图2-139　甘青铁线莲

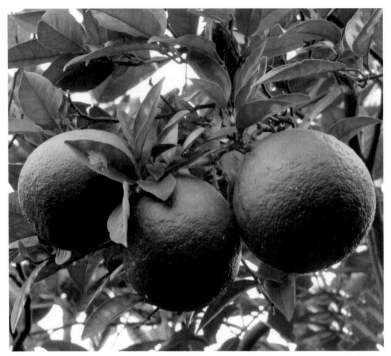

图 2-140　柑橘

140　柑橘

别称宽皮橘、蜜橘、黄橘、红橘、大红袍、大红蜜橘，是橘、柑、橙、金柑、柚、枳等的总称。我国是柑橘的重要原产地之一，有4000多年的栽培历史。我国柑橘分布在北纬16°～37°，海拔最高达2600米（四川巴塘），南起海南省的三亚市，北至陕西、甘肃、河南，东起台湾，西到西藏的雅鲁藏布江河谷。其中主产柑橘的有浙江、福建、湖南、四川、广西、湖北、广东、江西、重庆和台湾10个省（市、区），其次是上海、贵州、云南、江苏等省（市），陕西、河南、海南、安徽和甘肃等省也有种植。世界上有135个国家生产柑橘，均居百果之首，产量第一位的是巴西，第二位是美国，第三位是中国，再后是墨西哥、西班牙、伊朗、印度、意大利等国（图2-140）。

果实入药。味甘酸、性凉，入肺、胃经。具有顺气、止咳、健胃、化痰、消肿、止痛、疏肝理气等多种功效，主治坏血病、夜盲症、皮肤角化、呕吐胃寒、胸闷胁痛、肋间神经痛、疝气、乳汁不通、睾丸肿痛等病症。自古以来，橘络、枳壳、枳实、青皮、陈皮都是传统的中药材，在中药临床上广泛应用。

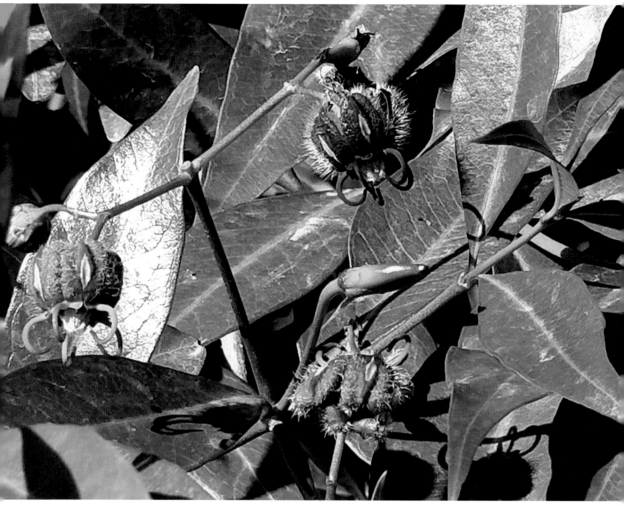

图 2-141 杠柳

141 杠柳

别称羊奶条、山五加皮、香加皮、北五加皮、羊角桃、羊桃等，属萝摩科杠柳属落叶蔓性灌木。主要分布于西北、东北、华北地区及河南、江苏、上海、浙江、江西、湖北、广西、重庆、四川、贵州、河南、山东等省区。俄罗斯远东地区乌苏里也有分布（图2-141）。

根或全株入药。全年可采收，切片晒干。味苦、辛，性温，有毒。具有祛风除湿、通经活络之功效，主治风湿性关节痛、跌打损伤、乳腺炎、闭经、月经不调；外用治骨折。根皮还可以做杀虫药，种子可以榨油。

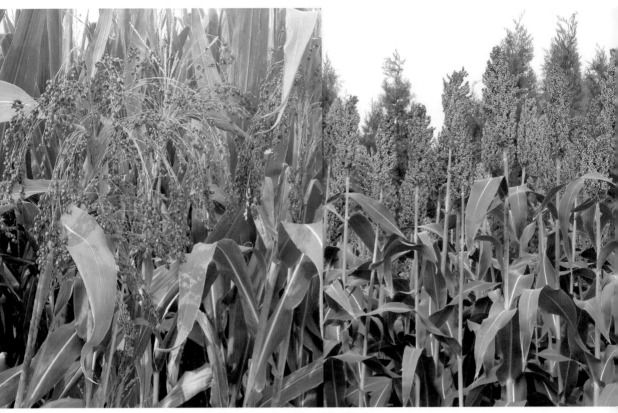

图 2-142　高粱

142　高粱

　　别称蜀黍、桃黍、木稷、荻粱、乌禾、芦檫、茭子、名禾，为禾本科一年生草本植物。斯诺顿（1935年）收集到17种野生种高粱，其中有16种来自非洲。他确定31个栽培品种，非洲占28种；158个变种，非洲以外只有4个种。现在于我国南北各省区均有栽培。无论平原肥地，还是干旱丘陵、瘠薄山区，均可种植，山西是高粱主要产区之一（图2-142）。

　　果实入药。秋季采收成熟的果实，晒干除去皮壳用。味甘、涩，性温。具有益脾温中、涩肠止泻之功效，主治脾胃虚弱、消化不良、便溏腹泻。在中国、朝鲜、印度及非洲等地皆为食粮，20世纪50年代初，高粱籽粒曾是我国东北地区的主食。此外，高粱可制淀粉、制糖、酿酒和制酒精，甜高粱的茎秆含有大量的汁液和糖分，是一种新兴的糖料作物、饲料作物和能源作物。

143　葛

别称鹿藿、黄斤、鸡齐根、野葛，为豆科多年生草本植物。分布于辽宁、河北、河南、山东、安徽、湖北、江苏、浙江、福建、台湾、广东、广西、江西、湖南、重庆、四川、贵州、云南、陕西、甘肃等地，生于山坡草丛中或路旁及较阴湿的地方（图2-143）。

根与叶入药。葛根，春、秋季采挖，洗净，除去外皮，切片，晒干或烘干。太行山区、广东、福建等地切片后，用盐水、白矾水或淘米水浸泡，再切片阴干，色微黄较白净，表面含粉量低者为佳。味甘、辛，性凉。入脾、胃经。具有解肌退热、透疹、生津止渴、升阳止泻之功效，主治表证发热、项背强痛、麻疹不透、热病口渴、阴虚消渴、热泻热痢、脾虚泄泻。煎汤内服，5～9克，或捣汁；外用，捣敷。葛根黄酮具有防癌抗癌和雌激素样作用，可促进女性养颜，尤其对中年妇女和绝经期妇女养颜保健作用明显。

葛叶，全年均可采，鲜用或晒干。味甘、微涩，性凉，入肝经。具有止血之功效，主治外伤出血。外用，适量捣烂敷。

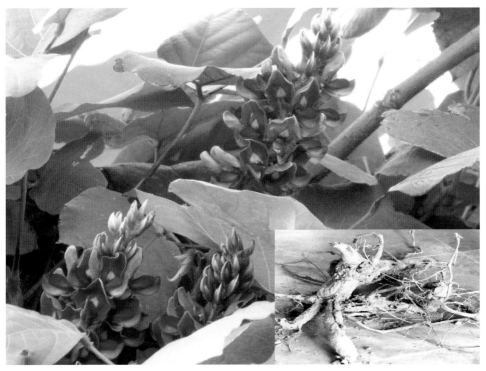

图2-143　葛

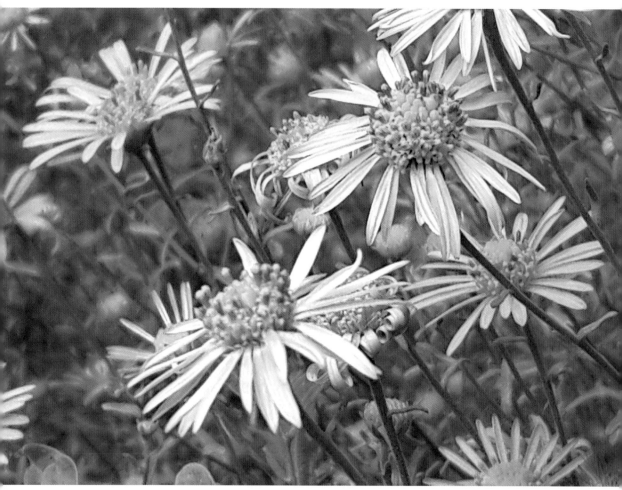

图 2-144　狗娃花

144　狗娃花

为菊科狗娃花属一年生或二年生草本植物。广泛分布于我国北部、西北部及东北部各省，也分布于蒙古、俄罗斯（西伯利亚、远东地区）、朝鲜及日本。多生于荒地、路旁、林缘及草地（图2-144）。

根入药。味苦，性凉，入心经。具有清热解毒、消肿之功效，主治疮痈肿毒、毒蛇咬伤。煎汤内服，6～9克。外用，适量，捣敷。

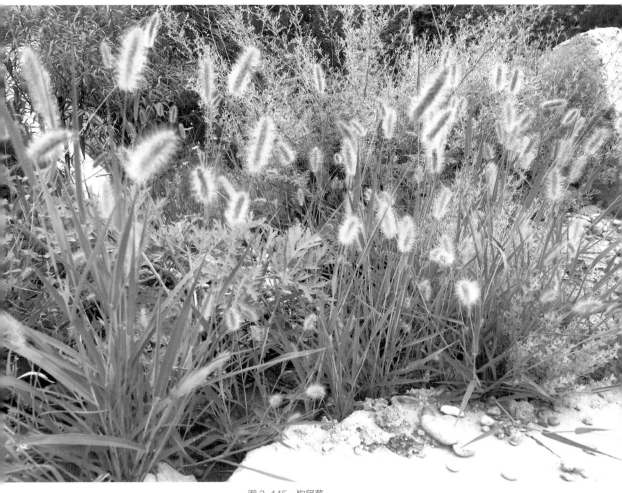

图 2-145　狗尾草

145　狗尾草

　　产于我国各地。生于荒野、道旁，为旱地作物常见的一种杂草。原产于欧亚大陆的温带和暖温带地区，现广布于全世界温带和亚热带地区（图2-145）。

　　全草入药。夏、秋季采收，鲜用或晒干。味淡，性平，无毒。具有除热、去湿、消肿之功效，主治痈肿、疮癣、赤眼。煎汤内服，6～12克，鲜者30～60克；外用，煎水洗或捣敷。也可作饲料。全草加水煮沸20分钟后，滤出液可喷杀菜虫；小穗可提炼糠醛。

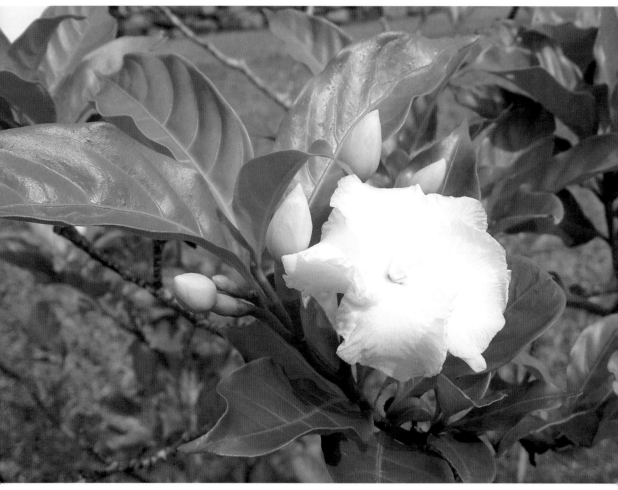

图2-146 狗牙花

146 狗牙花

别称白狗花、狮子花、豆腐花、马蹄香。为夹竹桃科狗牙花属灌木。栽培于我国南部各省区（图2-146）。

花瓣和根、叶都可以入药。一般夏、秋季采根，洗净，切成片状晒干后备用，叶片可以鲜用。味酸，性凉。具有清热降压、解毒消肿的功效，主治高血压病、咽喉肿痛、痈疽疮毒、跌打损伤等病症。煎汤内服，10～30克，也可以取适量鲜品捣碎后外敷。狗牙花5克、胡椒7粒、黑种草子5克，煎服，可治产后气血虚、头昏目眩、恶露不尽、乳汁不下、缺乳、肢体麻木、心慌心悸等症状。狗牙花根5克、小拔毒散根10克、草决明根10克，煎服；或单用狗牙花根5克，煎服，可治腹痛腹泻、赤白下痢。

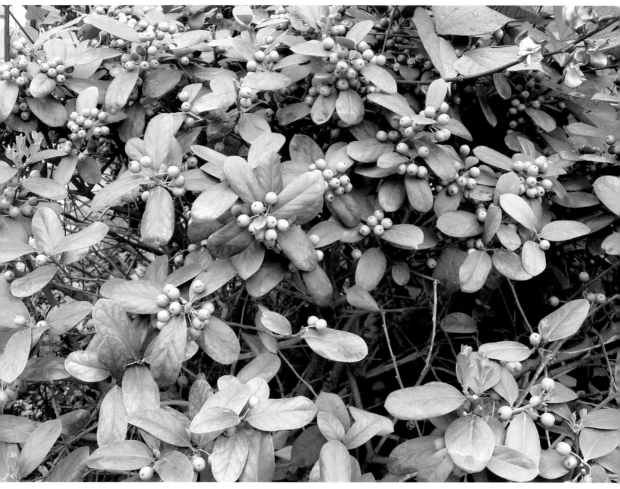

图 2-147　构骨

147　构骨

别称猫儿刺、老虎刺、构骨，为冬青科冬青树常绿灌木或小乔木。在欧美国家常用于圣诞节的装饰，故也称"圣诞树"。产于江苏、上海、安徽、浙江、江西、湖北、湖南等省市，云南昆明等城市庭园有栽培，欧美一些国家植物园等也有栽培。生于山坡谷地灌木丛中，现各地庭园常有栽培，分布于长江中下游地区各省（图2-147）。

叶、子与根入药。构骨叶，微苦，性凉。具有养阴清热、补益肝肾之功效，主治肺结核咯血、肝肾阴虚、头晕耳鸣、腰膝酸痛。构骨子，味苦、涩，性微温，具有补肝肾、止泻之功效，主治体虚低热、月经过多、白带异常、腹泻。根，味苦，性凉，具有祛风、止痛、解毒之功效，主治骨节酸痛。孕畜慎服。

148 枸杞

枸杞为商品枸杞子、植物宁夏枸杞、中华枸杞等枸杞属物种的统称，多指宁夏枸杞的果实"枸杞子"。中华枸杞分布于我国东北、河北、山西、陕西、甘肃南部以及西南、华中、华南和华东地区，朝鲜、日本、欧洲有栽培或逸为野生。常生于山坡、荒地、丘陵、盐碱地、路旁及村边宅旁。在我国除普遍野生外，各地也有作药用、蔬菜或绿化栽培。宁夏枸杞由我国西北地区的野生枸杞演化而成，现有的栽培品种仍可以在适宜的条件下野生（图2-148）。

果实、叶与根皮（地骨皮）入药。枸杞子，6~11月果实陆续红熟，要分批采收，迅速将鲜果摊在芦蓆上，厚不超过3厘米，一般以1.5厘米为宜，放阴凉处晾至皮皱，然后暴晒至果皮起硬，果肉柔软时去果柄，再晒干。味甘，性平。入肝、肾经。具有养肝、滋肾、润肺之功效，主治肝肾阴虚证：①肝肾不足、精血亏虚之头目眩晕、视力减退，常配菊花、熟地黄等，如杞菊地黄丸（《医级》）；②肝肾阴虚之腰膝酸软、遗精，常配地黄、沙参等，如一贯煎（《续名医类案》）；③阴虚消渴，常与地黄、麦冬等同用。外邪实热，脾虚有湿及泄泻者忌服。煎汤内服，5~15克；或入丸、散、膏、酒剂。

枸杞叶，春季至初夏采摘，洗净，多鲜用。味苦、甘，性凉，具有补虚益精，清热明目之功效。除了作蔬菜食用，还作枸杞叶茶。

地骨皮，春初或秋后采挖，洗净泥土，剥下根皮，晒干。味甘，性寒，入肺、肝、肾经。具有凉血止血、清热退蒸、清泻肺热、清热滋阴、清热解毒之功效，主治虚劳潮热盗汗、肺热咳喘、吐血、衄血、血淋、消渴、痈肿、恶疮。煎汤内服，9~15克；或入丸、散；外用，煎水含漱、淋洗，研末撒或调敷。

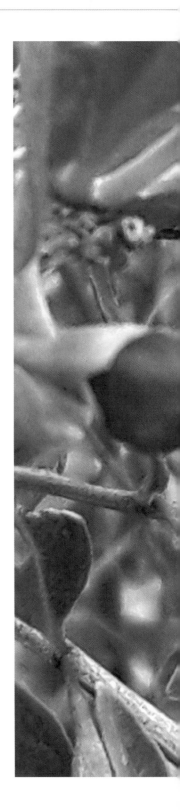

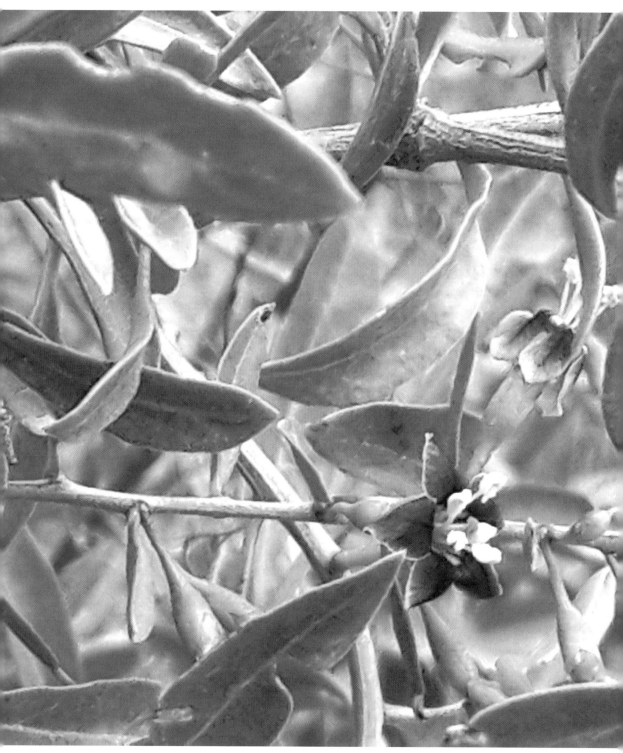

图2-148　枸杞

149　构树

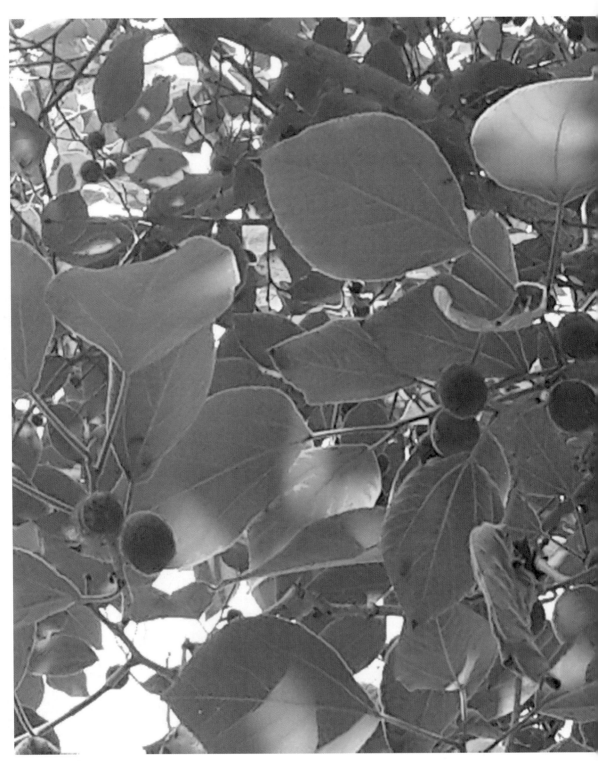

图 2-149　构树

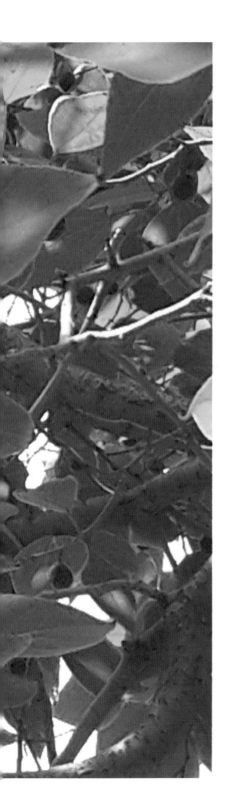

　　别称构桃树、构乳树、楮树、楮实子、沙纸树、谷木等。产于我国南北各地，分布于黄河、长江和珠江流域等地区，也见于越南、日本、缅甸、泰国、马来西亚、朝鲜等国。常野生或栽于村庄附近的荒地、田园及沟旁。嫩叶可喂猪，尤其是构树叶经生物发酵后具有独特的清香味，猪喜吃，吃后贪睡、肯长。不同品种和不同生长阶段的饲料消化率可达80%以上（图2-149）。

　　构树以乳液、根皮、树皮、叶、果实及种子入药。子，药名楮实子。秋季果实成熟时采收，洗净，晒干，除去灰白色膜状宿萼及杂质。味甘，性寒，入肝、肾经。具有补肾、强筋骨、清肝明目、利尿之功效，主治腰膝酸软、虚劳骨蒸、头晕目昏、目生翳膜、水肿胀满。煎汤内服，6～12克。

　　叶，全年均可采收，鲜用或晒干。味甘，性凉；具有清热、凉血、利湿、杀虫之功效，主治鼻衄、肠炎、痢疾。煎汤内服，3～6克，或捣汁或入丸、散；外用，适量，捣敷。

　　构皮麻，为小构树的嫩枝叶、树汁或根皮。全年均可采剥，鲜用或晒干。味甘、淡，性平，入肝、肾、膀胱经。具有祛风除湿、散瘀消肿、利尿之功效，主治风湿痹痛、泄泻、痢疾、黄疸、水肿、痛疖、跌打损伤；外用治神经性皮炎及癣症。煎汤内服，30～60克；外用，鲜品适量捣敷，或煎汤洗涂。

　　乳汁，夏、秋季采收乳液，割伤树皮取鲜浆汁外搽。具有利水、消肿、解毒之功效，主治水肿、癣疾及蛇、虫、蜂、蝎、狗咬伤。

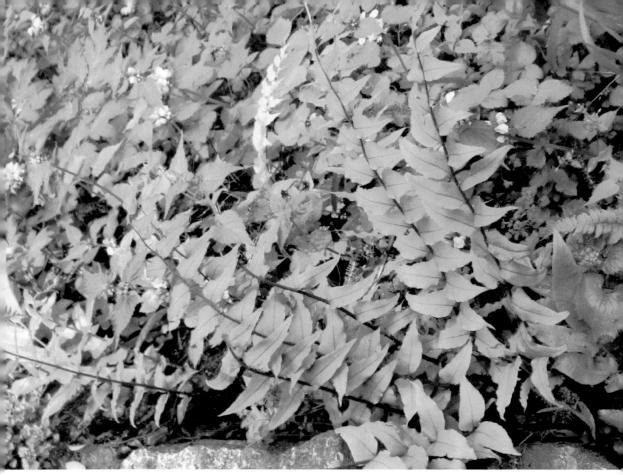

图 2-150　贯众

150　贯众

别称止泺、贯节、贯渠、百头、虎卷、扁苻、贯来、贯中、渠母、贯钟、伯芹、药渠、黄钟、伯萍、乐藻、草鸱头、伯药、药藻、凤尾草、蕨薇菜根、贯仲、管仲、绵马贯仲。原植物有5科31种，其中主要有鳞毛蕨科植物粗茎鳞毛蕨（绵马贯众）、球子蕨科植物荚果蕨（荚果蕨贯众）、紫萁科植物紫萁（紫萁贯众）、乌毛蕨科植物芽狗脊蕨和狗脊蕨（狗脊贯众）。分布于我国东北地区及内蒙古、河北、北京等地，生于海拔300～1200米的林下沼泽地或林下阴湿处（图2-150）。

根茎入药。秋季采收，将全株挖起，除去地上部分及须根，洗净，晒干。应用时，用清水稍浸，取出，早晚各洒水一次，润软，切片，晒干。贯众炭，取净贯众片炒至焦黑色为度，喷洒清水，放凉。味苦、涩，性微寒，有小毒，入肝、胃经。具有杀虫、清热、解毒、凉血止血之功效，主治风热感冒、温热斑疹、吐血、咯血、衄血、便血、崩漏、血痢、带下及钩虫、蛔虫、绦虫等肠寄生虫病。煎汤内服，6～9克；或入丸、散。外用适量，研末调涂。阴虚内热及脾胃虚寒者不宜，孕畜禁用。

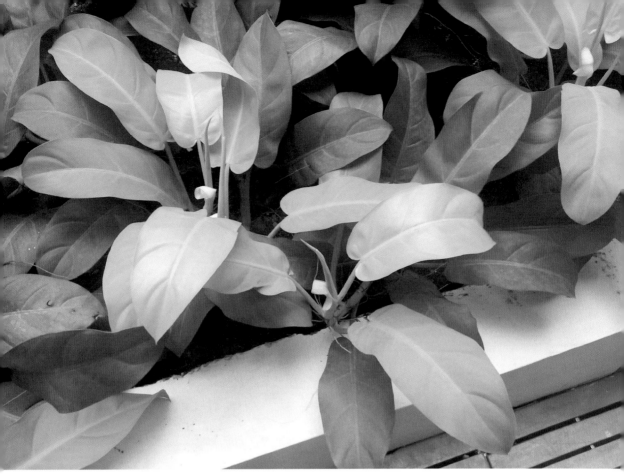

图 2-151　广东万年青

151　广东万年青

别称粗肋草、亮丝草、粤万年青、开喉剑、冬不凋草等。原产于印度、马来西亚，我国广东南海区、佛山南海、广西至云南富宁、屏边、广东及越南、菲律宾也有分布，在海拔500～1700米的密林下草地中生长。南北各省常盆栽置室内供药用和观赏（图2-151）。

根茎及叶入药。根茎，秋后采收，鲜用或切片晒干；茎叶，夏末采收，鲜用或切段、晒干。味辛、微苦，性寒，有毒。具有清热凉血、消肿拔毒、止痛之功效，主治咽喉肿痛、白喉、肺热咳嗽、吐血、热毒便血、疮疡肿毒、蛇、犬咬伤。煎汤内服，6～15克。外用，适量，捣汁含漱，或捣敷，或煎水洗。

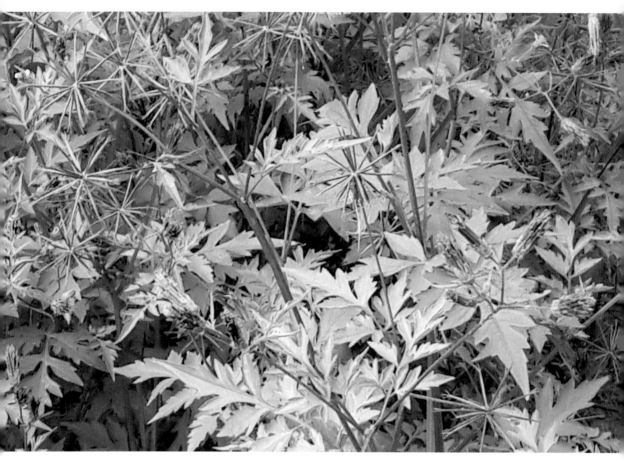

图 2-152　鬼针草

152　鬼针草

　　别称鬼针、鬼钗、婆婆针、老君须。产于我国华东、华中、华南、西南地区及陕西、甘肃等地，广布于亚洲和美洲热带和亚热带地区。生于村旁、路边及荒地中（图 2-152）。

　　全草入药。夏、秋季采收地上部分，晒干。味甘、微辛，性平，无毒。具有清热解毒、散瘀活血之功效，主治上呼吸道感染、咽喉肿痛、急性阑尾炎、急性黄疸型肝炎、胃肠炎、风湿性关节痛、疟疾，外用治疮疖、毒蛇咬伤、跌打肿痛。煎汤内服，15～30克，鲜者30～60克，或捣汁；外用，捣敷或煎水熏洗。

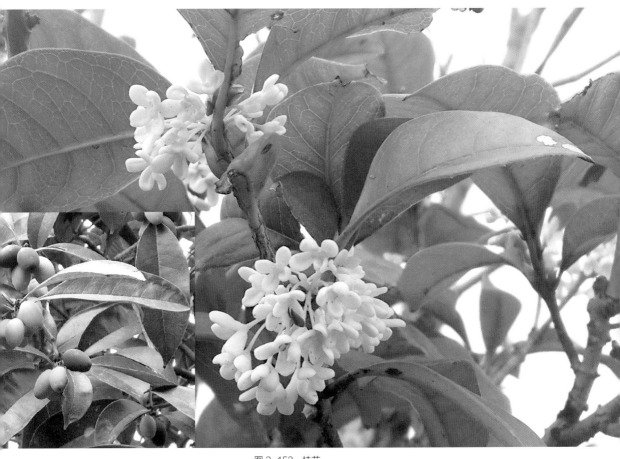

图 2-153 桂花

153 桂花

桂花是我国木樨属众多树木的习称，代表物种为木樨，别称岩桂、九里香、金粟。原产于我国西南部，现各地广泛栽培。桂花经过长期栽植、自然杂交和人工选育，已初步确定品种32个。就花色而言，有金桂、银桂、丹桂之分；就叶型而言，有柳叶桂、金扇桂、滴水黄、葵花叶、柴柄黄之分；就花期而言，有八月桂、四季桂、月月桂之分等（图2-153）。

花、果与根入药。花，味辛，性温，具有散寒破结、化痰止咳之功效，主治牙痛、咳喘痰多、经闭腹痛。果，味辛、甘，性温，具有暖胃、平肝、散寒之功效，主治虚寒胃痛。根，味甘、微涩，性平，具有祛风除湿、散寒之功效，主治风湿筋骨疼痛、腰痛、肾虚牙痛。花3～12克，果6～12克，根60～90克，冲茶或煎汤服。

154　哈密瓜

　　别称甜瓜、甘瓜、网纹瓜、雪瓜、贡瓜。我国各地广泛栽培，世界温带至热带地区也广泛栽培。哈密瓜品种有180多个，形状有椭圆形、卵圆形、纺锤形、长棒形；大小不一，小者1千克，大者15～20千克；果皮有网纹、光皮两种；色泽有绿、黄白等，果肉有白色、绿色、橘红色，肉质分脆、酥、软，风味有醇香、清香和果香等。较为名贵的品种有50多个（图2-154）。

　　瓜入药。味甘，性偏寒，具有疗饥、利小便、益气、除烦热、防暑气、清肺热、止咳等功效，可治中暑、发烧、口渴、口鼻生疮、尿路感染等，适用于肾病、胃病、咳嗽痰喘、贫血、便秘、心神焦躁不安、身心疲倦或口臭的患者。

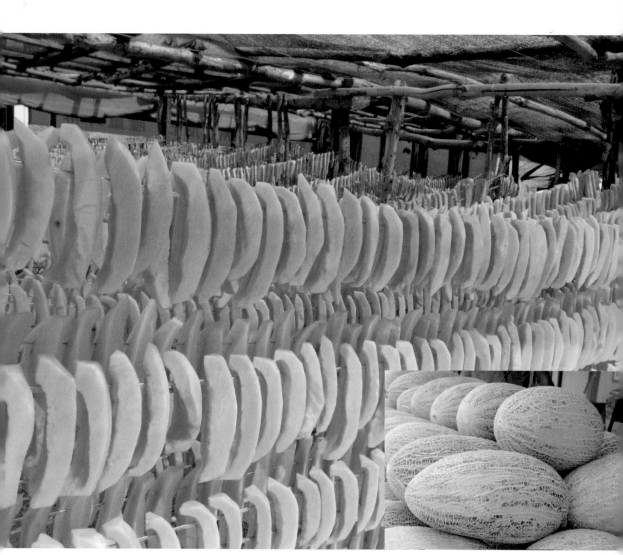

图 2-154　哈密瓜

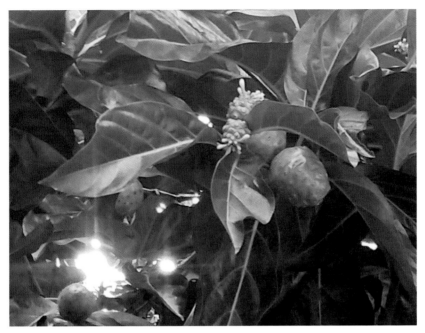

图 2-155 海滨木巴戟

155 海滨木巴戟

别称海巴戟天、海巴戟、橘叶巴戟、檄树。分布于我国台湾、海南岛及西沙群岛等地，自印度和斯里兰卡，经中南半岛，南至澳大利亚北部，东至波利尼西亚等广大地区及其海岛均有分布。生于海滨平地或疏林，在东南亚常种植于庭园。果实可吃，具有强烈的独特味道，因此又被称为"乳酪果"。根、茎可提取橙黄色染料，皮含柚木醌二酚、巴戟醌，在印度尼西亚、大溪地岛、马来西亚、澳大利亚、夏威夷土著民中，是必不可少的日常保健品（图2-155）。

临床药理研究表明，它能维护细胞组织的正常功能，增强免疫力，改变细菌群生态而提高消化功能，可帮助睡眠及缓解精神压力，恢复体力和耐力，减肥和养颜美容。在医疗方面，它能抗病毒、抗癌（如肺癌），对治疗自身免疫疾病（如风湿病），阻止急性、慢性疼痛的发生、哮喘等呼吸道疾病、糖尿病、肾炎、关节炎、癔症、敏感症、动脉硬化、月经失调、心血管疾病（高血压、心肌梗死）等，都具有疗效。

熟果用来发酵酵素比较好；青果用于煮水喝或切片晒干后当茶泡着喝，或炖汤、炖排骨等。但要注意，果汁应空腹饮用，前后一定要喝250毫升以上温开水，将胃里残留的酸碱液冲掉，以增强吸收和排毒功能；否则，会被"中和"掉而失去功效。喝完0.5～1小时后，才能用餐。喝后2小时内不可喝茶和咖啡，以免茶碱、咖啡碱将其"中和"而失去功效。

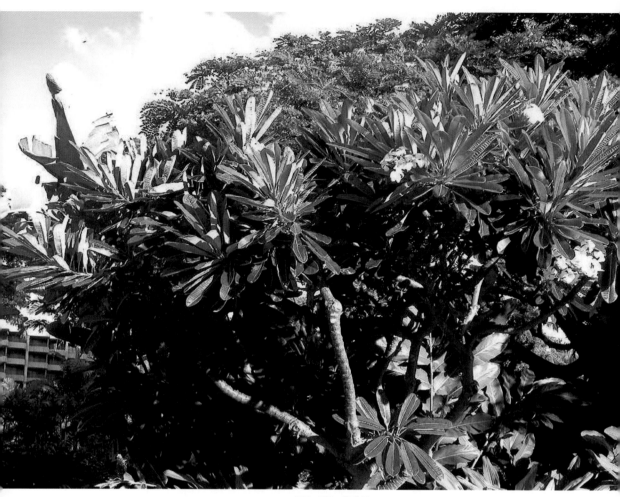

图2-156　海芒果

156　海芒果

　　别称海杧果、海檬果、山樣仔、猴欢喜、海樣仔、黄金茄、山杧果、牛心荔、牛心茄等，属于夹竹桃科海芒果属常绿乔木。产于我国广东、广西、台湾、海南及澳大利亚和亚洲等地。喜温暖湿润气候。海芒果看起来和芒果很相似，却是两种不同的植物。海芒果开白花，是一朵一朵的，果是红色圆形的；而芒果开的花是灰色的，是一簇一簇的，果的形状是腰形的（图2-156）。

　　树皮、叶、乳汁可入药，有下泻、堕胎之功效，但服用过量也可致命。果皮中含有海杧果碱、毒性苦味素、生物碱、氢氰酸，人、畜误食可致命。种子含强心苷、氢氰酸等有毒化学成分，致命程度更高。

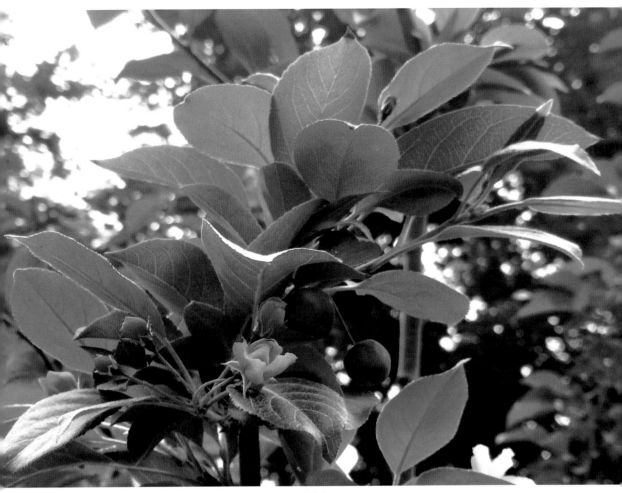

图 2-157 海棠花

157 海棠花

别称海棠。原产于我国，在山东、河南、陕西、安徽、江苏、湖北、四川、浙江、江西、广东、广西等省（区）都有栽培。产于平原或山地，海拔50～2000米（图2-157）。

花入药。味甘、酸，性平，具有健脾止泻、利尿、消渴、健胃等功效。贴梗海棠的果实叫川木瓜，即为中药木瓜，具有疏通经络、祛风活血、强壮、兴奋、镇痛、平肝、和脾、化湿舒筋之功效，主治中暑、霍乱转筋、脚气水肿、湿痹等症。浸酒（木瓜酒），主治风湿性关节痛。木瓜海棠，具有祛风、顺气、舒筋、止痛之功效，并能解酒去痰、煨食止痢。

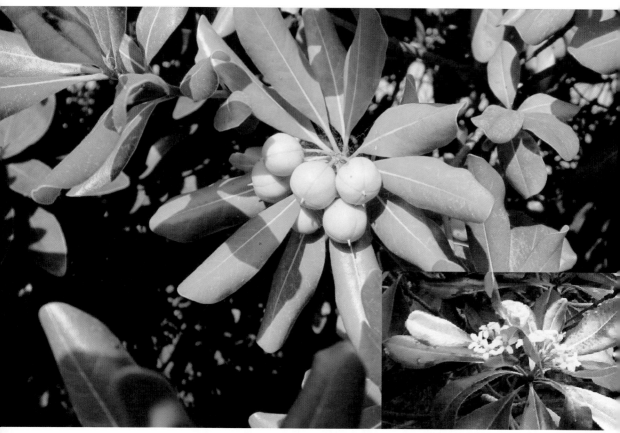

图 2-158　海桐

158　海桐

　　别称刺桐、海桐花、山矾、七里香、宝珠香、山瑞香。产于我国江苏南部、浙江、福建、台湾、广东等地；朝鲜、日本也有分布。长江流域、淮河流域分布广泛，园林用的海桐产地有江苏、苏州、张家港等（图2-158）。

　　皮、根、叶、花和种子均可入药。皮，味苦、辛，性平，入肝、脾经。具有祛风除湿、通经络、杀虫之功效，主治风湿痹痛、痢疾、牙痛、疥癣。根，味苦、辛，性温。具有祛风活络、散瘀止痛之功效，主治风湿性关节炎、坐骨神经痛、骨折、骨痛、神经衰弱、梦遗滑精。叶能解毒、止血。刺桐花止金疮血有特效。种子能涩肠、固精，对二氧化硫等有毒气体有较强的抗性。皮，煎汤内服6～8克，或浸酒；外用，煎水洗或研末调敷。根15～30克；子4.5～9克；叶外用适量，捣烂敷患处。

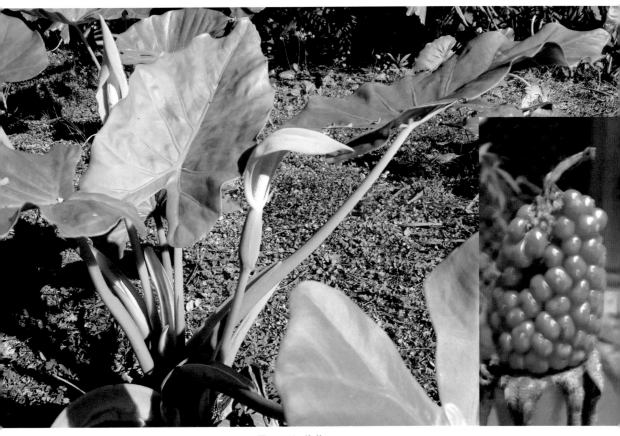

图 2-159 海芋

159 海芋

别称狼毒（地下茎）、野芋、天芋、天荷、观音莲、羞天草、隔河仙、观音芋、广东狼毒、巨型海芋、滴水观音（商品名）。产于我国江西、福建、台湾、湖南、广东、广西、四川、贵州、云南等地的热带和亚热带地区，海拔1700米以下，常成片生长于热带雨林林缘或河谷野芭蕉林下。国外自孟加拉国、印度东北部至马来半岛、中南半岛以及菲律宾、印度尼西亚都有栽培（图2-159）。

根茎入药。全年可采收，去外层粗皮，鲜用或切片晒干。味微辛、涩，性寒，有毒。具有清热解毒、消肿之功效，主治感冒、肺结核、肠伤寒；外用治虫、蛇咬伤和疮疡肿毒，调煤油外用可治神经性皮炎。兽医用茎治牛伤风、猪丹毒。全株有剧毒，地下茎尤甚，不可生食，须久煎并换水2～3次后，方能服用。干品9～15克，鲜品30～60克；外用适量，鲜品捣烂敷患处，不能敷正常皮肤。

160　海枣

　　别称波斯枣、番枣、伊拉克枣、蜜枣、枣椰子、枣椰树、仙枣、椰枣。原产于西亚和北非地区。我国福建、广东、广西、云南等省区有引种栽培，在云南元谋露地栽培能结实。海枣是干热地区重要果树作物之一，且有大面积栽培，尤以伊拉克为多，占全世界的1/3（图2-160）。

　　果实入药。味甘，性温，具有补中益气、除痰嗽、补虚损、消食、止咳之功效，主治缺奶、助产、便秘、性功能低下。尤其是海枣汁和牛奶、蜂蜜混合食用，对性功能恢复有益处，可以说是强身健体的天然伟哥。海枣在补血方面不如红枣，后者是专门治疗贫血的，但海枣对性功能有很大的提升和帮助作用，却是红枣所没有的。推荐怀孕期间多吃海枣，能有助于分娩顺利进行。

图2-160　海枣

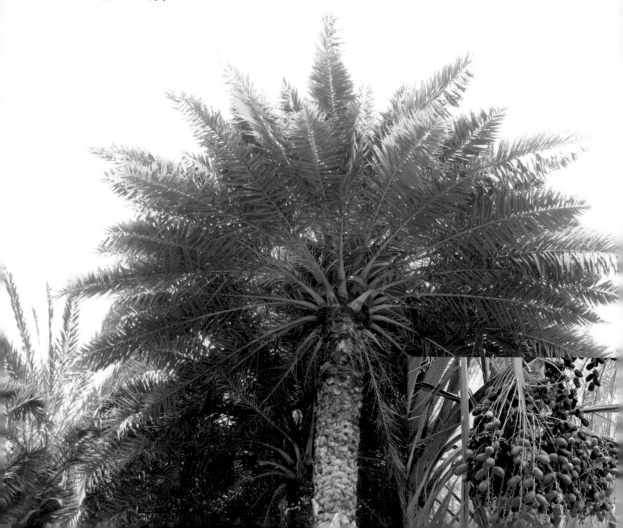

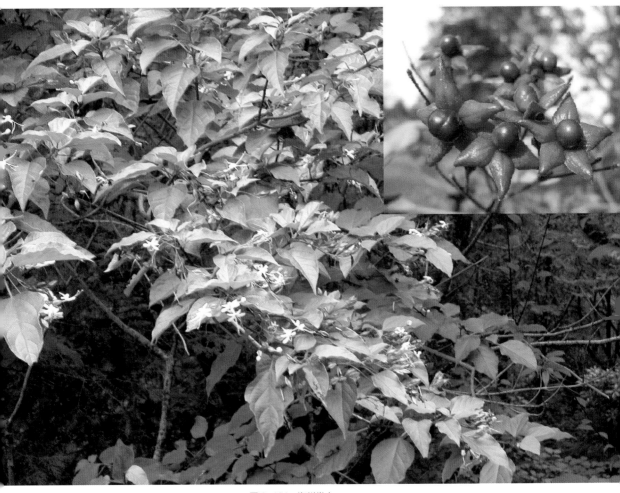

图 2-161　海州常山

161　海州常山

　　别称臭梧桐、泡花桐、八角梧桐、追骨风、后庭花、香楸、泡火桐、海桐、臭桐、臭芙蓉等。产于辽宁、甘肃、陕西以及华北、中南、西南地区。生于海拔2400米以下的山坡灌丛中。朝鲜、日本以及菲律宾北部也有分布（图2-161）。

　　根、茎、叶、花入药。8～10月开花后，或在6～7月开花前采集，割取花枝及叶，捆扎成束，晒干。味辛、苦、甘，性凉，入肝经。具有祛风除湿、清热利尿、止痛、平肝降压之功效，主治风湿痹痛、半身不遂、高血压病、偏头痛、疟疾、痢疾、痔疮、痈疽疮疖。煎汤内服，9～15克，鲜者30～60克；浸酒或入丸、散。外用：煎水洗，研末调敷或捣敷。经高热煎煮后，降压作用减弱。

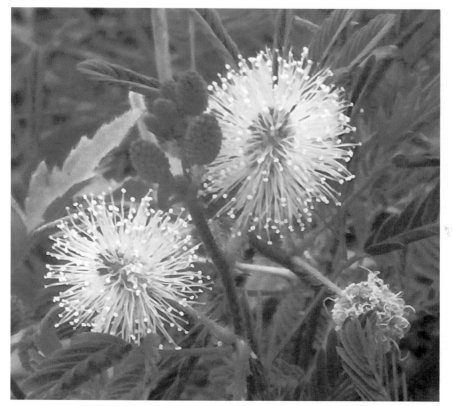

图 2-162 含羞草

162 含羞草

别称感应草、知羞草、呼喝草、怕丑草。原产于热带美洲，已广布于世界热带地区。产于我国台湾、福建、广东、广西、云南等地。生于旷野荒地、灌木丛中，长江流域常有栽培供观赏。在受到人们触动时，其叶柄下垂，小叶片合闭，因此人们理解它为"害羞"，故称之为含羞草（图 2-162）。

全草与根入药。全草，味甘、涩，性凉。具有宁心安神、清热解毒之功效，主治吐泻、失眠、小儿疳积、目赤肿痛、深部脓肿、带状疱疹。煎汤内服，15～30克，鲜品30～60克；或炖肉。外用，适量，捣敷。本品有麻醉作用，内服不宜过量，孕妇忌服。

根，夏、秋季采收，洗净，晒干。味涩、微苦，性温，有毒。具有止咳化痰、利湿通络、和胃、消积之功效，主治咳嗽痰喘、风湿性关节痛、消化不良。煎汤内服，9～15克；或浸酒。

163　蔊菜

　　别称辣米菜、野油菜、塘葛菜、干油菜、石豇豆、鸡肉菜、田葛菜、江剪刀草、野雪里蕻、野芥草、野菜花、山芥菜、独根菜、山萝卜、金丝荚。全国各地普遍有分布，生于路旁或田野（图2-163）。

　　全草入药。5～7月采收全草，鲜用或晒干。味辛、苦，性微温，入肺、肝经。具有清热利尿、活血通经、镇咳化痰、健胃理气、解毒之功效，主治感冒、热咳、咽喉肿痛、麻疹透发不畅、风湿性关节炎、黄疸、水肿、漆疮、经闭、跌打损伤等病症。煎汤内服，10～30克，鲜品加倍；或捣汁服。外用，适量捣敷。

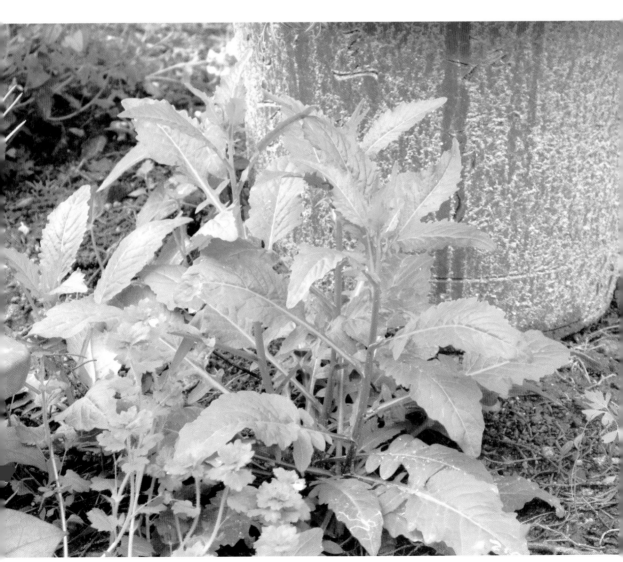

图 2-163　蔊菜

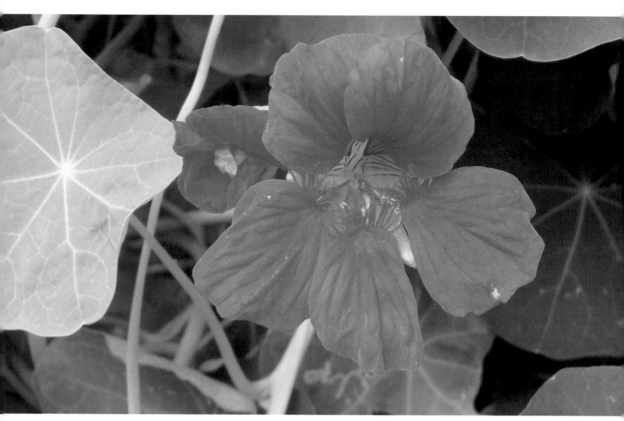

图2-164　旱金莲

164　旱金莲

　　别称旱荷、寒荷、金莲花、旱莲花、金钱莲、寒金莲。原产于南美秘鲁、巴西等地，我国普遍引种作为庭园或温室观赏植物。我国河北、江苏、福建、江西、广东、广西、云南、贵州、四川、西藏等省区均有栽培为盆栽或露地观赏花卉，有时逸为野生（图2-164）。

　　全草入药。秋、冬季采收，多鲜用。味辛，性凉。具有清热解毒之功效，主治眼结膜炎、痈疖肿毒。外用适量。除过清热解毒之外，还具有滋阴降火、养阴清热和消火杀菌的作用，长期饮用可清咽润喉；尤其对慢性咽炎、喉炎、扁桃体炎和声音嘶哑者有消炎、预防和治疗作用。配适量的白糖、枸杞子、甘草、玉竹等一起饮用，效果更佳。

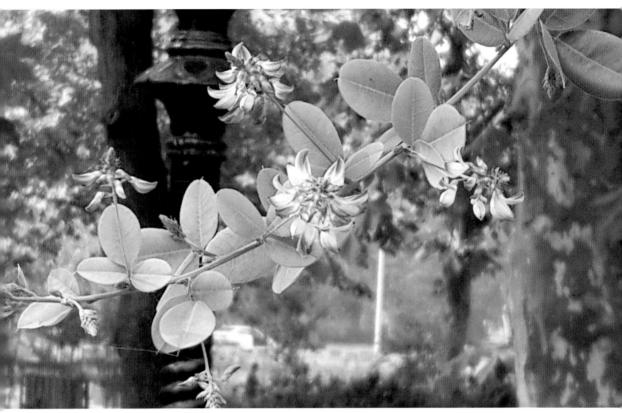

图 2-165-1　杭子梢

165　杭子梢

　　别称滇南杭子梢、干枝柳、三叶豆、化食草。产自河北、山西、陕西、甘肃、山东、江苏、安徽、浙江、江西、福建、河南、湖北、湖南、广西、四川、贵州、云南、西藏等省区。朝鲜也有分布。生长于海拔150～2000米的山坡、灌丛、林缘、山谷沟边及林中。注意与胡枝子区别，胡枝子的小叶几无被毛，杭子梢嫩枝密被毛，叶片下也具毛，此外杭子梢的花梗与花几乎等长，而胡枝子的花梗要短得多（图2-165-1、图2-165-2）。

　　滇南杭子梢的根入药，秋季采收。味甘，性温。具有祛瘀止痛、清热利湿之功效，主治跌打损伤（适量，加甜酒捣绒，敷患处）、刀伤（适量捣绒，敷伤口）、痢疾（15克，煨水服）。

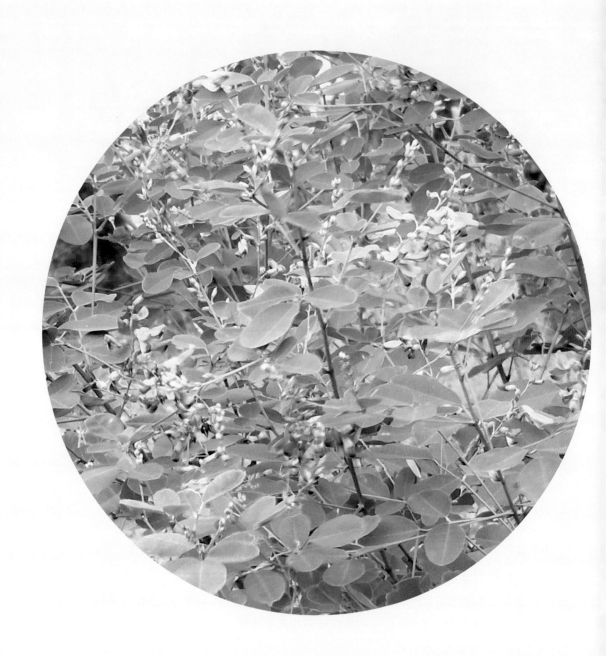

图 2-165-2　胡枝子

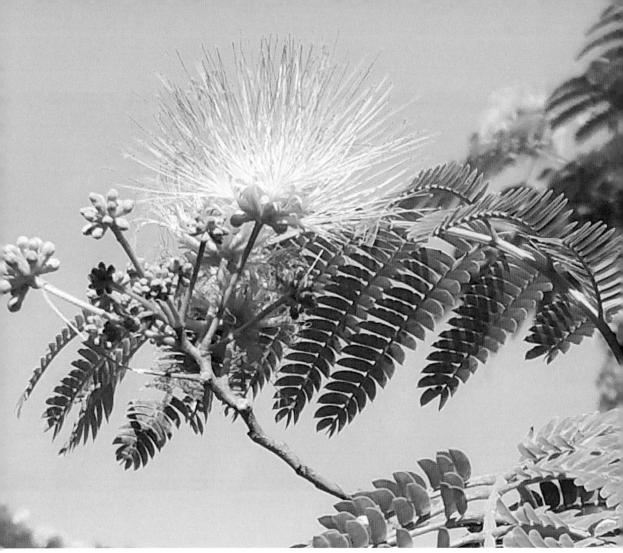

图2-166 合欢树

166 合欢树

别称马缨花、绒花树、合昏、夜合树、乌绒、扁担树、福榕树、绒线花、夜合花。原产于美洲南部，我国黄河流域至珠江流域各地也有分布，主要分布于华东、华南、西南地区以及辽宁、河北、河南、陕西等省。朝鲜、日本、越南、泰国、缅甸、印度、伊朗及非洲东部、中亚至东亚地区也有分布，美洲亦有栽培。生于山坡或栽培（图2-166）。

花与树皮入药。花开时采集的花称合欢花，花未开含苞欲放时采集的花蕾称合欢米；除去枝叶，晒干药用。性平，味甘。具有解郁安神之功效，主治心神不安、忧郁失眠。夏、秋季采剥树皮，晒干药用，称为合欢皮。味甘，性平。有解郁、和血、宁心、消痈肿之功效。主治心神不安、忧郁、失眠、肺痈、痈肿、瘰疬、筋骨折伤。

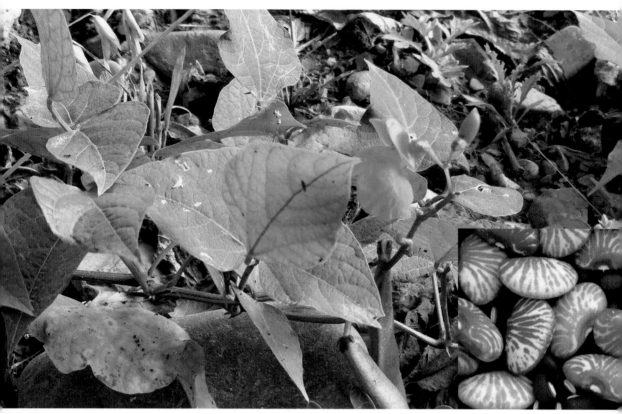

图 2-167 荷包豆

167 荷包豆

　　荷包豆因外形酷似少数民族的荷包而得名，又因其形状如人体肾脏、全身布满红色经络花纹而得名肾豆。别称祛湿豆、皇帝豆、招财豆、富贵豆、相思豆、花纹豆、香菇豆、虎纹豆、长寿豆等。主要分布于我国长江以南地区。许多地方曾引进种植，但大多数情况下只开花不结果或者产量极低，唯有洱源的土壤及气候比较适宜种植，产量和品质俱佳，特别是牛街地区现已形成产业化（图2-167）。

　　荷包豆具有健脾壮肾、增强食欲、抗风湿的功效，对肥胖症、高血压、冠心病、糖尿病、动脉硬化及肾虚等有食疗作用，尤其是荷包豆能把各种肉类中的脂肪降低，实为神奇的煲汤佳品。

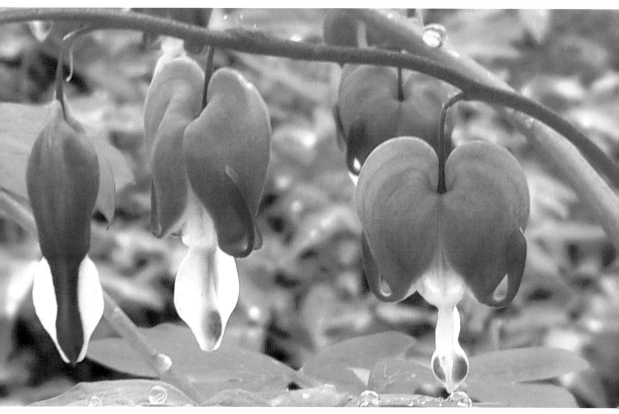

图 2-168　荷包牡丹

168　荷包牡丹

别称土当归、活血草、荷包花、蒲包花、兔儿牡丹、铃儿草、鱼儿牡丹。原产于我国北部（北至辽宁）、俄罗斯西伯利亚及日本，河北、甘肃、四川、云南也有分布，生于海拔780 ～ 2800米的湿润草地和山坡（图2-168）。

根茎入药。夏季采挖，洗净，晒干或鲜用。味辛、苦，性温，入肝经。具有祛风、活血、镇痛之功效，主治金疮、疮毒及胃痛。酒煎服，或捣汁，酒冲服。用其根捣汁，酒冲服之，令人沉醉，金疮之圣药也。全草也可入药，有镇痛、解痉、利尿、调经、散血、和血、除风、消疮毒等功效。

169 荷花

别称莲花、水芙蓉、藕花、芙蕖、水芝、水华、泽芝、芬陀利花、水芸、水目、菡萏（hàndàn，古人称未开的荷花为菡萏，即花苞）、水旦草、芙蓉、玉环、六月春、中国莲、六月花神、藕花、灵草、玉芝、水中芙蓉、水宫仙子、君子花、天仙花、红蕖、溪客、碧环鞭蓉、鞭蕖、金芙蓉、草芙蓉、静客、翠钱、红衣、宫莲、佛座须等。荷花种类很多，分观赏和食用两大类。原产于亚洲热带和温带地区，我国早在周朝就有栽培。一般分布在中亚、西亚、北美地区以及印度、中国、日本等亚热带和温带地区，但我国台湾地区则是在100年前才由日本引进，在台南白河镇、嘉义一带广有种植，成为台湾最主要的观光地区之一（图2-169）。

荷花、莲子、莲衣、莲房、莲须、莲子心、荷叶、荷梗、藕节等均可药用。由于莲的品种繁多，不同品种的不同部位，其药效可能略有差异。

荷花，6～7月采收含苞待放的大花蕾或开放的花，阴干。味苦、甘，性温。具有散瘀止血、去湿消风之功效，主治损伤呕血、血淋、崩漏下血、天疱湿疮、疥疮瘙痒。研末内服，1～1.5克；煎汤，6～9克；外用，适量，鲜者贴敷患处。

莲子，9～10月果实成熟时，剪下莲蓬，剥出果实，趁鲜用快刀划开，剥去壳皮，晒干。用时拣尽杂质即可，或砸碎、去皮、去心用；或将石莲子置锅内水煮后，切开，去皮，晒干。味甘、涩，性平。入心、脾、肾、胃、肝、膀胱经。具有补脾止泻、益肾固精、养心安神之功效，主治脾虚久泻、泻久痢、肾虚遗精、滑泄、小便不禁、崩漏带下、心神不宁、惊悸、不眠。煎汤内服，6～15克，或入丸、散。中满痞胀及大便燥结者，忌服。

莲须，夏季花开时选晴天采收雄蕊，盖纸晒干或阴干。味甘、涩，性平，入心、肾经。具有清心益肾、涩精止血之功效，主治遗精、尿频、遗尿、带下、吐血、崩漏。煎汤内服，3～9克，或入丸、散。

莲房，秋季果实成熟时采收，除去果实，保留花托，晒干。莲房炭：取净莲房置锅内，上覆一口径稍小的锅，上贴白纸，两锅交接处用黄泥封严，煅至白纸呈焦黄色，停火，待凉取出。味苦、涩，性温。入足厥阴血分。具有消瘀、止血、去湿之功效，主治血崩、月经过多、胎漏下血、瘀血腹痛、产后胎衣不下、血痢、血淋、痔疮脱肛、皮肤湿疮。煎汤内服，4.5～9克，或入丸、散；外用，煎水洗或研末调敷。

荷叶，6～9月花未开放时采收，除去叶柄，晒至七八成干，对折成半圆形，晒干。夏季，亦用鲜叶或初生嫩叶（荷钱）。用时以水洗净，剪去蒂及边缘，切丝，晒干。荷叶炭：取净荷叶，置锅内，上覆一口径略小的锅，上贴白纸，两锅交接处用黄泥封固，煅至白纸呈焦黄色，停火，待冷取出。味苦、涩，性平，入心、肝、脾、胆、肺经。具有清热解暑、升发清阳、散瘀止血之功效，主治暑湿烦渴、头痛眩晕、脾虚腹胀、大便泄泻、吐血下血、产后恶露不净。煎汤内服，3～10克，鲜品15～30克；荷叶炭3～6克，或入丸、散；外用，适量，捣敷或煎水洗。

荷叶蒂，7～9月采取荷叶，将叶基部连同叶柄周围的部分叶片剪下，晒干或鲜用。味苦，性平，无毒。具有清暑去湿、和血安胎之功效，主治血痢、泄泻、妊娠、胎动不安。煎汤内服，4.5～9克，或入丸、散；外用，煎水洗。

荷梗，6～9月采收叶柄或花柄，用刀刮去刺，切段，晒干或鲜用。味微苦，性平，入肝、脾、胃经。具有清热解暑、通气行水之功效，主治暑湿胸闷、泄泻、痢疾、淋病、带下。煎汤内服，9～15克，或15～30厘米。

藕节，秋、冬季采挖根茎（藕），切取节部，洗净，晒干，除去须根。藕节炭，取净藕节置锅内炒至外面呈黑色，内部呈老黄色，稍洒清水，取出，干燥即成。味甘、涩，性平。入心、胃、肝经。具有止血、散瘀之功效，主治咯血、吐血、衄血、尿血、便血、血痢、血崩。煎汤内服，9～15克，或捣汁或入散剂。

图 2-169　荷花

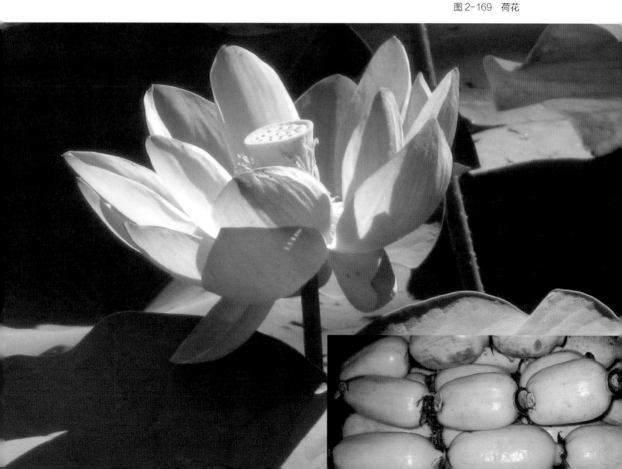

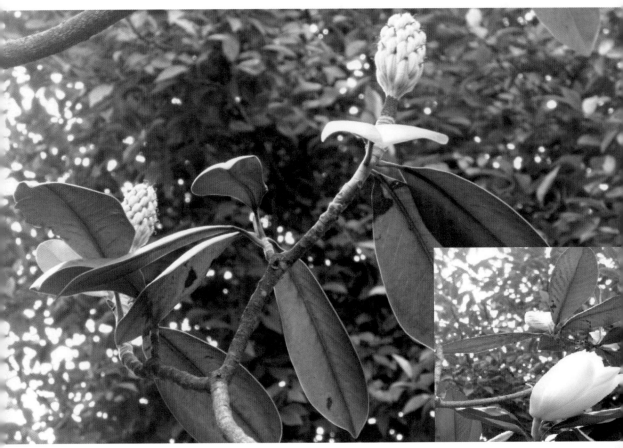

图2-170　荷花木兰

170　荷花木兰

　　别称荷花玉兰、洋玉兰、广玉兰。原产于美国东南部，分布于北美洲以及我国长江流域及以南地区，北方如北京、兰州等地也已有人工引种栽培。是江苏省常州市、南通市、连云港市、安徽省合肥市、浙江省余姚市的市树，在上海、南京、杭州、河南潢川县也比较多见（图2-170）。

　　干燥花蕾和树皮入药。春季采收开放的花蕾，白天暴晒，晚上发汗，五成干时，堆放1～2天，再晒至全干。树皮随时可采收。味辛，性温，入肺、胃、肝经。花蕾具有止痛、祛风散寒等功效，主治鼻塞头痛、外感风寒、高血压、偏头痛等。煎汤内服，3～10克；外用，适量捣敷。

　　树皮具有行气止痛、祛燥湿等功效，主治气滞胃痛、湿阻、脘腹胀痛、呕吐腹泻等。煎汤内服，6～12克；外用，适量捣敷。

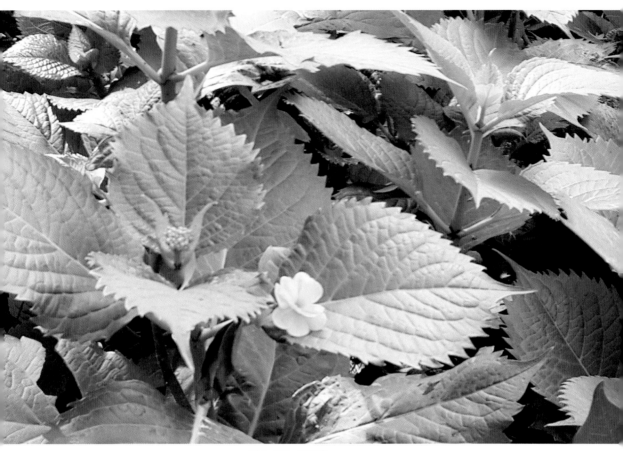

图 2-171 荷青花

171 荷青花

别称刀豆三七、补血草、大叶老鼠七、大叶芹幌子。分布于四川、湖南、湖北、陕西、山西南部、安徽、浙江、辽宁、吉林等地，朝鲜、日本及俄罗斯东西伯利亚也有分布。生于海拔300～1800米的林下、林缘或沟边（图2-171）。

全草入药。全年可采收。味苦，性平。具有祛风除湿、止血、止痛、舒筋活络、散瘀消肿等功效，主治劳伤过度、风湿性关节炎、跌打损伤及经血不调。煎汤内服，3～9克，或泡酒服。

172 鹤虱

　　别称天名精、鹄虱、鬼虱、北鹤虱。分布于东北、华北地区和河南、陕西、甘肃等地。生于沙性土壤上，田边、路旁常见，农田以近地边处较多（图2-172）。

　　果实与全草入药。果实药名鹤虱，秋季果实成熟时采收，晒干，除去杂质。味苦、辛，性平，有毒，入脾、胃、肝经。具有杀虫、清热解毒、健脾和胃之功效，主治虫积腹痛、阴道滴虫。煎汤内服，5～10克，多入丸、散。外用，适量，捣敷。孕畜慎服。

　　全草药名天名精，7～8月采收，洗净，鲜用或晒干。味苦、辛，性寒，入肝、肺经。具有清热、化痰、解毒、杀虫、破瘀、止血之功效，主治乳蛾、喉痹、急慢惊风、牙痛、疔疮肿毒、痔瘘、皮肤痒疹、毒蛇咬伤、虫积、血瘕、吐血、衄血、血淋、创伤出血。煎汤内服9～15克，或研末3～6克，或捣汁，或入丸、散；外用，适量，捣敷，或煎水熏洗及含漱。

图2-172　鹤虱

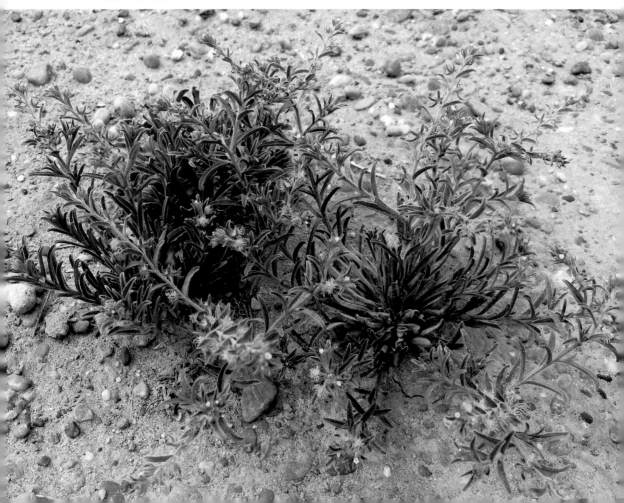

73 黑心金光菊

别称黑心菊。原产于北美洲，现常用于庭园栽培和观赏，可作花境材料，也可在林缘、隙地或房前栽植或成片种植（图2-173）。

黑心金光菊性凉，对于风热型感冒的预防有很大功效。现代研究表明，黑心金光菊是中草药中的广谱抗生素，对多数皮肤真菌、金黄色葡萄球菌等均有较强的抑制作用。其中所含黄酮类化合物具有扩张冠状动脉的作用，可以用来治疗冠心病、高血压。

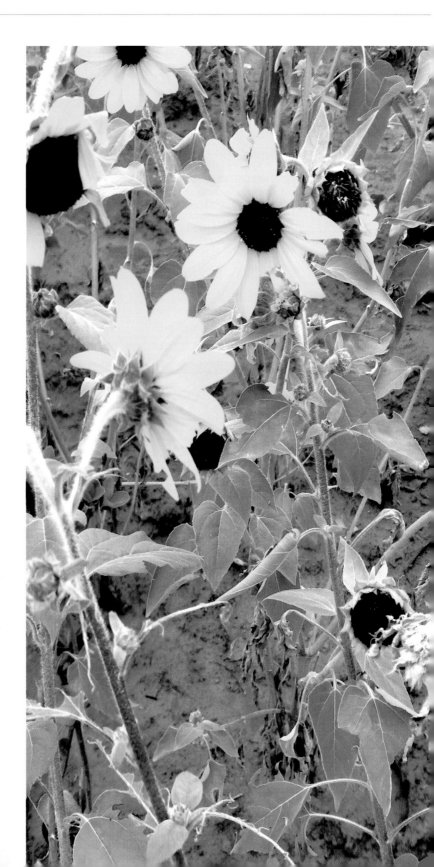

图 2-173 黑心金光菊

174　红背桂

　　别称红紫木、紫背桂、青紫桂、东洋桂花、红背桂花。我国台湾（台北植物园）、广东、广西、云南等地普遍栽培，广西龙州有野生，生于丘陵灌丛中。亚洲东南部各国也有分布（图2-174）。

　　全株入药。全年均可采收，洗净，晒干或者鲜用。味辛、微苦，性平，有毒，入肝经。具有祛风除湿、通经络、活血止痛之功效，主治风湿痹痛、腰肌劳损、跌打损伤、麻疹、腮腺炎、扁桃体炎、心绞痛、肾绞痛。煎汤内服，3～6克；外用适量，鲜品捣敷。

图 2-174　红背桂

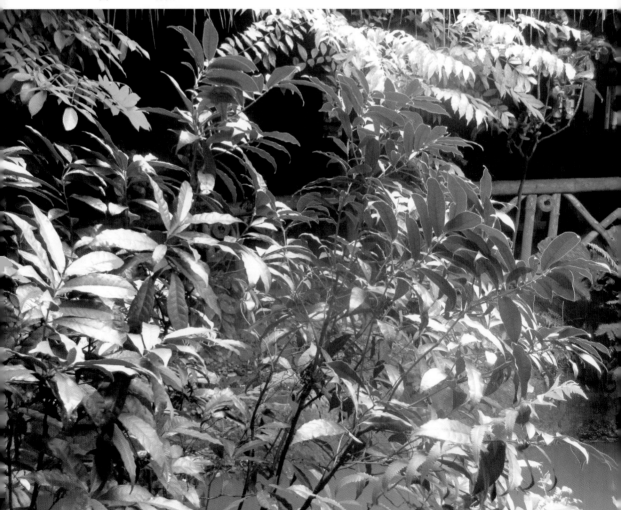

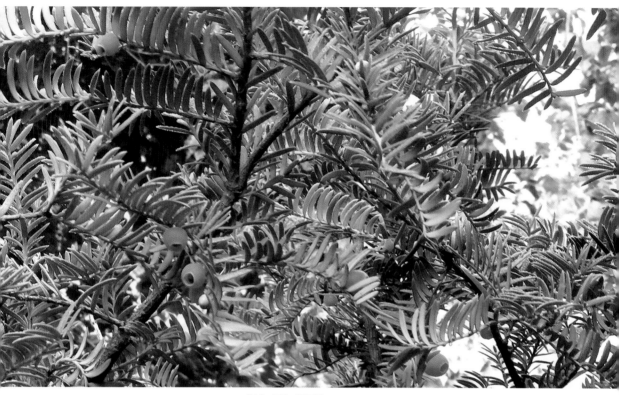

图 2-175　红豆杉

175　红豆杉

别称扁柏、红豆树、紫杉。为我国特有树种，主产于甘肃南部、陕西南部、四川、云南东北部及东南部、贵州西部及东南部、湖北西部、湖南东北部、广西北部和安徽南部（黄山），常生于海拔1000～1200米及以上的高寒石灰岩山区。江西庐山有栽培（图2-175）。

东北红豆杉的枝、叶与南方红豆杉的种子入药。枝、叶，夏、秋季采收，晒干。味淡，性平，入肾经。具有利尿消肿之功效，主治肾炎水肿、小便不利、糖尿病。煎汤内服，叶，5～18克；小枝（去皮），9～15克。

种子，具有驱虫之功效，主治食积、蛔虫病。炒热，水煎服，9～18克。

红豆杉被公认为抗癌植物，树皮和树叶中提炼出的紫杉醇对肿瘤具有独特的抵抗与抑制作用。同时，紫杉醇中的大量化合物具有利尿消肿、温肾通经之功效，主治肾脏病、糖尿病、肾炎水肿、小便不利、淋病及月经不调、产后瘀血、痛经等。但红豆杉具有毒性，注意适应证、用量与用药时间。

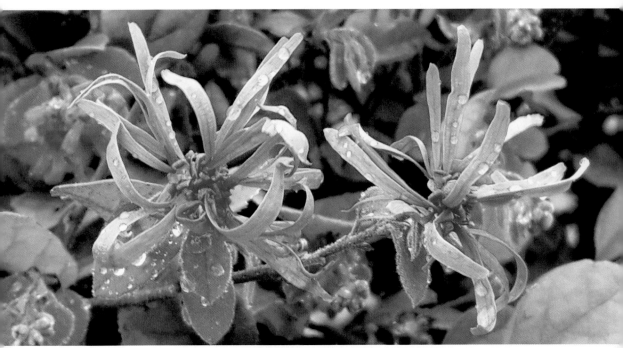

图 2-176　红花檵木

176　红花檵木

别称红继木、红桎木、红桎木、红檵花、红桎花、红桎花、红花继木，为金缕梅科檵木属檵木的变种，常绿灌木或小乔木。原产于湖南，主要分布于我国长江中下游及以南地区、印度北部，亦见于日本（图2-176）。

花、根和叶子入药。花（檵花），清明节前后采收，阴干，置干燥处。味微甘、涩，性平。具有清暑解热、止咳、止血之功效，主治咳嗽、咯血、衄血、血痢、血崩、遗精、泄泻。煎汤内服，6～10克；外用，适量，研末撒；或鲜品揉团塞鼻。

叶（檵木叶），夏、秋季枝叶茂盛时采收，鲜用或干燥。味涩、苦，性凉。具有收敛止血、清热解毒之功效，主治创伤出血、烧烫伤、扭伤、吐血、泄泻。煎汤内服，15～30克，或捣汁；外用，适量，捣敷，研末敷，煎水洗或含漱。

根（檵花根），全年均可采挖，洗净，切块，晒干或鲜用。味苦、涩，性微温。入肝、脾、大肠经。具有止血、活血、收敛固涩之功效，主治咯血、吐血、便血、外伤出血、崩漏、产后恶露不尽、风湿性关节痛、跌打损伤、泄泻、痢疾、白带异常、脱肛。煎汤内服，15～30克；外用，适量，研末敷。

177　红花岩黄芪

　　别称红花岩黄耆。分布于内蒙古、陕西、宁夏、甘肃、青海、新疆、四川、西藏等地，生于荒漠区河岸或沙砾质地（图2-177）。

　　根入药。秋末挖取根，除去根头部及支根，晒干打把。味甘，性温，入心、肺、脾、肾经。具有补气固表、利尿、托毒排脓、生肌敛疮之功效，主治气短心悸、倦怠、乏力、自汗、盗汗、久泻、脱肛、子宫脱垂、体虚水肿、慢性肾炎、痈疽难溃或溃久不敛。补气宜炙用，止汗、利尿、托毒排脓、生肌宜生用。煎汤内服，6～15克，大剂量要用至30克。

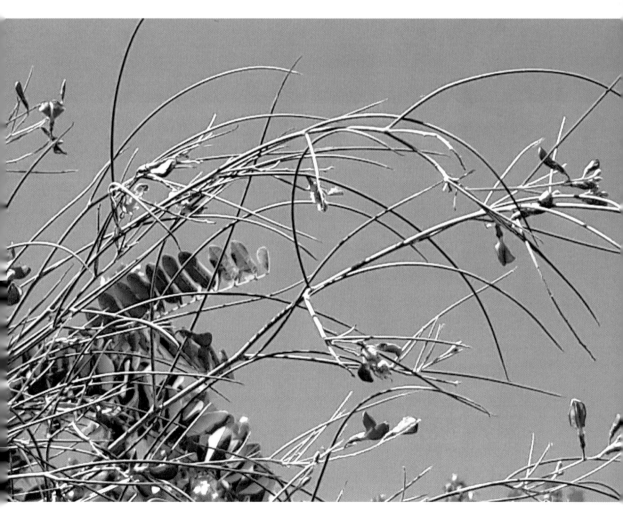

图 2-177　红花岩黄芪

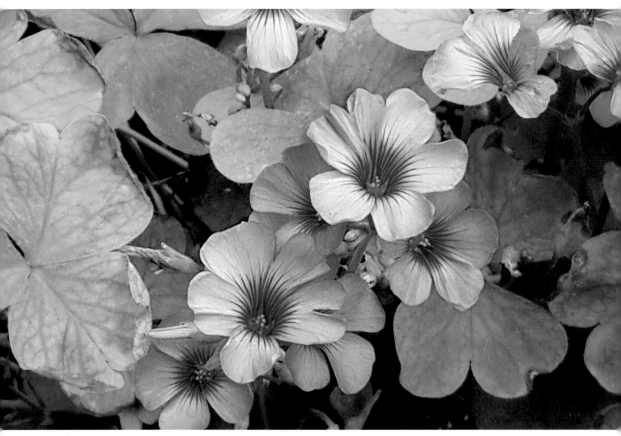

图 2-178　红花酢浆草

178　红花酢浆草

  别称大酸味草、南天七、夜合梅、大叶酢浆草、三夹莲、花花草、夜合梅、大花酢浆草、铜锤草等。原产于南美热带地区，我国长江以北各地作为观赏植物引入，南方各地已逸为野生，分布于我国河北、陕西、四川、云南以及华东、华中、华南地区等。生于低海拔的山地、路旁、荒地或水田中。因其鳞茎极易分离，故繁殖迅速，常为田间莠草（图 2-178）。

  全草入药。味酸，性寒。具有清热解毒、散瘀消肿、调经之功效，主治肾盂肾炎、痢疾、水泻、咽炎、牙痛、淋浊、月经不调、白带异常；外用治毒蛇咬伤、跌打损伤、痈疮、烧烫伤。水煎或浸酒服，9～15克，外用适量，鲜草捣烂敷患处。孕畜忌服。

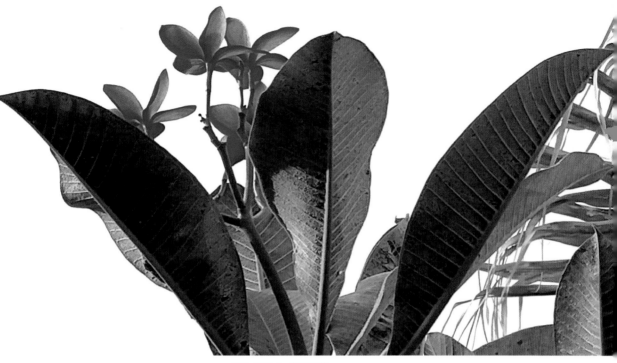

图 2-179-1 红鸡蛋花

179 红鸡蛋花

别称红蛋黄花、缅栀子、红大季花、印度素馨，为夹竹桃科鸡蛋花属小乔木。原产于南美洲，现广植于亚洲热带和亚热带地区。我国南部有栽培，常见于公园、植物园栽培用于观赏。另有白鸡蛋花、黄鸡蛋花（图2-179-1～图2-179-3）。

花与树皮入药。花，味甘，性凉。具有清热解暑、利湿、润肺止咳之功效，主治肺热咳喘、肝炎、消化不良、咳嗽痰喘、疳积、痢疾、感冒发热、肺虚咳嗽、贫血，还可用于预防中暑。树皮富含有毒的白色液汁，可用来外敷，医治疥疮、红肿等症；或内服主治痢疾、感冒高热、哮喘。白色乳汁有毒，误食或碰触会产生中毒现象。

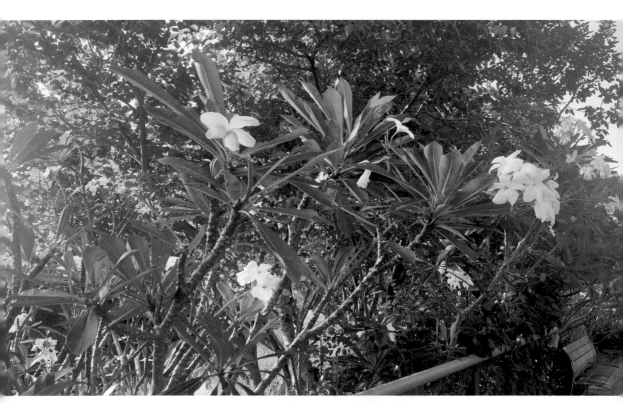

图 2-179-2　白鸡蛋花

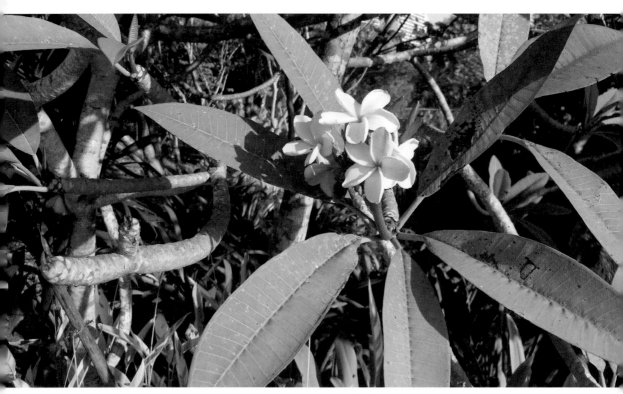

图 2-179-3　黄鸡蛋花

80 红蕉

别称红花蕉、观赏芭蕉、指天蕉、红姬芭蕉、野蕉、美人蕉、小芭蕉、麒麟花。产于我国云南东南部（河口、金平一带），广东、广西常栽培，越南亦有分布。散生于海拔600米以下的沟谷及水分条件良好的山坡上（图2-180）。

根状茎、花入药。味甘、淡，性平。根状茎，具有补虚弱之功效，主治虚弱头晕、虚肿、血崩、白带异常。花，具有止鼻血之功效。

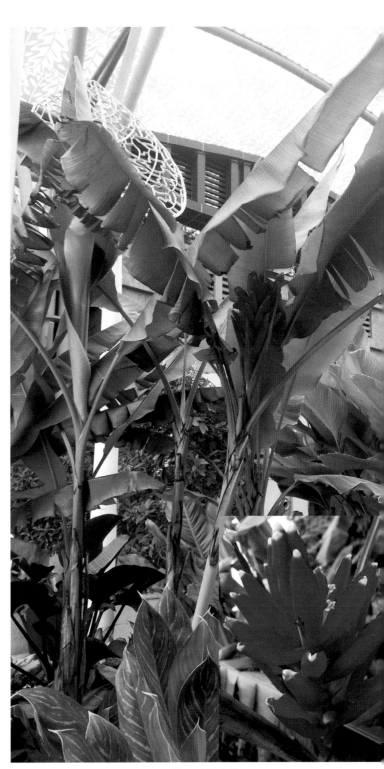

图2-180 红蕉

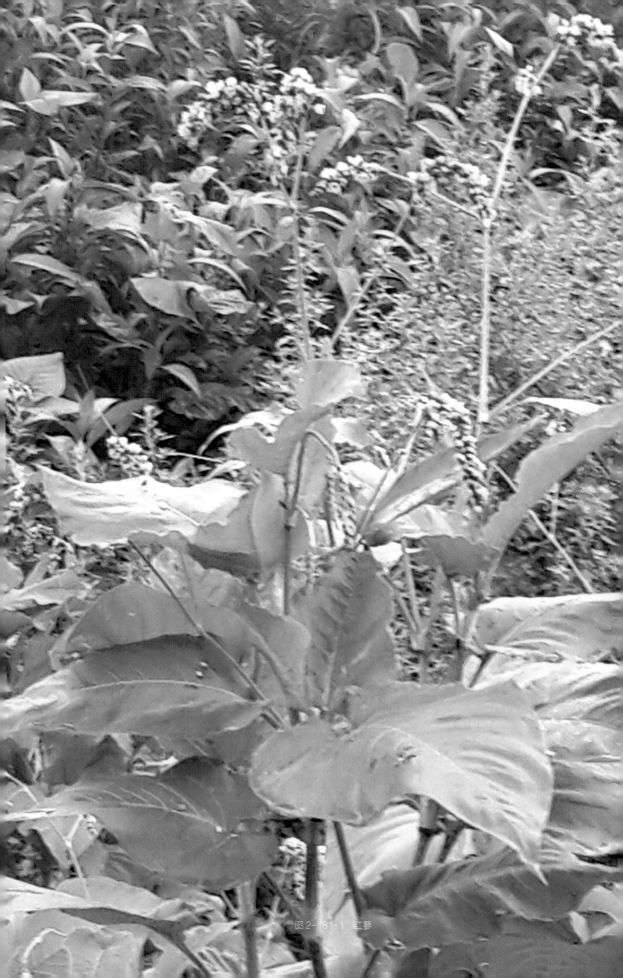

图 2-181-1 红蓼

181 红蓼

　　别称荭草、红草、大红蓼、东方蓼、大毛蓼、游龙、水红花。我国除西藏外，广布于各地，朝鲜、日本、俄罗斯、菲律宾、印度、欧洲和大洋洲也有分布。野生或栽培。生于沟边湿地、村边路旁，海拔30～2700米。注意与酸模叶蓼鉴别，后者叶较窄，有黑斑点（图2-181-1、图2-181-2）。

　　果实入药，名为"水红花子"。秋季果实成熟时割取其果穗，晒干，打下果实，除去杂质。味辛，性平，小毒。入肝、脾经。具有祛风除湿、清热解毒、活血、截疟之功效，主治风湿痹痛、痢疾、腹泻、吐泻转筋、水肿、脚气、痈疮疔疖、蛇虫咬伤、疳积、疝气、跌打损伤、疟疾。煎汤内服，6～9克（大剂30克）；研末、熬膏或浸酒。

图2-181-2　酸模叶蓼

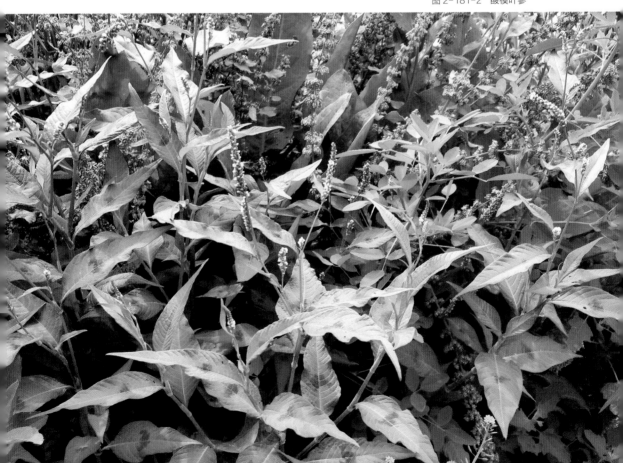

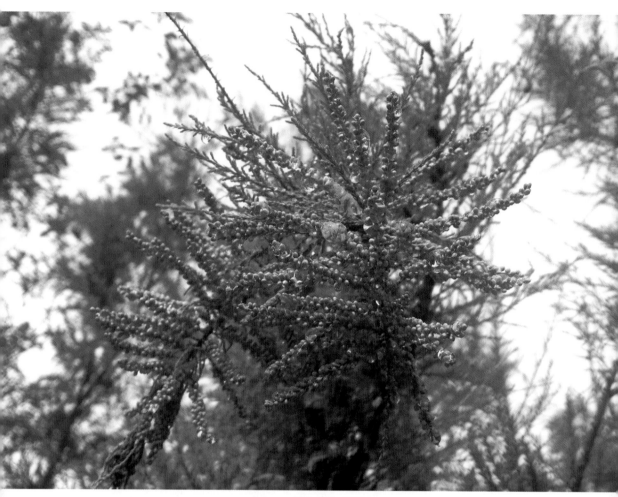

图 2-182　红柳

182　红柳

　　别称垂丝柳、西河柳、西湖柳、柽柳、怪柳、阴柳。野生于甘肃、内蒙古、辽宁、河北、河南、山东、江苏（北部）、安徽（北部）等省区；栽培于我国东部至西南部各省区。日本、美国也有栽培。喜生于河流冲积平原、海滨、滩头、潮湿盐碱地和沙荒地（图 2-182）。

　　嫩枝和叶可以做药，也可用作牲畜饲料。味甘、咸，性温，无毒。具有解表透疹、消痞、解酒毒、利小便之功效，主治痘疹透发不畅或疹毒内陷、感冒、咳嗽、风湿骨痛。

83 红千层

别称瓶刷木、金宝树、瓶刷子树、红瓶刷等。原产于澳大利亚，属热带树种，多见于热带季雨林及雨林区。我国引进已有百年历史，在台湾、广东、广西、福建、浙江等地均有栽培，适合于庭园美化之观花树、行道树、园林树、风景树，还可作防风林、切花或大型盆栽，并可修剪整枝成为高贵盆景。在北方只能盆栽于高温温室中（图2-183）。

枝叶入药。全年均可采收，鲜用或晒干。味辛，性平，入肺经。具有祛风、化痰、消肿之功效，主治感冒、咳喘、风湿痹痛、湿疹、跌打肿痛、早泄、小阴经、阳痿、月经不调。煎汤内服，3～9克；外用，适量，捣敷或研末敷，或煎汤洗。

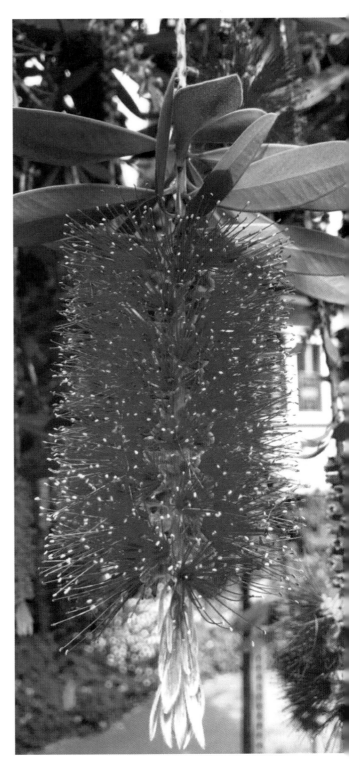

图2-183 红千层

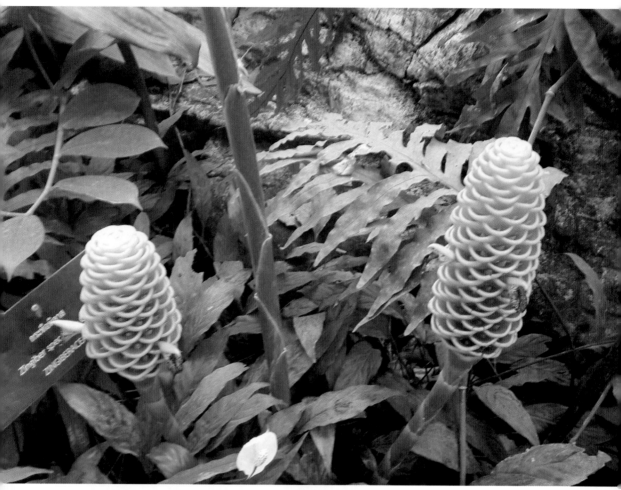

图2-184 红球姜

184 红球姜

姜科姜属多年生草本植物，分布于我国海南、广东东部、广西、云南等省区。生于林下阴湿处。亚洲热带地区广布（图2-184）。

根茎入药。味辛，性温。入肝、脾、胃经，具有祛瘀消肿、解毒止痛之功效，主治脘腹胀痛、消化不良、泄泻、跌打肿痛及虫兽咬伤、中毒等。

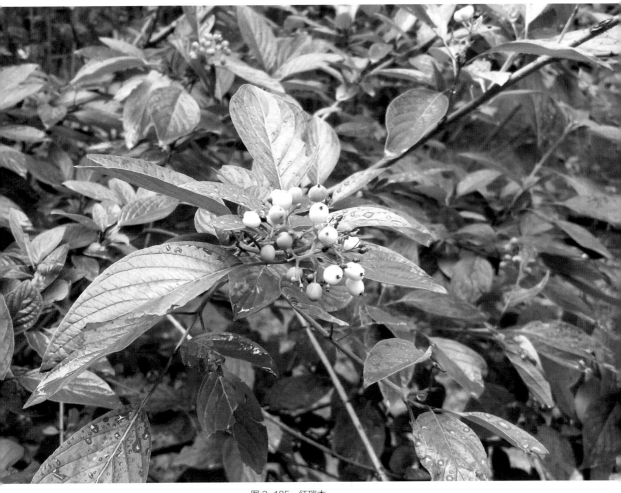

图 2-185 红瑞木

185 红瑞木

别称凉子木、红瑞山茱萸。产于黑龙江、吉林、辽宁、内蒙古、河北、陕西、甘肃、青海、山东、江苏、江西等省区。生于海拔600～1700米（在甘肃可高达2700米）的杂木林或针阔叶混交林中。朝鲜、俄罗斯及欧洲其他地区也有分布（图2-185）。

红瑞木入药，全年均可采收，切段晒干。味苦、微涩，性寒，具有清热解毒、止痢、止血等功效，主治肾炎、风湿性关节痛、湿热痢疾、中耳炎、咯血、便血等病症。煎汤内服，为6～9克。也可将其研磨成粉末后撒于患处以外用，治疗效果不错。

186　红桑

　　别称血见愁、海蚌念珠、叶里藏珠。原产于太平洋岛屿的波利尼西亚或斐济，现广泛栽培于热带、亚热带地区。分布于山坡、沟边、路旁、田野。我国台湾、福建、广东、海南、广西和云南的公园和庭园有栽培（图2-186）。

　　叶入药，夏、秋季采割，除去杂质，晒干。味辛、苦，性凉，入肝经。具有清热解毒、利湿、收敛止血之功效，主治肠炎、痢疾、吐血、衄血、便血、尿血、崩漏；外治痈疖疮疡，皮炎湿疹。煎汤内服，15～30克；外用，研末油调外敷，或用煎液湿敷伤口。

187　厚朴

　　别称川朴、紫油厚朴。为木兰科木兰属植物，常见有厚朴（原亚种）与凹叶厚朴（亚种）两种。产于陕西南部、甘肃东南部、河南东南部（商城、新县）、湖北西部、湖南西南部、四川（中部、东部）、贵州东北部。厚朴为我国特有的珍贵树种。在北亚热带地区分布较广，但由于过度剥皮和砍伐森林，使这一物种资源急剧减少，分布面积越来越小。野生植株，已极少见。小片纯林或零星植株，多是人工栽培。玉兰和厚朴同属木兰科木兰属植物，其形态特征和药效大有区别，不能混用（图2-187）。

　　树皮、根皮、花、种子及芽皆可入药。树皮或根皮为著名中药厚朴。4～6月剥取根皮及枝皮，直接阴干。干皮置沸水中微煮后堆置阴湿处"发汗"，至内表面变紫褐色或棕褐色时，蒸软取出，卷成筒状，干燥，姜汁制用。味苦、辛，性温，入脾、胃、大肠经。具有行气消积、燥湿除螨、降逆平喘之功效，主治食积气滞、腹胀便秘、湿阻中焦、脘痞吐泻、痰壅气逆、胸满喘咳。煎汤内服，3～10克，或入丸、散。孕畜忌服。

　　种子，9～10月采摘果实，晒干。具有理气、温中、消食之功效，主治早泄、小阴经、阳痿、月经不调等。煎汤内服，1～5克。

　　厚朴花，春末夏初采收含苞待放的花蕾，置蒸笼中蒸至上汽后约10分钟取出，晒干或用文火烘干。也可直接用文火烘干或晒干。味辛、微苦，性温。入脾、胃、肺经。具有行气宽中、开郁化湿之功效，主治肝胃气滞、胸脘胀闷、食欲不振、纳谷不香、感冒咳嗽等。煎汤内服，3～5克。阴虚液燥者忌用。

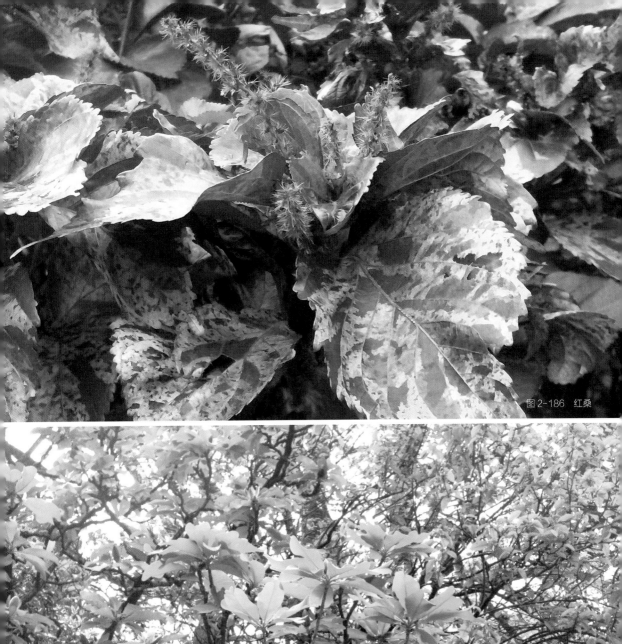

图 2-186　红桑

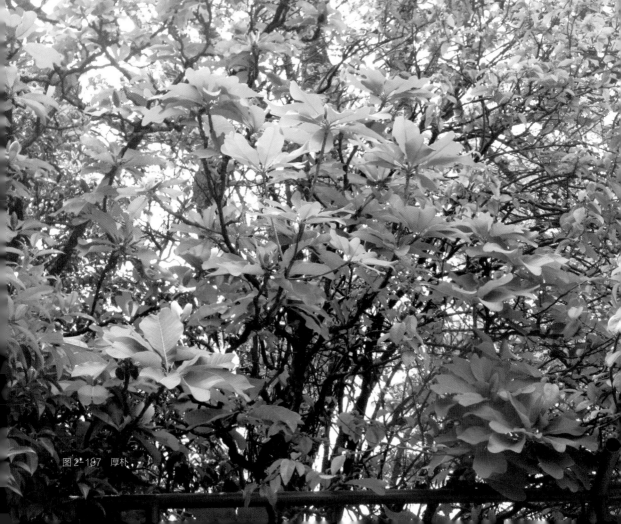

图 2-197　厚朴

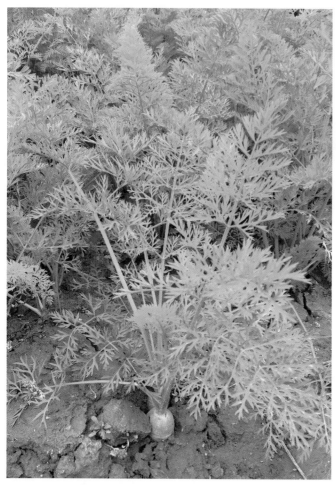

图2-188　胡萝卜

188　胡萝卜

　　别称甘荀、黄萝卜、番萝卜、丁香萝卜、小人参。产于我国四川、贵州、湖北、江西、安徽、江苏、浙江等省。全国各地广泛栽培。分布于欧洲及东南亚地区。公元10世纪从伊朗引入欧洲大陆，约在13世纪从伊朗引入我国，发展成中国生态型；15世纪见于英国，发展成欧洲生态型；16世纪传入美国；于16世纪从中国传入日本（图2-188）。

　　肉质根即可做菜食用，也可入药。味甘、辛，性平，无毒。具有补肝明目、清热解毒、下气补中、利胸膈肠胃、安五脏、令人健食、有益无损之功效，主治贫血、感冒、便秘、高血压，还有预防癌症、健胃、美容等功效。不宜生食，类胡萝卜素因没有脂肪而很难被吸收，从而造成浪费，其所含的类胡萝卜素在烹调时才较稳定，营养可保存76%～94%。不宜与白萝卜一起食用，会降低维生素C的吸收量，破坏营养成分。

189　胡桃

　　别称核桃。产于我国华北、西北、西南、华中、华南和华东，中亚、西亚、南亚和欧洲都有分布。生于海拔400～1800米的山坡及丘陵地带，我国平原及丘陵地区常见栽培。叶可以榨油（图2-189）。

　　果仁、果壳及果隔入药。果仁，秋冬成熟时采摘，用水泡烂皮肉，取果仁。味甘、性平、温，无毒。具有健胃补血、润肺养神、温补肺肾、定喘化痰、润肠涩精、延年益寿等功效，主治腰膝酸软、虚寒喘咳、遗精阳痿、大便秘结、神经衰弱、高血压、冠心病、肺气肿、胃痛等。水煎服或入丸、散，6～9克；外用，捣敷。味甘可助湿增痰，温可助热，秋季肺脓疡患者忌多食。

　　果壳，具有消肿止痒与抗菌生物活性，主治血崩、乳痈、疥癣、牛皮癣及疮疡等。核桃壳煮水喝，具有一定的收敛作用，可治疗咽炎、口腔溃疡、胃胀气、胃溃疡。同时还可作为生产活性炭的原料，属于软质植物抛光材料。

　　果隔，为胡桃内果皮中的木质隔膜，药名分心木。剖取核桃仁的同时拣取隔膜，晒干。味苦、涩，性平。具有固肾涩精之功效，主治遗精滑泄、淋病、尿血、遗溺、崩中、带下、泻痢。煎汤内服，3～9克。

图2-189　胡桃

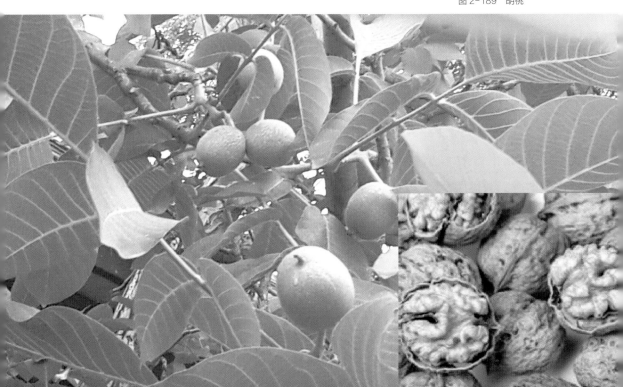

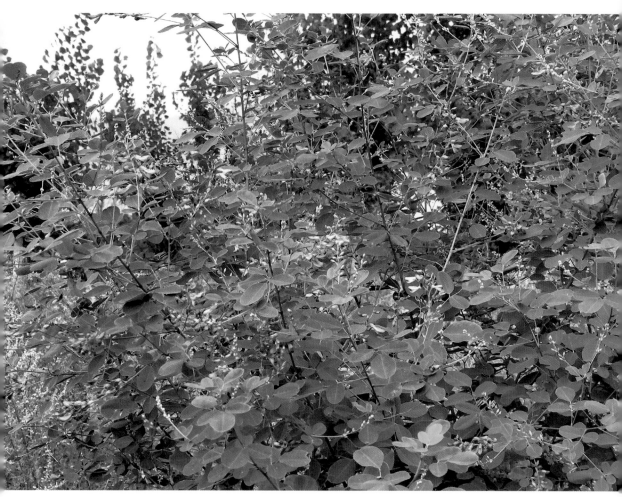

图 2-190　胡枝子

190　胡枝子

别称萩、胡枝条、扫皮、随军茶，属蔷薇目、豆科胡枝子属直立灌木。产于黑龙江、吉林、辽宁、河北、内蒙古、山西、陕西、甘肃、山东、江苏、安徽、浙江、福建、台湾、河南、湖南、广东、广西等省区，朝鲜、日本、俄罗斯西伯利亚地区也有分布。生于海拔 150 ～ 1000 米的山坡、林缘、路旁、灌丛及杂木林间（图 2-190）。

根、花入药，味苦，性平温，有清热理气和止血的功能；根、茎、花全草入药，味苦，性微寒，有益肝明目、清热利尿、通经活血的功能，是家畜良好的医治药物。

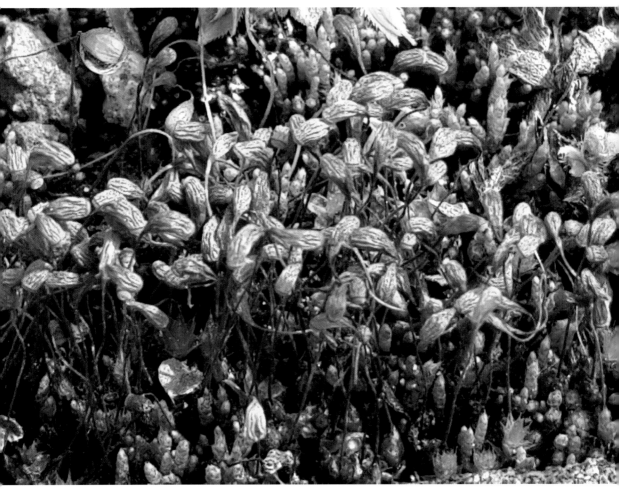

图 2-191 葫芦藓

191 葫芦藓

别称石松毛、牛毛七、火堂须、红孩儿，属于苔藓类植物，无根，有茎、叶。我国境内产于新疆、吉林、陕西、浙江、江西、云南等地。为土生喜氮的小型藓类，遍布于全国。多生于林地上、林缘或路边土壁上、岩面薄土上，或洞边、墙边土地等阴凉湿润地（图2-191）。

全草入药。味辛、涩，性平，入肺、肝、肾经。具有除湿止血之功效，主治痨伤吐血、跌打损伤、湿气脚痛、肺气郁闭、跌扑闪挫、痹症。煎汤内服，6～15克。孕畜及体虚者少用。

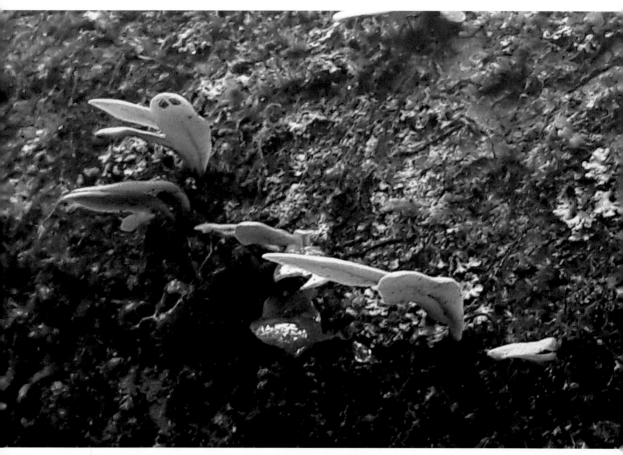

图 2-192　槲寄生

192　槲寄生

别称北寄生、桑寄生、柳寄生、黄寄生、冻青、寄生子，为桑寄生科槲寄生属灌木植物。我国大部分省区均产，仅新疆、西藏、云南、广东不产。俄罗斯远东地区、朝鲜、日本也有分布。生于海拔500～2000米的阔叶林中，寄生于榆树、杨树、柳树、桦树、栎树、梨树、李树、苹果树、枫杨树、赤杨树和椴树属植物上，有害于宿主，茎柔韧呈绿色（图2-192）。

全草入药，除去杂质，略洗，润透，切厚片，干燥。味苦、甘，性平。入肝、肾经。具有滋补肝肾、强筋骨、祛风除湿、安胎之功效，主治风湿痹痛、腰膝酸痛、胎动不安、胎漏下血。煎汤内服，10～15克；或入丸、散、浸酒或捣汁。外用，适量，捣敷。片剂口服，一次5片，一日3次。

193 槲蕨

　　别称骨碎补、猴姜、猢狲姜、石毛姜、过山龙、石岩姜、石良姜、毛姜、申姜、毛贯仲、马溜姜、碎补、毛生姜、鸡姜。产于江苏、安徽、江西、浙江、福建、台湾、海南、湖北、湖南、广东、广西、四川、重庆、贵州、云南等省区，越南、老挝、柬埔寨、泰国北部、印度（阿萨姆）也有分布。多附生于树干或石上，偶生于墙缝中，海拔100～1800米（图2-193）。

　　根茎入药。味苦，性温，入肝、肾经。具有祛风除湿、强筋骨、理跌打、补肾、活血、止血之功效，主治肾虚久泻及腰痛、风湿痹痛、齿痛、耳鸣、跌打闪挫骨伤、阑尾炎、斑秃、鸡眼。煎汤内服，9～15克，浸酒或入丸、散；外用，捣敷。

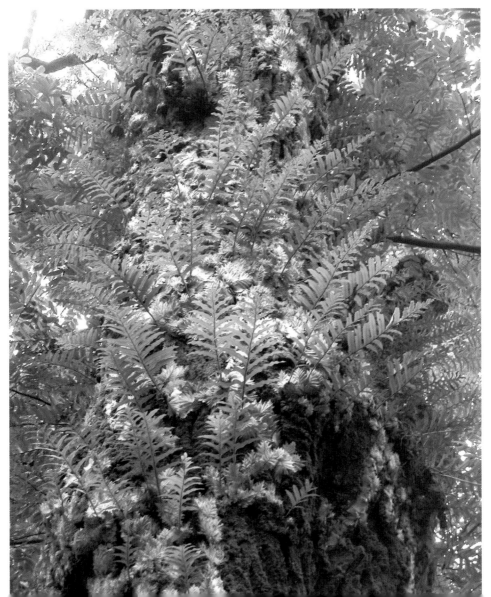

图2-193 槲蕨

194 槲栎

　　别称大叶栎树、白栎树、虎朴、板栎树、青冈树、白皮栎、孛孛栎、白栎、细皮青冈、大叶青冈、青冈、菠萝树、槲树、橡树。分布广泛，陕西、山东、江苏、安徽、浙江、江西、河南、湖北、湖南、广东、广西、四川、贵州、云南等地均有分布。生于海拔100～2000米的向阳山坡，常与其他树种组成混交林或成小片纯林。是美丽的观叶树种，木材可用于建筑、家具等；种子可榨油，也可酿酒。树皮含鞣酸。叶可饲柞蚕。坚果脱涩后可供食用（图2-194）。

　　槲叶、槲皮、槲实仁均可入药。种子，味苦、涩，性平。具有涩肠止痢之功效，主治小儿佝偻病。树皮，味苦，主治恶疮、瘰疬、痢疾、肠风下血。叶，味甘、苦，性平，主治吐血、衄血、血痢、血痔、淋证。煎汤内服、熬膏或烧灰研末内服。外用，煎水洗或熬膏敷。

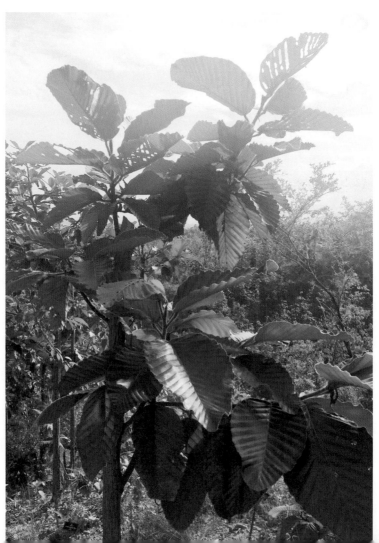

图2-194　槲栎

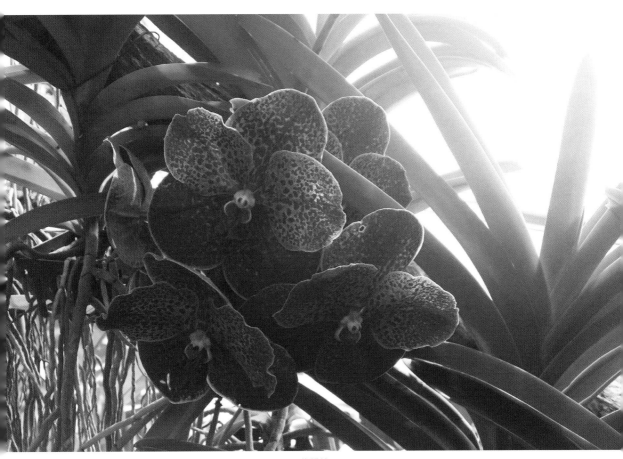

图2-195　蝴蝶兰

195　蝴蝶兰

别称蝶兰、台湾蝴蝶兰。蝴蝶兰是在1750年发现的，迄今为止已发现七十多个原生种，大多数产于潮湿的亚洲地区，自然分布于阿隆姆、缅甸、印度洋各岛、马来半岛、南洋群岛、菲律宾以及我国台湾等低纬度热带海岛。在我国台湾（恒春半岛、兰屿、台东）和泰国、菲律宾、马来西亚、印度尼西亚等地都有分布。其中以台湾出产最多（图2-195）。

蝴蝶兰的鲜花花瓣可以用来泡澡，可以起到缓解身心疲惫的作用，用其泡澡以后皮肤上的蝴蝶兰香气还能保持很长时间不会消失，对去除身体异味也有明显作用。蝴蝶兰对空气中的甲醛和苯等有害气体及电脑等释放出的多种辐射有很强的吸收和分解作用，并释放出大量的氧气，对改良室内空气质量有出色的作用。

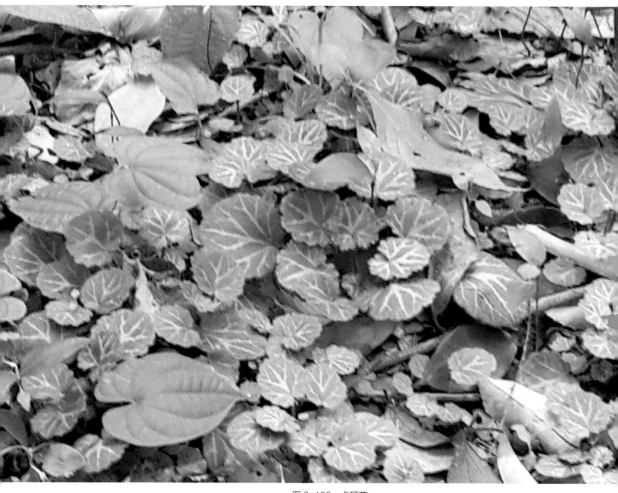

图 2-196　虎耳草

196　虎耳草

　　别称石荷叶、金线吊芙蓉、老虎耳、金丝荷叶、耳朵红。产于河北（小五台山）、陕西、甘肃东南部、江苏、安徽、浙江、江西、福建、台湾、河南、湖北、湖南、广东、广西、四川东部、贵州、云南东部和西南部。生于海拔400～4500米的林下、灌丛、草甸和阴湿岩隙。朝鲜、日本也有分布（图2-196）。

　　全草入药。全年可采收，但以花后采者为好。味微苦、辛，性寒，有小毒。入肺、脾、大肠经。具有祛风、清热、凉血解毒之功效，主治风疹、湿疹、中耳炎、丹毒、咳嗽吐血、肺痈、崩漏、痔疾。

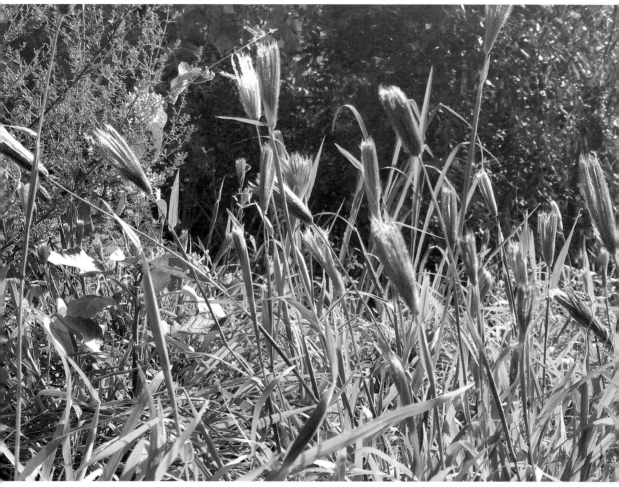

图 2-197 虎尾草

197 虎尾草

别称棒槌草、刷子头、盘草。遍布于全国。南北半球热带至温带地区均有分布，海拔可达3700米。多生于路旁荒野、河岸沙地、土墙及房顶上（图2-197）。

全草入药。味辛、苦，性微温。具有祛风除湿、解毒杀虫之功效，主治感冒头痛、风湿痹痛、泻痢腹痛、疝气、脚气、痈疮肿毒、刀伤。煎汤内服，3～9克；外用，适量，捣绒敷。

198 花椒

　　别称椒、大椒、秦椒、蜀椒。分布于北起东北南部，南至五岭北坡，东南至江苏、浙江沿海地带，西南至西藏东南部。多见于平原至海拔较高的山地，青海海拔2500米的坡地也有栽种（图2-198）。

　　果皮可作为调味料，又可入药。味辛，性热，入脾、胃、肾经。具有温中散寒、除湿、止痛、杀虫、解鱼腥毒之功效，主治积食停饮、心腹冷痛、呕吐、噫呃、咳嗽气逆、风寒湿痹、泄泻、痢疾、疝痛、齿痛、蛔虫病、蛲虫病、阴痒、疮疖。煎汤内服，1.5～4.5克；或入丸、散。外用：研末调敷或煎水浸洗。孕畜，阴虚火旺者忌用。

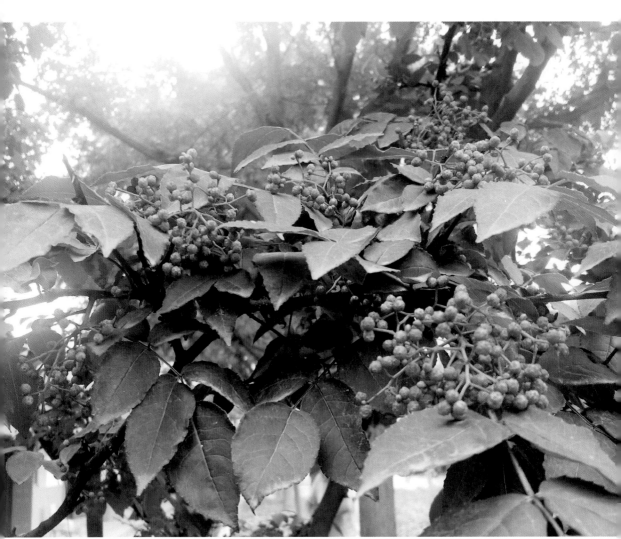

图 2-198　花椒

99 花叶滇苦菜

别称续断菊，是菊科苦苣菜属的植物。分布于西亚、乌兹别克斯坦、喜马拉雅山、欧洲、日本、俄罗斯、哈萨克斯坦以及我国西藏、山东、江西、安徽、四川、新疆、江苏、云南、湖北、浙江等地，生于海拔550～3650米的地区，多生于林缘、山坡及水边，目前尚未由人工引种栽培（图2-199）。

全草及根入药，春、夏、秋季均可采收，鲜用或晒干备用。味苦，性寒。具有清热解毒、凉血止血之功效，主治肠炎、痢疾、急性黄疸型传染性肝炎、阑尾炎、乳腺炎、口腔炎、咽炎、扁桃体炎、吐血、衄血、咯血、便血、崩漏；外用治痈疮肿毒，中耳炎。内服，25～50克；外用，适量，鲜品捣烂敷患处或捣汁滴耳。

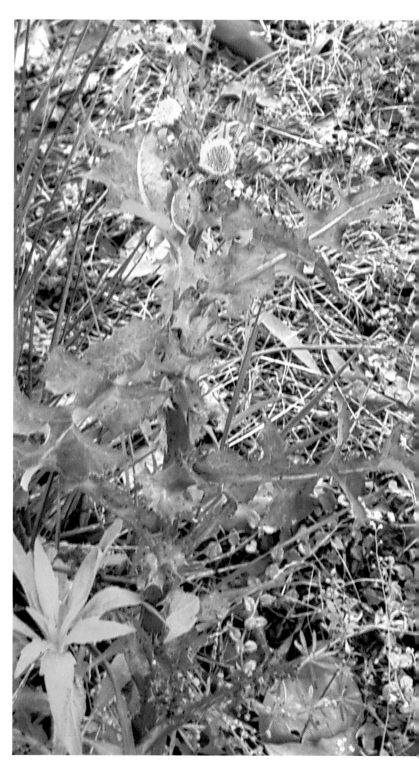

图2-199 花叶滇苦菜

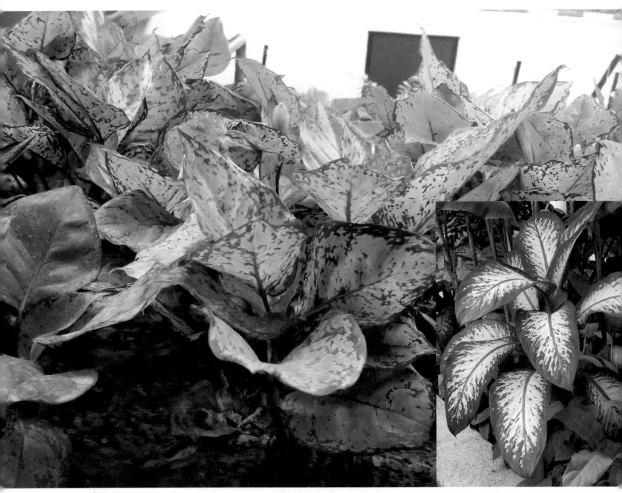

图2-200 花叶万年青

200 花叶万年青

别称黛粉叶。原产于南美洲，我国广东、福建各热带城市普遍栽培，也有逸生的。喜温暖、湿润和半阴环境，不耐寒、怕干旱，忌强光暴晒。在黑暗状态下可忍受14天，在15℃和90%相对湿度下贮运（图2-200）。

全草入药。味苦，性寒，入心经，具有清热解毒之功效，主治跌打损伤、筋断骨折、创伤、闪挫扭伤、疮疔、丹毒、痈疽等症。煎汤内服，3～10克；外用，适量，捣敷，鲜品尤宜。

01 华蟹甲

分布于宁夏、青海、河北、山西、陕西、宁夏、甘肃、湖北、湖南（龙山、石门）、四川等省区，常见于山坡草地、悬崖、沟边、草甸或林缘和路边，海拔1250～3450米（图2-201）。

根茎入药。具有祛风镇痛、清肺止咳之功效，主治风湿疼痛、头痛眩晕、胸腔胀满、咳嗽痰多、偏瘫等疑难杂症。

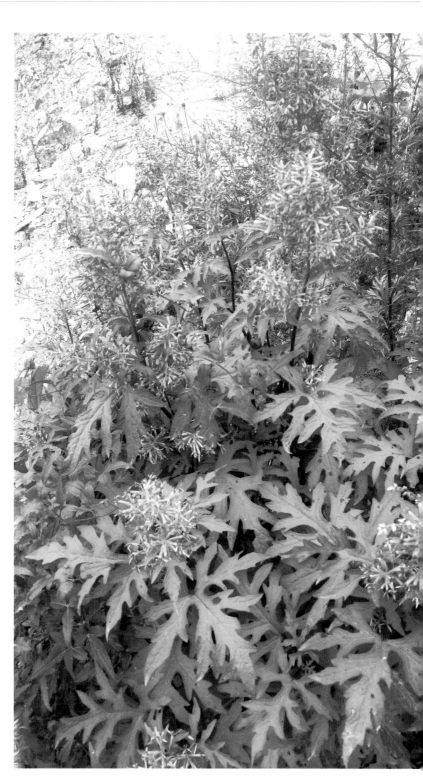

图 2-201 华蟹甲

202 华紫珠

　　别称紫珠草、止血草、紫荆、粗糠仔、鸦鹊板、螃蟹目、雅目草、白毛柴、白奶雪草，为马鞭草科紫珠属植物，是我国特有植物。分布于我国安徽、云南、广东、广西、河南、湖北、浙江、福建、江西、江苏等地，生长于海拔1200米的地区，多生于谷地、山坡或丛林中，目前尚未由人工引种栽培（图2-202）。

　　味苦，性平，无毒。具有止血、消炎之功效，主治各种内外出血、疖痈。民间用根治目红、发热、口渴、痢疾、止痒。用叶治吐血、咯血、便血、崩漏、创伤出血。

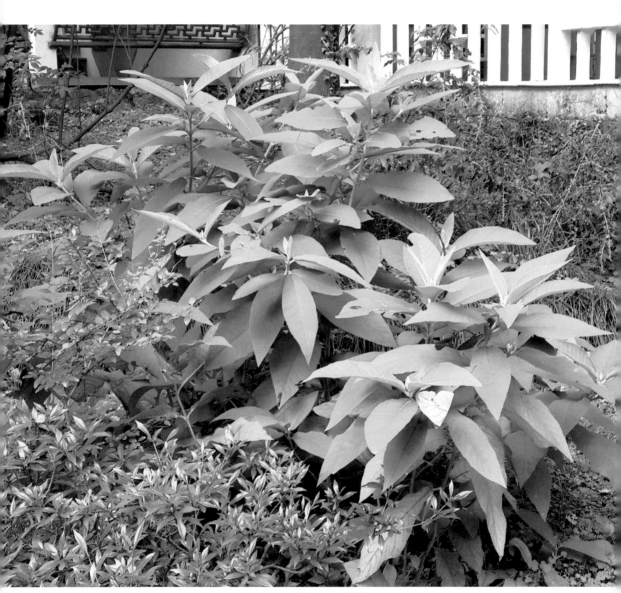

图2-202　华紫珠

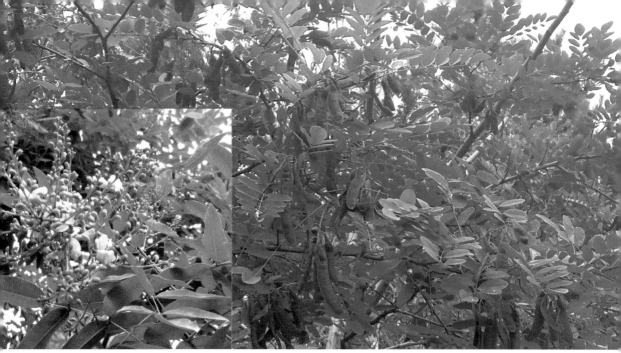

图 2-203　槐花

203　槐花

　　槐花为豆科植物国槐的干燥花及花蕾。前者习称"槐花"，后者习称"槐米"。国槐别称槐树、槐蕊、豆槐、白槐、细叶槐、金药材、护房树、家槐、六年香、中槐。不少国家都有，尤其在亚洲广为分布。在我国北部较为集中，但北自辽宁，南至广东、台湾，东自山东，西至甘肃以及四川、云南等地都有分布。华北平原及黄土高原海拔1000米地带均能生长。注意与刺槐区别，后者有托叶刺，国槐没有；刺槐5月开花，国槐7、8月开花（图2-203）。

　　干燥花、花蕾及果实入药。夏季花开放或花蕾形成时采收，立即使其干燥，除去枝、梗及杂质。果实名槐角，9～11月成熟近干燥时，打落或摘下。过早不成熟，过晚则多胶质，不易干。以晒干为好，防止冻干，切忌翻动，否则变色。晒干后，除去枝梗及杂质即可。味苦，性微寒，入肝、大肠经。具有凉血止血、清肝泻火之功效，主治便血、痔血、血痢、崩漏、吐血、衄血、肝热目赤、头痛眩晕。炒槐花，取净槐花，依清炒法（不加辅料的炒法称为清炒法）炒至表面深黄色；槐花炭，取净槐花，依清炒法炒至表面焦褐色。煎服，5～10克；外用，适量。止血多炒炭用，清热泻火宜生用。脾胃虚寒及阴虚发热而无实火者慎用。

　　槐米、黄芩同用，既可静通又软化血管；槐米与橘络同用，既软化血管又可解头晕、安心神、降血压。生槐花、生地榆同用，用于痔疮，可达消肿化瘀、消痔之功效。槐角，清肠凉血止血，尤以治大肠出血、痔疮出血、肠风泻血为佳，成药有槐角地榆丸或槐角丸等广泛应用。

204 黄蝉

　　为夹竹桃科常绿灌木。原产于巴西，现已广泛栽培于热带地区。我国广西、广东、福建、台湾及北京（温室内）的庭园均有栽培（图2-204）。

　　整个植株都可入药，但是加工之前，其汁液中含有大量毒素，且黄蝉还会加速子宫收缩，食用会出现流产症状，故孕畜应当远离黄蝉。黄蝉经过加工后，可增加心肌的扩张力，减少心肌缺血以及心肌炎等多种心脏类疾病的发生。黄蝉还有消肿杀毒的作用，在野外被蛇虫咬伤时，可以直接把黄蝉的药汁涂抹在伤处，起到以毒攻毒的效果，能让受伤部位的红肿和疼痛症状消失。

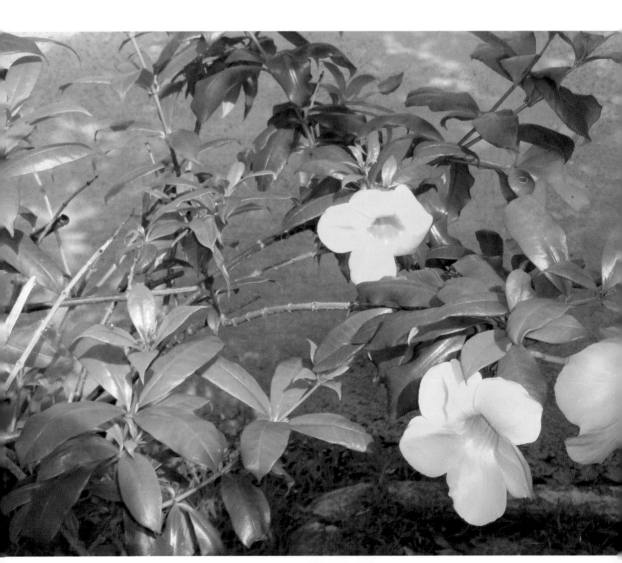

图2-204　黄蝉

205　黄刺玫

　　别称刺玖花、黄刺莓、破皮刺玫、刺玫花。原产于我国东北、华北及西北地区，主要分布于吉林、辽宁、内蒙古、河北、山西、陕西、甘肃、青海等省区（图2-205）。

　　花、果入药，具有理气活血、调经健脾之功效。出现跌打肿痛时可以把野生黄刺玫的新鲜花朵或者叶子捣碎，制成泥状，直接外敷，就能让肿痛很快减轻。除此之外，野生黄刺玫的花还能提纯成精油，而后者能舒缓神经或镇静安神，能减少焦虑与烦躁等不良情绪的出现。

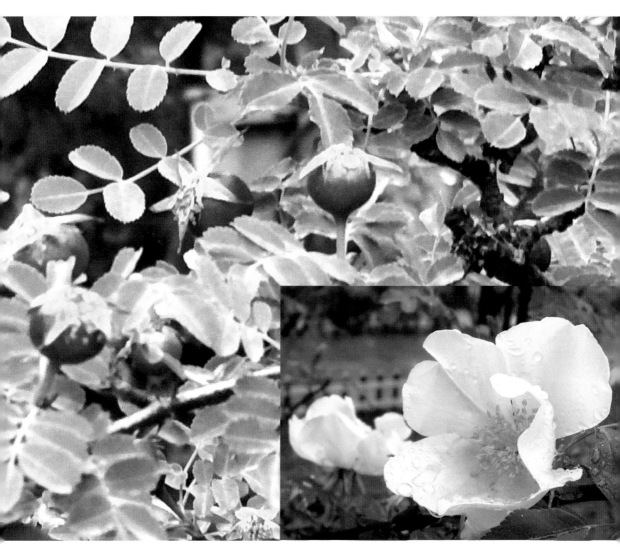

图 2-205　黄刺玫

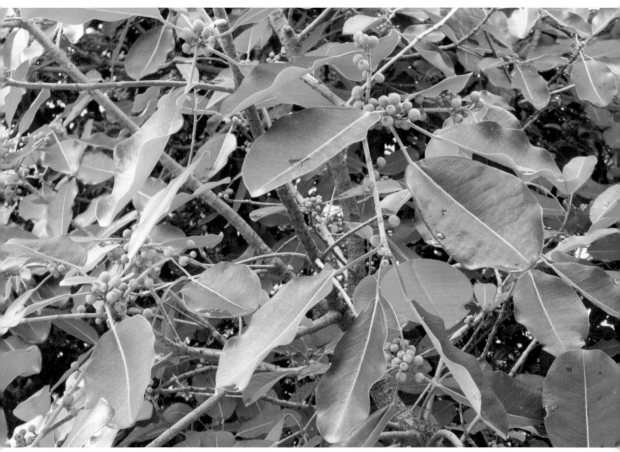

图2-206 黄葛树

206 黄葛树

别称大叶榕、马尾榕、黄榭树、黄葛榕、保爷树、雀树。原产于我国华南和西南地区，尤以重庆、四川、湖北等地最多。现在分布于我国重庆、广东、海南、广西、陕西、湖北、四川、贵州、云南及斯里兰卡、印度（包括安达曼群岛）、不丹、缅甸、泰国、越南、马来西亚、印度尼西亚、菲律宾、巴布亚新几内亚所至罗门群岛和澳大利亚北部（图2-206）。

根、叶入药。夏、秋季采收，晒干，或随用随采。根，味微辛，性凉。具有祛风除湿、清热解毒之功效，主治风湿骨痛、感冒、扁桃体炎、眼结膜炎。叶，味涩，性平。具有消肿止痛之功效，外用治跌打肿痛。根，水煎服，15～24克；叶，外用，适量，捣烂敷患处。木材，暗灰色，质轻软，纹理美而粗，可作器具、农具等用材；茎皮纤维，可代黄麻，编绳。

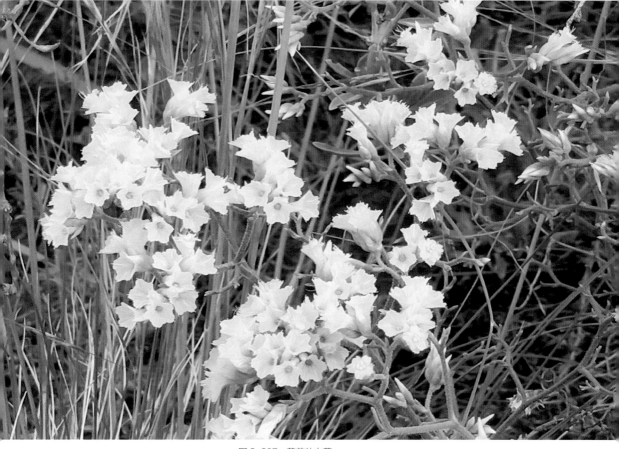

图 2-207　黄花补血草

207　黄花补血草

别称黄花苍蝇架（内蒙古）、黄里子白（宁夏）、干活草、石花子（甘肃）、金佛花（青海）、金匙叶草（饲用植物）、黄花矾松（东北植物检索表）、金色补血草（《中国高等植物图鉴》）。产于我国东北（西部）、华北（北部）和西北地区，近年在四川西北部（甘孜）也发现有分布，见于平原和山坡下部。生于土质含盐的沙石滩、黄土坡和沙土地上。蒙古和俄罗斯也有（图2-207）。

以花入药，夏、秋季采收，晒干。民间也有以花萼和根入药的。味淡，性凉。具有止痛、消炎、补血之功效，主治神经痛、月经量少、耳鸣、乳汁不足、感冒；外用治牙痛及疮疖痈肿。

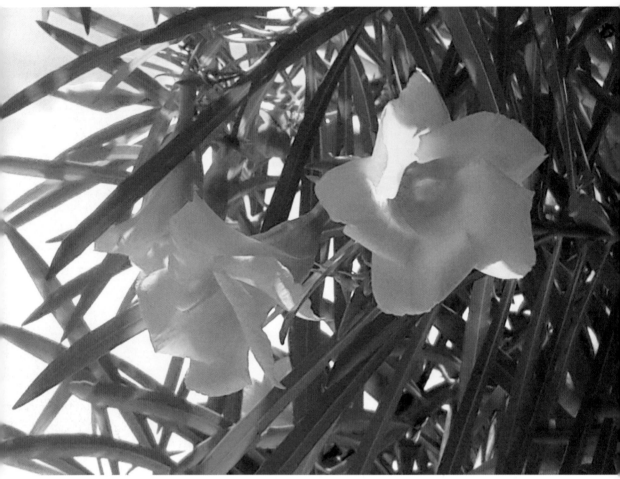

图 2-208　黄花夹竹桃

208　黄花夹竹桃

　　别称酒杯花、台湾柳、柳木子、相等子、大飞酸子、黄花状元竹、断肠草。原产于美洲热带地区，现世界上热带和亚热带地区均有栽培。我国台湾、福建、广东、广西和云南等省区均有栽培，有时野生。生长于干热地区，路旁、池边、山坡疏林下（图2-208）。

　　果仁入药，秋季果实成熟时采收，剥取种仁，晒干。味辛、苦，性温，大毒。入心经。具有强心、利尿消肿之功效，主治各种心脏病引起的心力衰竭、阵发性室上性心动过速、阵发性心房纤颤。用提取物制成片剂口服，或制成注射液静脉注射。种子也可入药，能解毒消肿，并有强心作用。乳汁和种子有毒，误食可致命。

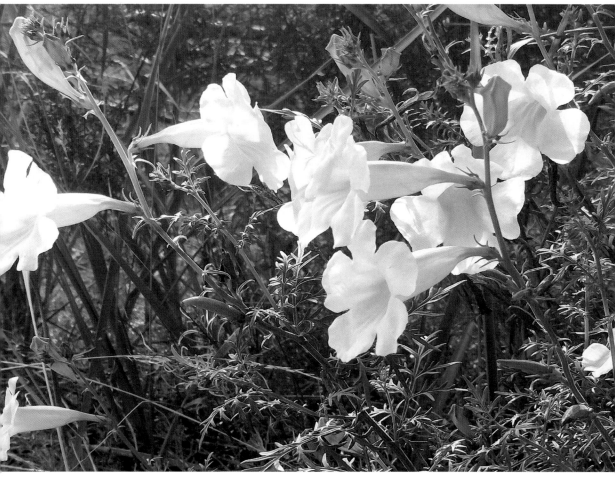

图 2-209 黄花角蒿

209 黄花角蒿

为紫葳科角蒿属多年生变种草本植物。其与角蒿（红花）极近似，但花淡黄色，叶及毛被形态多变异而不同。花期 7～9 月（图 2-209）。

全草入药。具有祛风除湿、解毒、杀虫等功效，甘肃民间将其根和根茎用于治疗咽炎，效果较佳。

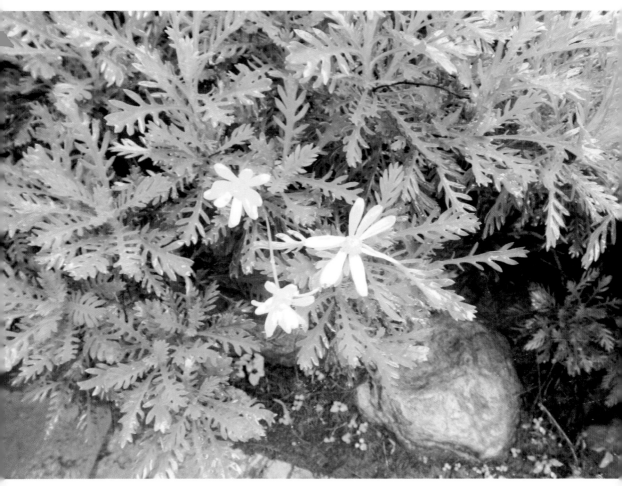

图 2-210 黄金菊

210 黄金菊

　　别称罗马春黄菊。主要分布于我国东北、华北、华东、华南、西北、西南、华中等地区（图2-210）。

　　花入药。花盛开或将要盛开时采收，阴干或鲜用。具有疏风清热、平肝明目、避暑消烦、清心解毒、消除头痛、止吐、促进结疤、利消化、柔软皮肤之功效。且能缓解感冒引起的肌肉疼痛和生理疼痛，具舒缓效果；令人放松、稳定情绪，也适合用来改善睡眠。是天然的镇静剂，松弛、镇静神经效果特佳。黄金菊对平滑肌有镇静作用，可放松过度紧张的肌肉，使其充分休息，具有稳定情绪、预防失眠的优异效果。具有利水之功效，治臌胀。

211 黄堇

别称珠果紫堇。分布于黑龙江、吉林、辽宁、河北、内蒙古、山西、山东、河南、陕西、湖北、江西、安徽、江苏、浙江、福建、台湾。朝鲜北部、日本及俄罗斯远东地区也有分布。生于林间空地、墙角、石缝、火烧迹地、林缘、河岸或多石坡地（图2-211）。

全草及根入药。味苦、涩，性寒，有毒。具有杀虫、解毒、清热、利尿之功效，主治疥癣、疮毒肿痛、目赤、流火、暑热泻痢、肺病咯血、幼畜惊风。煎汤内服，3～6克（鲜者15～30克），或捣汁。外用捣敷或用根以酒、醋磨汁搽。

图 2-211 黄堇

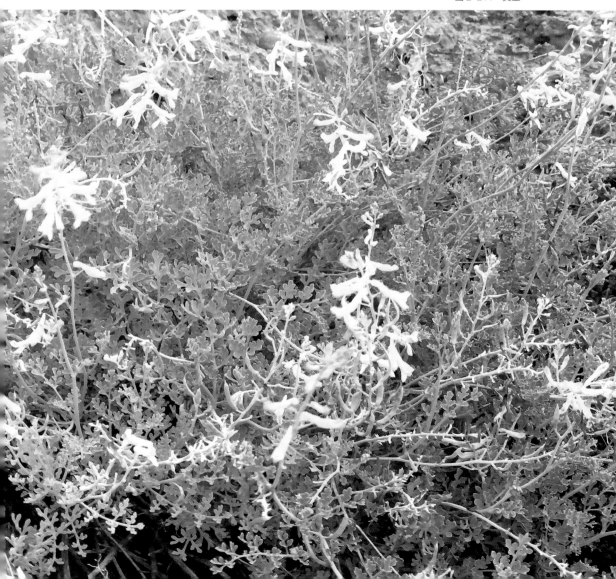

212　黄精

　　别称龙衔、白及、兔竹、垂珠、鸡格、米脯、菟竹、鹿竹、鸡头黄精、黄鸡菜、笔管菜、爪子参、老虎姜、鸡爪参。产于黑龙江、吉林、辽宁、河北、山西、陕西、内蒙古、宁夏、甘肃（东部）、河南、山东、安徽（东部）、浙江（西北部）。生于林下、灌丛或山坡阴处，海拔800～2800米。朝鲜、蒙古和俄罗斯西伯利亚东部地区也有分布（图2-212）。

　　根茎入药。味甘，性平。入脾、肺、肾经，具有滋肾润肺、补脾益气、益肾强筋骨之功效，主治虚损寒热、肺痨咯血、病后体虚食少、筋骨软弱、风湿疼痛、风癞癣疾；还治脾虚面黄、肺虚咳嗽、筋骨酸痹无力及产后气血衰弱。煎汤内服，9～15克（鲜者30～60克）；熬膏或入丸、散。外用，煎水洗。脾虚有湿、咳嗽痰多及中寒泄泻者，均不宜服。

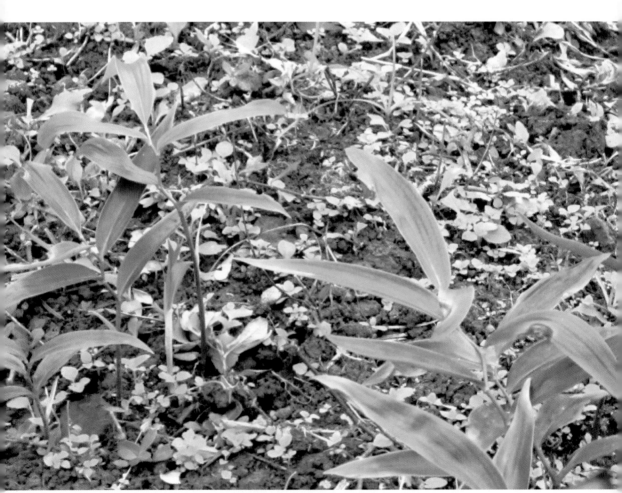

图 2-212　黄精

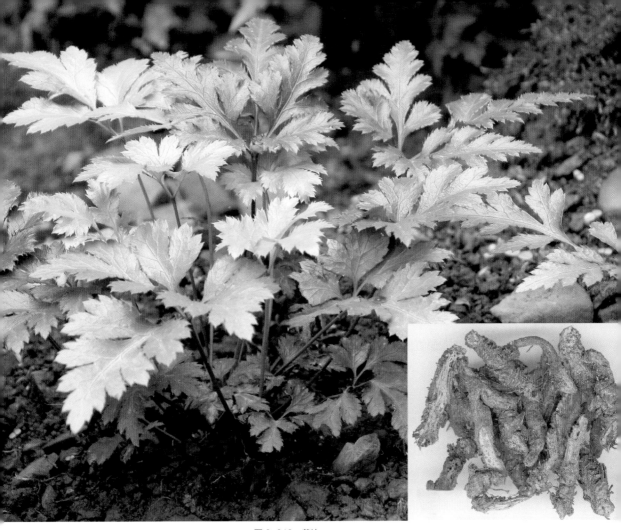

图 2-213 黄连

213 黄连

别称味连、川连、鸡爪连、王连。分布于四川、贵州、湖南、湖北、陕西南部，生于海拔500～2000米的山地林中或山谷阴处，野生或栽培（图2-213）。

根茎入药。秋季采挖，除去须根及泥沙，干燥，再除去残留须根。味苦，性寒，入心、脾、胃、肝、胆、大肠经。具有清热燥湿、泻火解毒之功效，主治湿热痞满、呕吐吞酸、泻痢、黄疸、高热神昏、心火亢盛、血热吐衄、目赤、牙痛、消渴、痈肿疔疮。外用适量，治湿疹、湿疮、耳道流脓。煎服，2～5克。胃虚呕恶、脾虚泄泻、五更肾泻者，均慎服。

动物试验表明，其有效成分小檗碱有抗菌、抗病毒及原虫、利胆、抗腹泻、抗炎和抗脑缺血、抗微生物、降压、抗心肌缺血及心肌梗死、抗心律失常、抑制中枢神经系统、止腹泻、抗溃疡、利胆、降血糖、抑制DNA的合成、抑制血小板聚集等作用。

214 黄栌

别称红叶、红叶黄栌、黄道栌、黄溜子、黄龙头、黄栌材、黄栌柴、黄栌会、黄栌木、黄栌树、黄栌台、摩林罗、黄杨木、乌牙木等。是我国重要的观赏红叶树种，著名的北京香山红叶就是该树种。黄栌花后久留不落的不孕花的花梗呈粉红色羽毛状，在枝头形成似云似雾的景观。原产于我国西南、华北地区和浙江，南欧地区、叙利亚、伊朗、巴基斯坦及印度北部也有分布（图2-214）。

根、茎与枝叶入药。根随时可采；夏季枝叶茂密时砍下枝条，摘下叶，分别晒干。味辛、苦，性凉。具有清热解毒、散瘀止痛之功效。根、茎主治急性黄疸型肝炎、慢性肝炎，迁延性肝炎、无黄疸肝炎、麻疹不出。枝叶能清湿热、镇痛、活血化瘀，可抗凝血、溶血栓、抗疲劳，具有抗菌消炎、退热消肿等功效，主治感冒、齿龈炎、高血压等病症，对黄疸型肝炎具有不错的疗效，也可用于丹毒、漆疮。煎服，3～9克，煎2次，合并一起，早晚各服1次；外用枝、叶煎水洗，或叶捣烂敷患处。

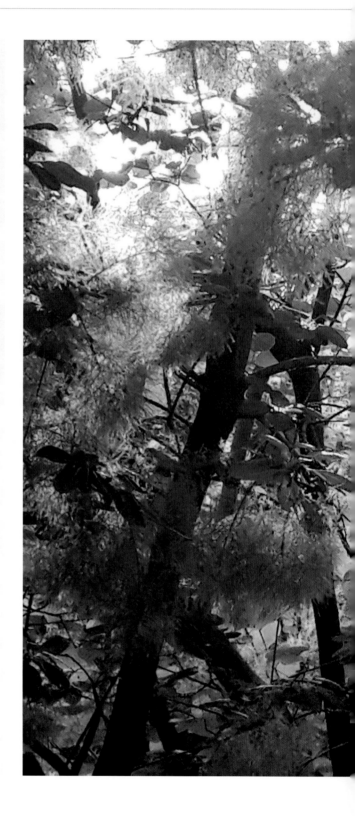

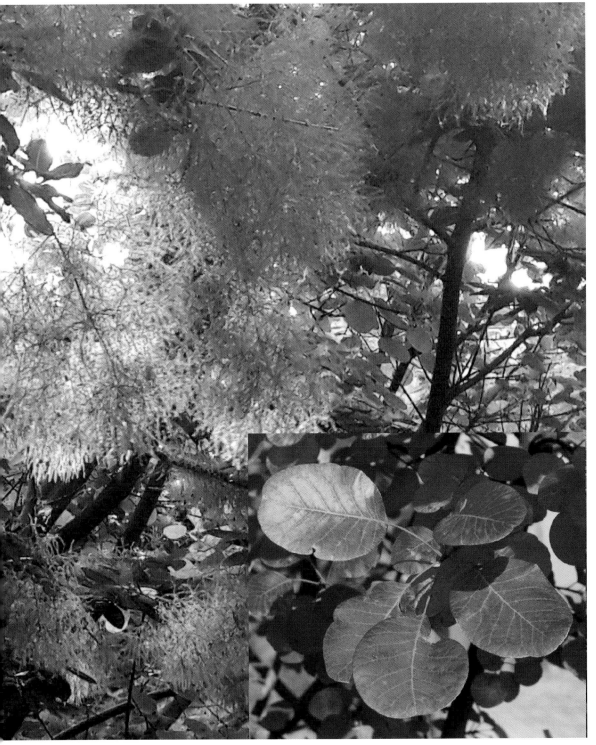

图 2-214 黄栌

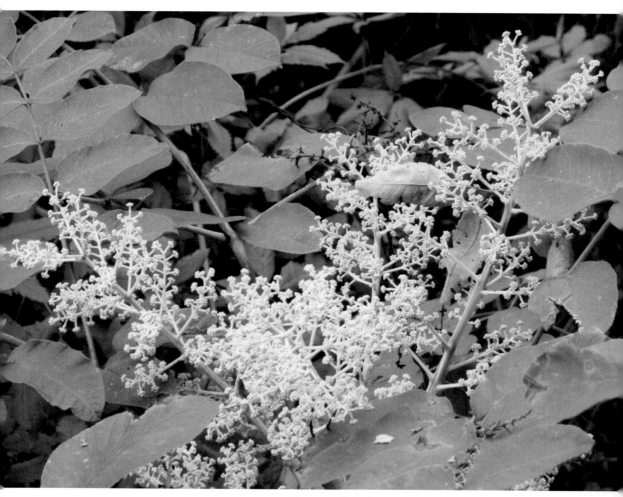

图 2-215 黄毛楤木

215 黄毛楤木

　　别称鸟不企、大鹰不扑、老鸦怕等。分布于广西自云南南部思茅、西畴，向东经贵州独山、广西百色和南宁、广东及东南沿海岛屿、江西龙南、寻乌、安徽黄山至福建和台湾。生于阳坡或疏林中，海拔数十米至1000米（图2-215）。

　　根及根皮入药。具有清热解毒、祛风除湿、散瘀消肿之功效，用于治疗跌打损伤、风湿性腰腿痛、急慢性肝炎、肾炎水肿、淋巴结肿大、咽喉炎、蛇咬伤及糖尿病等。

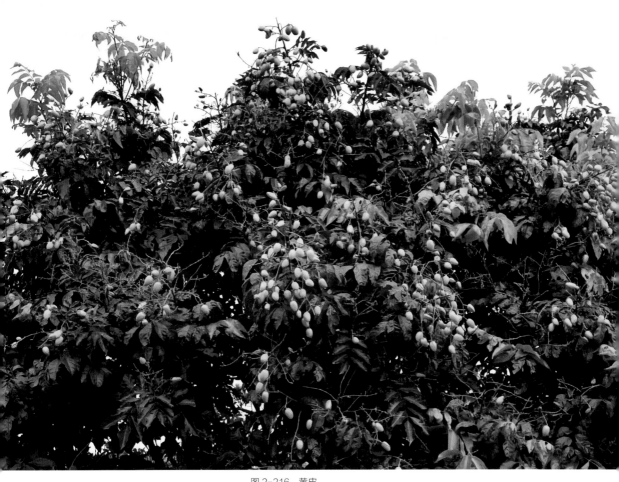

图 2-216　黄皮

216　黄皮

别称黄弹、黄弹子、黄段。原产于我国南部，台湾、福建、广东、海南、广西、贵州南部、云南及四川金沙江河谷均有栽培。世界热带及亚热带地区间有引种（图2-216）。

果皮及果核皆可入药，具有消食化痰、理气之功效，主治食积不化、胸膈满痛、痰饮咳喘等症，并可解郁热，理疝痛。叶，味辛，性凉，具有疏风解表、除痰行气之功效，可用于防治流行性感冒、温病身热、咳嗽哮喘、水胀腹痛、疟疾、小便不利、热毒疥癣等症；根可治气痛及疝痛。

217 黄芪

别称棉芪、黄耆、独椹、蜀脂、百本、百药棉、黄参。产于我国东北、华北及西北地区，俄罗斯亦有分布。我国各地多有栽培，为常用中药材之一。生于林缘、灌丛或疏林下，亦见于山坡草地或草甸中。主要品种有：黄耆（原变种）、蒙古黄耆（变种）、淡紫花黄耆（变型）（图2-217）。

根入药。秋季采挖，除净泥土，切去根头部及支根，晒干后分别打捆。或晒至六七成干，捆成小捆，再晒干。一般长到第3年便可以收获。收获过早质量差，年久不收又极易黑心或木质化。味甘，性微温。入肺、脾、肝、肾经。具有益气固表、敛汗固脱、托疮生肌、利水消肿之功效，主治气虚乏力、中气下陷、久泻脱肛、便血崩漏、表虚自汗、痈疽难溃、久溃不敛、血虚萎黄、内热消渴、慢性肾炎、蛋白尿、糖尿病等。炙黄芪益气补中，生用固表托疮。茎叶也有入药，或作为饲料添加剂用于牛羊。

图2-217 黄

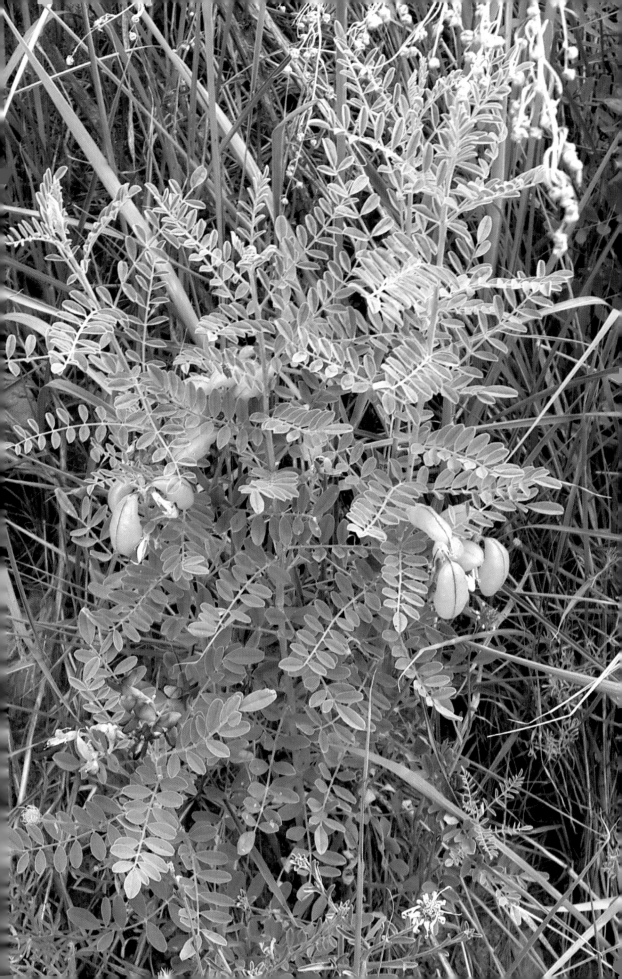

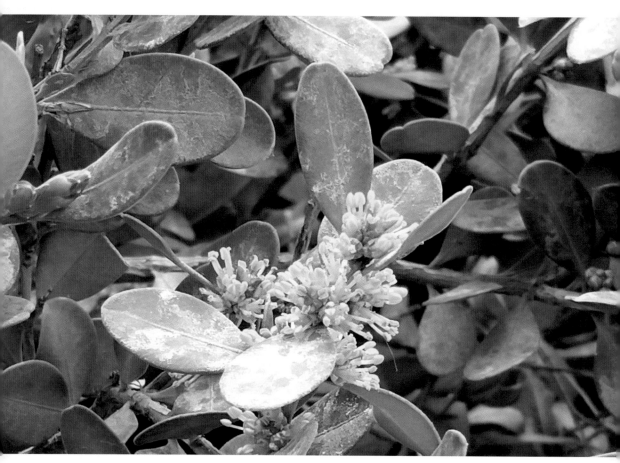

图2-218 黄杨

218 黄杨

　　别称黄杨木、旱黄杨、乌龙木、千年矮、万年青。多分布于陕西、甘肃、湖北、四川、贵州、云南、广西、广东、江西、浙江、安徽、江苏、山东等省区，其中部分省份属于引进栽培。多生于山谷、溪边、林下，海拔1200～2600米（图2-218）。

　　根、叶入药，全年可采收，晒干。味苦、辛，性平。具有祛风除湿、行气活血之功效，主治和缓解风湿性关节痛、痢疾、胃痛、疝痛、腹胀、牙痛、跌打损伤、疮疡肿毒。煎服或泡酒服，9～12克；外用，适量，捣烂敷患处。

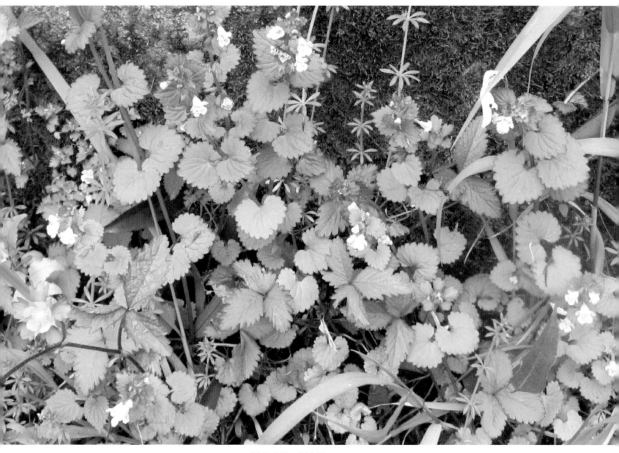

图 2-219 活血丹

219 活血丹

别称遍地香、地钱儿、钹儿草、连钱草、铜钱草、金钱艾、也蹄草、透骨消、透骨风、过墙风、甾骨风、蛮子草、胡薄荷、穿墙草、团经药、风草、肺风草、金钱薄荷、十八缺、江苏金钱草、一串钱、四方雷公根、马蹄筋骨草、破铜钱、对叶金钱草、疠取草、钻地风、接骨消等。除青海、甘肃、新疆及西藏外，全国各地均有分布；俄罗斯、朝鲜也有分布。生于林缘、疏林下、草地中、溪边等阴湿处，海拔 50～2000 米（图 2-219）。

全草入药。4～5 月采收全草，晒干或鲜用。味辛、苦，性凉，入肝、胆、膀胱经。具有利湿通淋、清热解毒、散瘀消肿等功效，主治热淋石淋、湿热黄疸、疮痛肿痛、跌打损伤。既可口服，又可外用。煎汤内服,15～30 克；或浸酒，或捣汁。外用，适量，捣敷或绞汁涂敷。

220 火棘

　　别称火把果、救军粮、红子刺。分布于我国黄河以南及广大西南地区。产于陕西、江苏、浙江、福建、湖北、湖南、广西、四川、云南、贵州等省区。全属10种，我国产7种。国外已培育出许多优良栽培品种。火棘是一种极好的春季看花、冬季观果植物（图2-220）。

　　果实、根、叶入药。味甘、酸，性平。果，具有消积止痢、活血止血之功效，主治消化不良、肠炎、痢疾、疳积、崩漏、白带异常、产后腹痛。根，具有清热凉血之功效，主治虚痨骨蒸潮热、肝炎、跌打损伤、筋骨疼痛、腰痛、崩漏、白带异常、月经不调、吐血、便血。叶，具有清热解毒之功效，主治疮疡肿毒。煎服，果30克；根15～30克。外用，叶适量，外敷。

图 2-220　火棘

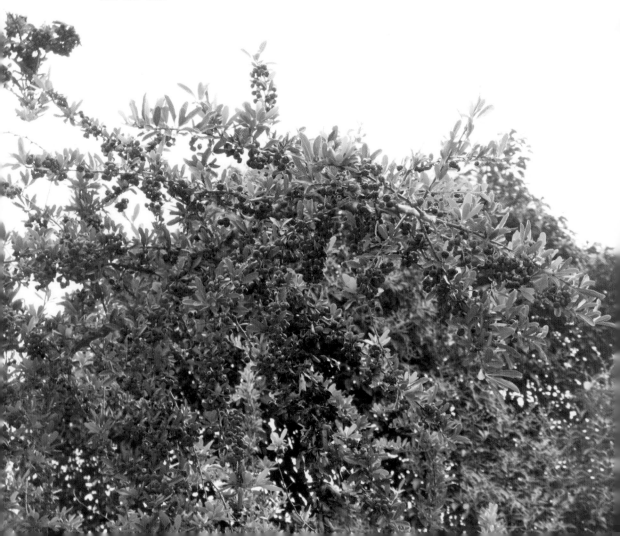

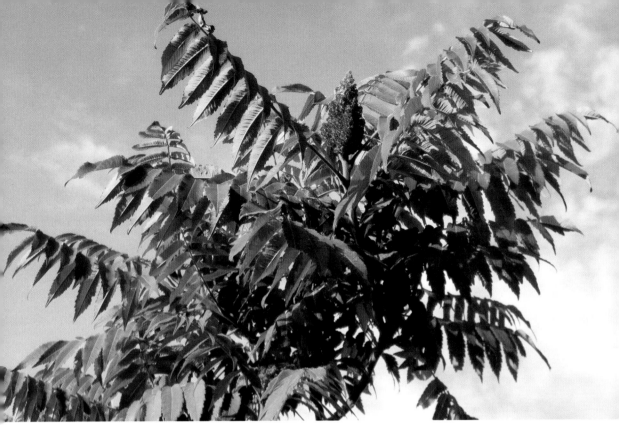

图 2-221　火炬树

221　火炬树

　　别称鹿角漆、火炬漆、加拿大盐肤木。1959年由中国科学院植物研究所引种，1974年以来向全国各省区推广，以黄河流域以北各省（区）栽培较多，主要用于荒山绿化兼作盐碱荒地风景林树种（图2-221）。

　　树皮、花和叶入药。树皮含合欢苷、皂苷及鞣质，具有安神解郁、活血止痛作用，主治肝郁胸闷、心神不安、失眠、筋骨折伤、瘀血肿痛、肿毒、痔疮等。火炬树穗状果实种皮可提取火炬红色素，含有多种有益的微量元素，具有抗菌、消炎、保胆保肝、清瘀降脂等功效，为保健色素，适用于水果饮料、碳酸饮料、酒精饮料、糖果、果酱、蛋糕以及化妆品着色，由于安全无毒，用量可按正常生产需要添加。火炬树树皮、叶含鞣质，种子含油蜡，可作工业原料。

222 火绒草

　　别称老头草、薄雪草、老头艾，为菊科多年生草本植物。广泛分布于新疆东部、青海东部和北部、甘肃、陕西北部、山西、内蒙古南部和北部、河北、辽宁、吉林、黑龙江以及山东半岛。也分布于蒙古、朝鲜、日本和俄罗斯西伯利亚。生长于沟边、林中、路边、山顶与山坡草丛中、灌丛、林缘及林中（图2-222）。

　　全草入药。夏、秋季采割，洗净，晒干。性寒，味微苦。具有清热凉血、益肾利水之功效，主治急慢性肾炎、尿血。

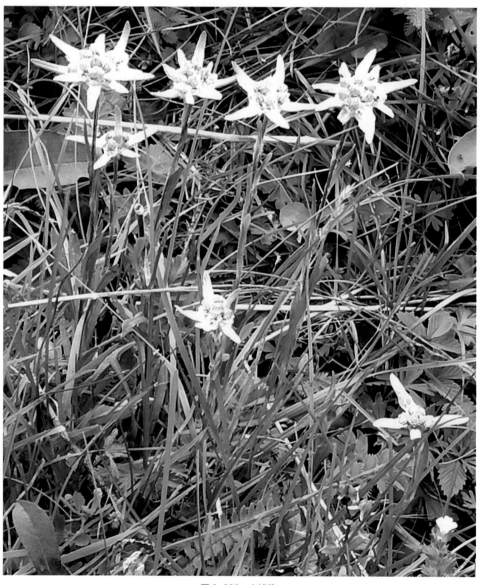

图 2-222　火绒草

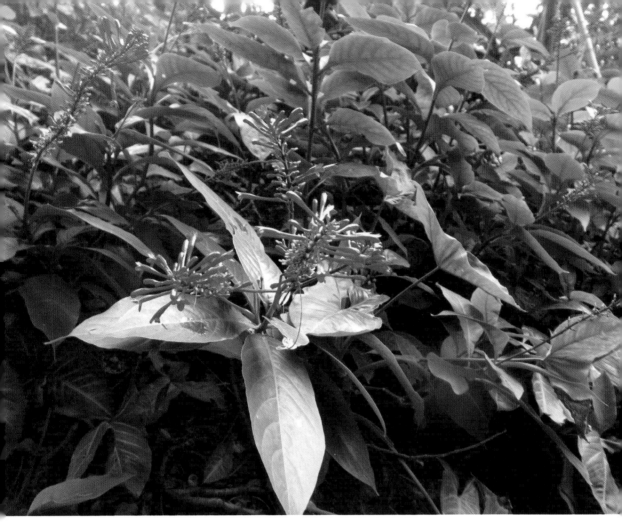

图 2-223 火焰花

223 火焰花

　　别称禾木张、华木张、黄账，为爵床科火焰花属灌木植物，高可达3米。产于云南南部的瑞丽、潞西、镇康、耿马、西双版纳、普文、金平。越南至印度东北地区也有。生于海拔400～1600米的林下（图2-223）。

　　全草入药。味苦，性寒。入心、肝经。具有清热解毒、祛邪截疟之功效，主治咽喉肿痛、湿热黄疸、痈疽疮疡以及蛇虫咬伤。煎汤内服，3～10克；或研末冲水服。

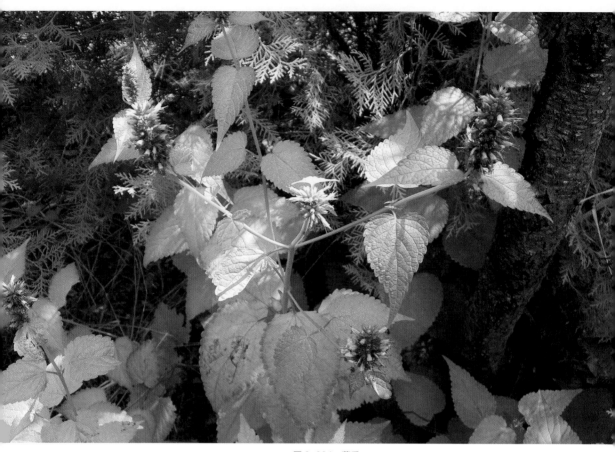

图 2-224 藿香

224 藿香

别称土藿香、猫把、青茎薄荷。我国各地广泛分布，主产于四川、江苏、浙江、湖南、广东等地，俄罗斯、朝鲜、日本及北美洲也有分布（图2-224）。

《中华人民共和国药典》规定，只有广藿香的干燥地上部分可入药。枝叶茂盛时采割，日晒夜闷，反复至干。除去残根和杂质，先抖下叶，筛净另放；茎洗净，润透，切段，晒干，再与叶混匀。味辛，性微温。入脾、胃、肺经。具有芳香化浊、和中止呕、发表解暑之功效，主治湿浊中阻、脘痞呕吐、暑湿表证、湿温初起、发热倦怠、胸闷不舒、寒湿闭暑、腹痛吐泻、鼻渊头痛。

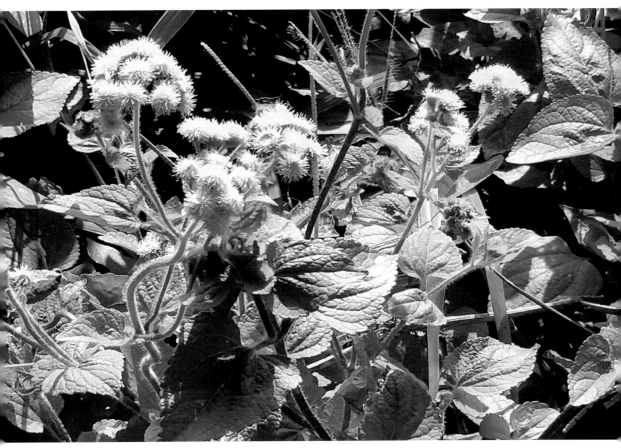

图 2-225 藿香蓟

225 藿香蓟

别称霍香蓟、胜红蓟、一枝香。原产于中南美洲，作为杂草已广泛分布于非洲全境、印度、印度尼西亚、老挝、柬埔寨、越南和中国等地，均有栽培，也有归化野生分布的。生于山谷、山坡林下或林缘、河边或山坡草地、田边或荒地上，低海拔到2800米的地区都有分布（图2-225）。

全草入药。味辛、微苦，性凉。具有祛风清热、止痛、止血、排石之功效，主治乳蛾、咽喉痛、泄泻、胃痛、崩漏、肾结石、湿疹、鹅口疮、痈疮肿毒、下肢溃疡、中耳炎、外伤出血。民间用全草治感冒发热、疔疮湿疹、外伤出血、烧烫伤等。在非洲、美洲，用该植物全草作清热解毒和消炎止血；在南美洲，用该植物全草治妇女非子宫性阴道出血，有极高评价。

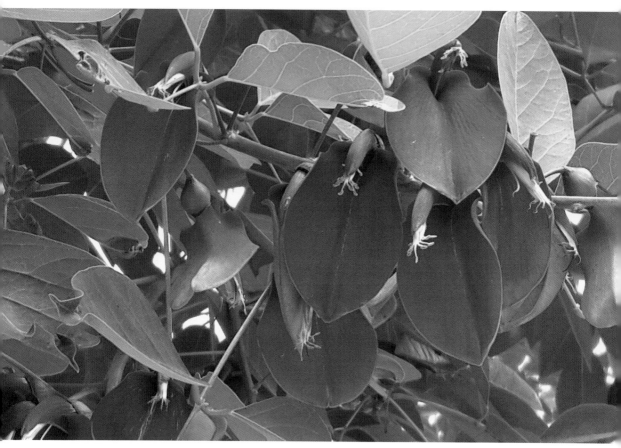

图 2-226　鸡冠刺桐

226　鸡冠刺桐

　　别称鸡冠豆、巴西刺桐、象牙红。原产于南美巴西、秘鲁及南亚菲律宾、印度尼西亚。我国的华南地区和台湾也有栽培。喜光，也耐轻度荫蔽，喜高温，但具有较强的耐寒能力，故适于庭园观赏也用于道路中央绿化（图2-226）。

　　根皮入药，多在秋季之中采收，洗净、切片、晒干即可。具有抗菌消炎之功效，主治葡萄球菌和分枝杆菌以及变异链球菌感染等细菌性感染性疾病。

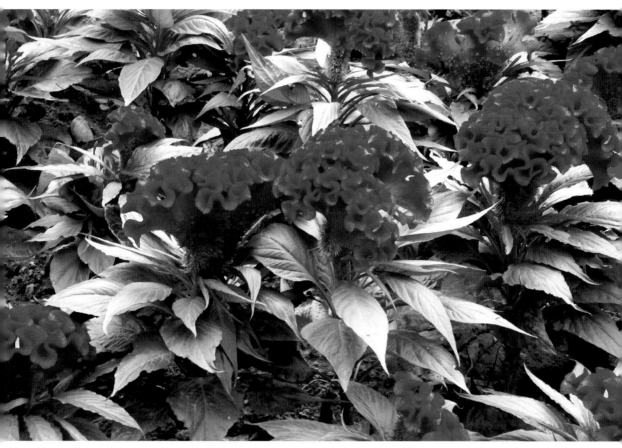

图 2-227 鸡冠花

227 鸡冠花

　　别称鸡髻花、老来红、芦花鸡冠、笔鸡冠、小头鸡冠、凤尾鸡冠、大鸡公花、鸡角根、红鸡冠。原产于非洲、美洲热带地区和印度，现在世界各地广为栽培。我国主要分布在安徽、北京、福建、甘肃、广东、广西、贵州、海南、河北、黑龙江、河南、香港、湖北、湖南、江苏、江西、吉林、辽宁、内蒙古、宁夏、青海、陕西、山东、山西、四川、台湾、新疆、西藏、云南、浙江（图2-227）。

　　干燥花序入药。8～10月，花序充分长大，并有部分果实成熟时，剪下花序，晒干。除去杂质及残茎，切段；或取净鸡冠花，照炒炭法（《中华人民共和国药典》附录ⅡD）炒至焦黑色。味甘、涩，性凉，入肝、大肠经。具有收敛止血、止带、止痢之功效，主治吐血、崩漏、便血、痔血、赤白带下、久痢不止。煎汤内服，4.5～9克；或入丸、散。外用，煎水熏洗。

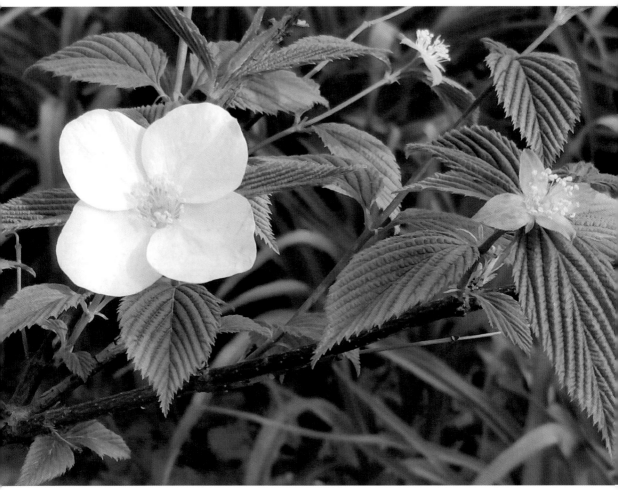

图 2-228　鸡麻

228　鸡麻

　　别称白棣棠、三角草、山葫芦子、双珠母、水葫芦秆。分布于日本、朝鲜以及我国浙江、辽宁、湖北、山东、陕西、甘肃、安徽、江苏、河南等地。多生长于海拔100～800米的山坡疏林中及山谷林下阴处（图2-228）。

　　根与果实入药。夏、秋季采挖根，洗净，切片，晒干。6～9月采收果实，晒干。味甘，性平，入肾经，具有补血、益肾之功效，主治血虚肾亏。鸡麻果实蒸5分钟，取出，用21～24克，水煎，冲黄酒、红糖，早晚空腹服；根用30克，切片，水煎取汁，冲糖、酒，早晚空腹服。

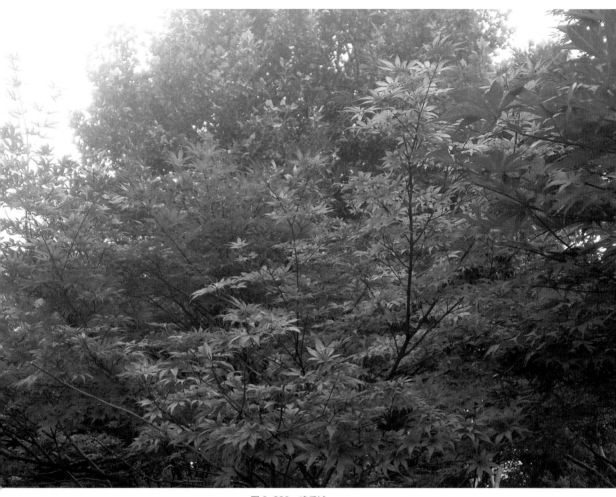

图2-229　鸡爪槭

229　鸡爪槭

别称鸡爪枫、槭树等。分布于我国山东、河南南部、江苏、浙江、安徽、江西、湖北、湖南、贵州等省。朝鲜和日本也有分布。生于海拔200～1200米的林边或疏林中，分布于北纬30°～40°、耐寒区5区（图2-229）。

枝、叶入药。夏季采收枝叶，晒干，切段。味辛、微苦，性平。具有行气止痛、解毒消痈之功效，主治气滞腹痛、痈肿发背。煎汤内服，5～10克；外用，适量，煎水洗。

230 荠菜

别称荠、菱角菜、护生草、地菜、地米菜、菱闸菜。荠菜分布于世界各地，我国自古就采集野生荠菜食用，早在公元前300年就有荠菜的记载。生长于田野、路边及庭园，也可人工栽培，以板叶荠菜和散叶荠菜为主。嫩叶供食，营养价值很高，食用方法多种多样，也具有很高的药用价值（图2-230）。

带根全草入药，春末夏初采集，晒干；人工栽培，春、夏、秋季均可采收。味甘，性平。具有凉肝止血、平肝明目、清热利湿之功效，主治吐血、衄血、咯血、尿血、崩漏、目赤疼痛、眼底出血、高血压病、赤白痢疾、肾炎水肿、乳糜尿。煎汤内服，9～15克（鲜者30～60克），或入丸、散；外用，研末调敷、捣敷或捣汁点眼。

图 2-230　荠菜

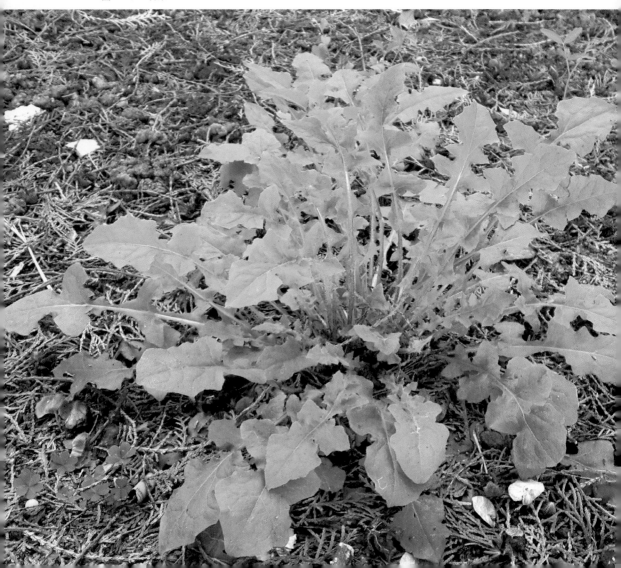

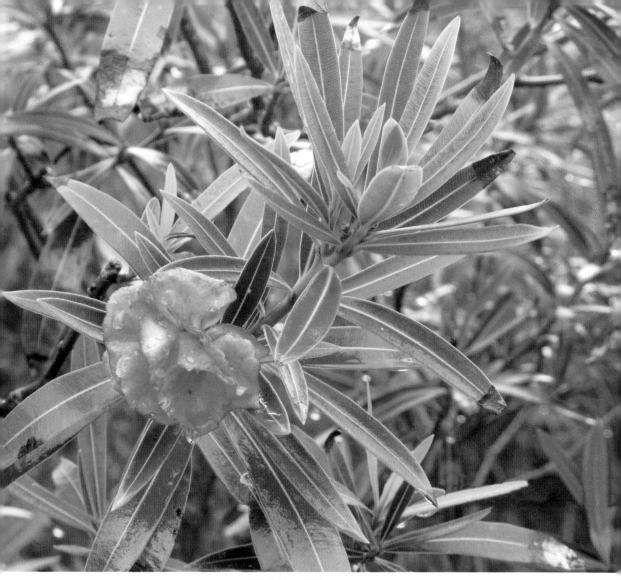

图 2-231　夹竹桃

231　夹竹桃

　　别称柳叶桃、绮丽、半年红、甲子桃、枸那、叫出冬。我国各省区有栽培，尤以我国南方为多，常在公园、风景区、道路旁或河旁、湖旁周围栽培；长江以北栽培者须在温室越冬。野生于伊朗、印度、尼泊尔；现广植于世界热带地区（图2-231）。

　　叶入药，四季可采收，鲜用或晒干。味辛、苦、涩，性温，有大毒。具有强心利尿、祛痰杀虫之功效，主治心力衰竭、癫痫；外用治甲沟炎、斑秃，杀蝇。煎汤内服，0.3～0.9克，或研末0.05～0.1克，鲜叶3～4片，水煎分3次服。外用，适量，鲜品捣烂敷患处或制成酊剂外涂。过量易中毒，孕畜忌服。

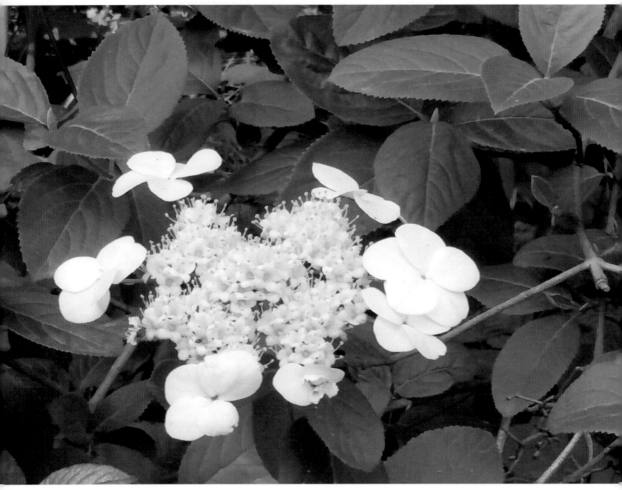

图 2-232 荚蒾

232 荚蒾

别称聚迷、繋蒾。产于我国河北南部、陕西南部、江苏、安徽、浙江、江西、福建、台湾、河南南部、湖北、湖南、广东北部、广西北部、四川、贵州及云南（保山）。日本和朝鲜也有分布。生于山坡或山谷疏林下，林缘及山脚灌丛中，海拔100～1000米（图2-232）。

根、枝、叶入药。夏、秋季采集，晒干或鲜用。根，味辛、涩，性微寒，具有祛瘀消肿之功效，主治淋巴结炎（丝虫病引起）、跌打损伤。枝、叶，味酸，性微寒，具有清热解毒、疏风解表之功效，主治疔疮发热、风热感冒，外用治过敏性皮炎。煎汤内服或水、酒各半煎服，9～30克；外用，适量，鲜品捣敷或水煎洗。

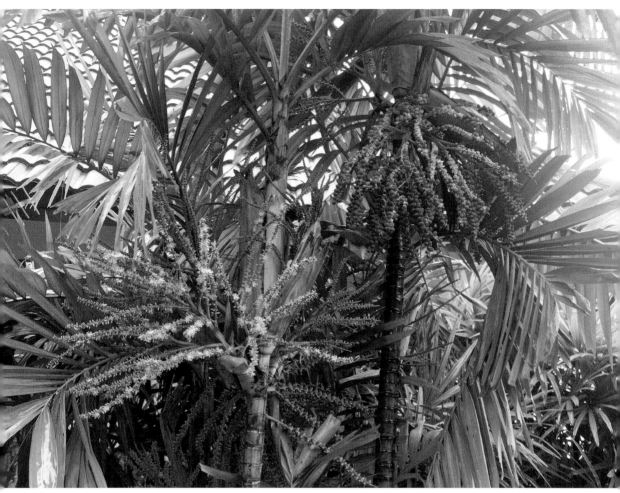

图 2-233-1　假槟榔

233　假槟榔

　　别称亚历山大椰子。原产于澳大利亚东部，我国福建、台湾、广东、海南、广西、云南等热带及亚热带地区的园林单位有栽培，是一种树形优美的绿化树种。注意与槟榔相区别，两者树形没有太大区别，但结的果实不同，槟榔的果实较大，比拇指大一点，数量少；假槟榔的果实较小，与小拇指差不多大，数量要多好多（图2-233-1、图2-233-2）。

　　叶鞘纤维煅炭，具有止血之功效，主治外伤出血。

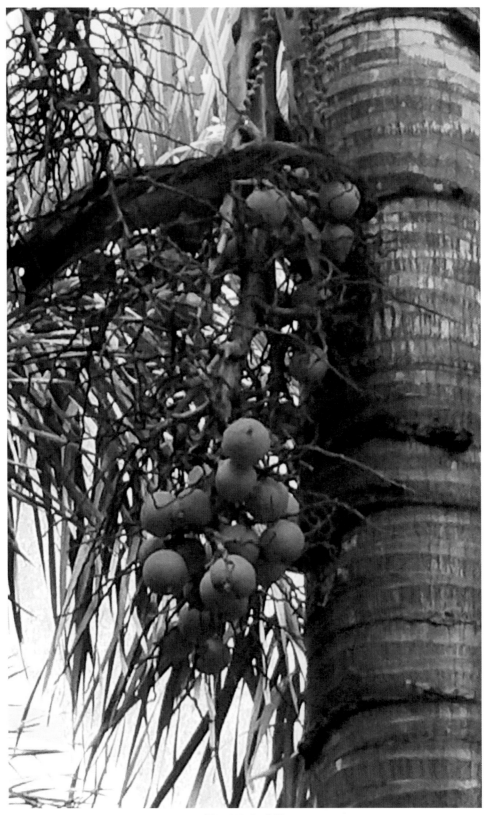

图 2-233-2　槟榔

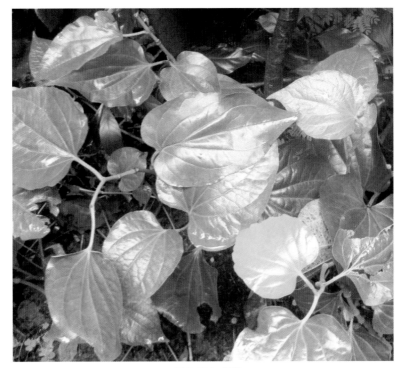

图2-234 假蒟

234 假蒟

别称蛤蒌、假蒌、山蒌、蛤蒟、不拨子、假荖、蛤荖、木柄蒌、荜拨子、猪拨菜、钻骨风、臭蒌、山蒌、马蹄蒌。产于我国广东、广西、福建、云南、贵州及西藏墨脱等省区，印度、越南、马来西亚、菲律宾、印度尼西亚、巴布亚新几内亚也有分布。生于林下或村旁湿地上（图2-234）。

全株、根、叶或果实入药。全株、根随时可采收；叶及果秋季采集，晒干。

全株，味苦，性温，入心、肺、脾、大肠经，具有祛风散寒、行气止痛、活络、消肿之功效，主治风寒咳喘、风湿痹痛、脘腹胀满、泄泻、痢疾、产后脚肿、跌打损伤。

叶，味苦，性温，无毒。具有温中、行气、祛风、消肿之功效，主治胃寒痛、腹痛气胀、风湿腰痛、产后气虚脚肿、跌打肿痛、外伤出血。煎汤内服,9～15克；外用，煎水洗或捣敷。在湛江吴川地区，人们常常用叶子来做菜，美味经常和紫苏相提并论。

根，味苦、辛，性温，具有祛风除湿、解毒、消肿、止痛、截疟之功效，主治风湿痹痛、疮疡、痔肿、疟疾、脚气、妊娠水肿、胃痛、牙痛。外用，适量，鲜品捣敷，或煎水洗、含漱；煎汤内服，鲜品10～15克；或泡酒。孕畜慎服。

果穗，味微辛，性温，具有温中暖胃、祛风行气之功效，主治腹胀、腹痛、牙痛、肠炎、食欲不振、肾炎水肿、风湿痛。也可食用。

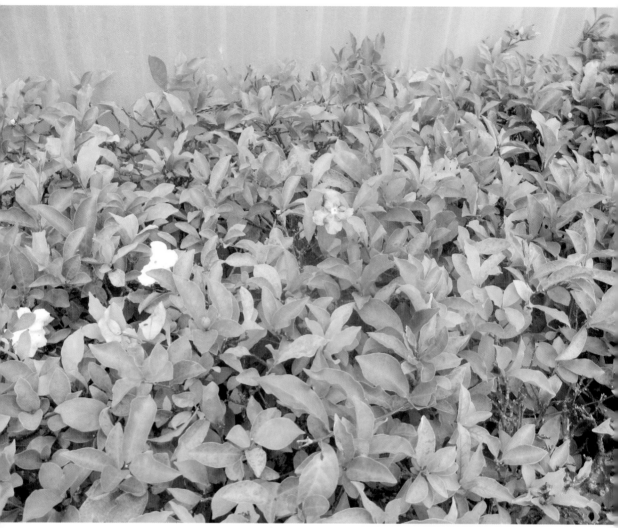

图2-235　假连翘

235　假连翘

　　别称番仔刺、篱笆树、洋刺、花墙刺、桐青、白解、金露花。原产于中南美洲热带，从西印度群岛、墨西哥至巴西，世界各热带地区多有引种。我国华南北部以及华中、华北的广大地区有栽培（图2-235）。

　　果实入药，夏、秋季采收，鲜用或晒干。味甘、微辛，性温，有小毒。具有截疟、下胎、活血止痛之功效，主治疟疾、跌打伤痛。

236　假酸浆

又名水晶凉粉。原产于秘鲁，分布于河北、甘肃、四川、贵州、云南、西藏等地，贵州地区亦有栽培。生于田边、荒地、屋园周围、篱笆边（图2-236）。

全草、花与种子入药。全草，秋季采集全草，分出果实，分别洗净，鲜用或晒干备用。味甘、微苦，性平，小毒。具有镇静、祛痰、清热、解毒、止咳之功效，主治精神病、狂犬病、感冒、风湿痛、疥癣等症。煎汤内服，3～9克，鲜品30～60克。

种子，药名为假酸浆籽。秋季采收果实或种子。味微甘，性平。有清热退火、利尿、祛风、消炎等功效，主治发烧、风湿性关节炎、疮痈肿痛等症。煎汤内服，3～9克；外用，研末调敷。

花，药名为假酸浆花。夏季采收。具有祛风、消炎之功效，主治鼻渊。煎汤内服，3～9克。假酸浆也是制作凉粉（又称冰粉）的原料。

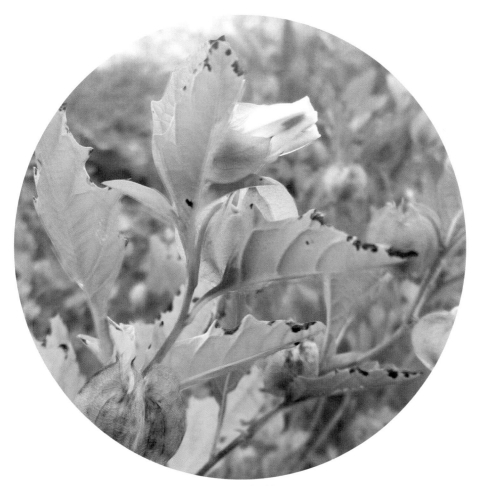

图2-236　假酸浆

237　碱蓬

　　别称海英菜、碱蒿、盐蒿、盐蓬、碱蒿子、盐蒿子、老虎尾、和尚头、猪尾巴。主要分布于黑龙江、内蒙古、河北、山东、江苏、浙江、河南、山西、陕西、宁夏、甘肃、青海、新疆南部，生于海滨、荒地、渠岸、田边等含盐碱的土壤上。俄罗斯西伯利亚及远东地区、朝鲜、日本也有分布（图2-237）。

　　全草入药。夏、秋季收割地上部分，晒干，除去泥沙、杂质备用；亦可鲜用。味微咸，性凉，入肾经。具有清热、消积之功效，主治食积停滞、发热。煎汤内服，6～9克，鲜品15～30克。

图 2-237　碱蓬

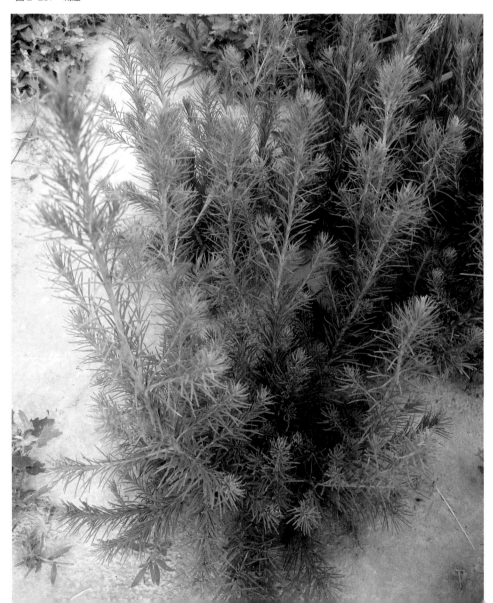

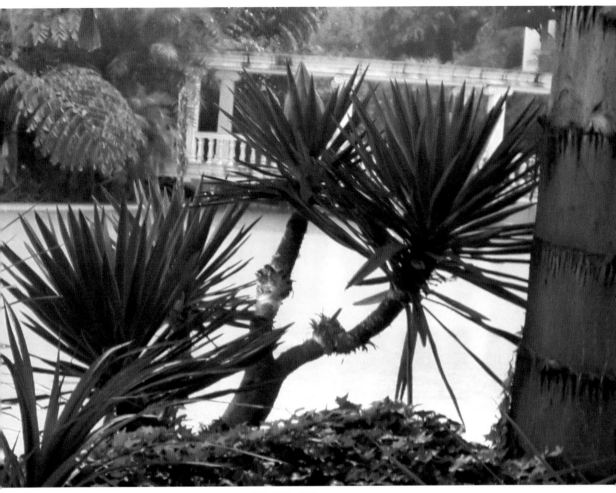

图 2-238 剑麻

238 剑麻

别称凤尾兰、菠萝花、厚叶丝兰、凤尾丝兰、菠萝麻。原产于墨西哥，现主要在非洲、拉丁美洲、亚洲等地种植，是当今世界用量最大、范围最广的一种硬质纤维。我国华南及西南各省区有引种栽培。剑麻纤维质地坚韧、耐磨、耐盐碱、耐腐蚀，具有重要的经济价值，同时还有重要的药用价值（图2-238）。

叶入药。剑麻定植后，叶长100厘米以上，叶片数达50片左右时就可以收割。割叶以冬季为好。洗净鲜用，或晒干。味甘、辛，性凉。具有凉血止血、消肿解毒之功效，主治肺痨咯血、衄血、便血、痢疾、痈疮肿毒、痔疮。另有降胆固醇、抗炎、抗肿瘤等药理作用。煎汤内服，9～15克；外用，适量，鲜品捣敷。

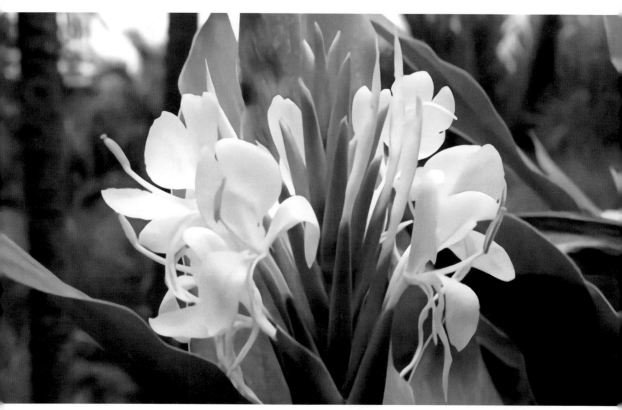

图2-239 姜花

239 姜花

别称蝴蝶姜、穗花山柰、蝴蝶花、香雪花、夜寒苏、野姜花、白蝴蝶花。姜花原产于印度喜马拉雅山，分布于印度、斯里兰卡、澳洲、马来西亚、越南及我国广西、广东、香港、湖南、四川、云南、台湾等地。姜花是古巴和尼加拉瓜的国花（图2-239）。

根茎及果实入药。根茎，中药名为路边姜，味辛，性温。冬季采收，除去泥土及茎叶后晒干。具温中健胃、解表、祛风散寒、温经止痛、散寒等功效，主治风寒表证、风温痹痛、外感头痛、身痛、风湿痛、脘腹冷痛、跌打损伤等。果实，中药名为姜花果实，味辛，性温。秋、冬季采收，剪下果穗晒干。具温中健胃、解表发汗、温中散寒、止痛等功效，主治脘腹胀痛、寒湿郁滞等。相传在台湾民间，姜花根茎具散寒、除风、治头痛与跌打损伤等功效，花则能治失眠。煎服，3～10克；外用适量。血虚无气滞血瘀者慎用，孕畜忌用。

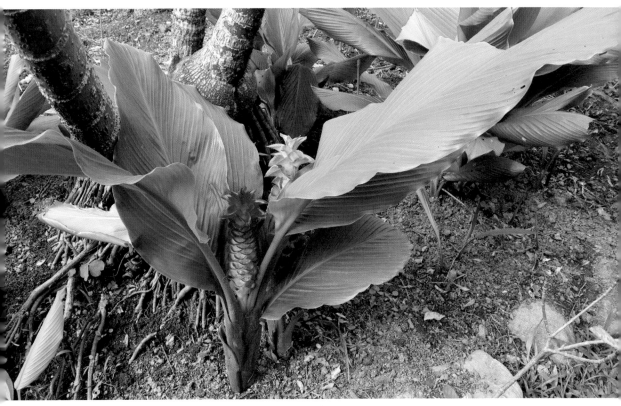

图 2-240　姜黄

240　姜黄

别称黄姜、毛姜黄、宝鼎香、黄丝郁、郁金、毫命等。产自我国台湾、福建、广东、广西、云南、西藏等省区，东亚及东南亚地区广泛栽培（图2-240）。

根茎入药。拣去杂质，用水浸泡，捞起，润透后切片，晾干。片姜黄：拣去杂质及残留须根，刷洗泥屑，晾干。味辛、苦，性温。具有行气破瘀、通经止痛之功效，主治胸腹胀痛、肩臂痹痛、月经不调、闭经、跌打损伤。又可提取黄色食用染料；所含姜黄素可作分析化学试剂。煎汤内服，3～9克；或入丸、散。外用，研末调敷。

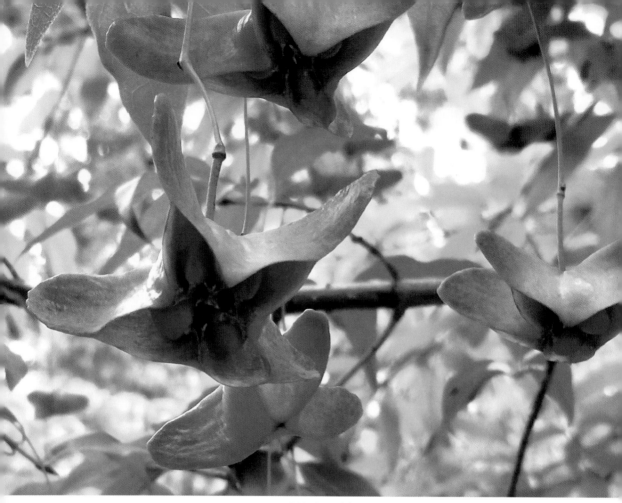

图 2-241　角翅卫矛

241　角翅卫矛

　　为我国特有植物。产于湖北（巴东、房县）、四川、陕西和甘肃。生于海拔1600～2600米的山谷林内或山地丛灌中，也有人工栽培的（图2-241）。

　　枝条与根入药。枝条，春、秋季采收，切段晒干。味苦，性凉，具有祛风解毒之功效，主治皮肤痒疮、漆疮。外用，适量，煎水洗。根，秋后采收，切片晒干。味苦，性平，具有舒筋活血之功效，主治跌打损伤、劳伤腰痛、早泄、小阴茎、阳痿、月经不调。煎汤内服，6～9克。

242　角茴香

别称山黄连、野茴香、咽喉草、麦黄草、黄花草、雪里青。分布于东北、华北地区以及西北地区西藏，一般生于海拔400～1200米（极端可到4500米）的山坡草地或河边沙地。蒙古和俄罗斯西伯利亚有分布（图2-242）。

根、全草。春季开花前挖根及全草，晒干。味苦、辛，性凉。入肺、大肠、肝经。具有清热解毒、镇咳止痛之功效，主治感冒发热、咳嗽、咽喉肿痛、肝热目赤、肝炎、胆囊炎、痢疾、关节疼痛。煎汤内服，6～9克；研末内服，1～1.5克。

图2-242　角茴香

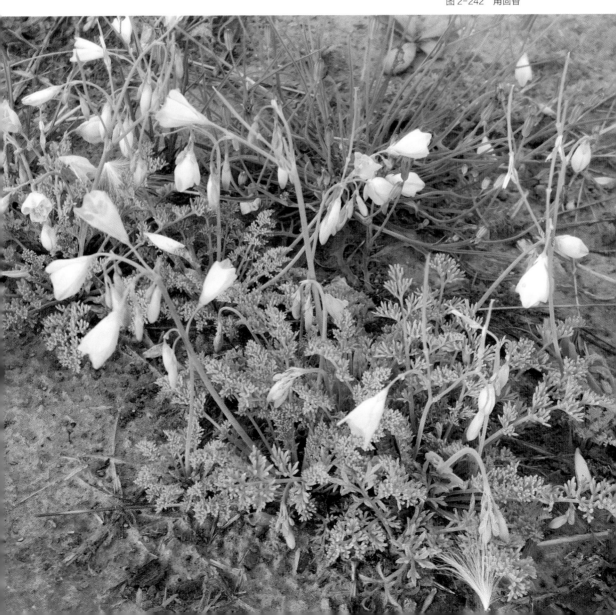

243 接骨木

别称公道老、扦扦活、马尿骚、大接骨丹。产自我国黑龙江、吉林、辽宁、河北、山西、陕西、甘肃、山东、江苏、安徽、浙江、福建、河南、湖北、湖南、广东、广西、四川、贵州及云南等省区。生于海拔540～1600米的山坡、灌丛、沟边、路旁、宅边等地。功效与形态和接骨草近似，但前者的茎无棱，而后者的茎为八棱状，也称八棱麻（图2-243）。

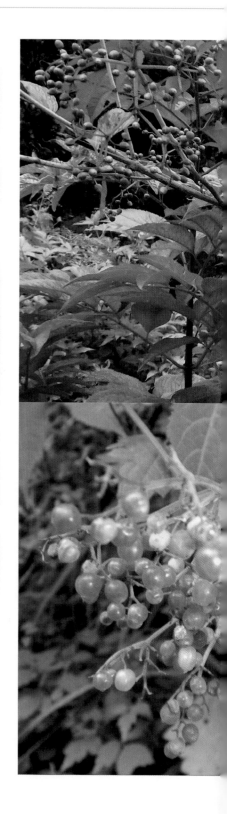

茎枝、根或根皮、叶、花可入药。茎枝，名接骨木。全年可采收，鲜用或切段晒干。味甘、苦，性平，入肝经。具有祛风、利湿、活血、止痛之功效，主治风湿筋骨痛、腰痛、水肿、风疹、瘾疹、产后血晕、跌打肿痛、骨折、创伤出血。煎汤内服，15～30克；或入丸、散；外用，适量，捣敷或煎汤熏洗；或研末撒。孕畜忌服。

根或根皮，名接骨木根。9～10月采挖，洗净切片，鲜用或晒干。味甘，性平。具有祛风除湿、活血舒筋、利尿消肿之功效，主治风湿疼痛、痰饮、黄疸、跌打瘀痛、骨折肿痛、急慢性肾炎、烧烫伤。煎汤内服，15～30克；外用，适量捣敷，或研粉撒、调敷。

叶，名接骨木叶。春、夏季采收，鲜用或晒干。味苦，性凉；具有活血、舒筋、止痛、利湿之功效，主治跌打骨折、筋骨疼痛、风湿疼痛、痛风、脚气、烧烫伤。煎汤内服，6～9克，或泡酒；外用，适量，捣敷，或煎水熏洗，或研末调敷。

花，名接骨木花。4～5月采收整个花序，加热后花即脱落，除去杂质，晒干。味辛，性温。具有发汗利尿之功效，主治感冒、小便不利。煎汤内服，4.5～9克，或泡茶饮。

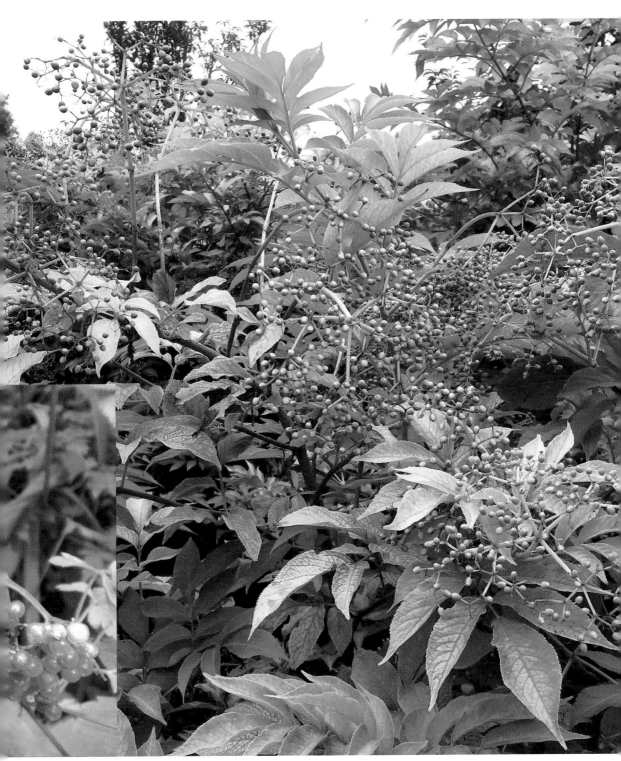

图 2-243 接骨木

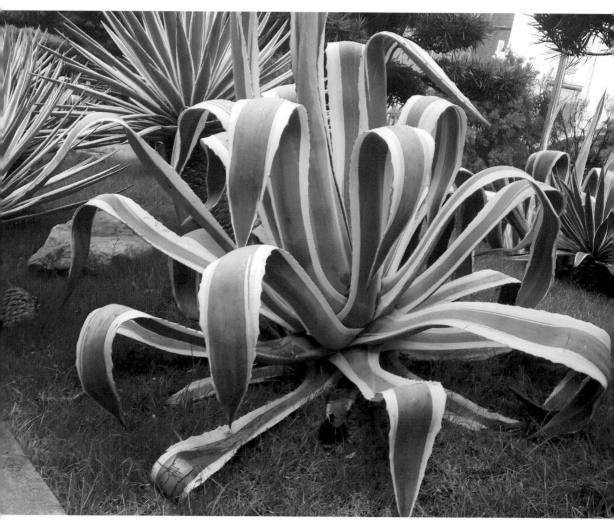

图 2-244　金边龙舌兰

244　金边龙舌兰

别称金边莲、金边假菠萝、龙舌兰、黄边龙舌兰。原产于美洲沙漠地带，分布于西南、华南地区。多栽培于庭园（图2-244）。

叶入药。全年均可采收，鲜用或烫后晒干。味甘、微辛，性平。具有润肺止咳、凉血止血、清热解毒之功效，主治虚劳咳嗽、吐血、哮喘。煎汤内服，鲜者30～60克；外用，适量，捣敷。

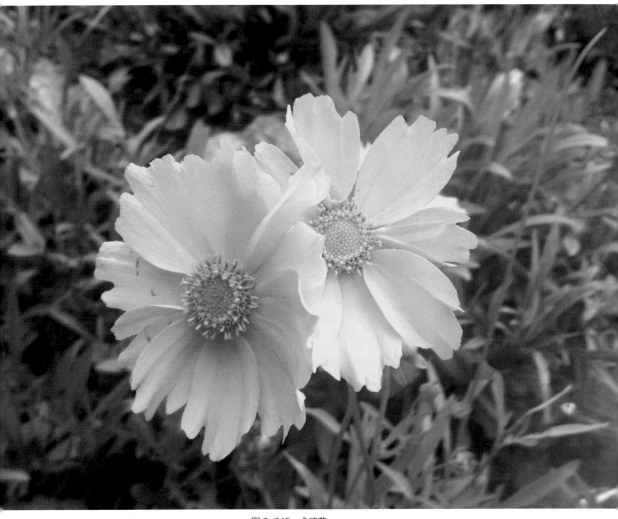

图 2-245 金鸡菊

245 金鸡菊

别称小波斯菊、金钱菊、孔雀菊、大锦鸡菊。原产于美国南部，为早期外来物种之一，曾经在河南等部分地区小规模暴发（图2-245）。

全草入药。味甘、辛、苦，性微寒，入肝、肺经，有疏散风热之功效，主治外感风热或温病初起的发热、头痛、咳嗽、咽红及肝阳上亢之眩晕，无论寒热均可应用。也可用于肝火、风热所致的目赤肿痛、肝肾不足或近视、夜盲等。还具有清热解毒的作用，主治疮疖肿毒。水煎服，10 ～ 15克。气虚胃寒、食少泄泻者宜慎用。

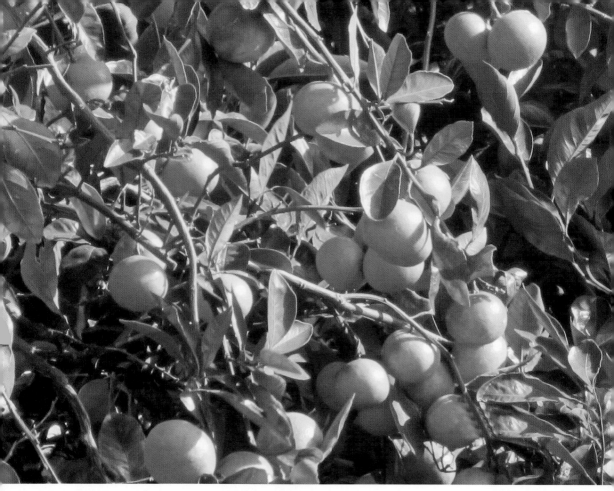

图2-246　金橘

246　金橘

　　别称金桔。金橘未见有野生，我国南方各地栽种，以台湾、福建、广东、广西栽种较多。其耐寒性远不如金柑，故五岭以北较少见（图2-246）。

　　果实入药。味酸、甘，性温，无毒。具有理气、解郁、化痰、止渴、消食、醒酒之功效，还能增强机体抗寒能力，可以防治感冒、降低血脂。主治胸闷郁结、不思饮食或伤食饱满、醉酒口渴、慢性气管炎、肝炎、胆囊炎、高血压、血管硬化。金橘80%的维生素C都存于果皮中，每百克高达200毫克。果皮对肝脏之解毒功能、眼睛的养护、免疫系统之保健皆颇具功效，而且金橘的果皮比果肉甜。果皮和果肉一起食用，嚼食后，顿觉喉间津润、满口生香。金橘除鲜食外，也可泡茶饮用。

　　《本草纲目》说金橘皮"同补药则补，同泻药则泻，同升药则升，同降药则降"。中医认为，金橘生食有理气、补中、解郁、消食、散寒、化痰、醒酒等作用，可用于治疗胸闷郁结、酒醉口渴、消化不良、食欲不振、咳嗽哮喘等症。胆囊炎、肝炎、胃病、气管炎、高血压、血管硬化患者，常食金橘或金橘饼，有辅助治疗作用。

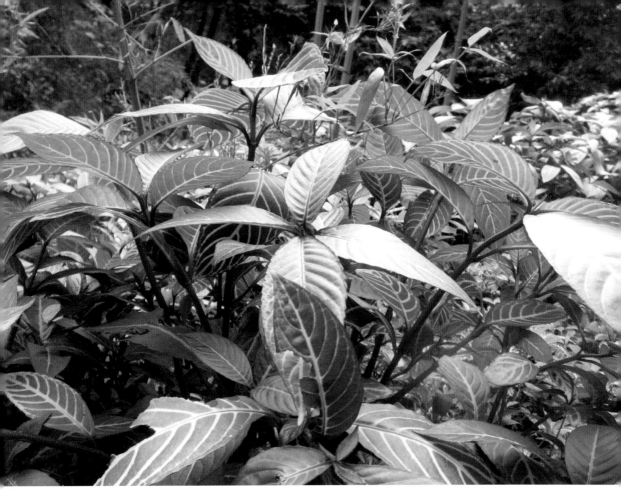

图 2-247　金脉爵床

247　金脉爵床

别称金叶木。为爵床科黄脉爵床属多年生常绿观叶植物（图2-247）。

叶入药。具有清热解毒作用，主治高热及疳积、跌打损伤以及关节肿痛。在使用时，可以把金脉爵床的叶子取下，加水煎制，煎出的药液直接清洗患处即可。

248　金丝梅

　　别称芒种花、云南连翘、断痔果、西洋金丝梅、金丝桃、猪拇柳、土连翘、黄花香、山栀子、打破碗花、过路黄、大叶黄、大田边黄、黄木、金香、端午花。是一种具有药用价值和观赏价值等的野生灌木。在我国分布于甘肃南部、陕西、湖北、湖南、四川、安徽、江苏、浙江、福建、贵州、云南、台湾等省区。甘肃是该种自然分布的北界，在甘肃产于武都、康县、文县。日本、南部非洲及其他各国均有栽培。生于海拔2700米的山坡、草地、林下、灌丛中或空旷处（图2-248）。

　　全株或根茎入药。夏季采集，洗净，切碎，晒干。味苦，性寒，入肝、肾、膀胱经，具有清热利湿解毒、疏肝通络、祛瘀止痛之功效，主治湿热淋病、肝炎、感冒、扁桃体炎、疝气偏坠、筋骨疼痛、跌打损伤。煎汤内服，6～15克；外用，适量，捣敷，或炒、研末撒。

图2-248　金丝梅

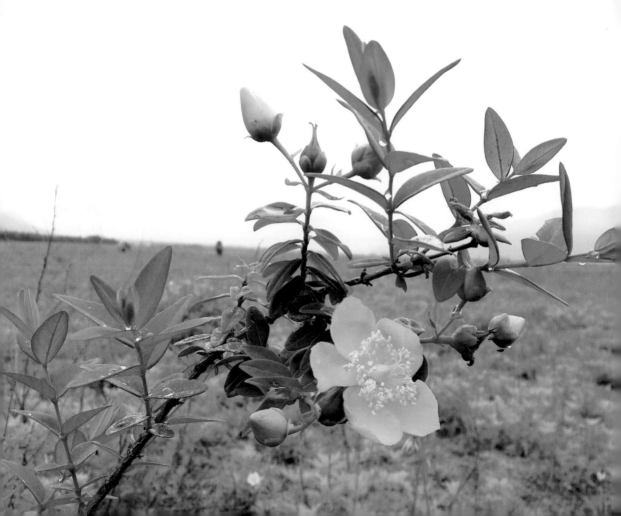

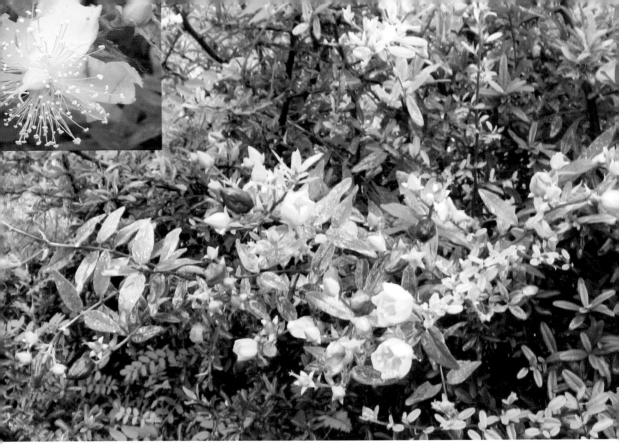

图 2-249　金丝桃

249　金丝桃

　　别称狗胡花（安徽霍山）、金线蝴蝶（四川南川、浙江乐清）、过路黄（四川奉节）、金丝海棠（山东崂山）、金丝莲（陕西石泉）、土连翘，为藤黄科金丝桃属植物。分布于河北、陕西、山东、江苏、安徽、江西、福建、台湾、河南、湖北、湖南、广东、广西、四川、贵州等地。日本也有引种。生于山坡、路旁或灌丛中，沿海地区海拔0～150米，但在山地上升至1500米。金丝桃和金丝梅是同科属的植物，最明显的区别就是前者的花丝长，后者的花丝短（图2-249）。

　　根、茎、叶、花、果均可入药。具有抗抑郁、镇静、抗菌消炎、创伤收敛，尤其是抗病毒作用突出，能抗DNA、RNA病毒，可用于艾滋病的治疗。果作连翘代用品，根能祛风、止咳、下乳、调经补血，并可治跌打损伤。味苦、涩，性温，有小毒。入心、肝经。具有清热解毒、散瘀止痛、祛风除湿之功效，主治肝炎、肝脾肿大、急性咽喉炎、结膜炎、疮疖肿毒、蛇咬及蜂螫伤、跌打损伤。煎汤内服，15～30克；外用，鲜根或鲜叶适量，捣敷。过量服用可毒害人、畜，奶牛误食后牛奶也会含有毒素。

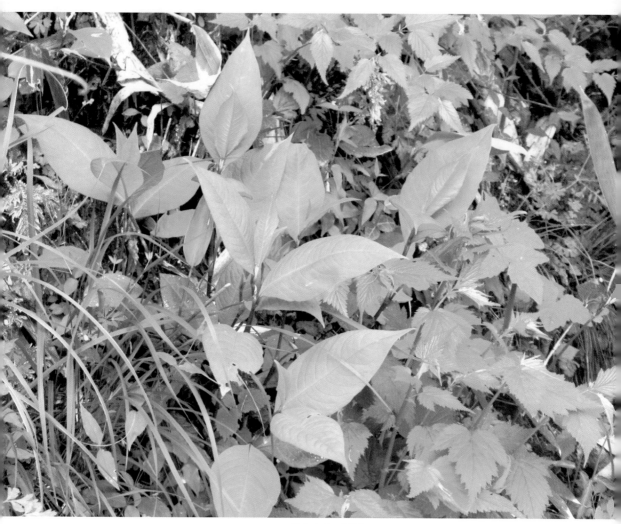

图 2-250　金线草

250　金线草

　　别称红花铁菱角、蓼子七、九龙盘、毛蓼、山蓼、一串红、铁拳头、红花铁菱角、鸡心七。为我国特有，产于湖北西南部、湖南西北部和西部、四川大部分地区和云南。生于疏林、林缘、灌丛或草地上，海拔 1100 ～ 3000 米（图 2-250）。

　　以根或全草入药。夏、秋季采全草，鲜用或割下茎叶，分别晒干备用。味辛，性凉。具有凉血止血、祛瘀止痛之功效，主治吐血、肺结核咯血、子宫出血、淋巴结核、胃痛、痢疾、跌打损伤、骨折、风湿痹痛、腰痛。

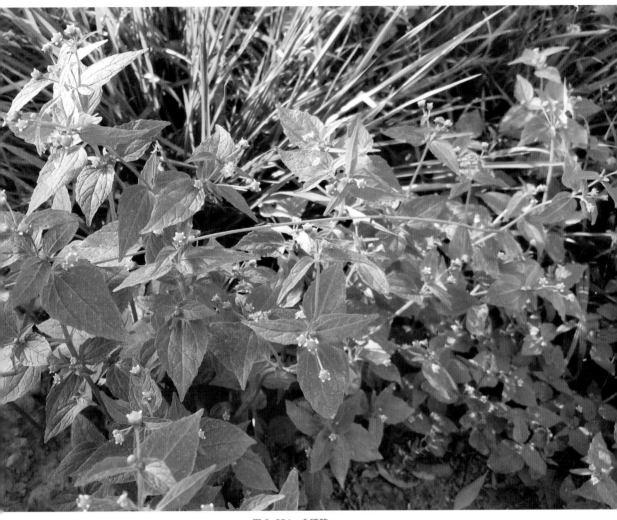

图 2-251　金腰箭

251　金腰箭

原产于美洲，现在广布于世界热带地区，其中在我国分布于云南、广西、广东、海南、香港、台湾、福建等。生于海拔 110 ～ 1450 米的地区，多生于路旁、旷野、耕地及宅旁，目前尚未由人工引种栽培（图 2-251）。

全草入药，春、夏季采收，鲜用或切段晒干。味微辛、微苦，性凉。具有清热透疹、解毒消肿之功效，主治感冒发热、斑疹、疮痈肿毒。煎汤内服，15 ～ 30 克；外用，适量，捣敷，或鲜叶加少许食盐捣烂外敷，或煎水洗。

252　金银花

别称忍冬、金银藤、银藤、二色花藤、二宝藤、右转藤。我国各省均有分布，主要集中在山东、陕西、河南、河北、湖北、江西、广东等地。多野生于较湿润地带，如溪河两岸、湿润山坡灌丛、疏林中。朝鲜和日本也有分布，在北美洲逸生成为难除的杂草。我国作为商品出售的金银花总数不下17种（包括亚种和变种），而以本种分布最广，销售量也最大。商品药材主要来源于栽培品种，以河南的"南银花"或"密银花"和山东的"东银花"或"济银花"产量最高，品质也最佳，供销全国并出口。野生品种来自华东、华中和西南各省区，总称"山银花"或"上银花"，一般自产自销，亦有少量外调（图2-252）。

花入药。5～6月，在晴天清晨露水刚干时摘取花蕾，摊于席上晾晒或阴干，并注意翻动，否则容易变黑。忌在烈日下暴晒，宜保存于干燥通风处，防止生虫、变色。性寒，味甘，入肺、心、胃经，具有清热解毒、抗炎、补虚疗风之功效，主治胀满下疾、温病发热，热毒痢疾和肿瘤等症。其对于头昏头晕、口干作渴、多汗烦闷、肠炎、菌痢、麻疹、肺炎、乙脑、流脑、急性乳腺炎、败血症、阑尾炎、皮肤感染、痈疽疔疮、丹毒、腮腺炎、化脓性扁桃体炎等病症均有一定疗效。煎汤内服，9～15克，或入丸、散；外用，研末调敷。脾胃虚寒及气虚疮疡脓清者忌服。

253　金樱子

别称刺榆子、刺梨子、金罂子、山石榴、山鸡头子、糖罐。产于陕西、安徽、江西、江苏、浙江、湖北、湖南、广东、广西、台湾、福建、四川、云南、贵州。生于向阳的山野、田边、溪畔灌木丛中，海拔200～1600米（图2-253）。

干燥成熟果实入药。10～11月果实成熟时采收，干燥，除去毛刺。味酸、甘、涩，性平。归肾、膀胱、大肠经。具有固精缩尿、固崩止带、涩肠止泻之功效，主治遗精滑精、遗尿尿频、崩漏带下、久泻久痢。水煎服，6～12克。多服、久服会有便秘和轻度腹痛等反应。

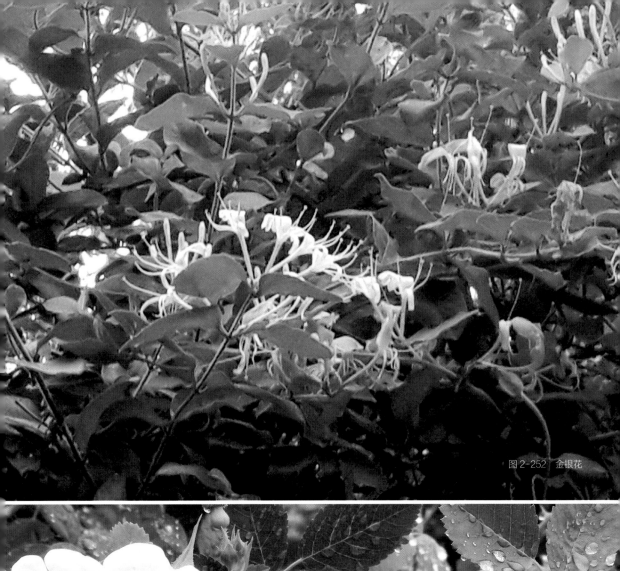

图 2-252　金银花

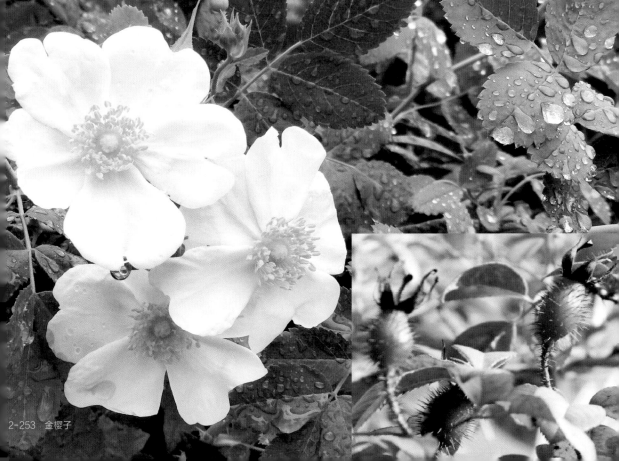

2-253　金樱子

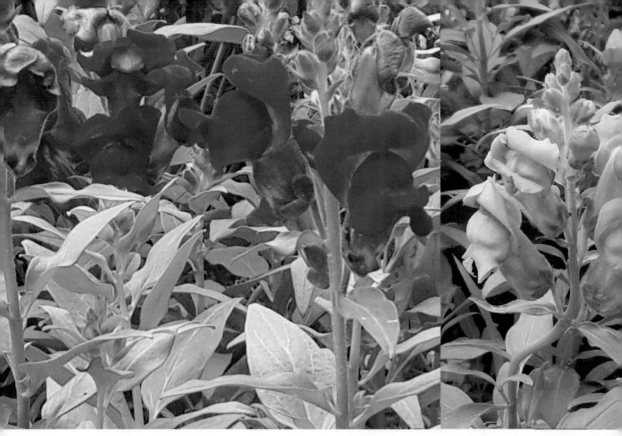

图 2-254　金鱼草

254　金鱼草

　　别称龙头花、狮子花、龙口花、洋彩雀。为多年生草本植物，有白色、淡红色、深红色、肉色、深黄色、浅黄色、黄橙色等花色。原产于地中海地区，分布于北至摩洛哥和葡萄牙，南至法国，东至土耳其和叙利亚，在我国园林广为栽种（图 2-254）。

　　全草入药。夏、秋季采收，切段晒干或鲜用。味苦，性凉，具有清热解毒、活血消肿之功效，主治跌打扭伤、疮疡肿毒。外用，鲜品适量、捣敷；煎汤内服，15 ～ 30 克。

255　金盏花

　　别称金盏菊、盏盏菊、黄金盏、长生菊、醒酒花、常春花。原产于欧洲，在欧洲栽培历史较长，18世纪后传入我国，1949年以后在我国园林中广泛栽培，1980年后重瓣、大花和矮生金盏花引入我国，现已成为我国重要草本花卉之一（图2-255）。

　　花、叶与根入药。秋季或第2年春季采花及根，鲜用或晒干备用。味淡，性平。花与叶有消炎、抗菌作用，特别是对葡萄球菌、链球菌效果较好。根能行气活血，花可凉血、止血、清热解毒、活血调经，主治中耳炎、月经不调，对干燥的肌肤有高度的滋润效果。煎汤内服，5～15克；外用，适量，鲜品取汁滴耳。欧洲民间外用治疗皮肤、黏膜的各种炎症，也可以内服治疗各种炎症及溃疡。新鲜花卉可拌色拉吃。

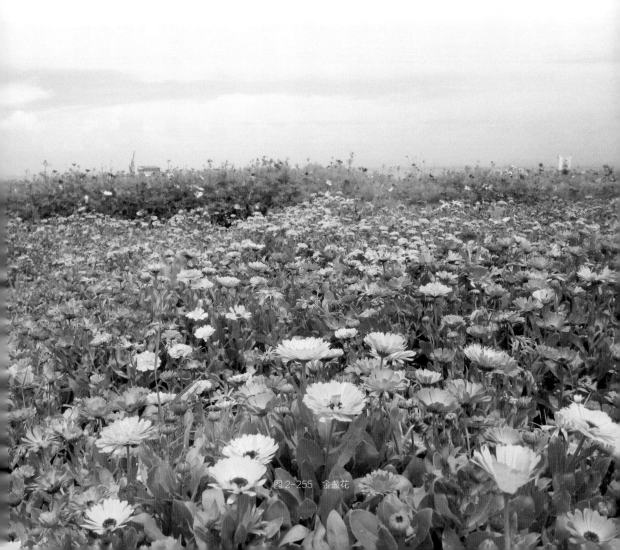

图 2-255　金盏花

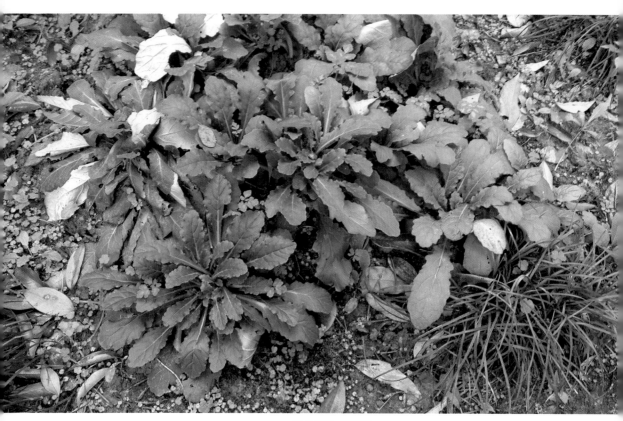

图 2-256 筋骨草

256 筋骨草

别称白毛夏枯草、散血草、破血丹、青鱼胆草、苦草、苦地胆。原产于美国，主产于江苏、安徽、浙江、上海、四川、福建、湖北、湖南、广东、广西、贵州、云南，河北、山东、河南、山西、陕西、甘肃、四川及浙江也有生产。生于路旁、溪边、草坡和丘陵山地、山谷溪旁阴湿的草地、林下湿润处及路旁草丛中，海拔340～1800米（图2-256）。

全草入药。春、夏、秋季均可采收，晒干或鲜用。味苦，性寒。具有清热解毒、凉血平肝之功效，主治上呼吸道感染、扁桃体炎、咽炎、支气管炎、肺炎、肺脓疡、胃肠炎、肝炎、阑尾炎、乳腺炎、急性结膜炎、高血压；外用治跌打损伤、外伤出血、痈疖疮疡、烧烫伤、毒蛇咬伤。煎服15～60克；外用适量，捣烂敷患处。孕畜忌服。

257　锦晃星

别称金晃星、绒毛掌、猫耳朵。原产于墨西哥，我国多地有分布（图2-257）。

叶汁液入药。具有清热解毒、消肿止痛之功效，主治肿痛、疮疖及皮肤炎症。把新鲜叶子取出来，从中间切断，直接用新鲜的断面或榨汁涂抹患处，每天使用2～3次，就能明显减轻痛痒、肿痛的症状。

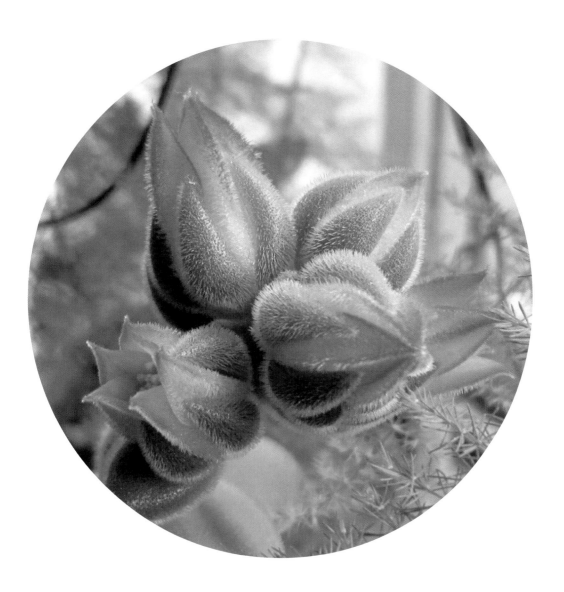

图 2-257　锦晃星

258 锦鸡儿

别称黄雀花、土黄豆、黏黏袜、酱瓣子、阳雀花、黄棘。分布于河北、山东、陕西、甘肃、江苏、浙江、安徽、江西、湖北、湖南、四川、贵州、云南等我国长江流域、西北及华北地区的丘陵、山区的向阳坡地，现已作为园林花卉广泛栽培。枝叶可供牲畜食用，是营养丰富的牲畜饲粮，具有很高的饲用价值。比较耐啃食，经过牲畜啃食或经人工平茬后，能分蘖出较多的新枝，提高了家畜可食部分的产量（图2-258）。

根与花入药。根，具有滋补强壮、活血调经、祛风利湿之功效，主治高血压病、头昏头晕、耳鸣眼花、体弱乏力、月经不调、白带异常、乳汁不足、风湿性关节痛、跌打损伤等。花，具有祛风活血、止咳化痰之功效，主治头晕耳鸣、肺虚咳嗽、消化不良等症状。

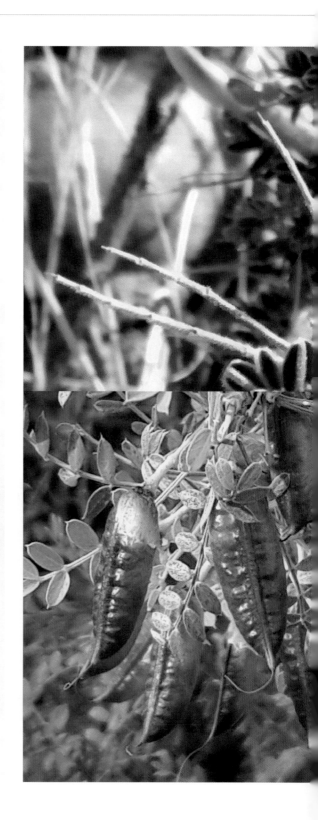

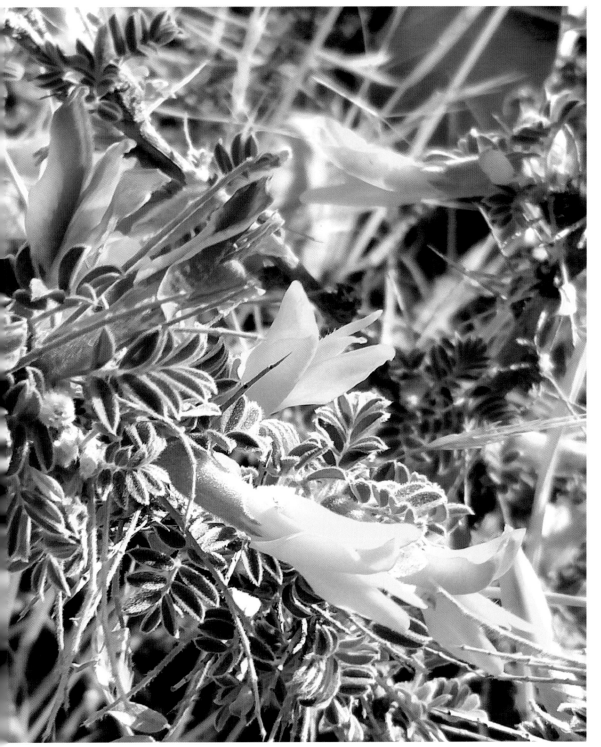

图 2-258　锦鸡儿

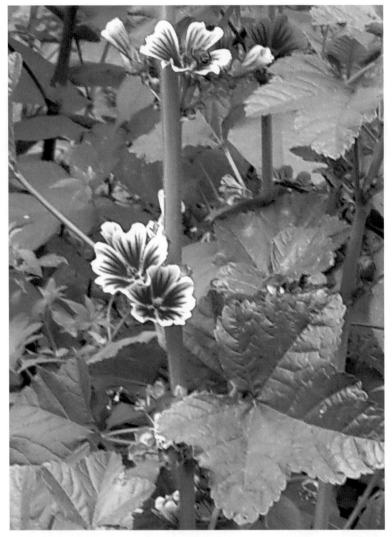

图 2-259　锦葵

259　锦葵

别称荆葵、钱葵、小钱花、金钱紫花葵、小白淑气花、旌节花、淑气花、棋盘花、小熟季花、茄花、冬苋菜、冬寒菜、麦秸花。是我国南北各城市常见的栽培植物，偶有逸生。南自广东、广西，北至内蒙古、辽宁，东起台湾，西至新疆和西南各省区，均有分布。印度也有。花供园林观赏，地植或盆栽均宜（图2-259）。

花、叶和茎入药。夏、秋季采收，晒干。味咸，性寒。入肺、大肠、膀胱经。具有清热利湿、理气通便之功效，主治大小便不畅、脐腹痛、瘰疬、带下病。煎汤内服，3～9克；或研末，1～3克，开水送服。

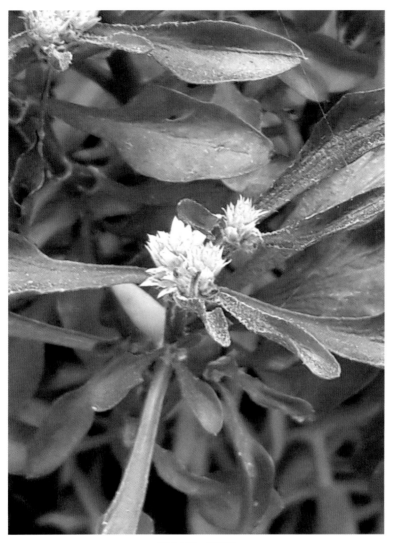

图 2-260 锦绣苋

260 锦绣苋

别称红绿草、五色草、红草、红节节草、红莲子草。原产于巴西，我国各大城市有栽培。可直接炒食或涮着吃（图2-260）。

全植物入药。夏、秋季割取全草，洗净，鲜用或晒干。味甘、微酸，性凉。有清热解毒、凉血止血、清积逐瘀、清肝明目之功效，主治结膜炎、便血、痢疾、内伤出血、便血、跌打损伤。水煎服，9～15克。

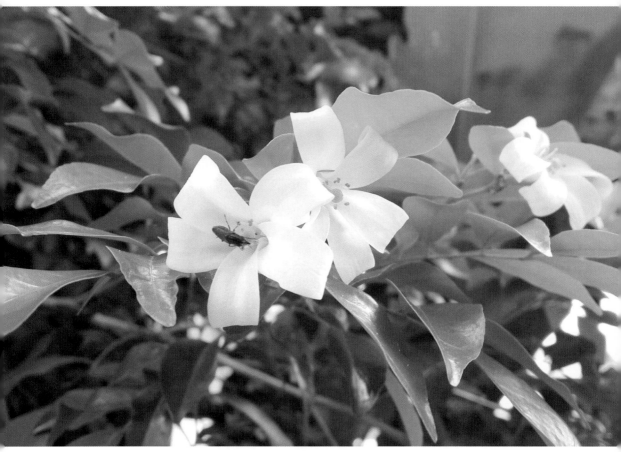

图2-261 九里香

261 九里香

别称石辣椒、九秋香、九树香、七里香、千里香、万里香、过山香、黄金桂、山黄皮、千只眼、月橘。分布于我国云南、贵州、湖南、广东、广西、福建、海南、台湾等地，以及亚洲其他一些热带及亚热带地区。常见于离海岸不远的平地、缓坡、小丘的灌木丛中及沙质土、向阳的地方（图2-261）。

枝叶入药，具有行气活血、散瘀止痛、解毒消肿、健胃、强壮之功效，主治胃脘疼痛、疮痈、蛇虫咬伤、跌打肿痛、风湿骨痛、胃痛、牙痛、破伤风、流行性乙型脑炎、虫蛇咬伤及局部麻醉。外用则可治牙痛、跌打肿痛、虫蛇咬伤等。茎叶煎剂有局部麻醉作用，12.5%浓度用于浸润麻醉，效果尚好，唯局部刺激性较大，但对麻醉犬的血压、呼吸无显著影响。

262 韭菜

别称丰本、草钟乳、起阳草、懒人菜、长生韭、壮阳草、扁菜等。适应性强，抗寒耐热，我国各地都有栽培。南方不少地区可常年生产，北方冬季地上部分虽然枯死，地下部分进入休眠，春天表土解冻后萌发生长（图2-262）。

种子、叶和根及鳞茎入药。韭菜子，秋季果实成熟时采收果序，晒干，搓出种子，除去杂质。味甘、辛，性温，无毒。具有健胃、提神、止汗固涩、补肾助阳、固精等功效，主治肝肾阴虚盗汗、遗尿、尿频、阳痿、阳强、遗精、梦遗、噎膈反胃、下痢、腹痛、月经病、痛经、经漏、带下病以及跌打损伤、吐血、鼻衄等症。煎汤内服，3～9克。

叶，4叶心时即可收割第1刀韭菜叶，经养根施肥后，当植株长到5片叶时收割第2刀。根据需要可连续收割5～6刀，鲜用。味辛，性温，入肝、胃、肾、肺、脾经。具有补肾、温中行气、散瘀、解毒之功效，主治肾虚阳痿、里寒腹痛、噎膈反胃、胸痹疼痛、衄血、吐血、尿血、痢疾、痔疮、痈疮肿毒、漆疮、跌打损伤。鲜品捣汁饮服，60～120克，或煮粥、炒熟、做羹；外用，适量，捣敷，或煎水熏洗、热熨。韭菜含有大量维生素和粗纤维，能增进胃肠蠕动，治疗便秘，预防肠癌，故韭菜叶被称为"洗肠草"。阴虚内热及疮疡、目疾患者均忌食。

根及鳞茎，全年均可采收，洗净，鲜用或晒干。味辛，性温，入脾、胃经。具有温中、行气、散瘀、解毒之功效，主治里寒腹痛、食积腹胀、胸痹疼痛、赤白带下、衄血、吐血、漆疮、疮癣、跌打损伤。煎汤内服，鲜者30～60克，或捣汁服；外用，捣敷；或温熨；或研末调敷。阴虚内热及疮疡、目疾患者忌服。

图 2-262 韭菜

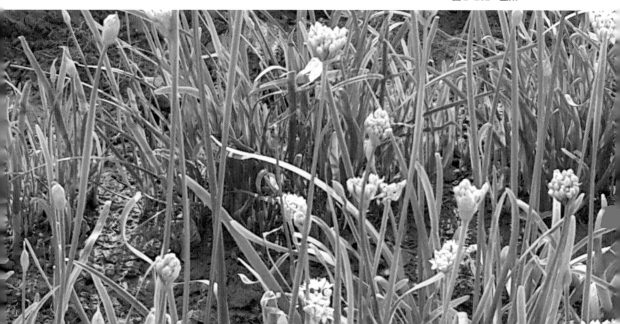

263　菊花

别称甘菊花、白菊花、黄甘菊、药菊、白茶菊、茶菊、怀菊花、滁菊、亳菊、杭菊、贡菊。菊花遍布我国各城镇与农村，尤以北京、南京、上海、杭州、青岛、天津、开封、武汉、成都、长沙、湘潭、西安、沈阳、广州、南阳市内乡县、中山市小榄镇等为盛。8世纪前后，作为观赏的菊花由我国传至日本被推崇为日本国徽的图样。17世纪末荷兰商人将中国菊花引入欧洲，18世纪传入法国，19世纪中期引入北美地区。此后中国菊花遍及全球（图2-263）。

干燥头状花序入药。9～11月霜降前花正盛开时分批采收，阴干或焙干，或熏蒸后晒干。菊花主要有白菊、黄菊、野菊之分。黄菊、白菊都有疏散风热、平肝明目、清热解毒之功效，而白菊花味甘、清热力稍弱，长于平肝明目；黄菊花味苦，泄热力较强，常用于疏散风热。野菊花味甚苦，清热解毒的力量很强。野菊的茎、叶功用与花相似，无论内服与外敷，都有功效。药材按产地和加工方法不同，分为"亳菊""滁菊""贡菊""杭菊"。味甘、苦，性微寒。入肺、肝经。具有散风清热、平肝明目之功效，主治风热感冒、头痛眩晕、目赤肿痛、眼目昏花。煎汤内服，4.5～9克，或泡茶或入丸、散。

桑叶与菊花，均能疏散风热，清泻肺肝，故在外感风热、发热头痛及目赤肿痛等症，两药往往相辅为用；但桑叶疏风清肺的功效较好，故治肺燥咳嗽，往往用桑叶而不用菊花；菊花则长于平肝阳，且能清热解毒。

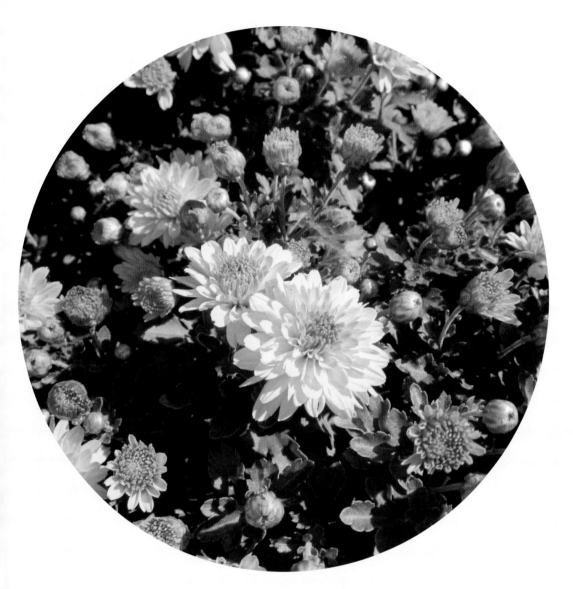

图 2-263　菊花

264 菊花桃

因花形酷似菊花而得名，是观赏桃花中的珍贵品种，分布于我国北部及中部地区（图2-264）。

桃具有一定的药用价值及美容作用，如桃仁、桃胶、桃根、桃叶、桃花，甚至树皮都具有一定的药用价值；美容作用主要体现在桃花上，桃花中富含植物蛋白和氨基酸，容易被皮肤吸收，对皮肤干燥、粗糙及皱纹有一定的缓解作用。

图 2-264　菊花桃

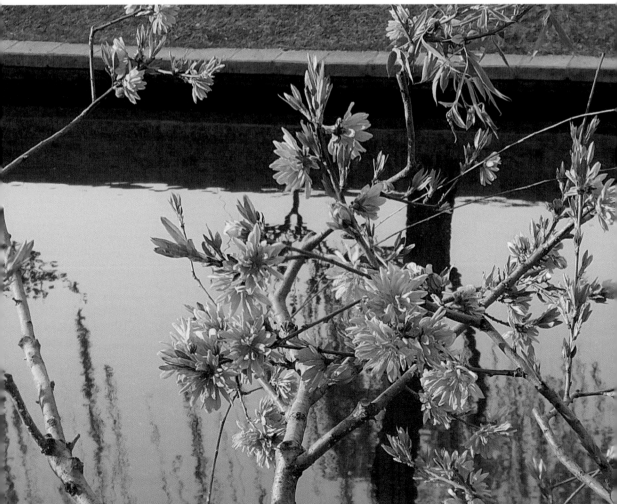

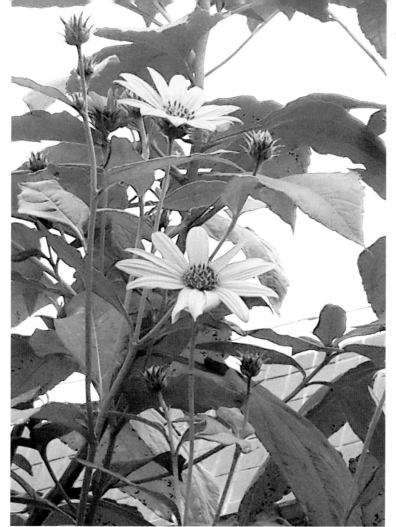

图 2-265 菊芋

265 菊芋

　　别称洋姜、五星草、洋羌、番羌。原产于北美洲，经欧洲传入我国，现我国大多数地区有栽培。其地下块茎富含淀粉、菊糖等果糖多聚物，可以食用，煮食或熬粥，腌制咸菜，晒制菊芋干，或作制取淀粉和酒精的原料，被联合国粮农组织官员称为"21世纪人畜共用作物"。菊芋的块茎有丰富的淀粉，是一种优良的家畜饲料，可以喂食兔、猪、羊、马等家畜。生长季割取地上部分的茎叶作饲料，也可以在秋季把菊芋粉碎后作干饲料（图2-265）。

　　块茎或茎叶入药。秋季采挖块茎，夏、秋季采收茎叶，鲜用或晒干。味甘、微苦，性凉。具有利水除湿、清热凉血、消肿、益胃和中、接骨之功效。主治热病、肠热出血、跌打损伤、骨折肿痛；根茎捣烂外敷治无名肿毒、腮腺炎。煎汤内服，10～15克；或块根1个，生嚼服。菊芋提取物菊糖，可治疗糖尿病，对血糖具有双向调节作用。

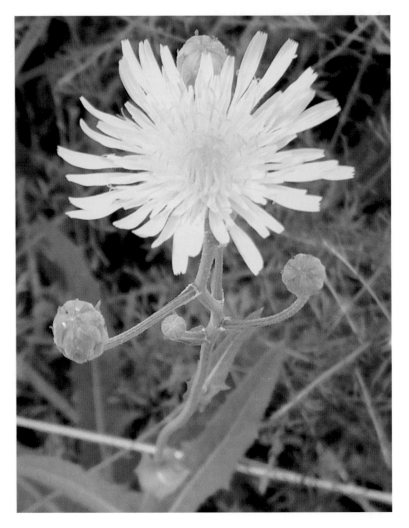

图 2-266　苣荬菜

266　苣荬菜

　　别称荬菜、野苦菜、野苦荬、苦葛麻、苦荬菜、取麻菜、败酱。主要分布于我国西北、华北、东北地区等，野生于海拔 200～2300 米的荒山坡地、海滩、路旁、林间草地、潮湿地或近水旁、村边或河边砾石滩等地。能食用（图 2-266）。

　　全草入药。春季开花前采收，鲜用或晒干。味苦，性寒。具有清热解毒、利湿排脓、凉血止血之功效，主治咽喉肿痛、疮疖肿毒、痔疮、急性菌痢、肠炎、肺脓疡、急性阑尾炎、叶血、衄血、咯血、尿血、便血、崩漏。煎汤内服，9～15 克或鲜品 30～60 克；或鲜品绞汁。外用，适量煎汤熏洗，或鲜品捣敷。

267　聚合草

别称爱国草、肥羊草、友益草、友谊草、紫根草、康复力、外来聚合草、西门肺草、紫草根。原产于俄罗斯欧洲部分和高加索，我国于1973年从朝鲜引种栽培。聚合草适应性广，产量高，利用期长，适口性好，是优质高产的畜禽饲料作物，也可作药用（图2-267）。

根茎入药。具有活血凉血、清热解毒的功能，主治骨折、扭伤、皮肤瘙痒、皮肤干燥和干性湿疹。由于其含有大量的尿囊素和维生素B_{12}，可用来预防和治疗畜禽肠炎。在调和按摩用油时，除了精油和基础油外，加入具有疗效的聚合草浸泡油，精油所占比例就必须减少，用1%～2%就可以了。

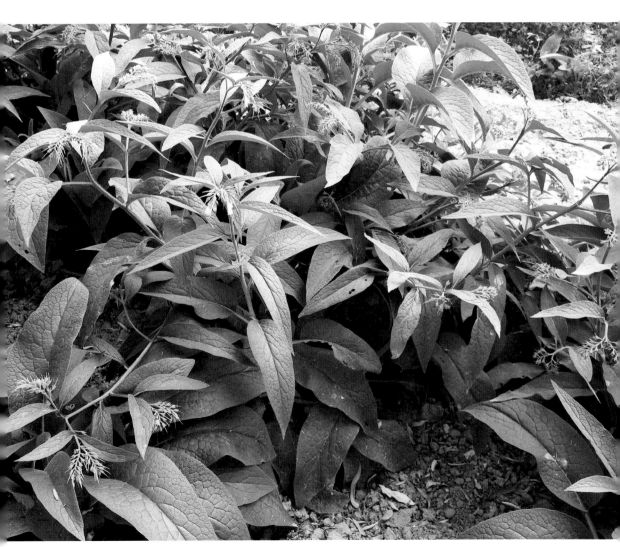

图2-267　聚合草

268 卷丹

　　别称虎皮百合、倒垂莲、药百合、黄百合、宜兴百合。产于江苏、浙江、安徽、江西、湖南、湖北、广西、四川、青海、西藏、甘肃、陕西、山西、河南、河北、山东和吉林等省区。生于山坡灌木林下、草地、路边或水旁，海拔400～2500米。各地有栽培。日本、朝鲜也有分布。鳞茎富含淀粉，供食用，亦可作药用；花含芳香油，可作香料（图2-268）。

　　肉质鳞片入药。味微苦、涩。作用同百合，具有补虚损、安神定心、治疗脚气、止涕泪、养阴润肺、祛痰、清痰火、养五脏之功效，主治阴虚久咳、痰中带血、虚烦惊悸、失眠多梦、精神恍惚。

图 2-268　卷丹

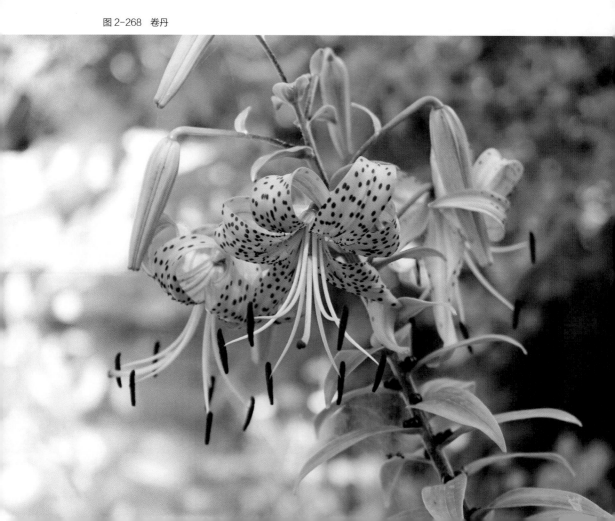

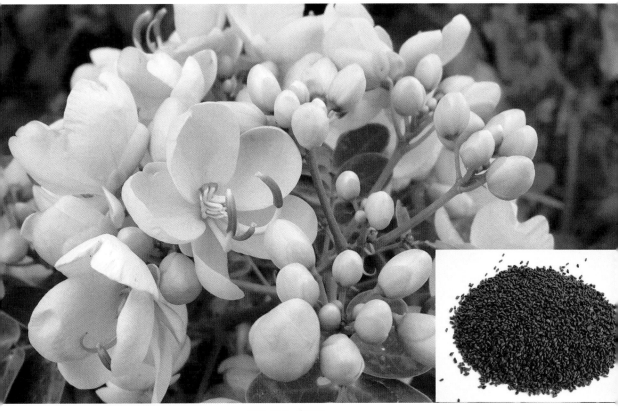

图 2-269　决明子

269　决明子

别称决明、草决明、马蹄决明、假绿豆。为豆科一年生草本植物决明或小决明的干燥成熟种子。生于村边、路旁和旷野等处。分布于长江以南各省区，安徽、广西、四川、浙江、广东等省，南北各地均有栽培。全世界热带地区也均有栽培（图2-269）。

种子入药。秋季果实成熟后采收，将全株割下或摘下果荚，晒干，打出种子，扬净荚壳及杂质，再晒干。味甘、苦，性微寒，入肝、大肠经。具有清肝明目、润肠通便等功效。生决明子长于清肝热、润肠燥，主治目赤肿痛、大便秘结。炒决明子寒泻之性缓和，有平肝养肾之功效，主治头痛、头晕、青盲内障；且炒后质地酥脆，易于粉碎和煎出有效成分。取净决明子，置预热炒制容器内，用文火加热，炒至微有爆裂声，微鼓起，内部黄色，并逸出香气时，取出晾凉，用时捣碎。决明子醇提取物对葡萄球菌、白喉杆菌、伤寒杆菌、副伤寒杆菌、大肠杆菌均有抑制作用，而水提取物则无效。煎汤内服，4.5～9克，或研末；外用，研末调敷。

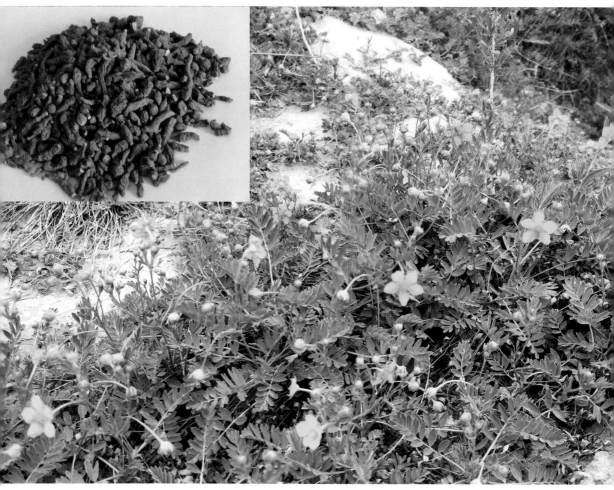

图 2-270　蕨麻

270　蕨麻

　　别称人参果、鹅绒委陵菜、莲花菜、蕨麻委陵菜、延寿草。分布于我国东北、华北、西北及四川、云南、西藏等地，生于海拔500～4100米的河岸、路边、山坡草地及草甸。大洋洲新西兰、南美智利、塔斯马尼亚岛、欧亚美三洲北半球温带也有分布。根部膨大，含丰富淀粉，可供甜制食品及酿酒用。根含鞣料，可提制栲胶，并可入药，作收敛剂。茎叶可提取黄色染料，又是蜜源植物和饲料植物（图2-270）。

　　块根入药。6～9月采挖，除去杂质，洗净，晒干。味甘、苦，性寒。入脾、胃经，具有补气血、健脾胃、生津止渴之功效，主治脾虚泄泻、病后贫血、营养不良、水肿、风湿痹痛。煎汤内服，15～30克；或研末，亦可煮食或生食。

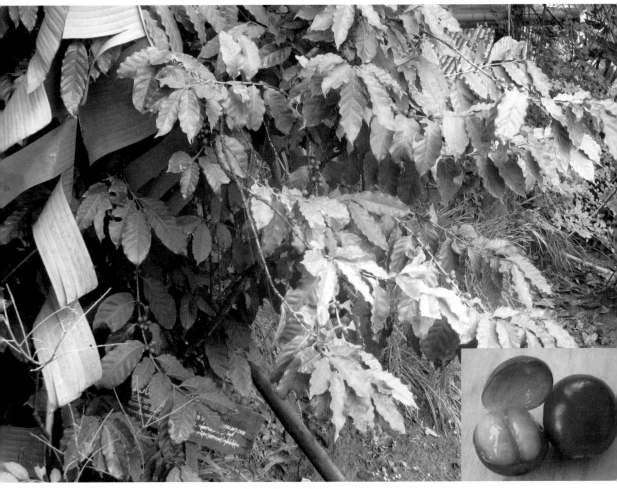

图 2-271　咖啡树

271　咖啡树

　　咖啡树为茜草科多年生常绿灌木或小乔木。野生可以长到 5～10 米高，但庄园里为了增加结果量和便于采收，多被剪修到 2 米以下。咖啡多半生长于南北回归线间拥有高山地形的国家，产于热带非洲，我国华南、西南地区有引种栽培（图 2-271）。

　　入药者为茜草科植物小果咖啡、中果咖啡及大果咖啡的种子。味微苦、涩，性平。具有醒神、利尿、健胃之功效，主治精神倦怠、食欲不振。研末煎汤服，6～10 克。

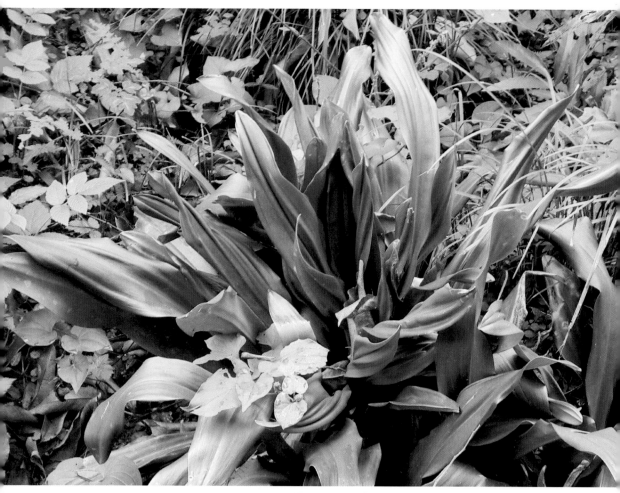

图 2-272　开口箭

272　开口箭

　　别称牛尾七、岩七、竹根七。分布于湖北、湖南、江西、福建、台湾、浙江、安徽、河南、陕西（秦岭以南）、四川、云南、广西、广东。生于林下阴湿处、溪边或路旁，海拔 1000 ～ 2000 米（图 2-272）。

　　根状茎入药。夏、秋季采挖，除去须根，洗净，晒干。味甘、微苦，性凉，有毒。具有清热解毒、散瘀止痛之功效，主治白喉、风湿性关节痛、腰腿疼、跌打损伤、毒蛇咬伤；外用治痈疖肿毒。研粉服，0.5 ～ 1 克；或水煎服，1.5 ～ 3 克；外用适量，鲜品捣烂敷患处。用量不可过大，孕畜忌服。中毒时可见头痛、眩晕、恶心、呕吐等症状，应立即停药。

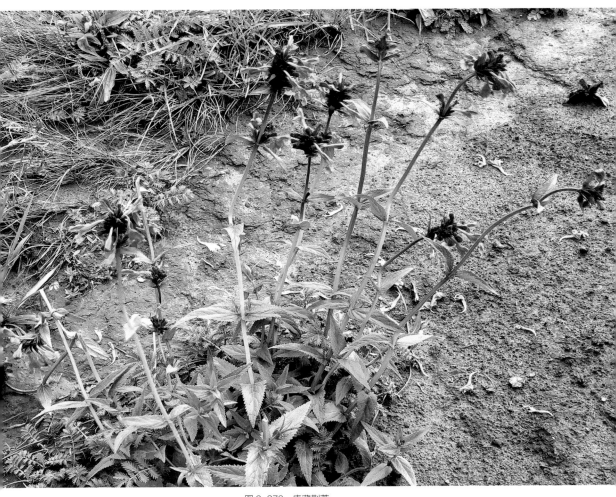

图2-273 康藏荆芥

273 康藏荆芥

别称野藿香（四川小金）。分布于西藏东部、四川西部、青海西部、甘肃南部、陕西南部、山西及河北北部。生于山坡草地湿润处，海拔1920～4350米（图2-273）。

全草入药。茎叶宜在夏季孕穗而未抽穗时采收，芥穗宜于秋季种子50%成熟，50%还在开花时采收。选晴天露水干后，用镰刀割下全株阴干，即为全荆；摘取花穗晾干，称荆芥穗；其余的地上部分由茎基部收割、晾干，即为荆芥梗；在收获药材时，需选留种株，待种子充分成熟后再收割，放在半阴半阳处晾干，干后脱粒，除去茎叶等杂质后收藏。味辛，性凉。具有疏风、解表、利湿、止血、止痛之功效。煎汤内服，3～10克，或制成丸、散；外用，适量，煎水熏洗；捣敷；或研末调敷。

274 空心藨

别名蔷薇莓、三月泡、龙船泡、倒触伞、七时饭消扭、青麻泡等。分布于我国江西、湖南、安徽、广东、广西等省区，印度、缅甸、泰国、老挝、越南、柬埔寨、日本、印度尼西亚（爪哇）、大洋洲、非洲、马达加斯加也有分布。生于山地杂木林内阴处、草坡或高山腐殖质土壤上，海拔达2000米（图2-274）。

根、嫩枝及叶入药。夏、秋季采收，鲜用或晒干。味苦、甘、涩，性凉。全株主治痢疾、月经不调、月经过多、呕吐、咳嗽、烫伤。根（倒触伞），味辛、微苦，性凉。具有清热解毒、活血止痛、止带、止汗、止咳、止痢之功效，主治肺热咳嗽、痰喘、盗汗、脱肛、倒经、红白痢、咯血、盗汗、牙痛、筋骨痹痛、跌打损伤；外用治烧烫伤。水煎服，15～30克。治疗筋骨痹痛、跌打损伤，可以根泡酒服；外用嫩枝尖捣烂敷患处。

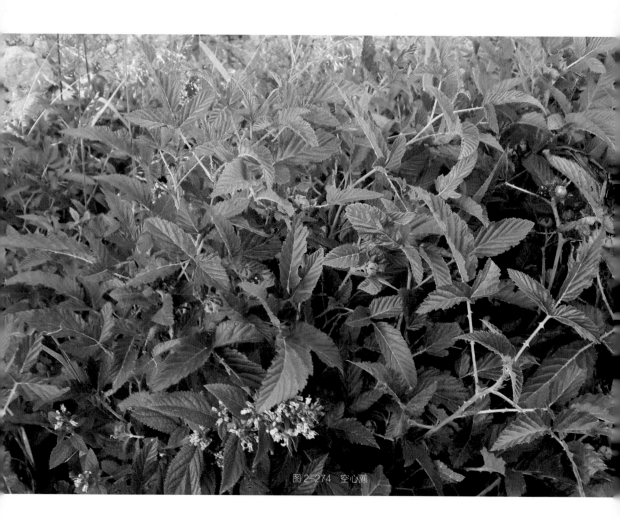

图2-274 空心藨

275 苦参

别称地槐、好汉枝、野槐、苦骨、地骨、山槐子。我国南北各省区及印度、日本、朝鲜、俄罗斯西伯利亚地区都有分布，生于海拔1500米以下的山坡、沙地、草坡、灌木林中或田野附近（图2-275）。

根入药。春、秋季采挖，除去根头及小支根，洗净，干燥，或趁鲜切片，干燥。炮制，除去残留根头，大小分开，洗净，浸泡至约六成透时，润透，切厚片，干燥。味苦，性寒。入心、肝、胃、大肠、膀胱经。具有清热燥湿、杀虫、利尿之功效，主治热痢、便血、黄疸尿闭、赤白带下、阴肿阴痒、湿疹、湿疮、皮肤瘙痒、疥癣麻风；外治滴虫性阴道炎。煎汤内服，4.5～9克；外用，适量，煎汤，洗患处。注意不宜与藜芦同用。

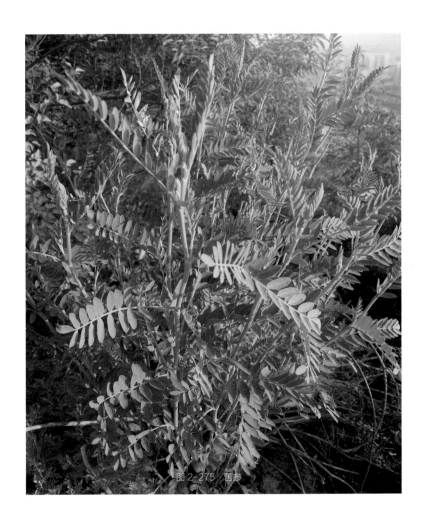

图 2-275 苦参

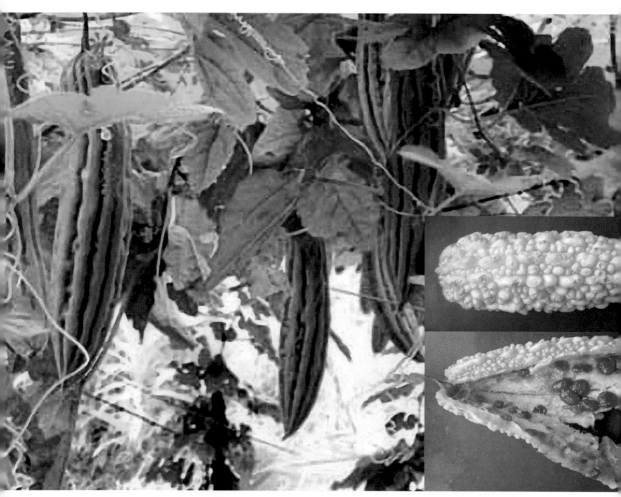

图2-276 苦瓜

276 苦瓜

　　别称癞葡萄、凉瓜、锦荔枝、红姑娘、癞瓜、红羊。原产于东印度，广泛栽培于世界热带至温带地区。我国南北地区均普遍栽培（图2-276）。

　　苦瓜根、藤、叶及果实均可入药。味苦，性寒。入心、脾、肺经。具有清热解毒、明目之功效，主治中暑发热、牙痛、泄泻、痢疾、便血。果实可治烦渴、眼赤疼痛、痈肿丹毒、恶疮。花可治胃气痛、眼疼。叶可治丹火毒气、恶疮结毒、杨梅疮、大疔疮。苦瓜捣烂，绞汁治热痢。煎汤内服，6～15克，鲜品30～60克；或煅存性研末。外用，适量，鲜品捣敷；或取汁涂。

277 苦苣菜

　　别称苦菜、苦苣、扎库日、苦荬菜、小鹅菜，为菊科一年生草本植物。分布于全球温带及亚热带地区，我国分布于辽宁、河北、山西、陕西、甘肃、青海、新疆、山东、江苏、安徽、浙江、江西、福建、台湾、河南、湖北、湖南、广西、四川、云南、贵州、西藏的部分地区。生长于海拔170～3200米的林下、山坡、平地田间、空旷处、山谷林缘或近水处、路旁、村舍附近。苦苣菜的茎叶柔嫩多汁，嫩茎叶含水率高达90%，无刺、无毛、稍有苦味，是一种良好的青绿饲料，尤以开花期之前利用为宜。除青饲外，还可晒制青干草，制成草粉；也可青贮利用。青草以喂猪、鹅、兔、山羊、鸭为好；干草以马、牛、羊等利用最为适宜（图2-277）。

　　全草或根入药。春、夏季采收，洗净，鲜用或晒干。味苦，性寒，入心、脾、胃、肠经。具有清热解毒、凉血止血之功效，主治肠炎、痢疾、黄疸、淋证、咽喉肿痛、痈疮肿毒、乳腺炎、痔瘘、吐血、衄血、咯血、尿血、便血、崩漏。煎汤内服，9～15克，或捣汁；外用，适量，捣敷，或研末调敷，或煎水洗。

图 2-277 苦苣菜

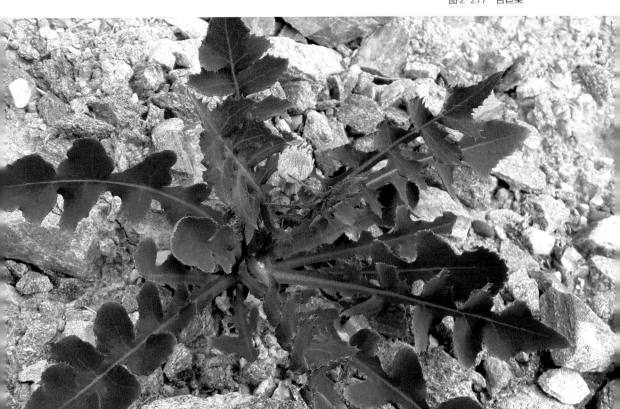

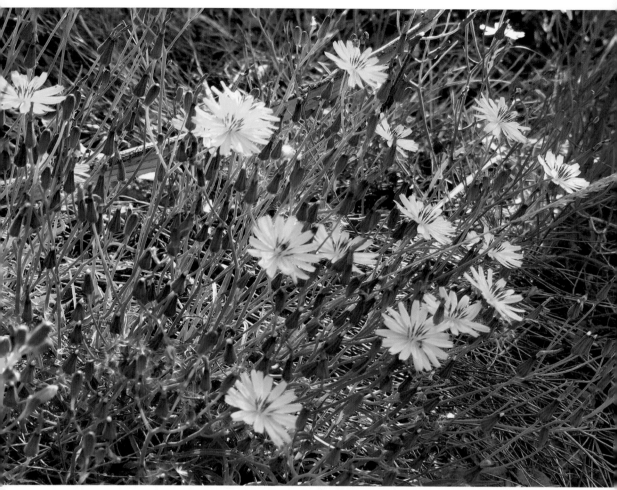

图 2-278 苦荬菜

278 苦荬菜

别称苦荬、老鹳菜、盘儿草、鸭舌草、苦球菜、兔仔草、牛舌草、土蒲公英、黄花菜、苦碟子、苦丁菜、败酱草、墓头回。分布于全国大部分地区，生于低山山坡、田野和路旁（图2-278）。

全草入药。春、夏、秋季均可采收，除去杂草，洗净，鲜用或阴干。味苦，性寒。具有清热解毒、消肿止痛之功效，主治肺痈、疔肿、乳痈、咽喉肿痛、黄疸、痢疾、淋证、带下、跌打损伤、毒蛇咬伤。煎汤内服，9～15克，鲜用品30～60克。外用适量，捣敷；或研末调搽；煎水洗或漱。

279　阔叶十大功劳

别称土黄柏、土黄连、八角刺、刺黄柏、黄天竹。分布于甘肃、河南、浙江、安徽等省区，生于山谷、林下阴湿处。狭叶十大功劳也入药（图2-279-1、图2-279-2）。

叶、根、茎、果实入药。叶，全年可采收，晒干。味苦，性凉、寒。入肝、胃、肺、大肠经。具有补肺气、退潮热、益肝肾之功效，主治肺结核潮热、咳嗽、咯血、腰膝无力、头晕、耳鸣、肠炎腹泻、黄疸型肝炎、目赤肿痛。煎汤内服，6～9克；外用，适量，研末调敷。脾胃虚寒者慎用。

根，全年均可采挖，洗净泥土，除去须根，切段，晒干，或鲜用。味苦，性寒，入脾、肝、大肠经。具有清热、燥湿、消肿、解毒之功效，主治湿热痢疾、腹泻、黄疸、肺痨咯血、咽喉痛、目赤肿痛、疮疡、湿疹。煎汤内服，10～15克，鲜品30～60克；外用，适量，捣烂或研末调敷。脾胃虚寒者慎服。

图2-279-1　阔叶十大功劳

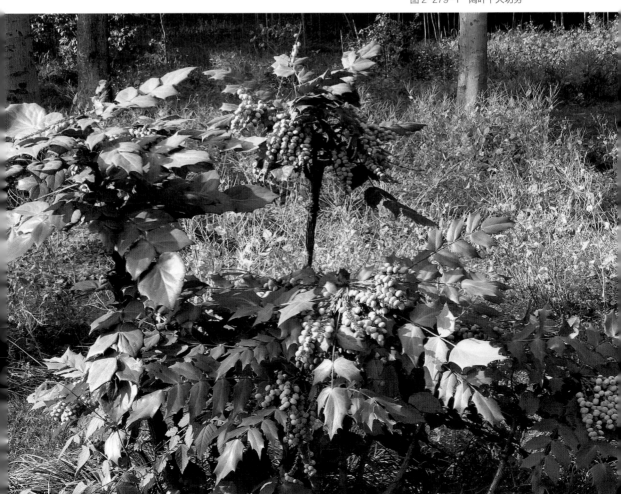

　　茎，全年可采收，晒干。具有清热解毒之功效，主治细菌性痢疾、急性胃肠炎、传染性肝炎、肺炎、肺结核、支气管炎、咽喉肿痛；外用治眼结膜炎、痈疖肿毒、烧烫伤。煎汤内服，15～30克；外用，适量。

　　果实，药名功劳子。6月采摘果序，晒干，搓下果实，去净杂质，晒至足干为度。具有清热、理湿之功效，主治潮热骨蒸、泄泻、崩带淋浊。煎汤内服，4.5～9克。江苏及浙江部分地区用冬青科植物枸骨的果实作功劳子使用。

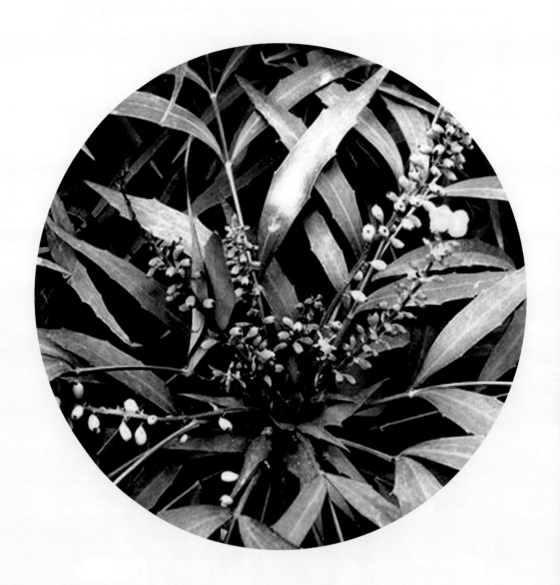

图2-279-2　狭叶十大功劳

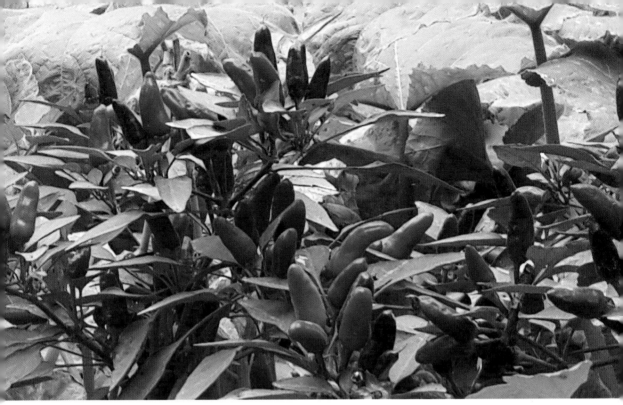

图 2-280 辣椒

280 辣椒

别名番椒、秦椒、辣茄、辣虎、腊茄、海椒、辣角、鸡嘴椒。原产于中拉丁美洲热带墨西哥与哥伦比亚，现在世界各国普遍栽培。我国主要分布在四川、贵州、湖南、云南、陕西、河南（淅川县）、河北省鸡泽县和内蒙古托克托县（图2-280）。

果实、根和茎枝入药。果实，6～7月果红时采收，晒干。味辛，性热。具有温中健胃、散寒燥湿、发汗之功效，主治脾胃虚寒、食欲不振、腹部有冷感、泻下稀水、寒湿郁滞、少食苔腻、身体困倦、肢体酸痛、风寒感冒、恶寒无汗。入丸、散，内服，1～3克；外用，煎水熏洗或捣敷。阴虚火旺及患咳嗽、目疾者忌服。作为调味品，可煎炒、煮食、研末服或生食，但不宜多食，过食可引起头昏、眼干、口腔、腹部或肛门灼热、疼痛、腹泻、唇生疱疹等。凡阴虚火旺、咳嗽、咯血、吐血、便血、目疾、疮疖和消化道溃疡者不宜服用。

根，药名辣椒头。秋季采挖根部，洗净，晒干。味辛、甘，性热。具有散寒除温、活血消肿之功效，主治手足无力、肾囊肿胀、冻疮。煎汤内服，9～15克；外用，适量，煎水洗；或热敷。

茎枝，9～10月将倒苗前采收，切段，晒干。味辛、甘，性热。具有散寒除湿、活血化瘀之功效，主治风湿冷痛、冻疮。外用，适量，煎水洗。

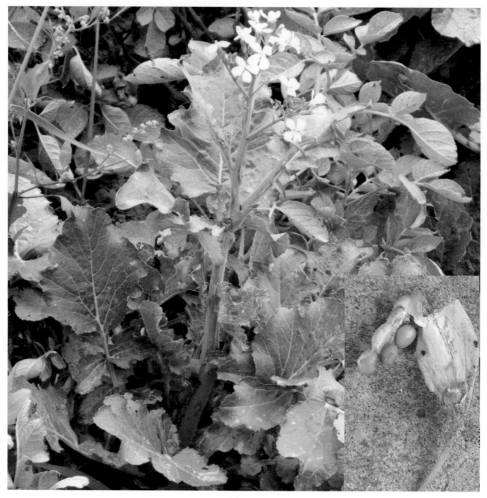

图 2-281　莱菔子

281　莱菔子

　　别称萝卜子、萝白子、菜头子，为十字花科植物萝卜的成熟种子。全国各地普遍栽培，主产于河北、河南、浙江、黑龙江等地（图2-281）。

　　种子入药。夏季果实成熟时采割植株，晒干，搓出种子，除去杂质，再晒干。味辛、甘，性平；炒用性温。具消食导滞、降气化痰之功效，主治食积气滞、脘腹胀满、腹泻、下痢后重、咳嗽多痰、气逆喘满、饮食停滞、脘腹胀痛、大便秘结、积滞泻痢、痰壅喘咳。煎汤内服，5～10克；或入丸、散，宜炒用。外用适量，研末调敷。该品辛散耗气，故气虚无食积、痰滞者慎用，不宜与人参同用。

282 兰香草

别称山薄荷、莸、独脚球、蓝花草、酒药草、金石香、石上香、齿瓣兰香草。分布于陕西、甘肃、四川、湖北、湖南、浙江、广东、广西等地，主产于广东、广西、浙江、湖南等地的山野（图2-282）。

全草或根入药。全草全年可采收；根秋季采挖，洗净鲜用或阴干，切段。味辛，性温。具有疏风解表、祛痰止咳、散瘀止痛之功效，主治上呼吸道感染、百日咳、支气管炎、风湿性关节痛、胃肠炎、跌打肿痛、产后瘀血腹痛；外用治毒蛇咬伤、湿疹、皮肤瘙痒。煎服，15～30克；外用，适量，鲜品捣烂敷患处。

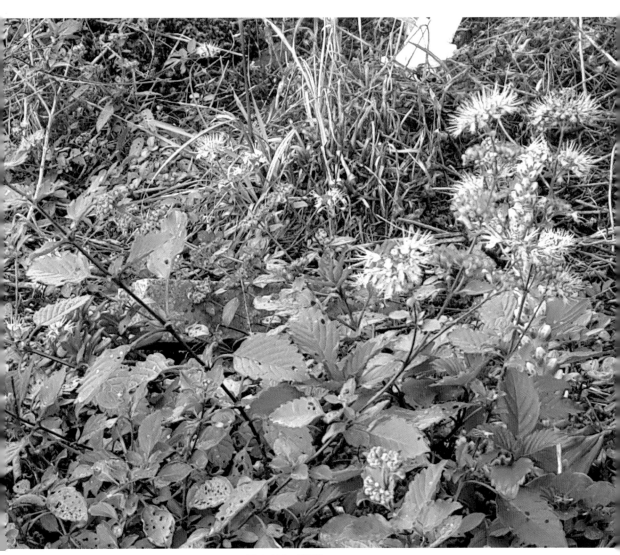

图 2-282 兰香草

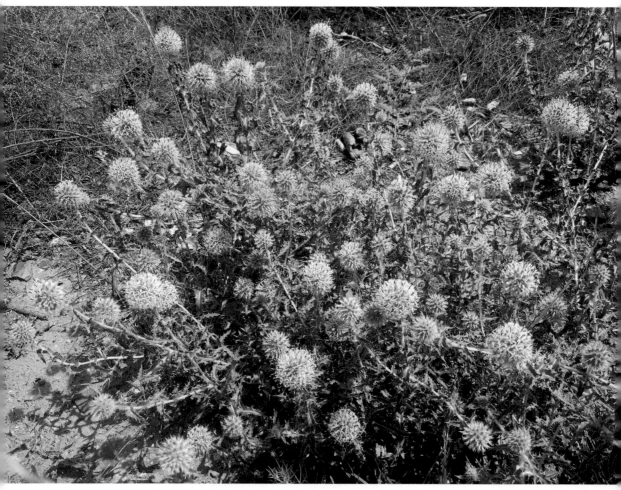

图2-283 蓝刺头

283 蓝刺头

　　别称禹州漏芦、蓝星球。分布于我国东北地区、内蒙古、甘肃、宁夏、河北、山西、陕西和新疆天山地区，俄罗斯中亚、高加索、西伯利亚及欧洲中南部也有广泛分布。适应力强，耐干旱，耐瘠薄，耐寒，喜凉爽气候和排水良好的沙质土，忌炎热、湿涝，可粗放管理。是一种良好的夏花型宿根花卉（图2-283）。

　　根入药。春、秋季采挖，除去须根及泥沙，晒干。炮制，除去杂质，洗净，润透，切厚片，晒干。味苦、性寒，入胃经。具有清热解毒、排脓止血、消痈下乳之功效，主治诸疮痈风、乳痈肿痛、乳汁不通、瘰疬疮毒；又用作驱蛔剂。煎汤内服，4.5～9克。孕畜慎用。

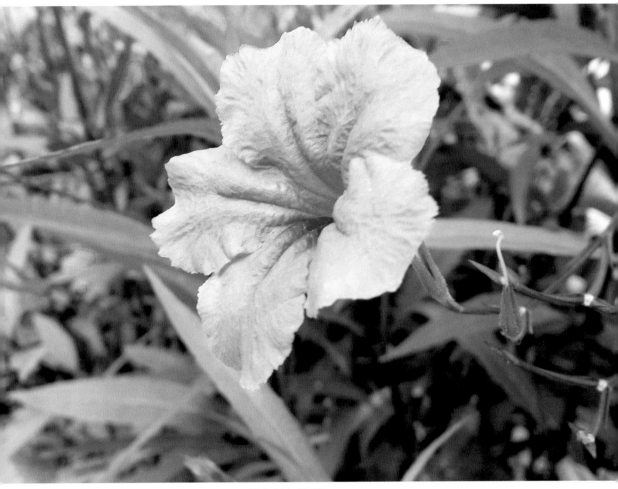

图 2-284　蓝花草

284　蓝花草

　　别称光叶蝴蝶草、长叶蝴蝶草。分布于广东、广西、福建、江西、浙江、湖南、湖北、四川、西藏、云南和贵州等省区，生于海拔300～1700米的山坡、路旁或阴湿处（图2-284）。

　　全草入药。味微苦，性凉。入肝经。具有清热解毒、消肿止痛之功效，主治牙痛、口腔炎、小儿疳积、外伤感染、毒蛇咬伤、疮疖、中耳炎、睾丸肿大。水煎服，9～15克；外用，研末敷患处。

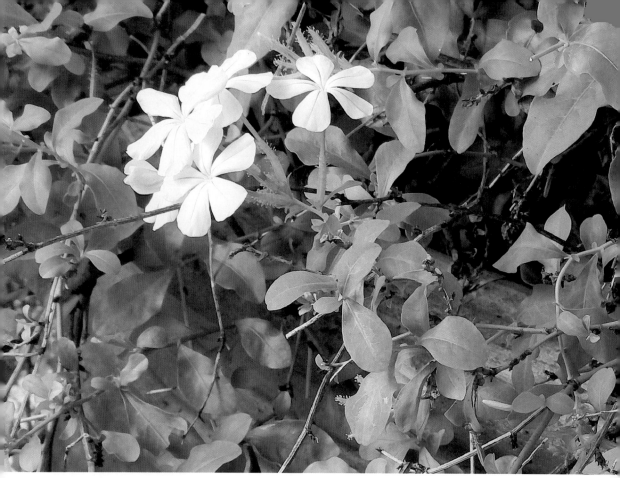

图 2-285-1　蓝花丹

285　蓝花丹

　　别称蓝雪花、蓝花矶松。原产于南非南部，各国已广泛引种作观赏植物。我国华南、华东、西南地区和北京常有栽培。注意与白花丹相区别：蓝花丹花期在1月和4～7月，一般多呈浅蓝色，十分清新秀雅；而白花丹花期多在11月，花色是纯白色。由于蓝花丹的花期较长，始花有时也会赶上白花丹的末花（图2-285-1、图2-285-2）。

　　全草及根入药。秋季采收，连根挖出，洗净泥土，稍晾晒，趁鲜切成1～2厘米长，晒干，烘干，备用。鲜叶仅供外用。傣药：全草治风湿性关节炎、腰痛、跌打损伤、心胃气痛。瑶药：根治腰扭伤、风湿骨痛、高血压、皮肤癣、肝炎、肝硬化、风湿痛、跌打损伤、疮疖。哈尼药：根、叶治风湿骨痛、跌打肿痛、胃痛、肝脾肿大、跌打肿痛、扭挫伤、体癣、内寒关节疼痛、经闭、白血病、高血压、疮疖、毒蛇咬伤。根或全株主治风湿疼痛、跌打损伤、骨折、疮疖、毒蛇咬伤。煎汤内服，1.5～6克；鲜品捣汁或浸酒。外用，适量，捣敷。

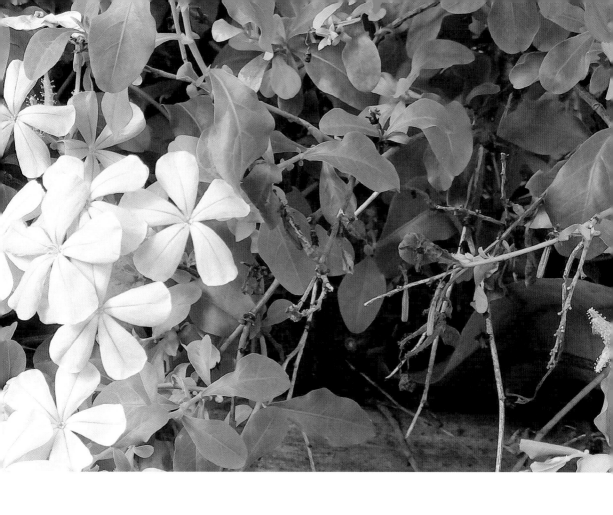

图 2-285-2　白花丹

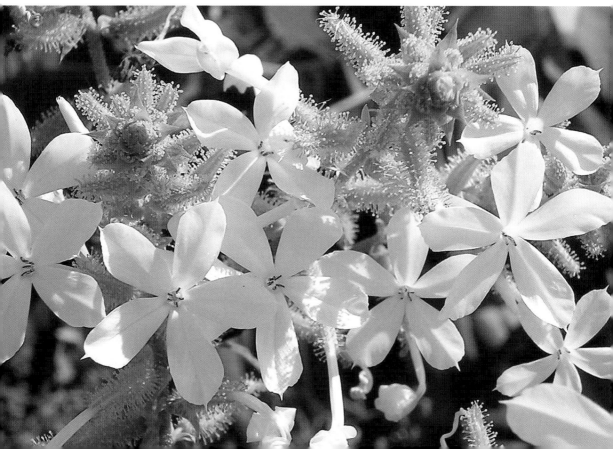

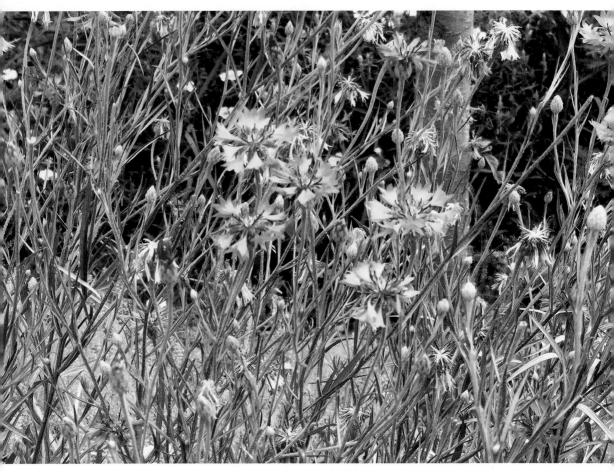

图 2-286　蓝花矢车菊

286　蓝花矢车菊

　　别称蓝芙蓉、翠兰、荔枝菊，为菊科矢车菊属一年生或二年生草本植物。故乡在欧洲，被德国奉为国花。原是一种野生花卉，经过人们多年培育，花变大了，颜色变多了，有紫色、蓝色、浅红色、白色等品种，其中紫色、蓝色品种最为名贵。主要分布于欧洲、俄罗斯高加索、中亚、西伯利亚及远东地区、北美地区等。在我国主要分布于新疆、青海、甘肃、陕西、河北、山东、江苏、湖北、广东及西藏等地，公园、花园及校园普遍栽培。新疆、青海可能有归化逸生（图2-286）。

　　具有养颜美容、放松心情、帮助消化、利小便，防治胃痛、胃炎、胃肠不适、支气管炎。矢车菊纯露是很温和的天然皮肤清洁剂，花水可用来保养头发与滋润肌肤，舒缓风湿疼痛。

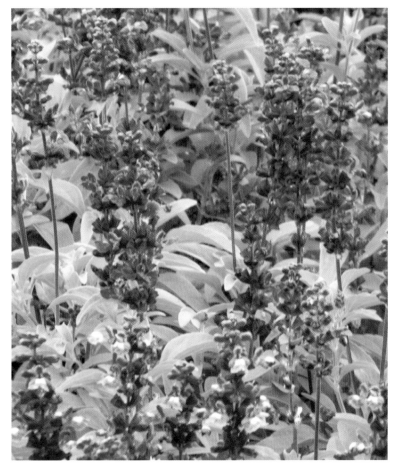

图 2-287　蓝花鼠尾草

287　蓝花鼠尾草

别称粉萼鼠尾草、一串兰、蓝丝线。原产于北美南部地区，我国广有栽培。喜温暖、湿润和阳光充足的环境，耐寒性强、怕炎热和干燥，宜在疏松、肥沃且排水良好的沙壤土中生长（图2-287）。

全草入药。夏天采收，清洗干净，晒干。具有除湿、清热解毒、消肿止痛、活血调经之功效，主治女性月经不调和痛经；外用，捣碎敷，主治跌打损伤。提取物精油外敷，具有抗菌消炎、加快皮肤细胞再生与受损皮肤细胞修复、调节皮肤油脂分泌，减少面部油脂，使皮肤柔嫩细滑，达到美容的效果。

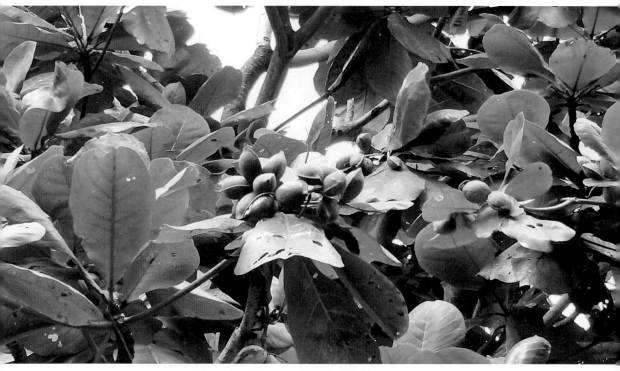

图 2-288　榄仁树

288　榄仁树

　　别称枇杷树（中）、雨伞树（英）、山枇杷树。产于广东徐闻至海南岛、台湾、云南东南部。常生于气候湿热的海边沙滩上，多栽培作行道树。我国海南、广东、广西、云南、台湾、福建有栽培。马来西亚、越南以及印度、大洋洲均有分布，南美热带海岸也很常见。树皮含鞣酸，能生产黑色染料。种子油可食，也供药用（图2-288）。

　　叶、种子、树皮入药。叶，有清肝去火之效，可治肝病、青春痘、痔疮、便秘、牙痛（火牙）等症。嫩叶榨汁制成油膏，主治疥痒、麻风及其他皮肤病，并对疝痛、头痛、发热、风湿性关节炎有效。

　　种子，7～9月果熟后采收，晒干。味苦、涩，性凉，具有清热解毒之功效，主治咽喉肿痛、痢疾及肿毒。煎汤内服，3～10克。

　　树皮，春、秋季采收，洗净晒干。味苦，性凉，具有收敛、解毒、止瘀、化痰止咳之效，主治发热、腹泻、痢疾、痰热咳嗽及疮疡。煎汤内服，6～12克，或研末；外用，适量，煎汤洗。榄仁树或其活性成分加工的功能食品或食品补充剂，具有防治糖尿病之功效。

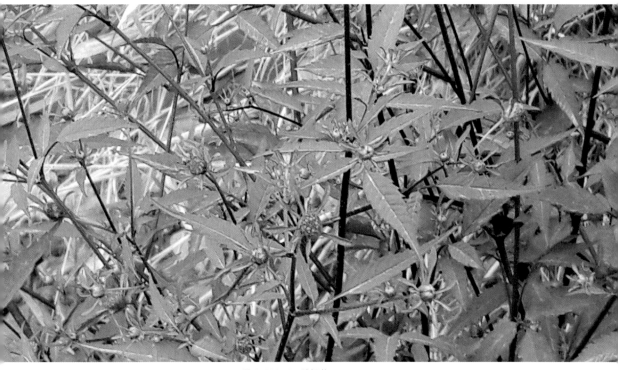

图 2-289-1　狼把草

289　狼把草

　　别称鬼叉、鬼针、鬼刺、豆渣菜、郎耶菜、乌阶、乌杷、郎耶草、小鬼叉、豆渣草、针包草、引线包、大狼把草、接力草、针线包、一包针。广泛分布于我国各省区，亚洲、欧洲、非洲北部以及大洋洲均有分布。开花前枝叶柔嫩多汁、无毛，但因稍有异味，畜禽多避而不食。经切碎、蒸煮后，猪喜食，鹅、鸭、鸡也采食，青干草或霜打后的枯草，可饲喂牛、羊、马、骆驼。加工成干草粉，可作配合饲料的原料。与鬼针草相似，但注意区别：①茎，狼把草一般是近圆形的，而鬼针草通常是四棱形的。②叶，狼把草羽状复叶对生，小叶 3 ～ 5 片，披针形；而鬼针草枝梢叶对生或互生，三裂或不裂。③花，狼把草无舌状花，但花序下有发达的叶状苞片；而鬼针草有白色或黄色的舌状花。④果，狼把草瘦果扁平，顶端有 2 个短刺；而鬼针草瘦果呈细棒状，顶端有 3 ～ 4 个短刺。⑤狼把草有强壮、养阴之效，故常单用或是配伍使用治疗体虚乏力、消化不良、肺结核盗汗、泌尿系统感染、肝炎等疾病；而鬼针草有活血散瘀之效，故常单用或是配伍使用治疗毒蛇咬伤、跌打损伤、阑尾炎、痔疮、慢性溃疡、冻疮、高血压、高血脂等症（图 2-289-1、图 2-289-2）。

　　全草入药。夏、秋季采收，去杂质，鲜用或晒干。味苦、甘，性平，有毒。具有清热解毒、养阴敛汗之功效，主治感冒、扁桃体炎、咽喉炎、肠炎、痢疾、肝炎、泌尿系统感染、肺结核盗汗、闭经；外用治疮肿、湿疹、皮癣。煎服，15～30克；外用适量，鲜草捣烂敷，鲜草绞汁搽患处。全草浸剂有镇静、降压及轻度增大心跳振幅的作用，内服可利尿、发汗。

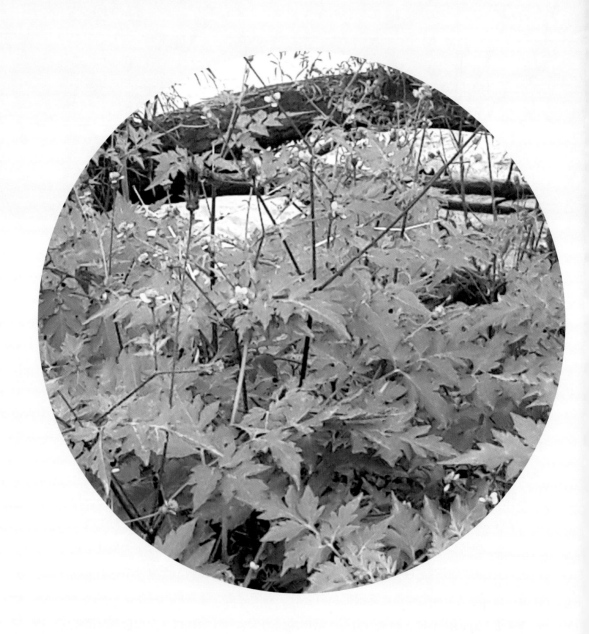

图 2-289-2　鬼针草

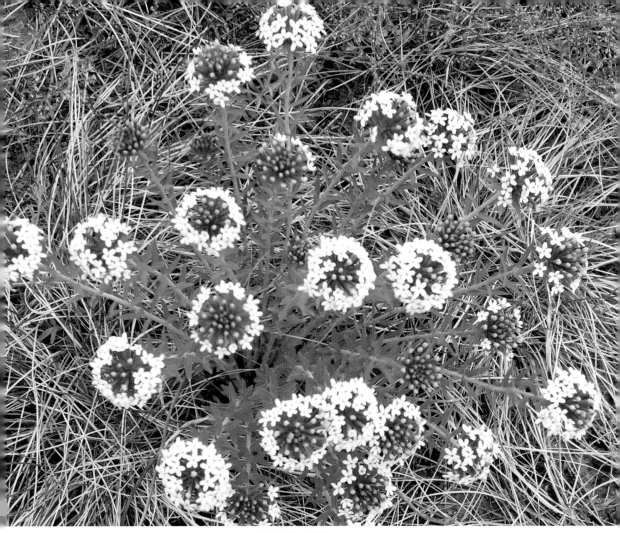

图 2-290　狼毒

290　狼毒

别称续毒、川狼毒、白狼毒、猫儿眼根草、绵大戟、山萝卜、闷花头、热加巴、一扫光、搜山虎、一把香、药萝卜、生扯拢、红火柴头花、断肠草、猴子根。分布于我国北部、西北部高原荒漠、西南高原及俄罗斯西伯利亚地区，生于海拔2600～4200米的干燥向阳的高山草坡、草坪或河滩台地（图2-290）。

根入药。秋季采挖，洗净，切片，晒干。生狼毒，用水洗净，润透，切片晒干；醋狼毒，取50千克狼毒片加15～25千克米醋拌匀，稍闷，待醋吸尽，置锅内用文火炒至微干，取出晒干。味苦、辛，性平。入肺经。具有泻水逐饮、破积杀虫之功效，主治水肿腹胀、痰食虫积、心腹疼痛、症瘕积聚、结核、疥癣。煎汤内服，1～3克，或入丸、散。外用，适量，研末调敷；或醋磨汁涂；或取鲜根去皮捣烂敷。本品有毒，内服宜慎，体弱者及孕妇忌服。

291 老鹳草

　　别称老鹳嘴、老鸦嘴、贯筋、老贯筋、老牛筋，为牻牛儿苗科植物牻牛儿苗、老鹳草或野老鹳草的干燥地上部分，前者习称"长嘴老鹳草"，后两者习称"短嘴老鹳草"。分布于我国东北、华北、华东、华中地区和陕西、甘肃、四川，俄罗斯远东地区、朝鲜和日本也有分布。生于山坡、草地、田埂、路边及村庄附近（图2-291-1、图2-291-2）。

图2-291-1 老鹳草

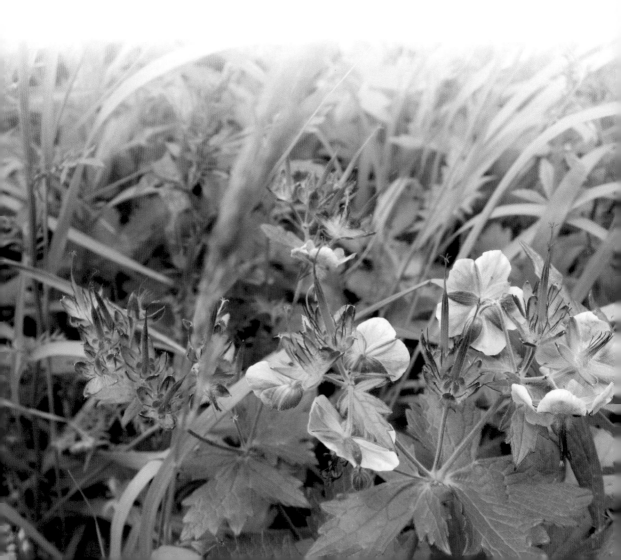

　　全草入药。夏、秋季果实近成熟时采割，捆成把，晒干。味辛、苦，性平。入肝、肾、脾经。具有祛风除湿、活血脉、通脉络之功效，主治风湿疼痛、风湿麻痹、肢体麻木、跌打损伤等。煎汤内服，9～15克，或浸酒，或熬膏；外用，适量，捣烂加酒炒热外敷或制成软膏涂敷。可以与当归、红花、苦参等配伍应用。对金黄色葡萄球菌、乙型链球菌、肺炎链球菌、卡他球菌等病菌及甲型流感有一定的抑制作用，还有一定的抗癌、止咳、抗氧化及消炎作用，可用于相应的感染治疗。

图 2-291-2　牻牛儿苗

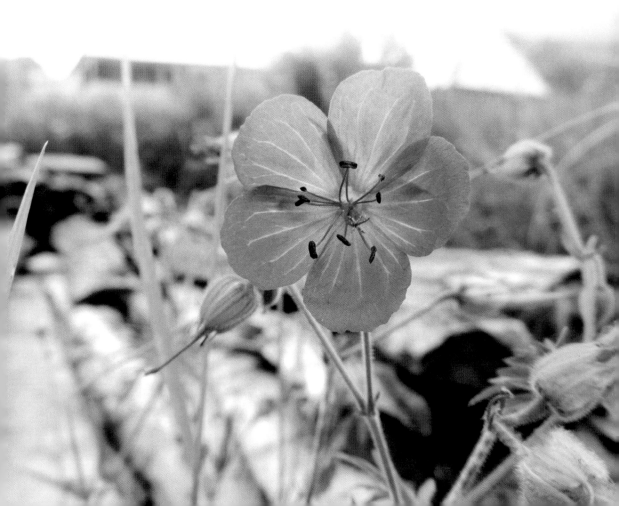

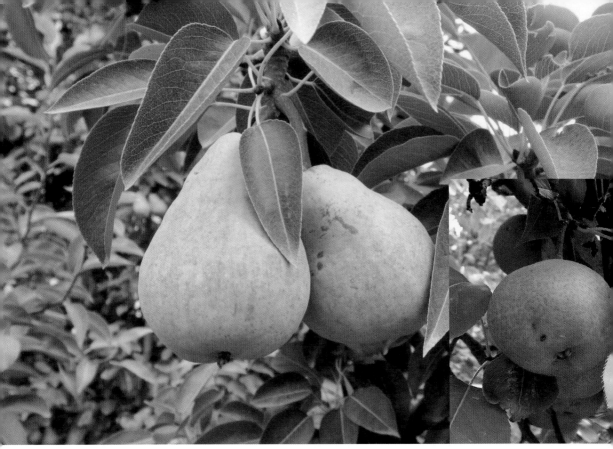

图 2-292　梨

292　梨

为蔷薇科植物白梨、沙梨、秋子梨等栽培种的果实。别称大鸭梨、快果（陶弘景）、果宗、玉乳、蜜父（《纲目》）。我国梨栽培面积和产量仅次于苹果，其有长把梨、香水梨、鸭梨、雪花梨、圆黄梨、雪青梨、红梨、冬果梨等不同品种。其中，安徽、河北、山东、辽宁四省是梨的集中产区，栽培面积约占一半，产量超过60%（图2-292）。

果实、果皮、梨子及叶均可入药。8～9月果实成熟时采收，鲜用或切片晒干。味甘、微酸，性凉，入肺、胃经。果实，具有生津、润燥、清热、化痰、解疮毒、酒毒等功效，主治热病伤津烦渴、消渴症、热咳、痰热惊狂、噎膈、口渴失声、眼赤肿痛、消化不良、便秘等症。果皮，具有清心、润肺、降火、生津、滋肾、补阴之功效。根、枝叶、花，有润肺、消痰清热、解毒之功效。梨子，含有木质素，能在肠中溶解，形成像胶质的薄膜，与胆固醇结合而排出；含有硼，可以预防骨质疏松症，提高记忆力、注意力、心智敏锐度。梨性凉，脾虚便溏、慢性肠炎、胃寒病、寒痰咳嗽或外感风寒咳嗽以及糖尿病患者忌食。

293　藜

别称灰灰菜、灰条菜。全国分布较广，除台湾、福建、江西、广东、广西、贵州、云南等地外，其他地区均有分布。生于荒地、路旁及山坡，或农田、菜园、村舍附近或有轻度盐碱的土地上。采集嫩茎叶入沸水锅焯去苦味，可制成多种菜肴（图2-293）。

全草入药。春、夏季割取全草，去杂质，鲜用或晒干备用。味甘，性平，有小毒，入大肠经。具有清热、祛湿、解毒、消肿、杀虫、止痒之功效，主治发热、咳嗽、痢疾、腹泻、腹痛、疝气、龋齿痛、湿疮、痒疹、毒虫咬伤。煎汤内服，15～30克。外用适量，煎水漱口或熏洗，或捣涂。

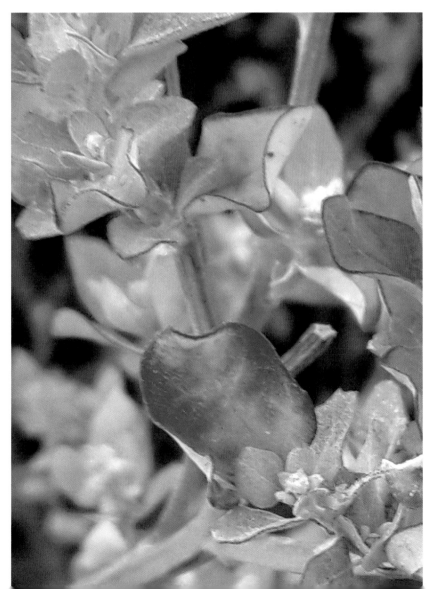

图2-293　藜

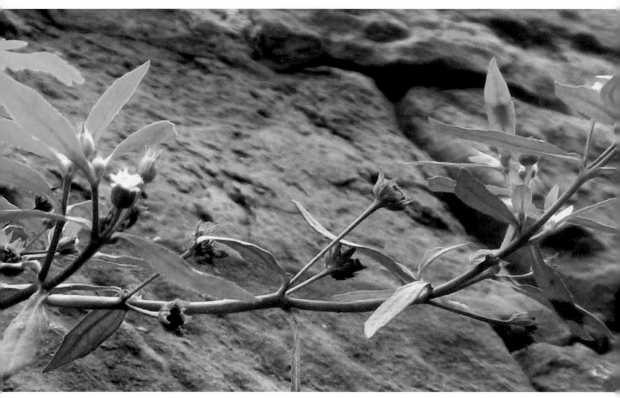

图 2-294 鳢肠

294 鳢肠

　　别称乌田草、墨旱莲、旱莲草、墨水草、乌心草、黑墨草。产于全国各省区，世界热带及亚热带地区广泛分布。生于海拔 0 ～ 1900 米的田边、路旁、河边等，目前尚未由人工引种栽培。茎叶柔嫩，各类家畜喜食，民间常用作猪饲料（图 2-294）。

　　全草入药，味甘、酸，性凉，入肝、肾经，无毒。具有滋补肝肾、凉血止血、消肿、强壮之功效，主治各种吐血、鼻出血、咯血、肠出血、尿血、痔疮出血、血崩等症。捣汁涂眉毛，能促进毛发生长，内服有乌发、黑发之功效。煎汤内服，9 ～ 30 克；熬膏、捣汁或入丸、散。外用：捣敷、研末撒或捣绒塞鼻。在临床上常与女贞子同用，治疗肝肾阴虚、失眠心烦、耳鸣头晕、腰膝酸软等。胃弱、便溏、肾阳虚者，不宜服用。

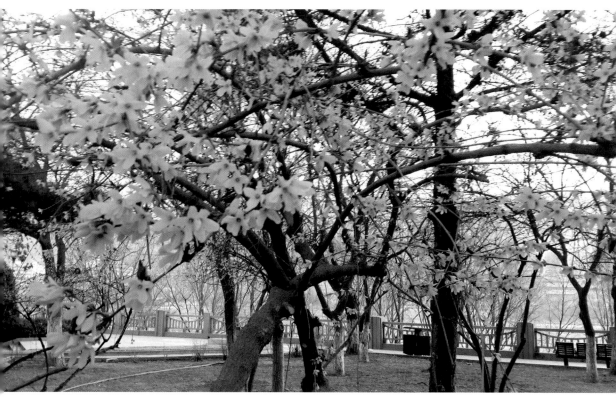

图2-295 连翘

295 连翘

别称连壳、黄花条、黄链条花、黄奇丹、青翘、落翘。在我国产于河北、山西、陕西、山东、安徽西部、河南、湖北、四川。生于山坡灌丛、林下或草丛中，或山谷、山沟疏林中，海拔250～2200米。我国除华南地区外，其他各地均有栽培，日本也有栽培（图2-295）。

果实入药。秋季果实初熟尚带绿色时采收，除去杂质，蒸熟，晒干，习称"青翘"；果实熟透时采收，晒干，除去杂质，习称"老翘"。味苦，性微寒。入肺、心、小肠经。具有清热解毒、消肿散结之功效，主治痈疽、瘰疬、乳痈、丹毒、风热感冒、温病初起、温热入营、高热烦渴、神昏发斑、热淋尿闭。煎汤内服，6～15克；或入丸，散；外用，煎水洗。脾胃虚弱、气虚发热、痈疽已溃、脓稀色淡者忌服。

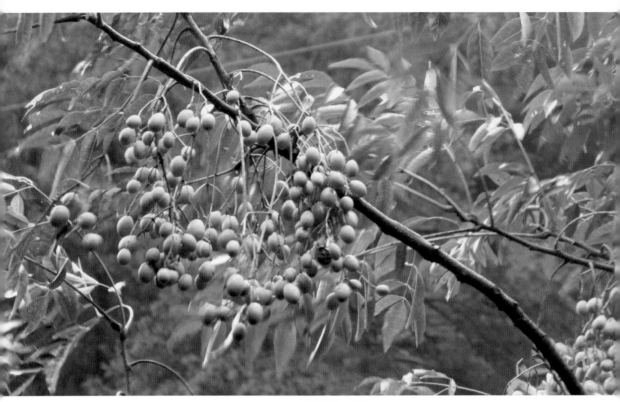

图 2-296　楝树

296　楝树

别称苦楝、苦苓、金铃子、旃檀、紫花树（江苏）、森树（广东）等。在我国分布于辽宁、北京、河北、山西、陕西、甘肃、山东、江苏、安徽、上海、浙江、江西、福建、台湾、河南、湖北、湖南、海南、广东、广西、四川、贵州、云南、西藏等省区。国外分布于东南亚、东亚、马来半岛、亚洲热带、亚洲亚热带地区和印度（图 2-296）。

花、叶、果实、树皮与根皮均可入药。春、秋季剥取，晒干，或除去粗皮，晒干。树皮及根皮，味苦，性寒，有毒，具有杀虫、疗癣之功效；叶，味苦，性寒，有毒，具有清热燥湿、杀虫止痒、行气止痛之功效；果实，味苦，性寒，有小毒，具有行气止痛、杀虫之功效；花，味苦，性寒，具有清热祛湿、杀虫、止痒之功效，主治蛔虫病、钩虫病、虫积腹痛、疥癣瘙痒。树皮与根皮，煎汤内服，6～15克，鲜品15～30克；或入丸、散。外用，适量，煎水洗，或研末调敷，或调醋服。苦楝子做成油膏可治头癣。此外，果核仁油可供制润滑油和肥皂等。

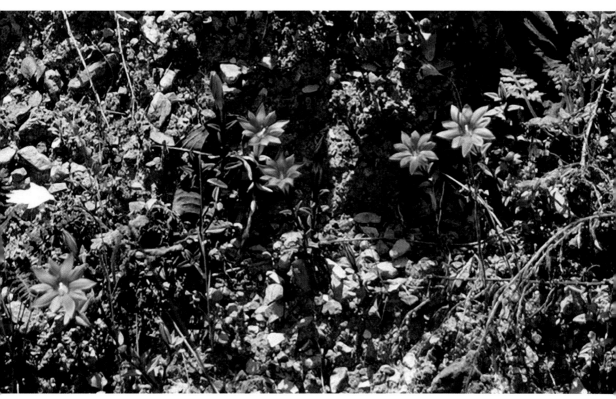

图 2-297 鳞叶龙胆

297 鳞叶龙胆

别称小龙胆、龙胆地丁。分布于印度、蒙古、俄罗斯、日本、朝鲜以及我国东北、西南、西北、华北地区等，生长于海拔 110～4200 米的地区，一般生于山坡、路边、河滩、干草原、山谷、荒地、山顶、灌丛以及高山草甸中（图2-297）。

全草入药，春末夏初开花时采收，晒干备用。味苦、辛，性寒。具有清热利湿、解毒消痈之功效，主治咽喉肿痛、阑尾炎、尿血；外用治疮疡肿毒、淋巴结结核。煎汤内服，9～15克；外用，适量，鲜品捣敷。

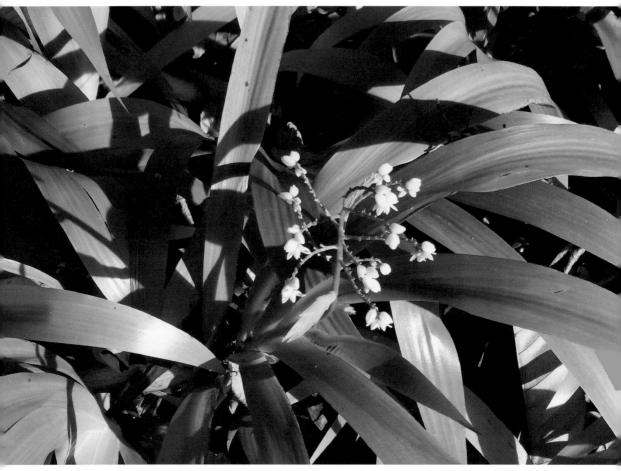

图 2-298　铃兰

298　铃兰

　　别称草玉玲、君影草、香水花、鹿铃、小芦铃、草寸香。原产于北半球温带，欧洲、亚洲及北美洲各国和我国黑龙江、吉林、辽宁、内蒙古、河北、山西、山东、河南、陕西、甘肃、宁夏、浙江和湖南等省区，海拔850～2500米处均有野生（图2-298）。

　　全草入药。夏季果实成熟后采收全草，除去泥土，晒干。味苦，性温，有毒。具有强心、利尿之功效，主治充血性心力衰竭、心房纤颤、由高血压病及肾炎引起的左心衰竭。水冲服，每次0.3克，每日量为1.0克。治丹毒，30克，煎水洗。治紫癜，适量，烧灰研粉，菜油调涂。

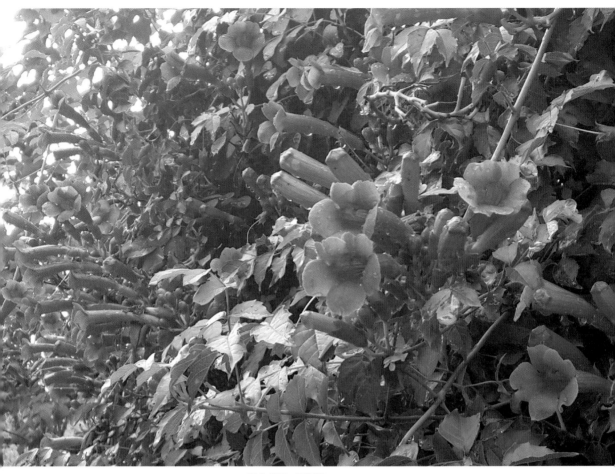

图 2-299 凌霄花

299 凌霄花

别称紫葳、五爪龙、红花倒水莲、倒挂金钟、上树龙、堕胎花、藤萝花。产于我国长江流域各地以及河北、山东、河南、福建、广东、广西、陕西、台湾，日本、越南、印度、西巴基斯坦等均有栽培。生于山谷、小河边、疏林下，攀缘于树上、石壁上，亦有庭园栽培（图2-299）。

花入药。夏、秋季花开时采摘，晒干或低温干燥。性寒，味甘、酸，入肝、心包经。具有清热凉血、化瘀散结、祛风止痒之功效，主治血滞经闭、痛经、症瘕、崩漏、血热风痒、疮疖湿疹、酒糟鼻、产后乳肿、风疹发红、皮肤瘙痒、痤疮。煎汤内服，3～6克，或入散、剂；外用，适量，研末调敷，或煎汤熏洗。

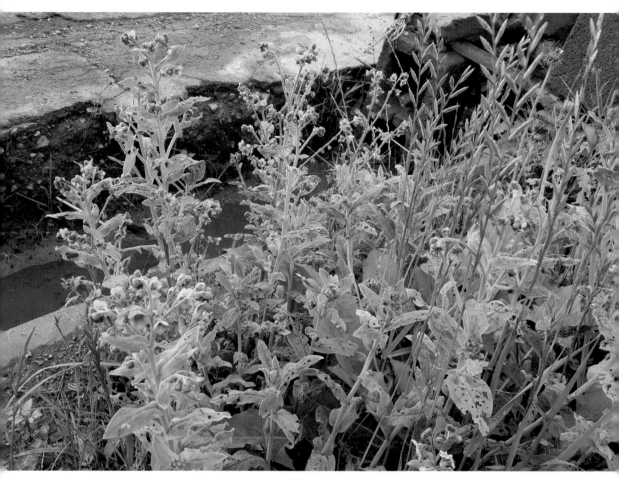

图 2-300　琉璃草

300　琉璃草

　　别称大果琉璃草，为多年生草本，高25～100厘米，具红褐色粗壮直根。国内自西南地区、华南地区、台湾、华东地区至河南、陕西及甘肃南部，广为分布。生于海拔300～3040米林间草地、向阳山坡及路边。阿富汗、巴基斯坦、印度、斯里兰卡、泰国、越南、菲律宾、马来西亚、巴布亚、新几内亚及日本也有分布（图2-300）。

　　根、叶入药。味苦，性寒。具有清热解毒、活血散瘀、消肿止痛、提脓生肌、调经之功效，主治疮疖痈肿、毒蛇咬伤、跌打损伤、骨折、月经不调、黄疸、痢疾、尿痛及肺结核咳嗽。煎汤内服，3～9克，或研末为散。

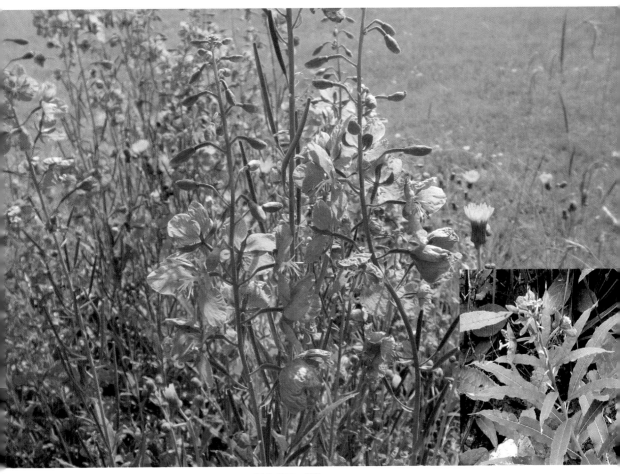

图 2-301 柳兰

301 柳兰

别称铁筷子、火烧兰、糯芋。原产于北半球温带及寒带地区，我国分布于东北、西北、西南及华北等地区。生于海拔1500～3200米的沟边、林缘、山谷、林内或森林草原中（图2-301）。

根状茎或全草入药。味甘，性平，有小毒。具有调经活血、止痛、通乳生乳、利尿消肿、润肠通便、减肥等功效，主治乳汁不足、气虚水肿、便秘等。如用柳兰全草炖猪蹄吃，下乳效果非常明显。

302 柳树

别称杨柳。柳树种类多，有垂柳、旱柳、爆竹柳、白柳、枫杨圆头柳、白皮柳、云南柳、紫柳、腺柳、杞柳、大白柳、大叶柳、细柱柳、棉花柳、朝鲜垂柳等品种。柳树是我国的原生树种，也是我国记述人工栽培最早、分布范围最广的植物之一，史前甲骨文已出现"柳"字。柳树适应于各种不同的生态环境，不论高山、平原、沙丘、极地都有柳树生长，主要分布于北半球温带地区。阿司匹林的发明就起源于柳树，学名叫乙酰水杨酸（图2-302）。

柳花、柳叶、柳枝、柳根、柳皮与柳屑均可入药。柳花亦名柳子，春季花初开放时采收，鲜用或晒干。味苦，性寒。具有祛风利湿、止血散瘀之功效，主治风水、黄疸、咯血、吐血、便血、血淋、经闭、疮疖、齿痛。煎汤内服，6～12克，或研末，3～6克，或捣汁；外用，适量，烧存性研末，撒。作枕芯有安神催眠之功效。

柳叶，春、夏季采收，鲜用或晒干。味苦，性寒。入肺、肾、心经。具有清热、解毒、利尿、平肝、止痛、透疹之功效，主治慢性气管炎、尿道炎、膀胱炎、膀胱结石、白浊、高血压、痈疽肿毒、烧烫伤、关节肿痛、牙痛、痧疹、皮肤瘙痒。煎汤内服，15～30克，鲜品30～60克；外用，适量，煎水洗；或捣敷；或研末调敷；或熬膏涂。

柳枝，是传统的接骨妙药，春季摘取嫩树枝条，鲜用或晒干。味苦，性寒，入胃、肝经。具有祛风除湿、解毒消肿之功效，主治风湿痹痛、小便淋浊、黄疸、风疹瘙痒、疔疮、丹毒、龋齿、龈肿。煎汤内服，15～30克。外用，适量，煎水含漱；或熏洗。现代研究发现，水煎服主治冠心病、慢性支气管炎、尿路感染、烧烫伤等，水煎熏洗对风湿性、类风湿性关节炎有明显疗效。

柳根，春、夏、秋季采收，洗净，鲜用或晒干。味苦，性寒。具有利水通淋、祛风除痛、泻火解毒之功效，主治淋证、白浊、水肿、黄疸、痢疾、白带异常、风湿疼痛、黄水疮、牙痛、烫伤、乳痈。煎汤内服，15～30克。外用，适量，煎水熏洗；或酒煮温熨。

柳皮，药名柳白皮。多在冬、春季采收，趁鲜剥取树皮或根皮，除去粗皮，鲜用或晒干。味苦，性寒。具有祛风除湿、消肿止痛之功效，主治风湿骨痛、风肿瘙痒、黄疸、淋浊、乳痈、疔疮、牙痛、烧烫伤。内煎汤服，15～30克；外用，适量，煎水洗、酒煮或炒热温熨。

柳屑，是柳茎枝蛀孔中的蛀屑，夏、秋季采收，除去杂质，晒干。味苦，性寒。具有祛风除湿、止痒之功效，主治风疹、筋骨疼痛、湿气腿肿。外用，适量，煎水洗浴，或炒热布包温熨。

图 2-302 柳树

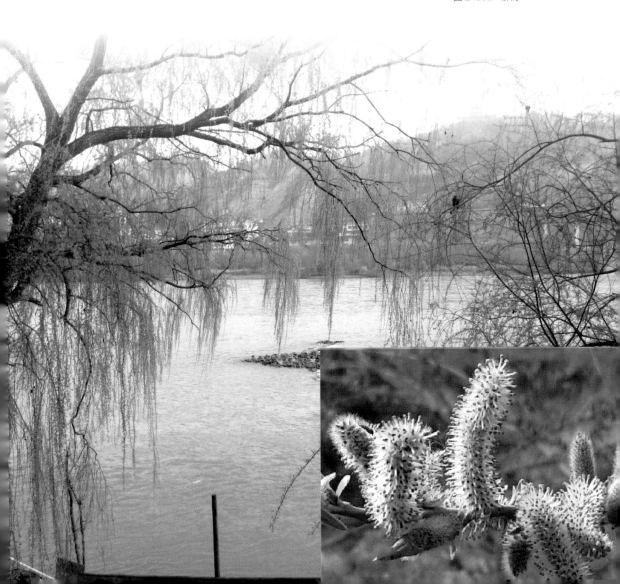

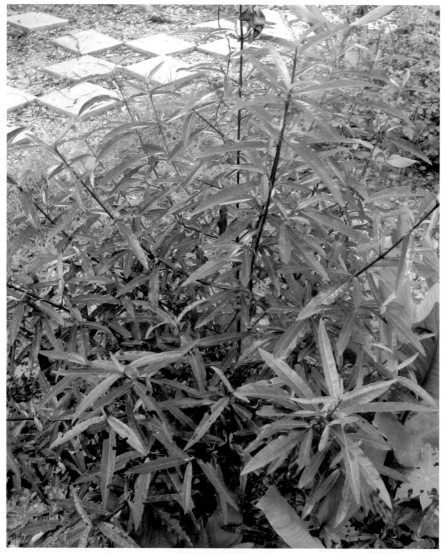

图 2-303 柳叶白前

303 柳叶白前

别称石杨柳、水杨柳、竹叶白前、鹅管白前、草白前。产于甘肃、安徽、江苏、浙江、湖南、江西、福建、广东、广西和贵州等省区。生长于低海拔的山谷湿地、水旁以至半浸在水中（图2-303）。

根及全草入药，一般在8月进行采收，晒干后使用。味辛、苦，性微寒。具有清肺热、降肺气、化痰止咳、镇咳祛痰之功效，主治感冒咳嗽、喘息、慢性支气管炎等症。煎汤内服，5～10克；或入丸、散。

304　柳叶菜

　　别称水丁香、地母怀胎草、菜籽灵、通经草。广布于热带和温带地区，但以北美西部地区为多。我国有4属47种，分布于南北各省，但以西南部最为丰富。另外有5属约16种是引种栽培或已归化。嫩苗嫩叶可作沙拉。在黄河流域以北生于海拔150～2000米处，在西南地区生于海拔180～3500米的河谷、溪流河床沙地或石砾地或沟边、湖边向阳湿处，也生于灌丛、荒坡、路旁，常成片生长（图2-304）。

　　花、根或全草入药。味淡，性平。花，具有清热消炎、调经止带、止痛之功效，主治牙痛、急性结膜炎、咽喉炎、月经不调、白带过多。根，具有理气活血、止血之功效，主治闭经、胃痛、食滞饱胀。根或带根全草，具有理气活血、止血之功效，主治骨折、跌打损伤、疔疮痈肿、外伤出血。煎汤内服，6～15克，或鲜品榨汁；外用，适量，捣敷或外涂。中毒可发生癫痫样惊厥与昏迷。

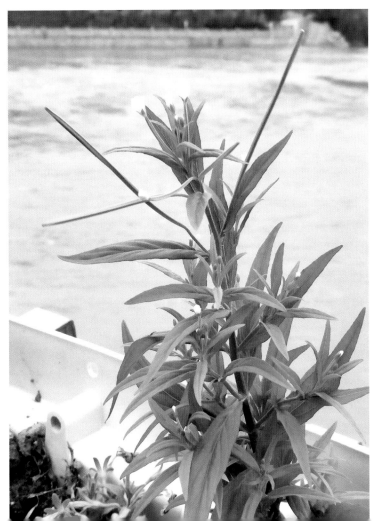

图 2-304　柳叶菜

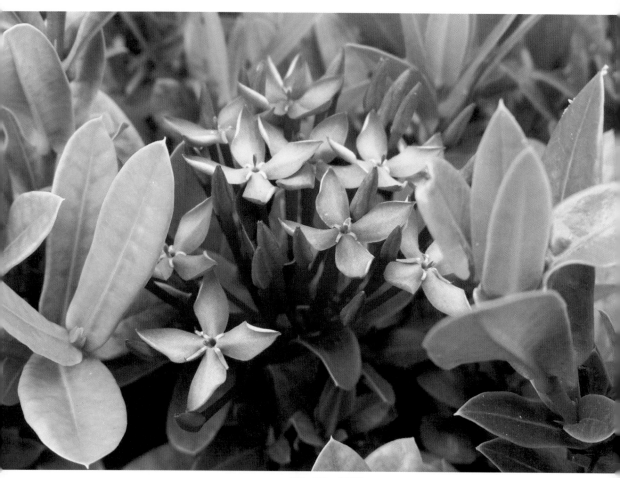

图2-305 龙船花

305 龙船花

别称卖子木、山丹、英丹、仙丹花、百日红。原产于我国南部地区和马来西亚，17世纪末被引种到英国后传入欧洲各国。植株低矮，花叶秀美，终年有花可赏，有红色、橙色、黄色、白色、双色等。在我国南方露地栽植，适合庭园、宾馆、风景区布置，广泛用于盆栽观赏（图2-305）。

根、茎、花入药。根、茎全年可采收，洗净切片晒干或鲜用。夏季采花，晒干。味苦、微涩，性凉。具有散瘀止血、调经、降压之功效。根、茎主治肺结核咯血、胃痛、风湿性关节痛、跌打损伤。花主治月经不调、闭经、高血压。煎汤内服，根、茎15～30克，花9～15克。孕畜忌服。

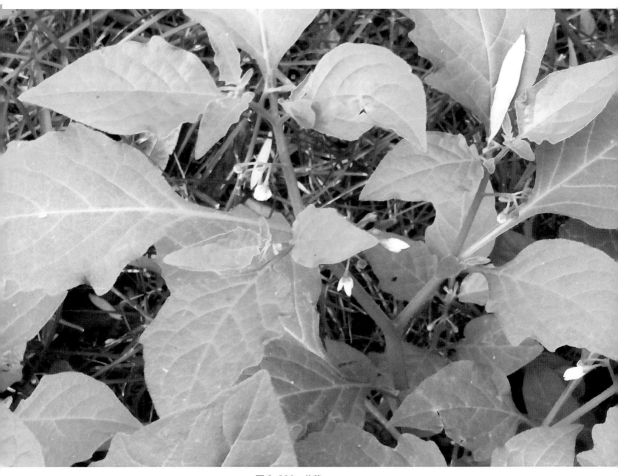

图 2-306　龙葵

306　龙葵

　　别称苦葵（《图经》）、苦菜（《唐本》）、天泡草（《纲目》）、老鸦酸浆草。我国各地几乎均有分布，喜生于田边、荒地及村庄附近。欧洲、亚洲、美洲的温带至热带地区也广泛分布。浆果和叶子均可食用，但叶子含有大量生物碱，须经煮熟后方可解毒（图2-306）。

　　全草入药。夏、秋季采收，鲜用或晒干。除去杂质、老梗及残留根，泡水洗净，晒干，切段；晒干或烘干筛去杂质。味苦，性寒。具有清热解毒、活血消肿之功效，主治疔疮、痈肿、丹毒、跌打扭伤、慢性气管炎、肾炎水肿。煎汤内服，15～30克。外用，适量，捣敷或煎水洗。脾胃虚弱者勿服。

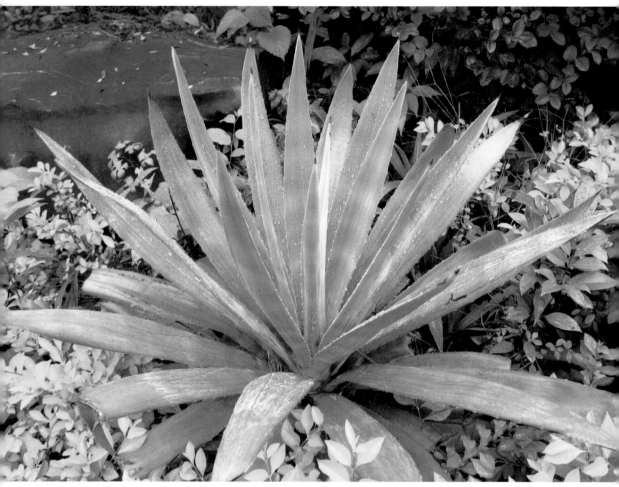

图 2-307　龙舌兰

307　龙舌兰

　　别称龙舌掌、番麻。原产于美洲热带，我国华南及西南各省区常有引种栽培。在云南已逸生多年，且在红河、怒江、金沙江等的干热河谷地区以及昆明均能正常开花结实。龙舌兰茎或叶子基部柔软的含淀粉的白色分生组织可食用，在中美洲已有9000年的历史。也可以烘烤龙舌兰，或烹饪龙舌兰的表皮为食。叶子还可以被用来喂牲畜（图2-307）。

　　叶入药，全年可采收，晒干备用，或使用鲜品。味酸、苦，性温，有毒，尤其是叶汁有毒，还可刺激皮肤产生灼热感。具有润肺、化痰、止咳的作用，主治虚劳咳嗽、吐血、哮喘病。

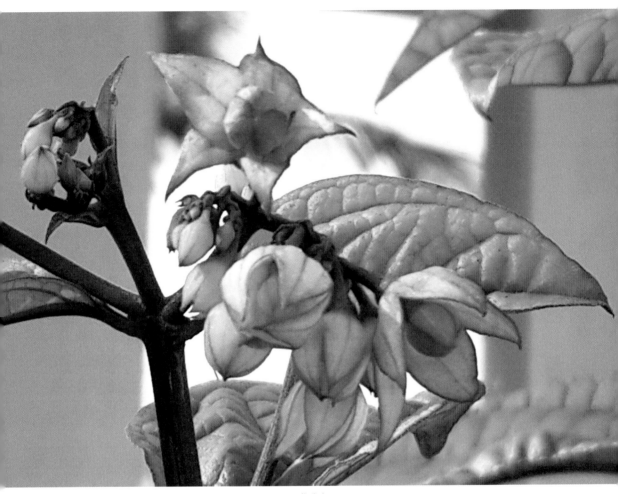

图 2-308 龙吐珠

308 龙吐珠

别称麒麟吐珠、珍珠宝草、珍珠宝莲、臭牡丹藤、白花蛇舌草、一点红（图2-308）。

叶及全草入药。全年均可采收，洗净，切段，晒干；叶，鲜用。味淡，性平。入肝、脾经。具有清热、凉血、消肿、解毒之功效，主治热病、惊痫、咳嗽、吐血、咽喉肿痛、痢疾、痈肿、疔疮、蛇虫咬伤、烧烫伤。煎汤服，6～15克。

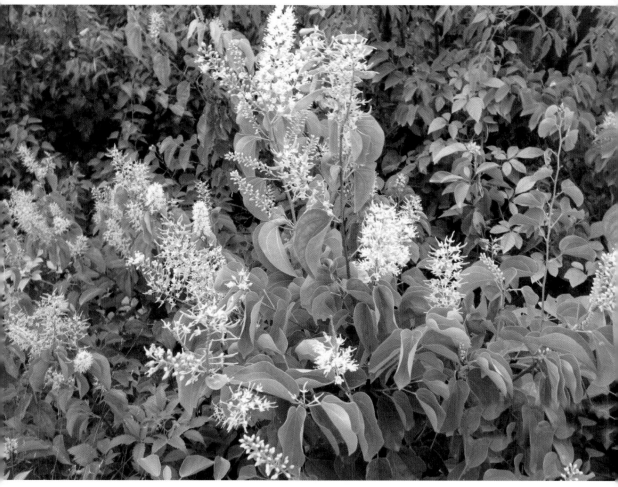

图 2-309　龙须藤

309　龙须藤

　　别称罗亚多藤、乌朗藤、钩藤、百代藤、羊蹄藤、乌郎藤、过岗圆龙等。产于浙江、台湾、福建、广东、广西、江西、湖南、湖北和贵州。印度、越南和印度尼西亚也有分布（图2-309）。

　　根或叶入药。根，全年可采收，除去须根，洗净，切段，鲜用或晒干；叶，春、夏季采收，洗净，鲜用或晒干。味苦、涩，性平。具有祛风除湿、活血止痛、健脾理气、清热解毒、利水通淋之功效，主治风湿性关节炎、腰腿疼、跌打损伤、胃痛、疳积、咽喉肿痛、白喉、热淋、石淋、牙痛、风湿痹痛、痈肿疮毒、毒蛇咬伤。煎汤内服，9～15克。外用，适量，捣敷。

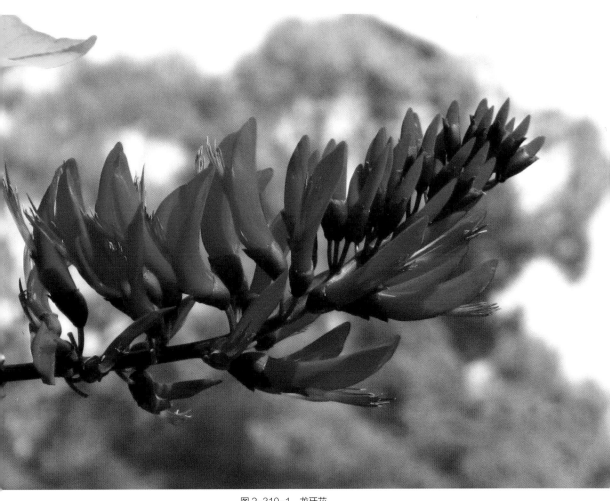

图 2-310-1 龙牙花

310 龙牙花

别称象牙红、龙芽花、乌仔花、英雄树、珊瑚刺。原产于南美洲，我国广州、桂林、贵阳（花溪）、西双版纳、杭州和台湾等地有栽培。注意与刺桐区别。前者为灌木或小乔木，高3～5米；而后者为高大乔木，高可达20米。前者花具有短小的花梗，花序比较长，达到30厘米以上；而后者花序则多为10～16厘米长。刺桐的叶柄通常没有刺，而龙牙花的叶柄上有的时候会有小刺生出（图2-310-1、图2-310-2）。

树皮入药，可作麻醉剂和止痛镇静剂。

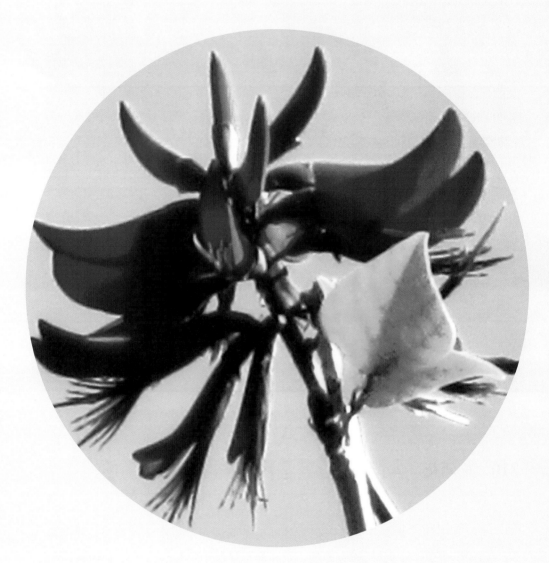

图 2-310-2　刺桐

311　龙眼树

龙眼别称牛眼、桂圆、福眼、Longan。注意有一种仙人球叫龙眼，是仙人掌科强刺球属植物。龙眼树产于福建东南近海约100千米以内、海拔300米以下地区，广东南部、海南岛、云南东南部、台湾、广西南部、贵州和四川均有栽培，尤以福建和广东、广西栽培更为普遍。世界上栽培龙眼的国家和地区还有泰国、越南、老挝、缅甸、斯里兰卡、印度、菲律宾、马来西亚、印度尼西亚、马达加斯加、澳大利亚的昆士兰州、美国的夏威夷州和佛罗里达州等（图2-311）。

叶、假种皮、果皮、花及子入药。

叶或嫩芽，全年可采收，味甘、淡，性平。具有泻火解毒之功效，主治感冒、疟疾、疔肿、痔疮。煎汤内服，6～9克。

假种皮，即龙眼肉。7～10月果实成熟时采摘，烘干或晒干，剥去果皮，取其假种皮；或将果实入开水中煮10分钟，捞出摊放，使水分散失，再烤一昼夜，然后剥取假种皮，晒干。味甘，性温。入心、脾经。具有益心脾、补气血、安神之功效，主治虚劳羸弱、失眠症、健忘、惊悸、怔忡。煎汤内服，6～15克；熬膏、浸酒或入丸剂。内有痰火及湿滞停饮者忌服。

果皮，即龙眼壳。采收见龙眼肉。味甘，性温，无毒，入肺经。具有驱散邪风之功效，主治心虚头晕、耳聋、眼花。煎汤内服，6～9克。外用，煅存性，研末干撒或调敷。

龙眼花，春季花开时采摘花蕾，晾干备用。味微苦、甘，性平。具有通淋化浊之功效，主治淋证、白浊、白带异常、消渴。煎汤内服，9～15克。

龙眼子，即龙眼核。味涩，入肝、脾、膀胱经。具有止血、定痛、理气、化湿之功效，主治创伤性出血、疝气、瘰疬、疥癣、湿疮。外用，煅存性研末调敷或干撒；煎汤内服，3～9克，或研末。

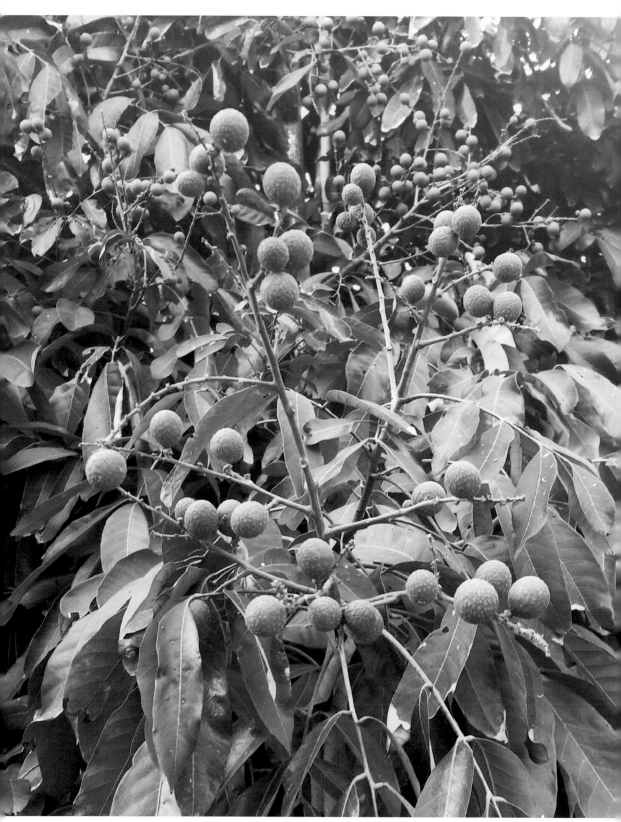

图 2-311　龙眼树

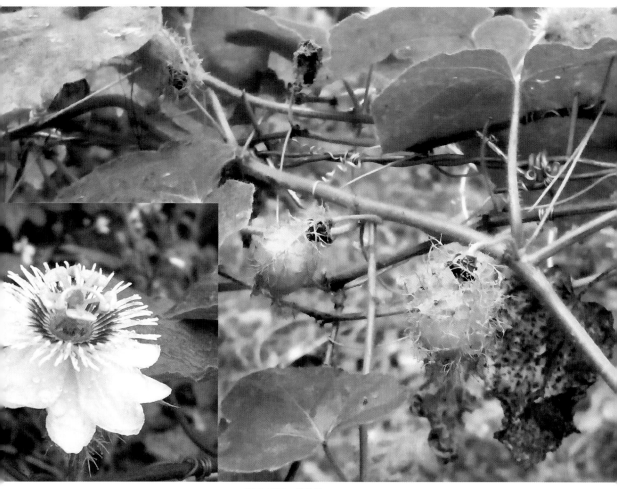

图 2-312　龙珠果

312　龙珠果

　　别称假苦果、龙须果、龙眼果、龙珠草、龙吞珠、风雨花、神仙果、番瓜子、山木、大种毛葫芦、蒲葫芦、假苦瓜、香花果、天仙果、野仙桃、肉果等。原产于西印度群岛，现广泛分布于热带地区。我国分布于福建、台湾、广东、海南、广西、云南等地。常见逸生于海拔120～500米的草坡路边。果味甜可食，广东兽医用果治猪、牛肺部疾病；叶外敷治痈疮（图2-312）。

　　全株、根或果入药。夏末秋初采收全株，洗净，鲜用或晒干。秋、冬季挖取根部，洗去泥沙，晒干。4～5月采收果实。味甘、酸，性平。全株，具有清热、解毒、利水之功效，主治肺热咳嗽、水肿、白浊，捣烂敷，治脚痈疮。果实，具有润肺、止痛之功效，主治疥疮、无名肿毒。煎汤内服，9～15克；外用，适量，鲜叶捣敷。

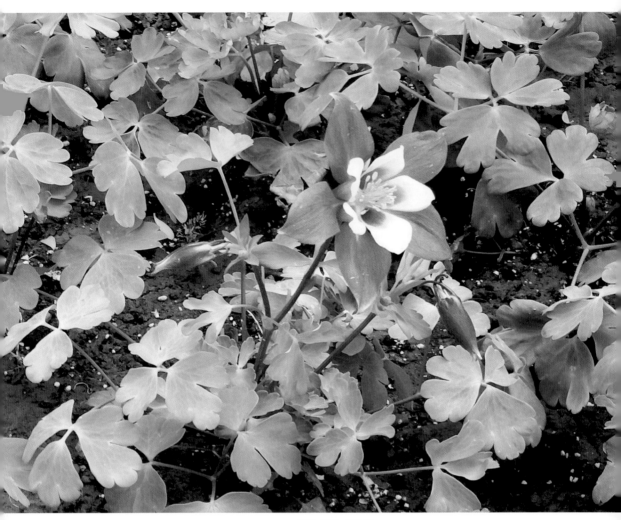

图2-313 耧斗菜

313 耧斗菜

　　别称猫爪花。分布于我国青海东部、甘肃、宁夏、陕西、山西、山东、河北、内蒙古、辽宁、吉林、黑龙江，俄罗斯远东地区也有分布。生于海拔200～2300米的山地路旁、河边或潮湿草地。喜凉爽气候，忌夏季高温暴晒，性强健而耐寒，喜富含腐殖质、湿润而排水良好的沙质壤土（图2-313）。

　　全草入药。6～7月份采收，切碎，晒干即可。味微苦、辛甘，性平，具有止血、活血之功效，主治月经不调、痛经、崩漏、咯血、衄血、尿血、疮痈肿毒、痢疾等。煎汤内服，3～9克，或熬膏。

14　芦荟

别称卢会、讷会、象胆、奴会、劳伟。原产于地中海、非洲，因其易于栽种，为花叶兼备的观赏植物，颇受大众喜爱。几乎遍及世界各地，在印度和马来西亚、非洲大陆和热带地区都有野生芦荟分布，在我国福建、台湾、广东、广西、四川、云南等地有栽培，也有野生状态的芦荟存在。据考证，野生芦荟品种300多种，而可食用的品种只有6种，有药用价值的芦荟品种主要有洋芦荟、斑纹芦荟、库拉索芦荟、好望角芦荟、元江芦荟等（图2-314）。

叶入药。全年均可采收，鲜用或晒干。味苦、涩，性寒。入肝、大肠经。具有泻火、解毒、化瘀、杀虫之功效，主治目赤、便秘、白浊、尿血、惊痫、疳积、烧烫伤、闭经、痔疮、疥疮、痈疖肿毒、跌打损伤。煎汤内服，15～30克，或捣汁。外用适量，鲜品捣敷或绞汁涂。孕畜、脾胃虚弱者禁用。

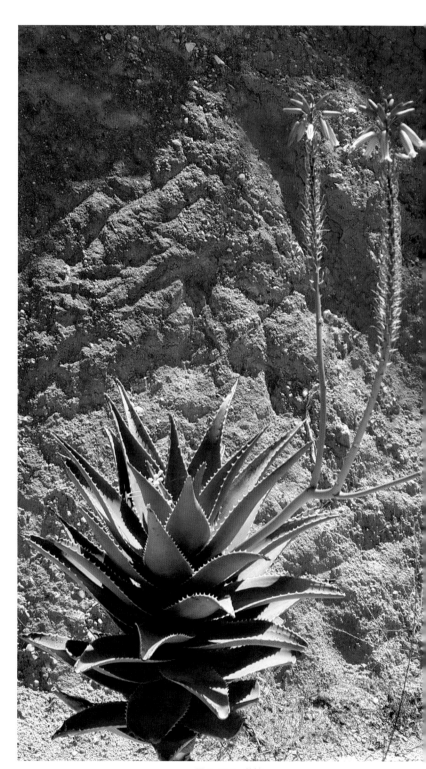

图 2-314　芦荟

315 芦苇

别称苇、芦、芦芛、蒹葭。产于全国各地，为全球广泛分布的多型种。生于江河湖泽、池塘沟渠沿岸和低湿地。除森林生境不生长外，各种有水源的空旷地带，常以其迅速扩展的繁殖能力，形成连片的芦苇群落。芦苇是一种适应性广、抗逆性强、生物量高的优良牧草，饲用价值高。嫩茎、叶为各种家畜所喜食（图2-315）。

芦叶、芦花、芦茎、芦根、芦笋均可入药。味甘，性寒，具有清胃火、除肺热、健胃、镇呕、利尿之功效。芦花具有止血解毒之功效，主治鼻衄、血崩，上吐下泻。芦茎、芦根具有清热生津、除烦止呕、利尿、健胃、解毒、清凉镇呕之功效，主治一切热病之口渴及小便赤涩，可用作食鱼、蟹、河豚中毒的解毒药；具有溶解胆液凝石之功效，主治黄疸、急性关节炎等。煎汤内服，根茎15～30克。

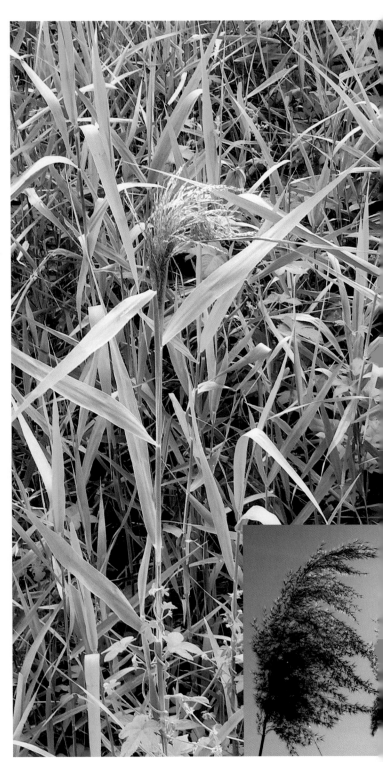

图 2-315　芦苇

316 芦竹

　　别称芦荻头、楼梯杆、绿竹。产于广东、海南、广西、贵州、云南、四川、湖南、江西、福建、台湾、浙江、江苏。生于河岸道旁、沙质壤土中。南方各地庭园引种栽培。亚洲、非洲、大洋洲热带地区广泛分布。芦竹和芦苇同属禾本科，芦竹喜长在岸边，芦苇则习生在水里。芦竹秆比芦苇高而粗，可以搭棚架，而芦苇可以编制成芦网。芦竹花序比芦苇长而大。芦竹秆上部有分枝，芦苇没有。芦竹秆次年可发新叶，芦苇只能从地下茎抽发新草（图2-316）。

　　根茎可以入药。夏季拔起全株，砍取根茎洗净，剔除须根，切片或整条晒干。味苦、甘、淡，无毒，性寒、大凉。具有清热、养阴止渴之功效，主治尿路感染、热病伤津、热病发狂、虚劳骨蒸、淋证、小便淋痛不利、风火牙痛；外治急性膝关节炎。煎汤内服，15～30克，或熬膏。体虚无热者慎用。

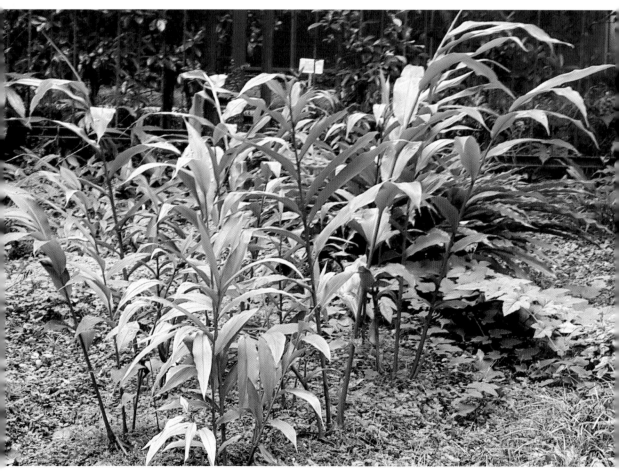

图 2-316　芦竹

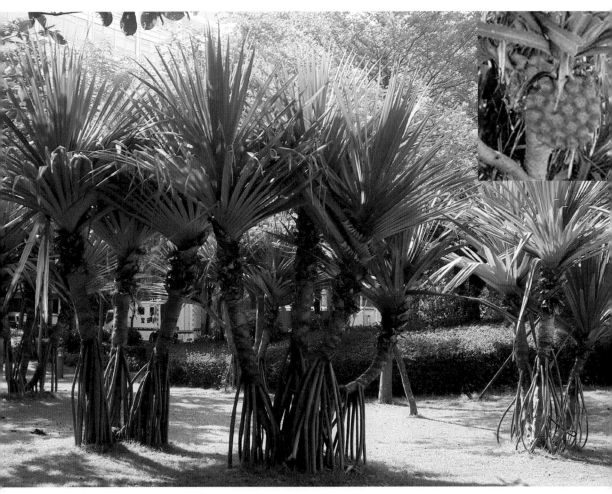

图 2-317　露兜树

317　露兜树

　　别称林茶、华露兜、假菠萝、野菠萝、山菠萝、婆锯筋、猪母锯、老锯头、簕角、水拖髻。产于福建、台湾、广东、海南、广西、贵州和云南等省区，也分布于亚洲热带、澳大利亚南部。生于海边沙地或引种作绿篱。嫩芽可食（图2-317）。

　　根、叶芽与果实入药。味甘、淡，性凉。叶芽，具有发汗解表、清热解毒、利尿之功效，可治烂脚、感冒、尿路感染。根，主治感冒发热、肾炎水肿、尿路感染、结石、肝炎、肝硬化腹水、眼结膜炎。果实具有补脾胃、固元气、解酒毒、降血糖之功效，主治肝热虚火、肝硬化腹水、中暑、糖尿病等。果核主治睾丸炎及痔疮。煎汤内服，3～6克。孕畜忌服。

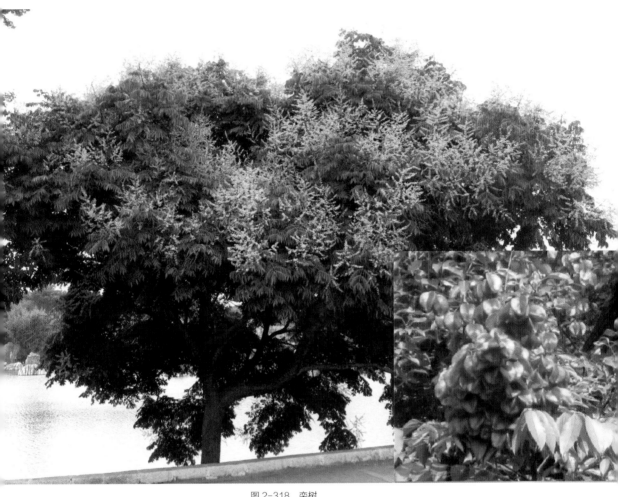

图 2-318 栾树

318 栾树

别称木栾、栾华、乌拉、乌拉胶、黑色叶树、石栾树等。产于我国北部及中部大部分省区，世界各地有栽培。东北地区自辽宁起经中部至西南部的云南，以华中、华东地区较为常见，主要繁殖基地有江苏、浙江、江西、安徽，河南也是栾树生产基地之一。日本、朝鲜也有分布（图2-318）。

根、根皮或花入药。夏、秋季采收。味微苦、辛，入肺经。根皮，具有疏风清热、止咳、杀虫之功效，主治风热咳嗽、驱蛔虫。水煎服，9～15克。花具有清肝明目之功效，主治目赤肿痛、多泪。

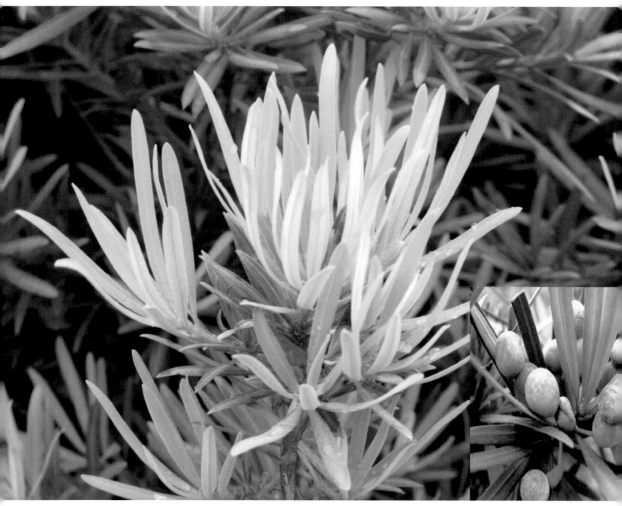

图 2-319　罗汉松

319　罗汉松

　　别称罗汉杉、长青罗汉杉、土杉、金钱松、仙柏、罗汉柏。产于我国江苏、浙江、福建、安徽、江西、湖南、四川、云南、贵州、广西、广东等省区，多栽培于庭园作观赏树，野生的树木极少。日本也有分布（图2-319）。

　　根皮及球果入药。根，四季可采收，秋季采收球果。味甘，性微温。果，具有益气补中之功效。主治心胃气痛、血虚面色萎黄。根皮，具有活血止痛、杀虫之功效，主治跌打损伤、癣。果，水煎服，3～6克；根皮，外用，适量，加黄酒捣烂敷患处。

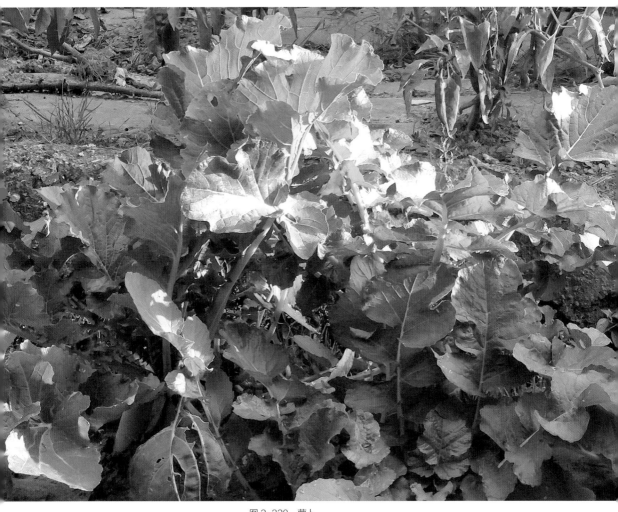

图 2-320　萝卜

320　萝卜

　　别称莱菔、荠根、萝欠、芦菔、萝白、紫菘、秦菘、萝臼、紫花菜、菜头，为十字花科一年生或二年生根菜。我国是萝卜的故乡，栽培食用历史悠久。按收获季节，可分为春萝卜、秋萝卜和四季萝卜等类型，我国各地均有栽培，四季均有供应。它既可用于制作菜肴，炒、煮、凉拌等俱佳；又可当作水果生吃，味道鲜美；还可用作泡菜、酱菜腌制。萝卜营养丰富，有很好的食用价值与医疗价值。有"冬吃萝卜夏吃姜，一年四季保安康"的说法（图2-320）。

　　种子、鲜根、枯根、叶皆入药。种子名莱菔子，详见本书"281莱菔子"。萝卜味辛、甘，性凉。生者性冷，熟者性温平。入肺、胃经。具有消食、顺气、醒酒、化痰、治喘、解毒、散瘀、利尿、止渴和补虚等功效，主治消化不良、胃脘胀满、咳嗽痰多、胸闷气喘、伤风感冒等症。体弱痰多者要慎用，不宜与人参、西洋参同用。

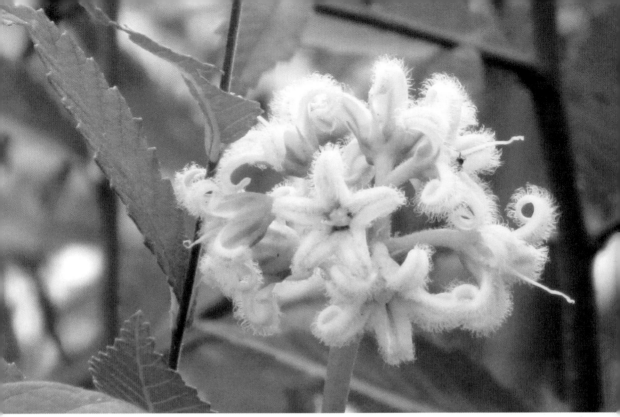

图 2-321　萝藦

321　萝藦

别称芄兰、斫合子、白环藤、羊婆奶、婆婆针落线包、羊角、天浆壳、蔓藤草、奶合藤、土古藤、浆罐头、奶浆藤。分布于东北、华北、华东地区和甘肃、陕西、贵州、河南、湖北等地区。在日本、朝鲜和俄罗斯亦有分布。生于林边荒地、山脚、河边、路旁灌木丛中（图2-321）。

根、果壳、全草入药。7～8月采集全草，鲜用或晒干。用时取原药材，除去杂质，将药材放入清水中迅速清洗干净，润透，切段，干燥。根，味甘，性温，根茎有毒；具有补气益精之功效，主治体质虚弱、阳痿、白带异常、乳汁不足、疳积；外用治疗疮、五步蛇咬伤。果壳，味辛，性温，具有补虚助阳、止咳化痰之功效，主治体质虚弱、痰喘咳嗽、百日咳、阳痿、遗精；外用治创伤出血（用种毛贴患处）。全草，味甘、微辛，性温，茎有毒，具有强壮、行气活血、消肿解毒之功效，主治肾虚遗精、乳汁不足；外用治疮疖肿毒，虫、蛇咬伤。煎汤内服，根、全草9～15克，果壳6～12克；外用，适量，捣烂敷患处。

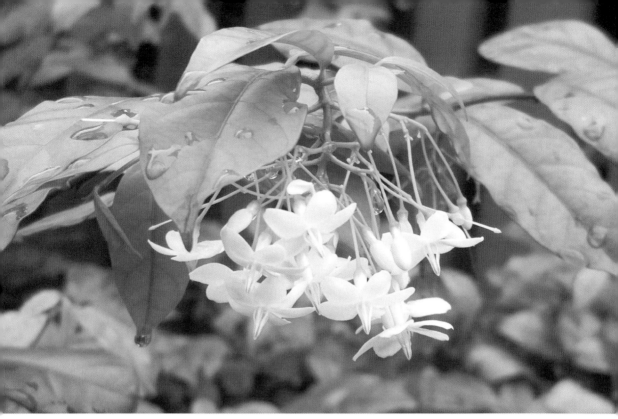

图 2-322　络石

322　络石

别称石鲮、明石、悬石、云珠、云丹、石磋、略石、领石、石龙藤、耐冬、石血、白花藤红对叶肾、对叶藤、石南藤、过墙风、爬山虎、石邦藤、骑墙虎、风藤、折骨草、交脚风、铁线草、藤络、见水生、苦连藤、软筋藤、万字金银、石气柑。原产于我国山东、山西、河南、江苏等地，分布很广，山东、安徽、江苏、浙江、福建、台湾、江西、河北、河南、湖北、湖南、广东、广西、云南、贵州、四川、陕西等省区都有分布。日本、朝鲜和越南也有。在园林中多作地被（图2-322）。

根、茎、叶、果实均可入药，具有祛风活络、利关节、止血、止痛消肿、清热解毒之功效。但最常用的是带叶藤茎，药名络石藤。栽种3～4年后，秋末剪取藤茎，截成25～30厘米长，扎成小把，晒干。《雷公炮炙论》：凡采得（络石藤）后，用粗布揩叶上、茎蔓上毛了，用熟甘草水浸一伏时，出，切，日干，任用。味苦、辛，性微寒，入心、肝、肾经。具有通络止痛、凉血清热、解毒消肿之功效，主治风湿痹痛、腰膝酸痛、筋脉拘挛、咽喉肿痛、疔疮肿毒、跌打损伤、外伤出血。煎汤内服，6～15克，单味可用至30克；浸酒，30～60克；或入丸、散。外用，适量，研末调敷或捣汁涂。全株有毒，阴脏畏寒易泄者勿服。

323 骆驼蓬

　　别称臭古朵（甘肃河西）、苦苦菜（《陕西中草药》）、臭草、臭牡丹、沙蓬豆豆（《陕甘宁青中草药选》）、臭古都、老哇瓜（《沙漠地区药用植物》）。分布于宁夏、内蒙古巴彦淖尔市、阿拉善盟、甘肃河西、新疆、西藏（贡噶、泽当），蒙古、中亚、西亚、伊朗、印度（西北部）、地中海地区及非洲北部也有。生于荒漠地带干旱草地、绿洲边缘轻盐渍化沙地、壤质低山坡或河谷沙丘（达3600米）。青草适口性差，只有骆驼采食，干草骆驼仍然喜食，绵羊和山羊有时乐食，牛和马在饥饿状态下采食，可列为低等牧草，但所含营养成分较高，乳熟期粗蛋白质含量可达17.25%，粗脂肪7.38%（图2-323）。

　　全草及种子入药。夏、秋季采收全草，秋季果实成熟时采收，搓下种子，去净杂质，晒干。味辛、苦，性平，有毒。具有止咳平喘、祛风除湿、消肿毒之功效，主治咳嗽气喘、风湿痹痛、无名肿毒、皮肤瘙痒。煎汤内服，3～6克。外用适量，鲜品煎水洗或捣烂敷。过量易引起头晕眼花、恶心呕吐或流产等反应。种子可做致幻剂，动物食后可中毒。中毒后则表现为全身震颤、眼球突出、心跳加快、呼吸急促，终至窒息。

图 2-323　骆驼蓬

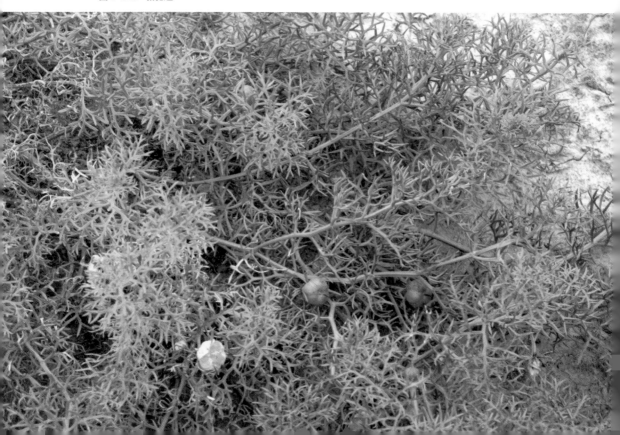

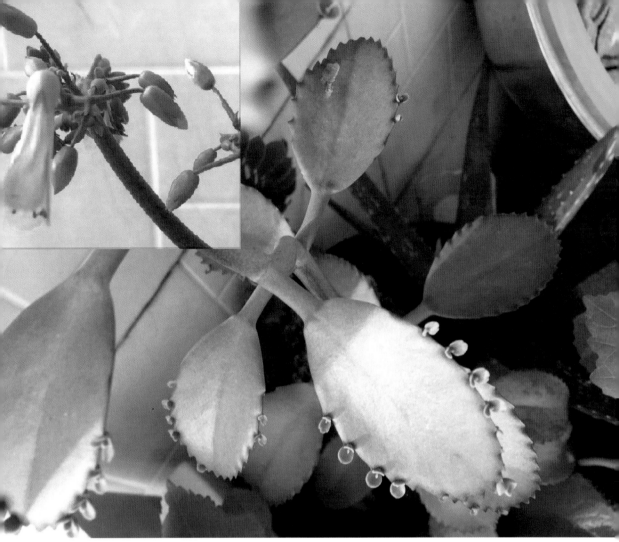

图 2-324　落地生根

324　落地生根

别称不死鸟、墨西哥斗笠、灯笼花、花蝴蝶、叶爆芽、土三七、叶生根、番鬼牡丹、天灯笼、枪刀草、厚面皮、着生药、伤药、打不死、晒不死、古仔灯、新娘灯、大疔癀、大还魂。原产于非洲。我国各地均有栽培，有逸为野生的，主产于我国云南、广西、广东、福建、台湾（图 2-324）。

根及全草入药，全年均可采收，多鲜用。味苦、酸，性寒，入肺、肾经。具有凉血止血、清热解毒之功效，主治吐血、外伤出血、跌打损伤、疔疮痈肿、乳痈、乳岩、丹毒、溃疡、烫伤、胃痛、关节痛、咽喉肿痛、肺热咳嗽。煎汤内服，鲜全草 30～60 克；根 3～6 克，或绞汁；外用，适量捣敷，或绞汁、晒干研粉撒，或捣汁含漱。脾胃虚寒者忌用。

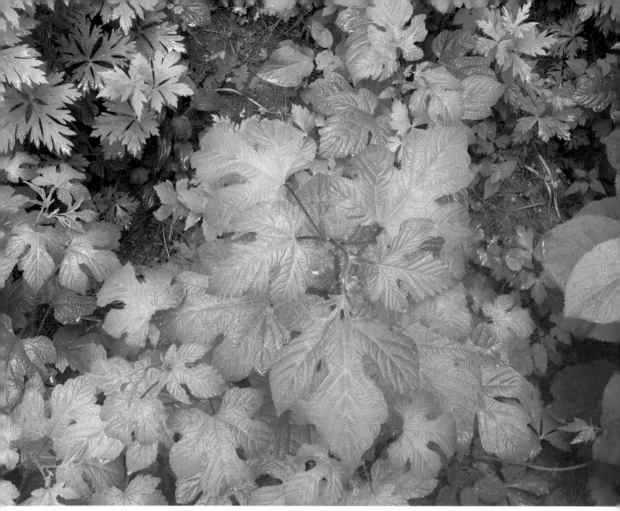

图 2-325　葎草

325　葎草

　　别称拉拉秧、拉拉藤、五爪龙、勒草、大叶五爪龙、拉狗蛋、割人藤。我国除新疆、青海外，南北各省区均有分布。日本、越南也有分布。常生于沟边、荒地、废墟、林缘边。葎草可以青饲、青贮或者晒制干草。在旺盛生长阶段可以放牧，也可以边采边饲。在秋季成熟阶段可以大量收获、青贮。添加于饲料中喂蛋鸡、鹅、长毛兔、猪，可提高成活率、产蛋率或产仔率；饲喂奶山羊，可以多产奶。还可明显提高动物对环境的适应能力，调节营养平衡，增强消化吸收功能（图2-325）。

　　全草入药。夏、秋季采收，切段晒干。味甘、苦，性寒，无毒。入肺、肾经。具有清热解毒、利尿消肿之功效，主治肺结核潮热、肠胃炎、痢疾、感冒发热、小便不利、肾盂肾炎、急性肾炎、膀胱炎、泌尿系统结石；外用治痈疖肿毒、湿疹、毒蛇咬伤。煎汤内服，10～15克，鲜品30～60克；或捣汁。外用，适量，捣敷；或煎水熏洗。非热病者慎用。

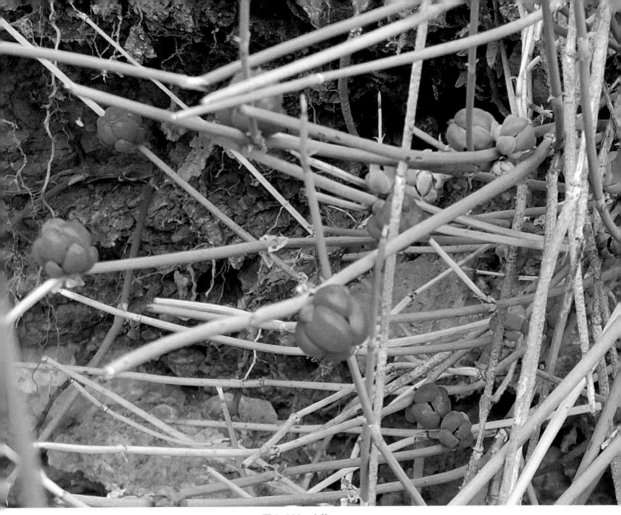

图 2-326 麻黄

326 麻黄

　　别称龙沙、狗骨、卑相、卑盐。产于我国辽宁、吉林、内蒙古、河北、山西、河南西北部及陕西、甘肃、新疆、青海、四川等省区，蒙古也有分布。见于多沙地带、沙漠或干燥山地、平原、干燥荒地、河床及草原等处，常组成大面积单纯群落（图2-326）。

　　草质茎入药。8～10月割取绿色茎枝，或连根拔起，去净泥土及根部，放通风处晾干或晾至六成干时，再晒干。放置干燥通风处，防潮防霉。干后切段供药用。味辛、苦，性温。入肺、膀胱经。具有发汗、平喘、利水之功效，主治伤寒表实、发热恶寒无汗、头痛鼻塞、骨节疼痛、咳嗽气喘、风水水肿、小便不利、风邪顽痹、皮肤不仁、风疹瘙痒。生用发汗力强，多用于发汗，利水；炙用发汗力弱，蜜炙兼能润肺，多用于止咳平喘。煎汤内服，1.5～6克，宜先煎，去水面浮沫；或入丸、散。外用，适量，研末嗜鼻或研末敷。注意凡素体虚弱而自汗、盗汗、气喘者，均忌服。

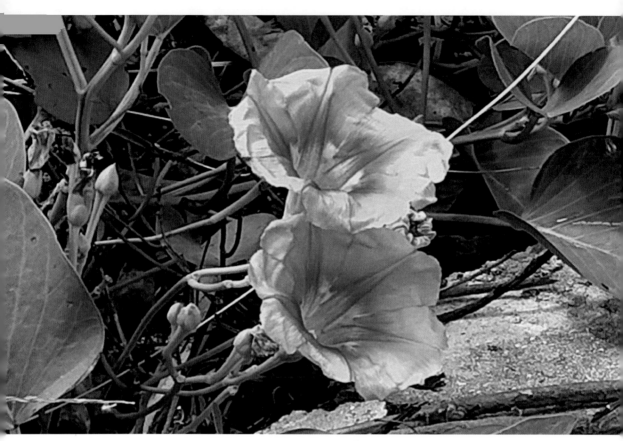

图 2-327　马鞍藤

327　马鞍藤

　　别称厚藤、海茹藤、二裂牵牛、红花马鞍藤、马蹄草、鲎藤、二叶红薯、狮藤、马蹄金、海薯、走马风、马六藤、白花藤、海薯藤、沙藤、沙灯心。多生于海滨沙滩上及路边向阳处。分布于浙江、福建、台湾、广东、海南、广西，生于靠海的山坡、河沙边、海边或沟边（图2-327）。

　　全草入药。全年可采收，晒干。味辛、苦，性平或微寒，入脾、肝经。具有祛风除湿、拔毒消肿、消痈、散结之功效，主治风寒感冒、风湿性关节痛、风湿痹痛、腰肌劳损、荨麻疹、风火牙痛、流火、白带异常、湿疹背痈等；外用治疮疖、痔疮、痈疽、肿毒、疔疮、痔漏。煎服，15～30克；外用，适量，鲜草捣烂敷患处。孕畜禁服。

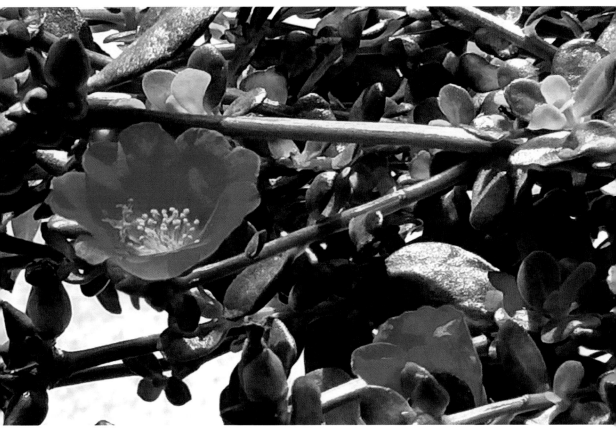

图 2-328　马齿苋

328　马齿苋

　　别称马齿菜、马苋菜、猪母菜、瓜仁菜、瓜子菜、长寿菜、马蛇子菜、马齿草、马苋、五行草、马齿龙芽、五方草、长命菜、九头狮子草、酸苋、安乐菜、长命苋、酱瓣豆草、蛇草、酸味菜、狮子草、地马菜、蚂蚁菜、马踏菜、灰苋、酱瓣草、豆板菜、地马菜、耐旱菜。分布于我国各地，华南、华东、华北、东北、中南、西南、西北地区较多，广布于全世界温带和热带地区。常生于荒地、田间、菜园、路旁。马齿苋生食、烹食均可。可作兽药和农药，嫩茎叶可作蔬菜，也是很好的饲料（图2-328）。

　　全草、种子入药。全草，味酸，性寒，无毒，入肝、大肠经，具有清热解毒、凉血止痢、除湿、通淋之功效；种子味甘，性寒，具有清肝、化湿、明目之功效。主治热毒血痢、痈肿疔疮、湿疹、丹毒、蛇虫咬伤、便血、痔血、崩漏下血。

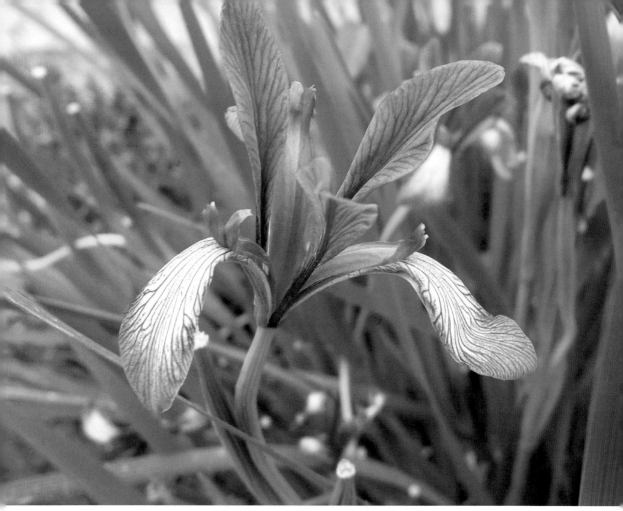

图 2-329　马蔺

329　马蔺

　　别称马莲、马兰、马兰花、旱蒲、蠡实、荔草、剧草、豕首、三坚、马韭。分布于我国黑龙江、吉林、辽宁、内蒙古、河北、山西、山东、河南、安徽、江苏、浙江、湖北、湖南、陕西、甘肃、宁夏、青海、新疆、四川、西藏。也产于朝鲜、俄罗斯及印度。马蔺具有重要的药用、饲用和工业价值。马蔺利用年限长，产草量高，营养成分丰富，为各类牲畜尤其是绵羊喜食（图2-329）。

　　花、种子、根均可入药。夏、秋季采收，扎把晒干或鲜用。花晒干服用，可利尿通便；种子和根除温热、解毒；种子有退烧、解毒、驱虫之功效；主治月经过多、小便不通、急性黄疸型传染性肝炎、咽喉肿痛等疾病。

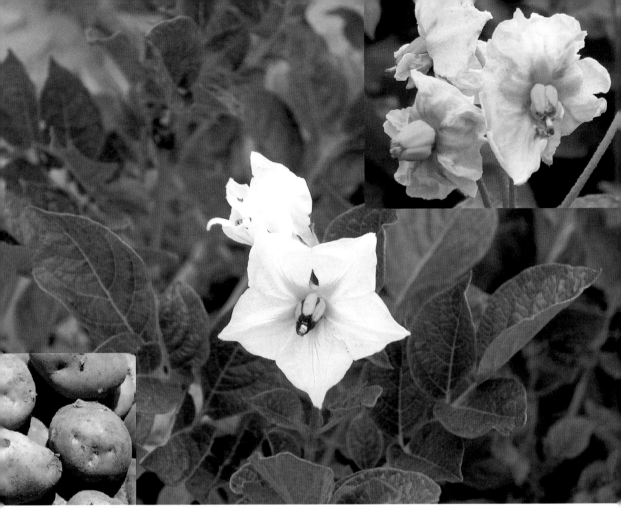

图 2-330　马铃薯

330　马铃薯

　　别称土豆、洋芋、馍馍蛋、阳芋、山药蛋、洋番薯、山洋芋、地蛋、洋山芋、荷兰薯、薯仔、茨仔等。马铃薯传入我国只有三百多年的历史，但在21世纪我国马铃薯种植面积已居世界第二位。世界各地，热带和亚热带国家甚至在冬季或凉爽季节也可栽培并获得较高产量，主要生产国有俄罗斯、波兰、中国与美国。我国主产区是西南地区、西北地区、内蒙古和东北地区。定西为我国乃至世界马铃薯最佳适种区之一，已成为全国马铃薯三大主产区之一和全国最大的脱毒种薯繁育基地、全国重要的商品薯生产基地和薯制品加工基地。山东省滕州市是著名的"中国马铃薯之乡"，内蒙古自治区"乌兰察布马铃薯"是中国地理标志产品（农产品地理标志）（图2-330）。

　　块茎入药，夏、秋季采收，洗净，鲜用或晒干。味甘、性平、微凉，入脾、胃、大肠经。具有和胃调中、健脾利湿、解毒消炎、宽肠通便、降糖降脂、活血消肿、益气强身、美容、抗衰老之功效，主治胃火牙痛、脾虚纳少、大便干结、高血压、高血脂等病症；还可辅助治疗消化不良、习惯性便秘、神疲乏力、慢性胃痛、关节疼痛、皮肤湿疹等症。内服适量，煮食或煎汤。外用，适量，磨汁涂。

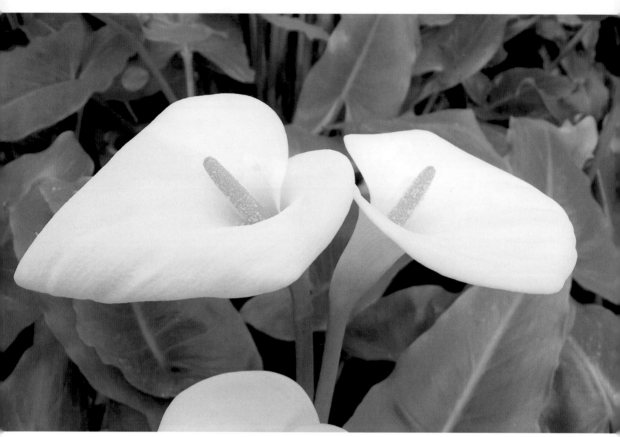

图 2-331　马蹄莲

331　马蹄莲

别称慈姑花、水芋马、观音莲。原产于非洲东北部及南部地区，在我国分布于北京、江苏、福建、台湾、四川、云南及秦岭地区（图2-331）。

块茎入药。具有清热解毒之功效，主治烫伤，预防破伤风。块茎捣烂以后外敷烫伤口或破伤口处。马蹄莲花有毒，误食会引起昏迷等中毒症状。全草有毒，但种植对人体无害，误食会引起呕吐，煮过后可以喂猪，还可以治轻微头痛，但必须在医生指导下使用。

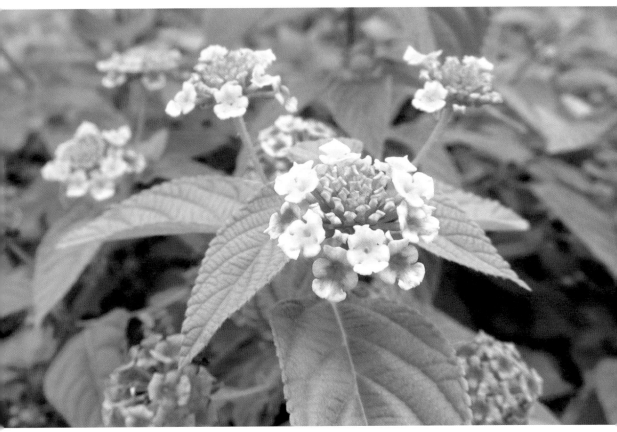

图 2-332　马缨丹

332　马缨丹

　　别称五色梅、五彩花、臭草、如意草、七变花。原产于美洲热带地区，世界热带地区均有分布。在我国台湾、福建、广东、广西见有逸生（图2-332）。

　　根、叶、花均可入药。全年均可采收，鲜用或晒干。根，味甘、苦，性寒，入膀胱、肝、肾经，具有活血、祛风、利湿、清热之功效，主治风湿痹痛、脚气、感冒、疟腮、跌打损伤、疟疾、肺结核、颈淋巴结核、胃痛、风湿骨痛等，煎汤内服，15 ～ 30克，鲜根70 ～ 150克，外用煎水含漱。叶与花具有祛风止痒、消肿止痛之功效，主治眼热、皮肤湿毒、跌打；叶生用60克，花5 ～ 11克，清水煎服，或适量煎水外洗，或生用适量，捣烂加酒煮热外敷伤处。枝、叶及未熟果有毒，孕畜禁服。

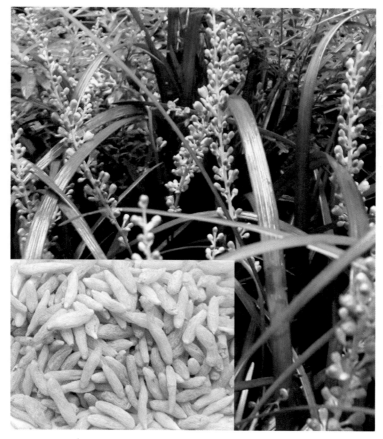

图 2-333 麦冬

333 麦冬

　　别称麦门冬、沿阶草、不死药、禹余粮。分布于我国华东地区以及云南、贵州、四川、湖北、河南、陕西（秦岭以南）、甘肃（南部）、西藏和台湾。生于海拔600～3400米的山坡、山谷潮湿处、沟边、灌木丛下或林下（图2-333）。

　　块根或全草可入药。栽培后第3年立夏时采挖，剪下块根，洗净泥土，晒3～4天，堆通风处，使其反潮，蒸发水汽，约3天后摊开再晒，如此反复2～3次。晒干后，除净须根杂质即可。味甘、微苦，性微寒，入心、肺、胃经。具有养阴生津、润肺止咳、清心之功效，主治肺燥干咳、吐血、肺痈、虚劳烦热、消渴、热病津伤、咽干口燥、便秘等。煎汤内服，6～12克，或入丸、散、膏；外用适量，研末调敷，或煎汤涂，或鲜品捣汁搽。全草，具有滋阴润肺、益胃生津、清心除烦之功效，主治肺燥干咳、肺痈、阴虚劳嗽、津伤口渴、消渴、心烦失眠、咽喉疼痛、肠燥便秘、血热吐衄。

334 曼陀罗

别称曼茶罗、满达、曼扎、曼达、醉心花、狗核桃、洋金花、枫茄花、万桃花、闹羊花、大喇叭花、山茄子。原产于墨西哥，广泛分布于世界温带至热带地区，我国各地均有分布。多野生在田间、沟旁、道边、河岸、山坡等地（图2-334）。

除曼陀罗花可用于麻醉外，其根、叶、花、籽均可入药。根，夏、秋季挖取，洗净，鲜用或晒干。味辛、苦，性温，有毒。具有镇咳、止痛、拔脓之功效，主治喘咳、风湿痹痛、疥癣、恶疮、狂犬咬伤。煎汤内服，0.9～1.5克；外用，适量，煎水熏洗或研末调涂。

叶，7～8月采收，鲜用，亦可晒干或烘干。味苦、辛，性温，有毒。具有镇咳平喘、止痛拔脓之功效，主治喘咳、痹痛、脚气、脱肛、痈疽疮疖。煎汤内服，0.3～0.6克，或浸酒；外用适量，煎水洗；或捣汁涂。

花，为茄科植物白曼陀罗、毛曼陀罗的花，在7月下旬至8月下旬盛花期，于下午4～5时采摘、晒干，或50～60℃烘4～6小时即干。味辛，性温，有大毒，入肺、肝经。具有平喘止咳、镇痛、解痉之功效，主治哮喘咳嗽、脘腹冷痛、风湿痹痛、慢惊、癫痫；外科麻醉。煎汤内服，0.3～0.5克，宜入丸、散。如作卷烟分次吸食，每日量不超过0.5克。外用适量，煎水洗或研末调敷。内服宜慎。体弱者忌用。

籽，夏、秋季果实成熟时采收，亦可晒干后取出种子。味辛、苦，性温，有毒，入脾、肝经。具有平喘、祛风、止痛之功效，主治喘咳、惊痫、风寒湿痹、脱肛、跌打损伤、疮疖。曼陀罗籽浸液有散瞳麻痹作用。煎汤内服，0.15～0.3克，或浸酒；外用适量，煎水洗；或浸酒涂搽。

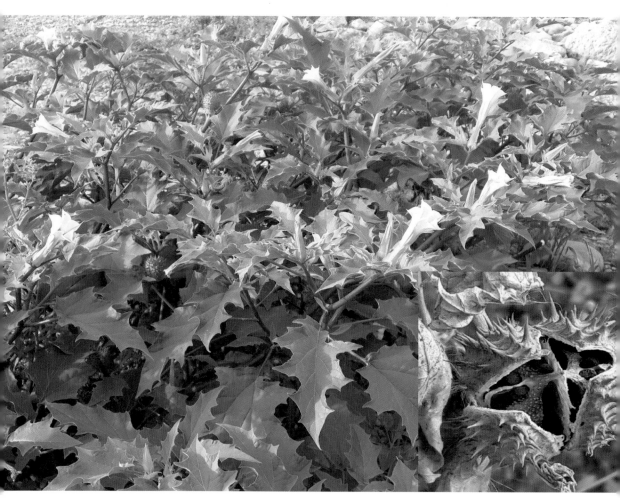

图 2-334　曼陀罗

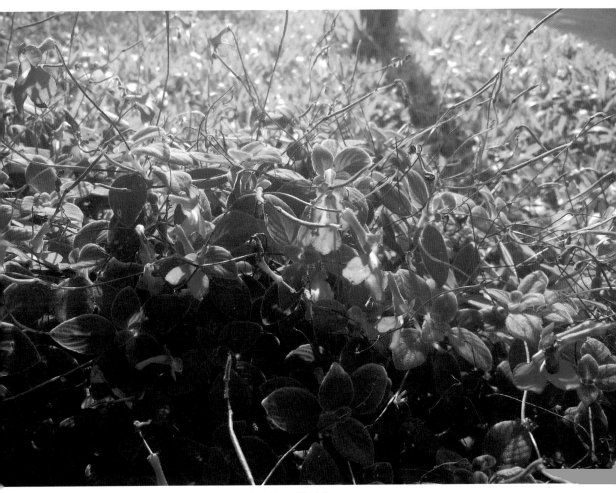

图 2-335 蔓长春花

335 蔓长春花

别称攀缠长春花。原产于地中海沿岸及美洲、印度等地，在我国江苏、上海、浙江、湖北和台湾等地有栽培（图2-335）。

叶入药。具有止血之功效，主治子宫出血、咯血。煎汤内服，5 ～ 10克；外用，适量，捣敷，或研末调敷。

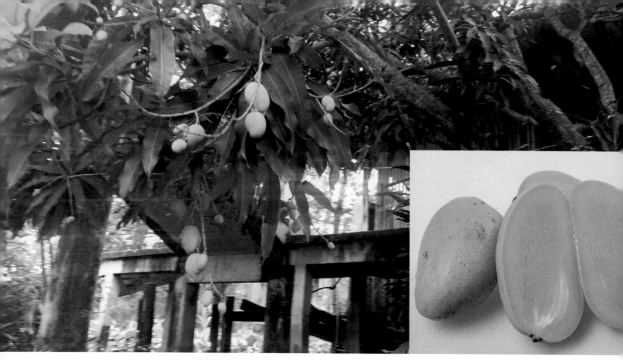

图 2-336　芒果

336　芒果

芒果是杧果（中国植物志）的通俗名，别称马蒙、抹猛果、望果、蜜望、蜜望子、莽果、罗果、香盖、沙果梨、檬果、马蒙。产于云南、广西、广东、福建、台湾，生于海拔200～1350米的山坡、河谷或旷野林中。印度、孟加拉国、马来西亚以及中南半岛也有分布。本种世界各地已广为栽培，并培育出百余个品种，我国栽培已达40余个品种。芒果有"热带水果之王"的美称，营养价值高（图2-336）。

果、果核、叶入药。全年采叶，夏、秋季采果，鲜用或晒干。果实，味甘、酸，性微寒，入胃、脾、膀胱、肾经。具有益胃、生津、止呕、止咳之功效，主治口渴、呕吐、食少、咳嗽。内服，适量，可作食品。含糖量较高，糖尿病患者应忌食；带湿毒，患有皮肤病或肿瘤者，应避免进食。多食引起过敏，严重的可能会造成肾脏损害。过敏体质者应注意，吃完后要及时清洗掉残留在口唇周围皮肤上的芒果汁肉，以免发生过敏反应。

果核，食用芒果后，收集果核，晒干备用。味酸、涩，性平，入胃、小肠经。具有健胃消食、化痰行气之功效，主治饮食积滞、食欲不振、咳嗽、疝气、睾丸炎。煎汤内服，6～12克；或研末。内果皮粉末，可作驱虫药。

叶，味酸、涩，性平，具有疏风止咳、消积滞之功效，主治皮肤瘙痒、积食、伤风咳嗽等症。适量，泡水服；或30克，煎水清洗发痒的皮肤，每天2～3次，连用3～5天。

337 芒萁

别称狼萁、铁狼萁。我国分布于江苏南部、浙江、江西、安徽、湖北、湖南、贵州、四川、福建、台湾、广东、香港、广西、云南，日本、印度、越南也有分布。生于强酸性土的荒坡或林缘，在森林砍伐后或放荒后的坡地上常成优势的生长群落（图2-337）。

幼叶或叶柄、根茎入药。幼叶或叶柄，全年可采。味苦，性平，入肝、膀胱经，具有活血、止血、解热、利尿之功效，主治崩带、尿道炎、外伤出血、烫伤。煎汤内服，9～15克；外用，捣敷。根茎，全年可采收。味苦，性凉，入膀胱经。具有活血、止血、解热、利尿之功效，主治湿热臌胀、小便淋漓不畅、跌打损伤。煎汤内服，鲜者30～60克；外用，捣敷。

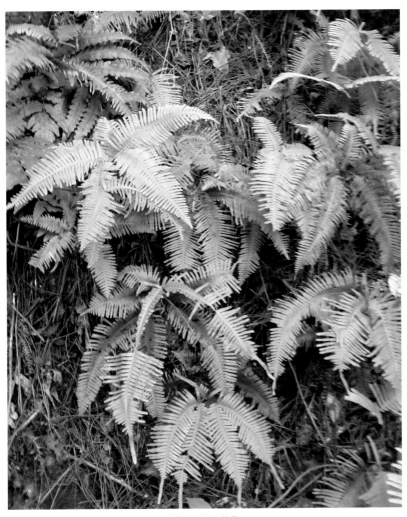

图 2-337 芒萁

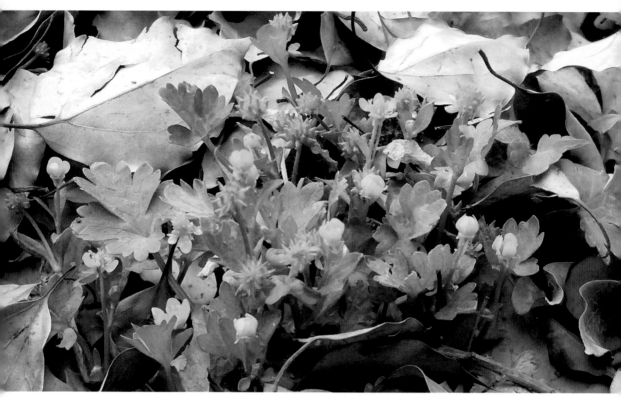

图 2-338　毛茛

338　毛茛

别称鱼疗草、鸭脚板、野芹菜、山辣椒、老虎脚爪草、毛芹菜、起泡菜。除西藏外，我国各省区广布。朝鲜、日本、俄罗斯远东地区也有分布。生于田沟旁和林缘路边的湿草地上，海拔200～2500米（图2-338）。

带根全草入药。夏、秋季采收，切段，鲜用或晒干用。味辛、微苦，性温，有毒。具有利湿、消肿、止痛、退翳、截疟、杀虫之功效，主治胃痛、黄疸、疟疾、淋巴结核、翼状胬肉、角膜薄翳、灭蛆、杀孑孓。治胃痛，鲜品捣烂敷胃俞、肾俞等穴位，局部有灼热感时弃去。治黄疸，外敷手臂三角肌下。治疟疾，于发作前6小时敷大椎穴，局部有灼热感时弃去，如发生水疱用消毒纱布覆盖。治淋巴结核，敷局部。治翼状胬肉、角膜薄翳，敷手腕脉门处，左眼敷右，右眼敷左，双眼敷双手，至起水疱止，然后挑破水疱，外敷消炎药防止感染。毛茛含有强烈挥发性刺激成分，与皮肤接触可引起炎症及水疱，内服可引起剧烈胃肠炎和中毒症状，但很少引起死亡，因其辛辣味十分强烈，一般不作内服。

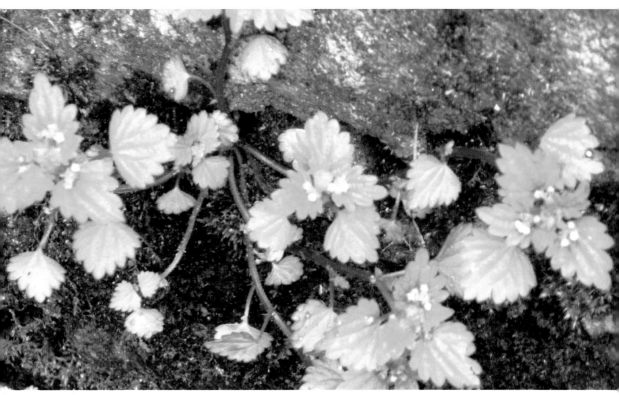

图 2-339 毛花点草

339 毛花点草

别称透骨消、波丝草、雪药。分布于贵州、广西、浙江、江苏、安徽等地，生于山野阴湿草丛中（图2-339）。

全草入药。夏、秋季采收，鲜用或阴干。味苦、辛，性凉，具有通经活血、清热解毒之功效，主治肺病咳嗽、疮毒、痱疹、烫伤、火伤。煎汤内服，15～30克；外用，捣敷或浸菜油外敷。有报道治烧伤，全草洗净阴干500克，用5000克菜油室温下浸泡1周以上备用。治疗采用暴露疗法，将药油均匀涂于伤口，保持创面湿润。若用包扎疗法，可将纱布浸透药油覆盖创面；或先在创面涂上药油再覆盖纱布。1～2天换药1次。初步认为药油具有润皮、止痛、抗炎、促进上皮生长的功能。抑菌试验发现抑菌作用不强，但临床观察确有抗感染的作用。应用中尚存在引流不畅的缺点，有待解决。

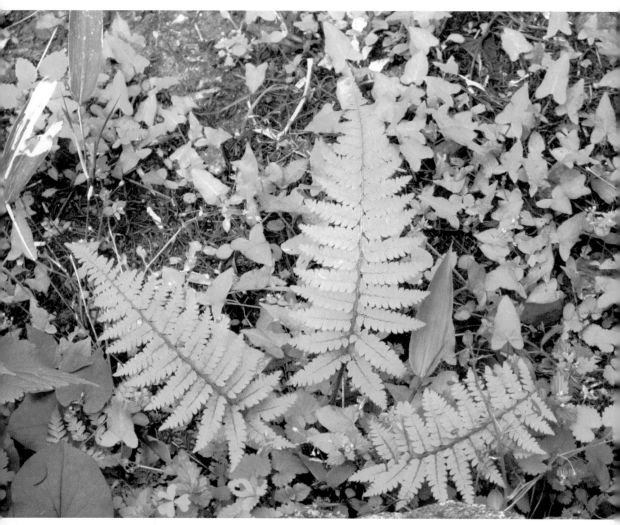

图 2-340 毛蕨

340 毛蕨

别称密毛蕨、毛轴蕨、饭蕨。产于台湾、福建、海南、广东、香港、广西、江西、陕西、甘肃、湖北、湖南、四川、云南、贵州、西藏等省区，也广布于全世界热带和亚热带地区，向北经日本至韩国（济州岛）。生于海拔达 200～380 米山谷溪旁湿处（图 2-340）。

根茎入药。味涩，性凉，入肾、肝、膀胱经。具有祛风除湿、清热利尿、收敛止血、驱虫、解疮毒之功效，主治风湿性关节炎、湿热、小便不利、外伤出血、寄生虫病、尿路感染、疮毒。煎汤内服，3～9 克；外用，适量，捣敷。

41　毛蕊花

别称牛耳草、大毛叶、一炷香、虎尾鞭、霸王鞭等。广布于北半球，我国新疆、西藏、云南、四川有分布；在浙江、江苏也有发现，可能是栽培后逸为野生的。生于山坡草地、河岸草地，海拔1400～3200米（图2-341）。

全草入药。夏、秋季采收，洗净，鲜用或晒干。味苦，性凉，有小毒。具有清热解毒、止血之功效，主治肺炎、阑尾炎；外用治创伤出血、关节扭伤、疮毒。煎汤内服，9～15克；外用，适量，捣烂敷患处，或酒调成糊状敷患处。

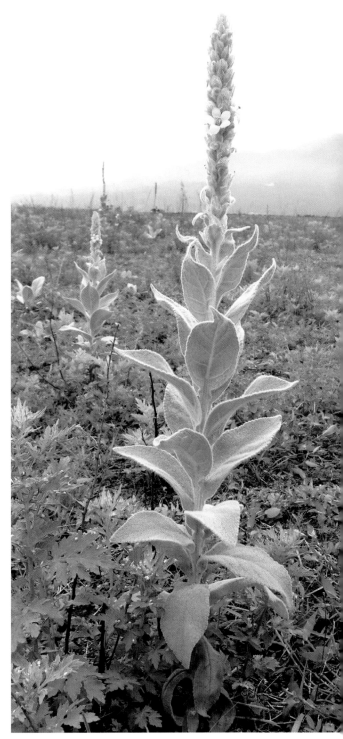

图2-341　毛蕊花

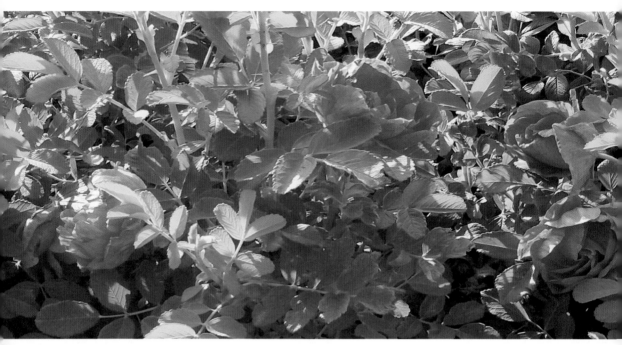

图 2-342　玫瑰

342　玫瑰

别称徘徊花、刺玫花。原产于我国华北地区以及日本和朝鲜，我国各地均有栽培。分布于亚洲东部地区、保加利亚、印度、俄罗斯、美国、朝鲜等地。玫瑰花形优美、色彩鲜艳、气味芬芳，是爱情的象征，但由于其花期短，花色单一，除一些植物园和爱好者外，已很少作为观赏花木栽培了，取而代之的是现代月季，花市、花店里出售的所谓玫瑰也全都是现代月季。而玫瑰多仅用于提取芳香油、制作香水、化妆品或作香料、供药用。在法国、保加利亚以及我国山东的平阴、黄店、甘肃的苦水都有大量种植（图2-342）。

花与根入药。玫瑰花，味甘、微苦，性温，无毒，入肝、脾经，具有理气解郁、和血调经之功效，主治肝气郁结所致胸膈满闷、脘胁胀痛、乳房作胀、月经不调、痢疾、泄泻、带下、跌打损伤等。玫瑰花鲜花含挥发油（玫瑰油）约0.03%，在保加利亚的民间很早就用玫瑰油治疗皮肤、眼睛及胃的各种疾病，认为它具有麻醉止痛的作用。玫瑰根，味甘、微苦，气香性温。具有利气、行血、治风痹、散瘀止痛之功效，主治月经过多、赤白带下以及肠炎、下痢、肠红半截出血等。果实含有丰富的维生素C及维生素P，可预防急性、慢性传染病、冠心病、肝病和阻止产生致癌物质等。

43 美丽月见草

别称夜来香、待霄草、粉晚樱草、粉花月见草。原产于美国得克萨斯州南部至墨西哥，在美国西南部、中美洲及南美洲暖温带中山地带也有发现。欧亚大陆（如亚洲喜马拉雅地区、印度、尼泊尔、缅甸等）、南非等有栽培，并逸为野生。我国浙江、江西（庐山）、云南（昆明）、贵州逸为野生（图2-343）。

根入药，有消炎、降血压之功效。种子含油20%～30%，其中70%为亚油酸，8%～9%为人体必需的γ-亚麻酸。可治疗多种硬化症、糖尿病、肥胖症、风湿性关节炎和精神分裂症等，调节血液中类脂物质，对高胆固醇、高血脂引起的冠状动脉梗死、粥样硬化及脑血栓等症有显著疗效，在实验室内还发现它有抑制癌细胞生长的作用。月见草油含有大量的必需脂肪酸-γ-亚麻油酸，其活性比亚麻油酸高了十几倍，并且最早利用月见草来治疗的疾病是多发性硬化症、异位性皮肤炎、风湿性关节炎。

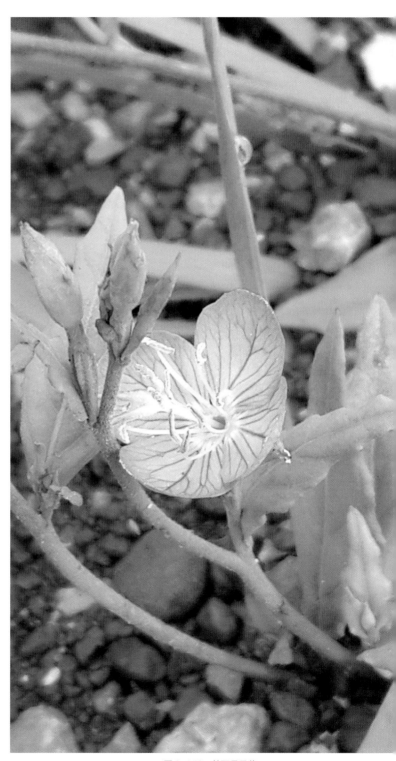

图2-343 美丽月见草

344 美女樱

别称草五色梅、铺地马鞭草、铺地锦、四季绣球、美人樱。原产于巴西、秘鲁、乌拉圭等地，现世界各地广泛栽培，我国各地也均引种栽培（图2-344）。

全草入药，性凉，具有清热解毒、止血凉血的作用。

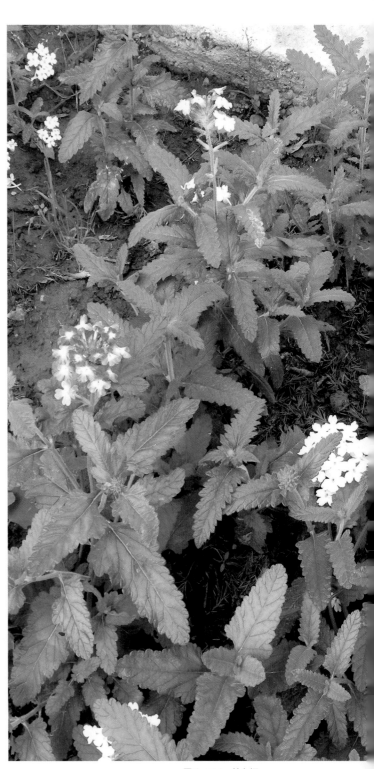

图2-344 美女樱

345 美人蕉

别称红艳蕉、小花美人蕉、小芭蕉、凤尾花、五筋草、破血红。美人蕉原产于美洲、印度、马来半岛等热带地区，分布于印度以及我国南北各地等，生长于海拔800米的地区，目前已由人工引种栽培。全国各地均可栽培，但不耐寒，霜冻后花朵及叶片凋零（图2-345）。

花与根茎入药。花，花开时采收，阴干。味苦，性寒，入心、脾经。具有活血止血、消肿止痛之功效，主治外伤出血、吐血、衄血、血崩、月经不调、月经过多、创伤、痈肿、疮疗等疾病。煎汤内服，6～15克。根茎，全年可采收，挖得后去净茎叶，晒干或鲜用。味甘、微苦、涩，性凉，入必、小肠、肝经。具有清热解毒、调经、利水之功效，主治月经不调、带下、黄疸、痢疾、疮疡肿毒。煎汤内服，6～15克，鲜品30～120克。外用，适量，捣敷。

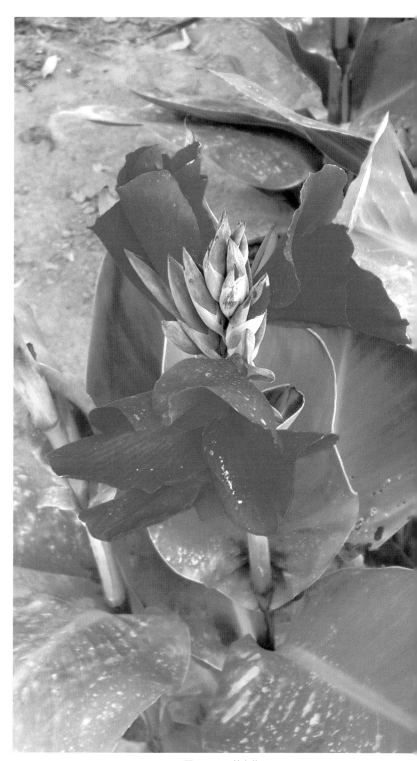

图 2-345 美人蕉

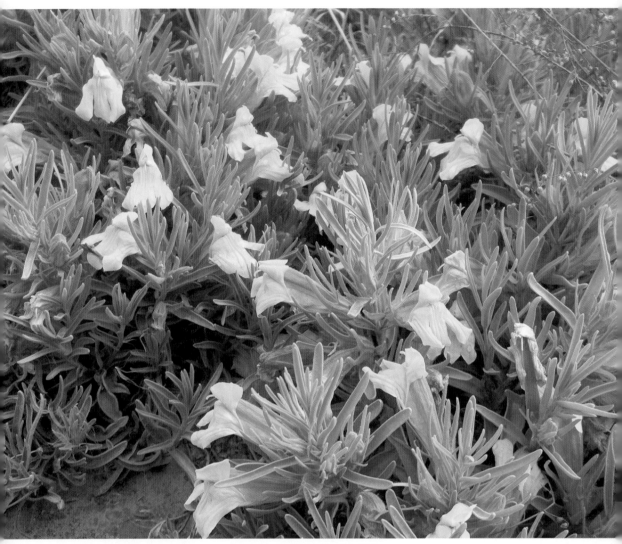

图 2-346　蒙古芯芭

346　蒙古芯芭

　　别称光药大黄花。产于内蒙古（九峰山）、河北（小五台山）、山西（蒲州、中阳、离由、太原、兴县）、陕西（武功、蒲城、潼关、吴堡、绥德、黄龙山）、甘肃（兰州）、青海（享堂、西宁）等省的干山坡地带（图2-346）。

　　全草入药。入肝、肾、膀胱经。具有祛风除湿、清热利尿、凉血止血之功效，主治风湿热痹、血热妄行之吐血、衄血、咯血、便血、风湿性关节炎、月经过多、外伤出血、肾炎水肿、黄水疮等。煎汤内服，9～15克。

47　蒙古莸

别称白沙蒿、山狼毒、兰花茶。分布于中国（河北、山西、陕西、内蒙古、甘肃）、蒙古（高原东部、乌兰察布、鄂尔多斯、东阿拉善）。生长在海拔1100～1250米的干旱坡地，沙丘荒野及干旱碱质土壤上，是国家三级保护稀有种。蒙古莸是一种碳氮型牧草，营养比为1:9.4，含粗蛋白质15.6%，粗脂肪3.68%，粗纤维24.47%，无氮浸出物45.6%，粗灰分6.3%，钙14.6%，磷0.22%。其粗蛋白质、粗脂肪含量远高于谷草（4.10%、1.6%）及玉米秸（4.72%、1.31%）。山羊、绵羊仅采食其花，马在冬春季少量采食其一年生枝条；在隆冬季节牲畜可啃食其枝梢度荒，为优良"木本饲料植物"。叶、枝、花、种子可提取工业用樟香型芳香油（图2-347）。

花、枝、叶入药，有祛寒、燥湿、健胃、壮身、止咳之功效。全草味甘，性温，具有消食理气、祛风除湿、活血止痛之功效，主治腹胀、消化不良、风湿痹痛、水肿等急症。煮水当茶喝。

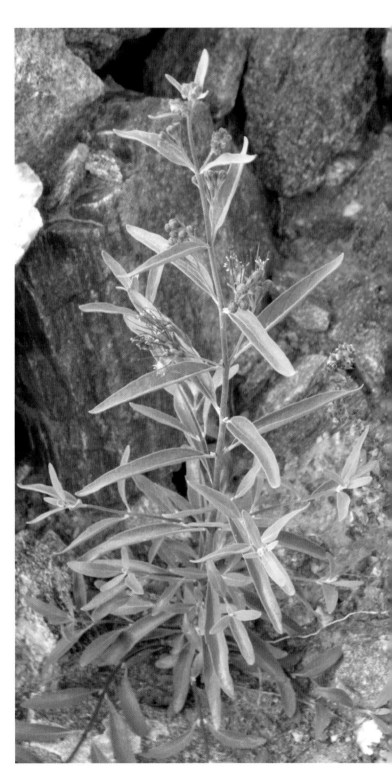

图2-347　蒙古莸

348 迷迭香

　　别称海洋之露。原产于欧洲及北非地中海沿岸，在欧洲南部主要作为经济作物栽培。我国曾在曹魏时期引种，现主要在我国南方大部分地区与山东地区栽种（图2-348）。

　　全草入药，5～6月采收，洗净，切段，晒干。味辛，性温。具有发汗、健脾、安神、止痛之功效，主治各种头痛、防止早期脱发。煎汤内服，4.5～9克；外用，适量，浸水洗。

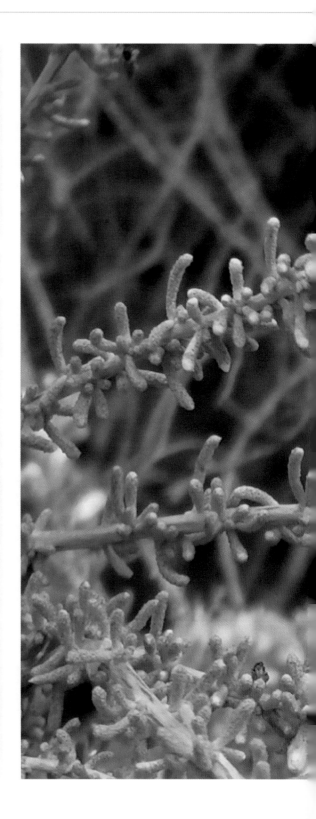

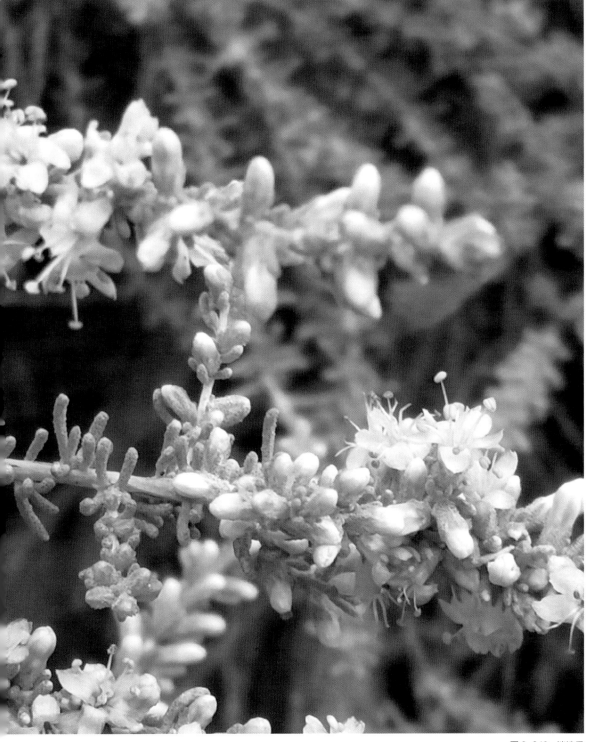

图 2-348　迷迭香

349 猕猴桃

别称藤梨、阳桃、白毛桃、毛梨子、布冬、猕猴梨、羊桃、几维果、毛木果、奇异果等。我国是猕猴桃的原生中心，世界猕猴桃原产地在湖北宜昌市夷陵区雾渡河镇。猕猴桃生于山坡林缘或灌丛中，有些园圃也有栽培。猕猴桃属共有66个种，其中62个种自然分布在我国，世界上生产栽培的主要是美味猕猴桃和中华猕猴桃两个种（图2-349）。

果实、藤中汁、根及枝叶入药。果实，9月中、下旬至10月上旬采摘成熟果实，鲜用或晒干用。味酸、甘，性寒，无毒。入肾、胃、胆、脾经。具有解热、止渴、健胃、通淋之功效，主治烦热、消渴、肺热干咳、消化不良、湿热黄疸、石淋、痔疮。煎汤内服，30～60克；或生食，或榨汁饮。脾胃虚寒者慎服。

藤中汁，味甘、滑，性寒，无毒。主治热壅反胃，和生姜汁服之，又有治疗石淋之功效。

根，全年均可采收，洗净，切段，晒干或鲜用。宜在栽种10年后轮流适当采挖。味甘、涩，性凉，有小毒，入心、肾、肝、脾经。具有清热解毒、祛风除湿、活血消肿之功效，主治肝炎、痢疾、消化不良、淋浊、带下、风湿性关节痛、水肿、跌打损伤、疮疖、瘰疬结核、胃肠道肿瘤及乳腺癌。煎汤内服，30～60克；外用，适量，捣敷。孕畜不宜服。

枝叶，夏季采收，鲜用或晒干。味微苦、涩，性凉，入肺、肝经。具有清热解毒、散瘀、止血之功效，主治痈肿疮疡、烫伤、风湿性关节痛、外伤出血。外用，适量，捣烂或研末敷。具有杀虫作用，煮汁饲狗，主治疥疮。

图2-349 猕

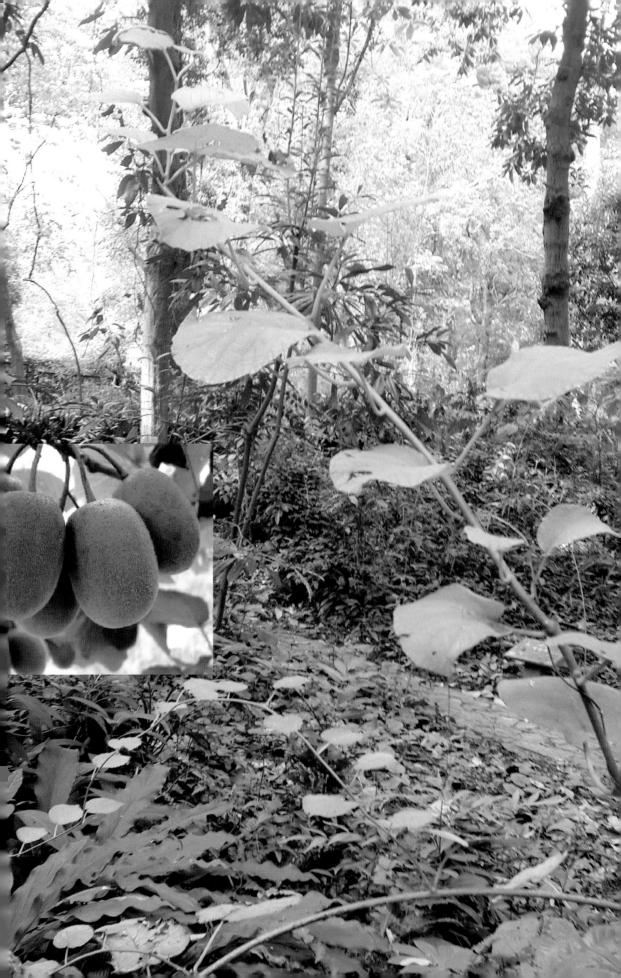

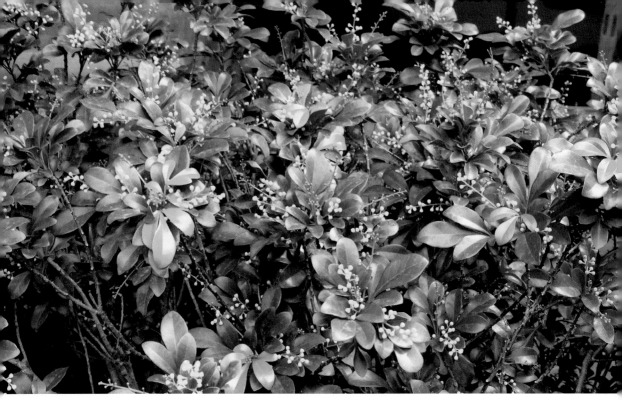

图 2-350　米仔兰

350　米仔兰

　　别称米兰、树兰、鱼仔兰。原产于我国福建、广东、广西、云南等省区，分布于东南
生于低海拔山地的疏林或灌木林中。我国福建、四川、贵州和云南等省常有栽培（图 2-350

　　枝叶、花入药。枝叶，全年均可采收，洗净，鲜用或晒干。味辛，性温。具有活血散
痛之功效，主治跌打损伤、骨折、痈疮。煎汤内服，6 ～ 12 克；外用，适量，捣敷；或熬
忌服。

　　花，夏季采收，将含苞待放的花，用竹竿轻轻打下，去净杂质，收集阴干。味甘、辛
有行气宽中、宣肺止咳之功效，主治胸膈满闷、噎膈初起、感冒咳嗽。煎汤内服，3 ～ 9
孕畜忌服。

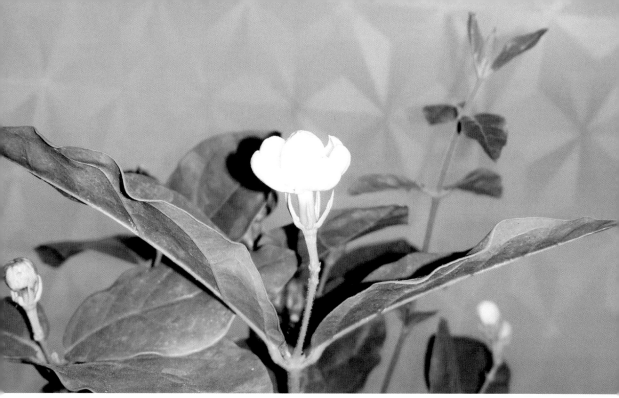

图 2-351　茉莉花

351　茉莉花

别称茉莉。茉莉花原产于我国江南地区、西部地区与印度、阿拉伯一带，中心产区在波斯湾附近，现广泛栽植于亚热带地区。主要分布在伊朗、埃及、土耳其、摩洛哥、阿尔及利亚、突尼斯，以及西班牙、法国、意大利等地中海沿岸国家，印度以及东南亚各国均有栽培。广西壮族自治区的东南部横县，茉莉花产量和质量都居全国之首。福建福州市也有大面积种植，且福州茉莉花茶是海外福州人最思念的家乡味（图2-351）。

花、叶和根都可入药。花，7月前后花初开时，选择晴天采收，晒干。贮存于干燥处。味辛、甘，性温，入脾、胃、肝经。具有理气止痛、辟秽开郁之功效，主治湿热中阻、胸膈不舒、泻痢腹痛、头晕头痛、目赤、疮毒。煎汤内服，3～10克，或代茶饮；外用，适量，煎水洗目或菜油浸滴耳。

叶，夏、秋季采收，洗净，鲜用或晒干。味辛、微苦，性温。入肺、胃经。具有疏风解表、消肿止痛之功效，主治外感发热、泻痢腹胀、脚气肿痛、毒虫蜇伤。煎汤内服，6～10克；外用，适量，煎水洗或捣敷。

根，秋、冬季采挖，洗净，切片。鲜用或晒干。具有麻醉、止痛之功效，主治跌打损伤及龋齿疼痛、头痛、失眠。研末内服，1～1.5克，或磨汁；外用，适量，捣敷，或塞龋洞。

352 牡丹

别称鼠姑、鹿韭、白茸、木芍药、百雨金、洛阳花、富贵花。我国牡丹资源特别丰富，据查，我国滇、黔、川、藏、新、青、甘、宁、陕、桂、湘、粤、晋、豫、鲁、闽、皖、赣、苏、浙、沪、冀、蒙、京、津、黑、辽、吉、琼、港、台等地均有牡丹种植。大体分野生种、半野生种及园艺栽培种几种类型。牡丹栽培面积最大最集中的地方有菏泽、洛阳、北京、临夏、彭州、铜陵等（图2-352-1、图2-352-2）。

根皮入药，称牡丹皮、丹皮、粉丹皮、刮丹皮等。入药以野生单瓣牡丹为好，栽培的重瓣牡丹气味不纯，不可药用，只宜观赏。丹皮以安徽、四川产量大，安徽铜陵凤凰山为牡丹皮之乡，所产丹皮质量最佳，习称凤丹。选择栽培3～5年的牡丹，于秋季或春初采挖，洗净泥土，除去须根及茎苗，剖取根皮，晒干；或刮去外皮后，再剖取根皮晒干。前者称为"原丹皮"，后者称为"刮丹皮"。味辛、苦，性凉。入心、肝、肾经。具有清热、凉血、和血、消瘀之功效，主治热入血分、发斑、惊痫、吐血、衄血、便血、骨蒸劳热、经闭、症瘕、痈疡、扑损。煎汤内服，4.5～9克；或入丸、散。血虚有寒，孕畜及月经过多者慎服。

据研究，牡丹花，味苦而淡，性平，入肝、脾经。具有调经活血的效果，主治月经不调、经行腹痛和闭经等病症。牡丹籽油具有护肤养颜、抗衰老、去皱纹、祛斑、防晒、防辐射、降三高、防治心脑血管疾病、降血脂、降血压、防治糖尿病、消炎、杀菌、止痒等功效，主治口腔溃疡、青春痘、皮肤癣、湿疹、红肿、痒痛等。

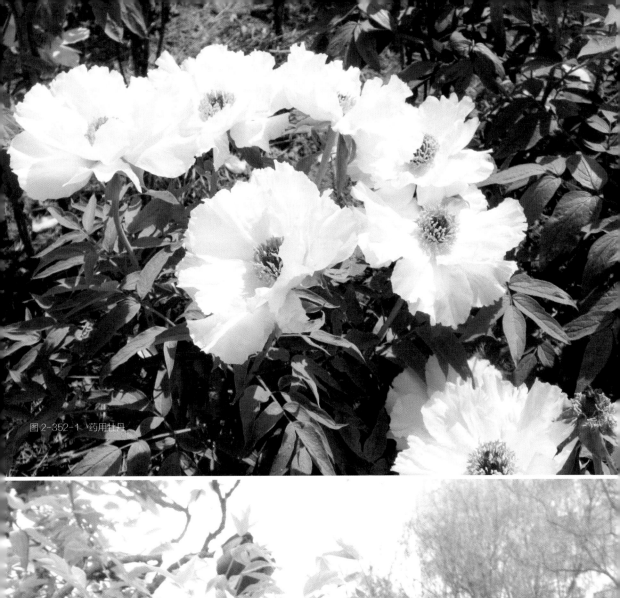

图 2-352-1 药用牡丹

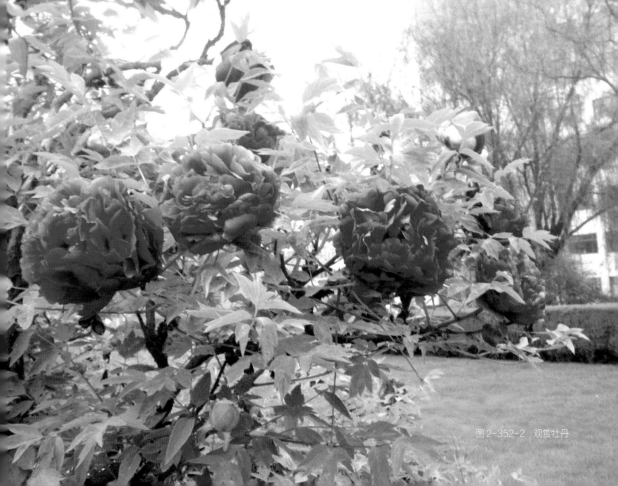

图 2-352-2 观赏牡丹

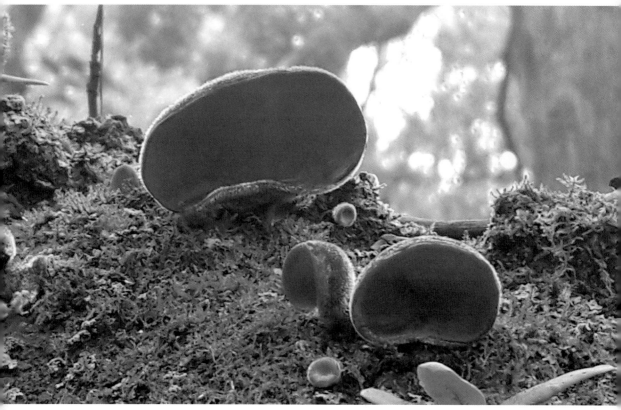

图 2-353 木耳

353 木耳

别称木菌、光木耳、树耳、木蛾、黑菜云耳、黑木耳。主要生长在中国和日本。我国的大部分是东北木耳和秦岭木耳，既可野生又可人工培植。野生黑木耳主要分布在四川大巴山、四川青川、大小兴安岭林区、秦巴山脉、伏牛山脉、辽宁桓仁等，多生长于栎、杨、榕、槐等120多种阔叶树的腐木上，单生或群生。国内有9个种，黑龙江拥有8个品种，云南现有7个种、河南卢氏县有1个种。黑木耳是著名的山珍，可食、可药、可补，我国老百姓餐桌上久食不厌，有"素中之荤"之美誉，世界上被称为"中餐中的黑色瑰宝"（图2-353）。

子实体入药。味甘，性平，入胃、大肠经。具有补气养血、凉血止血、和血养营、滋阴润燥、润肺止咳、护肤美容、养胃健脾、降压等功效，主治气虚血亏、肺虚久咳、咯血、衄血、血痢、痔疮出血、崩漏、高血压、眼底出血、子宫颈癌、阴道癌、跌打伤痛。煎汤内服，9～30克；或研末服。虚寒溏泻者慎服。

54　木瓜

　　别称川木瓜、云木瓜、山木瓜，为蔷薇科植物灌木贴梗木瓜（又名贴梗海棠）或蔷薇科植物灌木榠楂（又名木李）的干燥成熟果实，不同于原产于南美洲的"番木瓜"。后者于17世纪传入我国，如今已成为大众化水果，也常被简称为"木瓜"。川木瓜主产于四川灌县、安徽宜城、湖北资丘、湖南慈利、浙江淳安等地，云木瓜主产于云南、贵州、西藏等省区，山木瓜主产于湖北、湖南、山东等省（图2-354）。

　　果实入药。果实成熟后采收、晒干。味酸，性温，入肝、脾经。具有消食、驱虫、清热、祛风之功效，主治胃痛、消化不良、肺热干咳、乳汁不通、湿疹、寄生虫病、手脚痉挛、疼痛等病症。木瓜的药用价值比番木瓜强，对于醉酒后的醒酒有很大的帮助，经常有痰呼吸不顺畅的人可以多食用木瓜。木瓜含有一种酵素，能分解蛋白质，有助于消化，有利于营养成分被人体吸收。

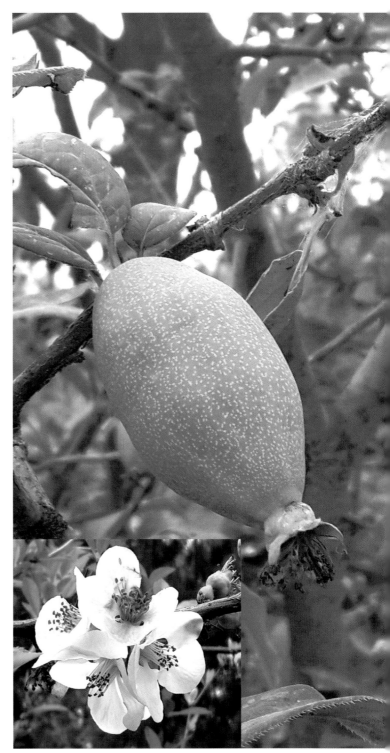

图2-354　木瓜

355 木荷

别称荷木、木艾树、何树、柯树、木和、回树、木荷柴。盛产于浙江、福建、台湾、江西、湖南、广东、海南、广西、贵州等地（图2-355）。

叶与根皮入药。叶，春、夏季采收，鲜用或晒干。味辛，性温，有毒。具有解毒疗疮之功效，主治臁疮、疮毒。外用适量，鲜品捣敷或研末调敷。有毒，不宜内服。根皮，全年均可采收，晒干。味辛，性温，有毒。入脾经，具有攻毒、消肿之功效，主治疔疮、无名肿毒。因有大毒，不可内服，只做外用，捣敷。

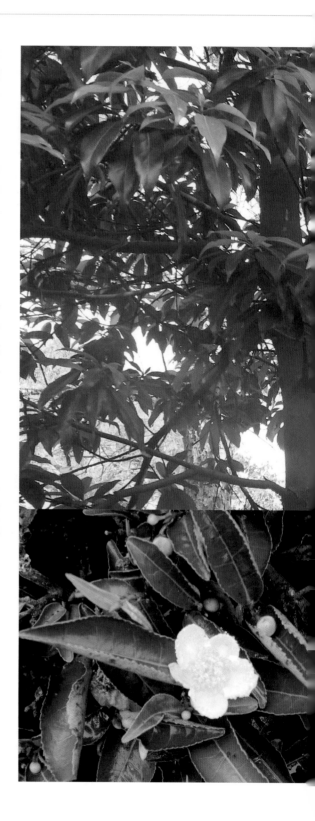

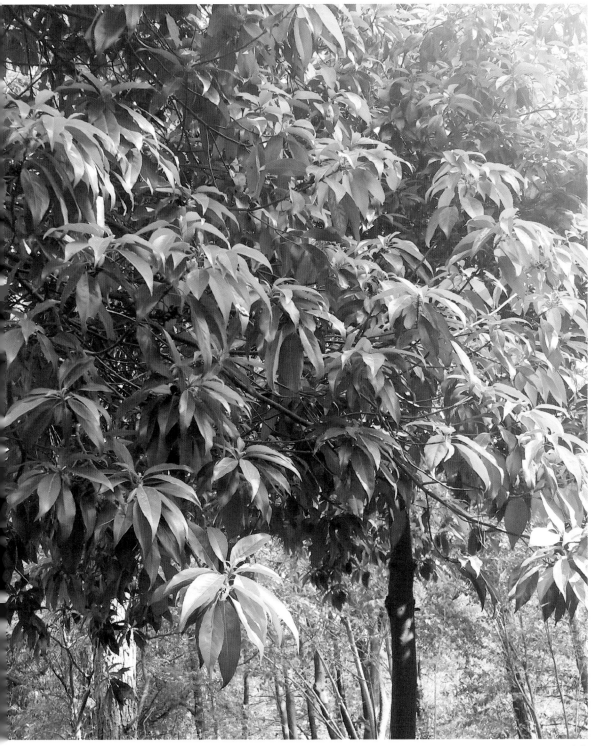

图 2-355 木荷

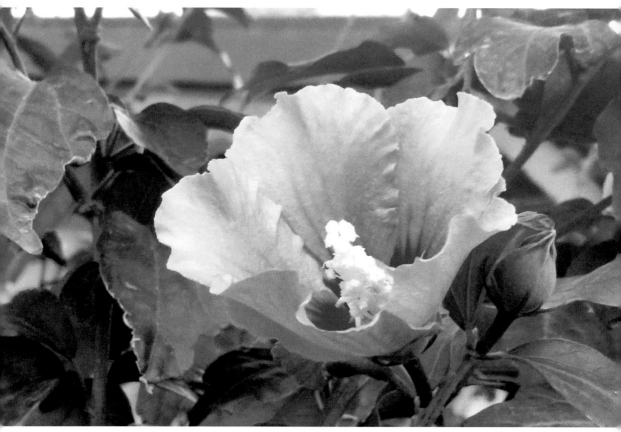

图 2-356　木槿

356　木槿

　　别称椵、日及、朝开暮落花、藩篱草、花奴玉蒸，是一种在庭园很常见的灌木花种。我国中部各省原产，各地均有栽培，在园林中可做花篱式绿篱，孤植和丛植均可。木槿是韩国和马来西亚的国花。木槿花的营养价值极高，花蕾食之口感清脆，完全绽放的木槿花食之滑爽（图2-356）。

　　花、果、根、叶和皮均可入药，具有防治病毒性疾病和降低胆固醇的作用。味甘，性平，无毒。花具有清热凉血、解毒消肿之功效，主治痢疾、痔疮出血、白带异常、疮疖痈肿、烫伤。根具有清热解毒、利水消肿、止咳之功效，主治咳嗽、肺痈、肠痈、痔疮肿痛、白带异常、疥癣。根皮和茎皮具有清热利湿、杀虫止痒之功效，主治痢疾、脱肛、阴囊湿疹、脚癣等。果实称“朝天子”，具有清肺化痰、解毒止痛之功效，主治痰喘咳嗽、神经性头痛、黄水疮。

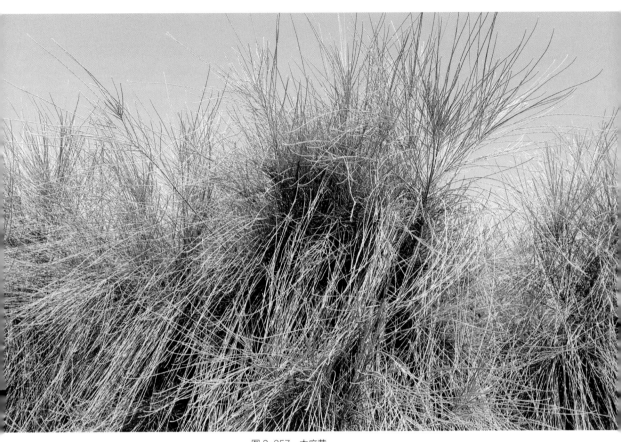

图 2-357　木麻黄

357　木麻黄

　　别称马毛树、马尾树、短枝木麻黄、驳骨树、驳骨松。原产于澳大利亚和太平洋岛屿，现在美洲热带地区和亚洲东南部沿海地区广泛栽植。我国广西、广东、福建、台湾沿海地区普遍栽植，已渐驯化（图2-357）。

　　枝叶及树皮入药。微苦，性温。入大肠、肺、小肠经。具有温寒行气、止咳化痰、行气止痛、温中止泻、利湿之功效，主治疝气、寒湿泄泻、慢性咳嗽、泄泻、痢疾、小便不利、脚气肿毒。树皮、叶，具有祛风除湿、发汗、利尿之功效。煎汤内服，3～9克；外用适量，煎汤熏洗；或捣烂敷。

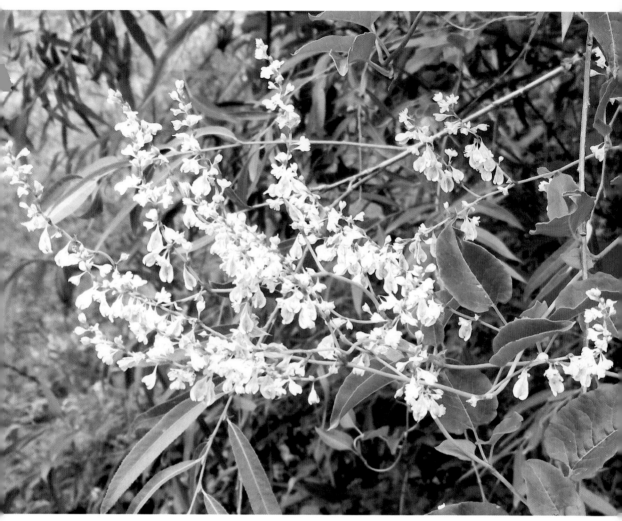

图2-358　木藤蓼

358　木藤蓼

　　别称奥氏蓼、降头（酱头）、血地、大红花、血地胆。分布于内蒙古、山西、河南、陕西、甘肃、宁夏、青海、湖北、四川、贵州、云南及西藏等地。生于海拔900～3200米的沟边、路边、山谷、山坡、水边、河边向阳地、灌丛中、林下、林中、草丛中、石灰岩山坡（图2-358）。

　　块根入药。味苦、涩，性凉。入心、肝、胃、大肠经。具有清热解毒、调经止血、行气消积之功效，主治痈肿、月经不调、外伤出血、崩漏、消化不良、痢疾、胃痛。煎汤内服，3～9克；外用，适量，外敷。

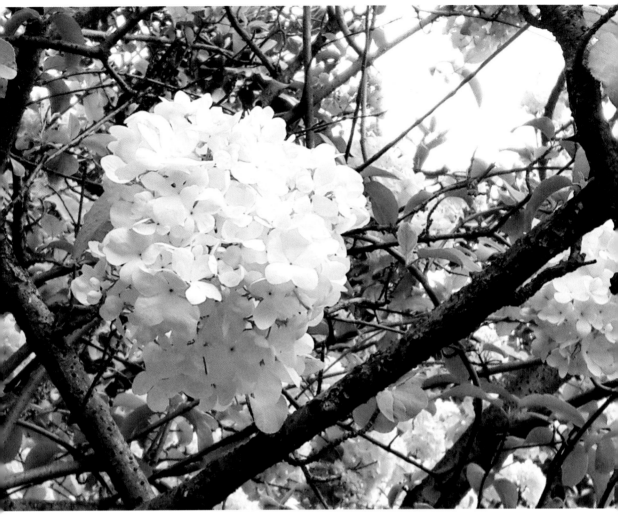

图 2-359 木绣球

359 木绣球

别称绣球、紫阳花、绣球荚蒾、绣球花、粉团花等。原产于我国长江流域、华中和西南地区以及日本，欧洲则原产于地中海。现在我国南北各地都有栽植（图2-359）。

茎入药，全年均可采收，鲜用或切段晒干。味苦，性凉，具有燥湿止痒之功效，主治疥癣、湿烂痒痛。外敷，适量，或煎汤熏洗。

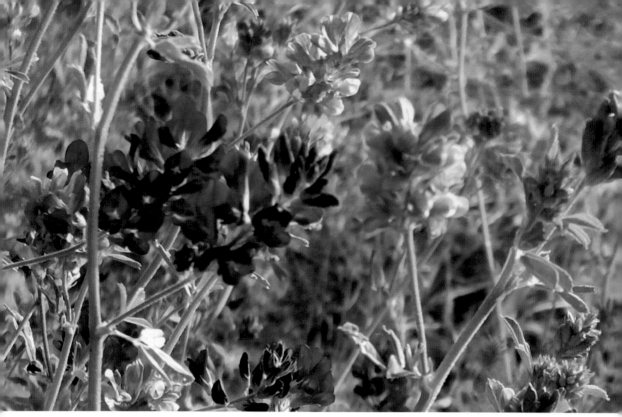

图2-360 苜蓿

360 苜蓿

苜蓿是苜蓿属植物的通称，最著名的是作为牧草的紫花苜蓿，世界各地广泛引种栽培。苜蓿以"牧草之王"著称，不仅产量高，而且草质优良，各种畜禽均喜食（图2-360）。

全草与根入药。全草，夏、秋季收割，晒干，或鲜用。味苦，性平，无毒，入脾、胃、肾经。具有清脾胃、清湿热、利尿、消肿之功效，主治尿结石、膀胱结石、水肿、淋证、消渴。捣汁内服，90～150克；或干草研末冲服，6～9克。也可炒食，特别对于气管炎、贫血、恶性贫血、支气管炎、湿热、黄疸、肠炎、便秘、肠出血等有益，但尿路结石、大便溏薄者少食。

苜蓿根又称土黄芪。夏季采挖，洗净，鲜用或晒干。味苦，性寒，入肝、胆经。具有清湿热、利尿，主治黄疸、尿路结石、夜盲。煎汤内服，15～30克，或鲜用捣汁。

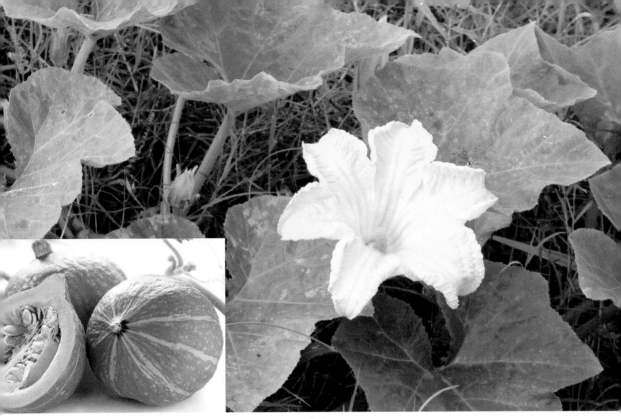

图 2-361　南瓜

361　南瓜

别称番瓜、北瓜、笋瓜、金瓜。原产于墨西哥到中美洲一带，世界各地普遍栽培，而亚洲栽培面积最多，其次为欧洲和南美洲。明代传入我国，现我国南北各地广泛种植。果实做肴馔，亦可代主食（图2-361）。

全株各部都可入药。果实，秋季采摘成熟果实；味甘，性温，具有补中益气、消炎止痛、解毒杀虫之功效，主治脾胃虚弱、营养不良、肺痈、烧烫伤、肋膜炎、肋间神经痛。蒸煮或生捣汁内服；外用，捣敷或煮熟用纸敷贴患处。

种子，秋季采摘成熟果实，取出种子，洗净晒干。味甘，性平，具有驱虫、消肿、清热除湿之功效，主治绦虫、蛔虫、产后手足水肿、百日咳、痔疮，对血吸虫有控制和杀灭作用，藤有清热作用。炒后煎服，可治产后手足水肿、糖尿病。用量60～120克。

南瓜蒂、南瓜根、南瓜藤，均味甘，性平。南瓜蒂具有清热、安胎之功效，主治先兆流产、乳头破裂或糜烂，用量南瓜蒂1个，焙焦研粉服。南瓜根具有清热、渗湿、解毒之功效，主治黄疸、牙痛，用量15～30克。南瓜藤具有清热之功效，主治肺结核低烧，用量15～30克。

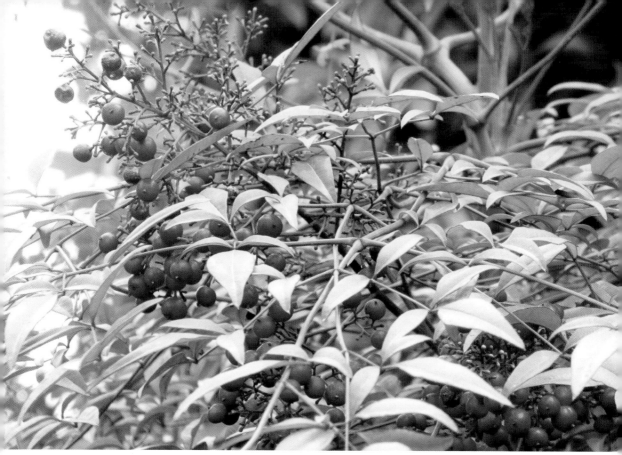

图 2-362　南天竹

362　南天竹

别称南天竺、红杷子、天烛子、红枸子、钻石黄、天竹、兰竹。产于我国长江流域及陕西、河南潢川县卜塔集镇、河北、山东、湖北、江苏、浙江、安徽、江西、广东、广西、云南、贵州、四川等省区。日本、印度也有种植（图2-362）。

根、茎、果、叶入药。根与茎，全年可采收，切片晒干；味苦，性寒；具有清热除湿、通经活络之功效，主治感冒发热、眼结膜炎、肺热咳嗽、湿热黄疸、急性胃肠炎、尿路感染、跌打损伤。煎汤内服，9～15克，鲜品30～60克；或浸酒。外用，适量，煎水洗或点眼。孕畜忌服。

果实，秋冬摘果，晒干；味苦，性平，有小毒；具有止咳平喘之功效，主治咳嗽、哮喘、百日咳。煎汤内服，0.6～1克；或研末。本品有毒，过量服用能致中枢神经系统兴奋，产生痉挛，严重时可导致呼吸中枢麻痹，心力衰竭而死亡。

叶，四季均可采收，洗净，除去枝梗杂质，晒干。味苦，性寒，具有清热利湿、泻火、解毒之功效，主治肺热咳嗽、百日咳、热淋、尿血、目赤肿痛、疮痈、瘰疬。煎汤内服，9～15克；外用，适量，捣烂涂敷，或煎水洗。

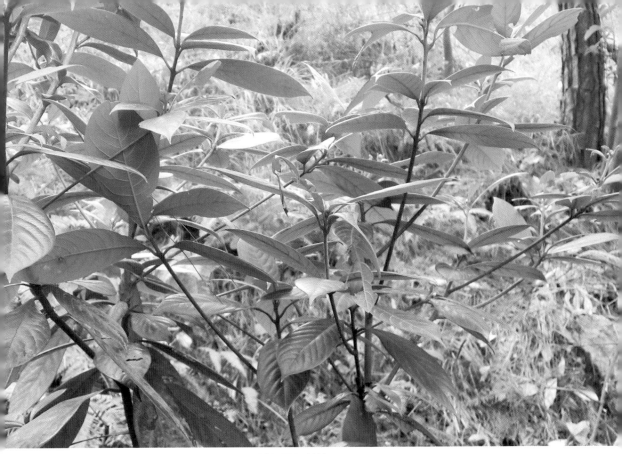

图 2-363 楠树

363 楠树

　　别称楠木、雅楠、桢楠。分布于四川、湖北、贵州、云南等地，生于阴湿山谷、山洼及河旁。为我国特有，是驰名中外的珍贵用材树种，又是著名的庭园观赏和城市绿化树种。以往四川有天然分布，现在多是人工栽培的半自然林和风景保护林，在庙宇、村舍、公园、庭园等处尚有少量大树（图2-363）。

　　木材及枝叶入药，全年可采收。味辛，性温。具有散寒化浊、利水消肿之功效，主治霍乱呕吐、拉稀、筋脉痉挛抽搐、水肿。煎汤内服，60～90克；外用适量，烧炭存性，研末撒或煎水洗。

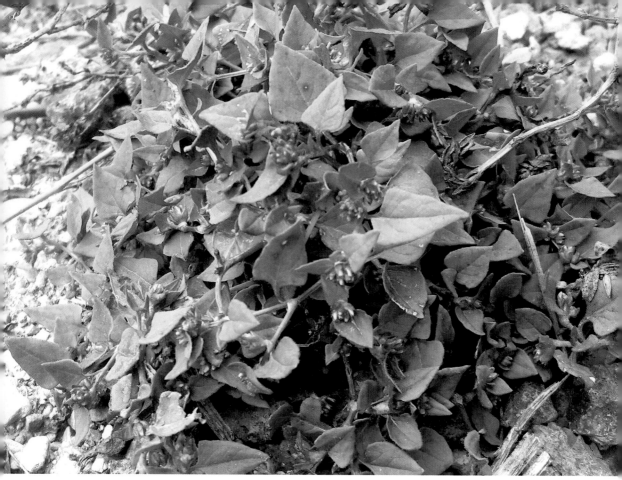

图 2-364　尼泊尔蓼

364　尼泊尔蓼

别称猫儿眼睛、小猫眼、野荞子。除新疆外，全国均有分布。生于山坡草地、山谷路旁，海拔200～4000米。朝鲜、日本、俄罗斯（远东）、阿富汗、巴基斯坦、印度、尼泊尔、菲律宾、印度尼西亚及非洲也有分布。茎、叶柔软，为优等牧草，各种家畜喜食。放牧及刈割补饲，亩产鲜草250～500千克（图2-364）。

全草入药。春、夏季采收，晒干。味苦、酸，性寒，具有清热解毒、除湿通络、收敛固肠之功效，主治咽喉肿痛、目赤、牙龈肿痛、赤白痢疾、风湿痹痛、大便失常、关节疼痛。煎汤内服，9～15克。

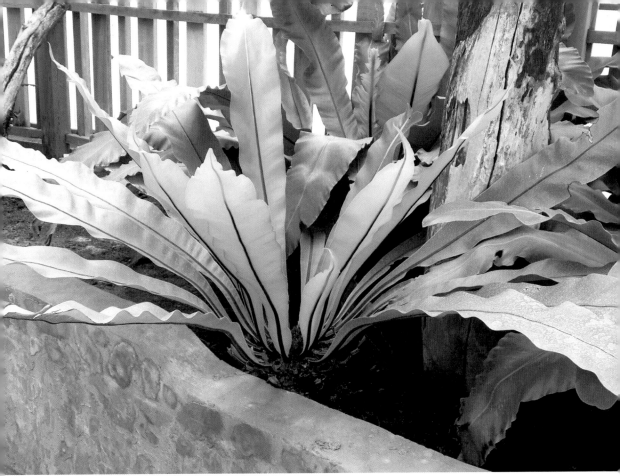

图 2-365　鸟巢蕨

365　鸟巢蕨

　　别称巢蕨、山苏花、王冠蕨。在很多热带地区都有分布，我国台湾、广东、广西、海南（五指山、尖峰岭）、云南（金平）及非洲热带东部、日本（本州、四国、九州等）、韩国（济州岛）、东南亚大部分热带地区、澳大利亚等地均有分布（图2-365）。

　　味苦，性温，入肾、肝经。具有强壮筋骨、活血祛瘀、通便的作用，主治跌打损伤、骨折、血瘀、头痛、血淋、阳痿、淋病。含有丰富的维生素A、钾、铁质、钙、膳食纤维等，嫩芽可食用。采摘后，用清水冲洗干净，然后放入开水中略微焯一下，加入各种调味料凉拌，或同其他食材同炒。鸟巢蕨油有很好的止痛抗炎和形成表面保护膜的作用，所含的大量亚油酸具有养血、降低胆固醇的作用。

366 柠条

　　别称毛条、白柠条、柠条锦鸡儿。主要分布于我国内蒙古、陕西、宁夏、甘肃等地。生长于海拔900～1300米的阳坡、半阳坡。是我国西北、华北、东北西部水土保持和固沙造林的重要树种之一，属于优良固沙和绿化荒山植物，也是良好的饲草饲料植物。枝梢和叶片可作饲草，种子经加工后可作精饲料。注意与锦鸡儿区别（图2-366-1、图2-366-2）。

　　根、花、种子入药。根，夏、秋季采挖，晒干，切片。味微辛，性温，具有滋阴养血之功效，主治高血压、头晕、心慌、气短、疲乏。鲜根24～30克，水煎取汁加白糖适量，分3次服。全草和花，味甘，性温，具有滋补养血之功效，主治月经不调、治宫颈癌、乳腺癌。6～12克，水煎服，每日一剂；同时用柠条液冲洗阴道，或用柠条注射液局部封闭，每日一次，可使症状有所缓解。种子，具有止痒、杀虫之功效，主治神经性皮炎、牛皮癣、黄水疮。将籽熬油外搽，或烧炭存性，研末撒于疮面。

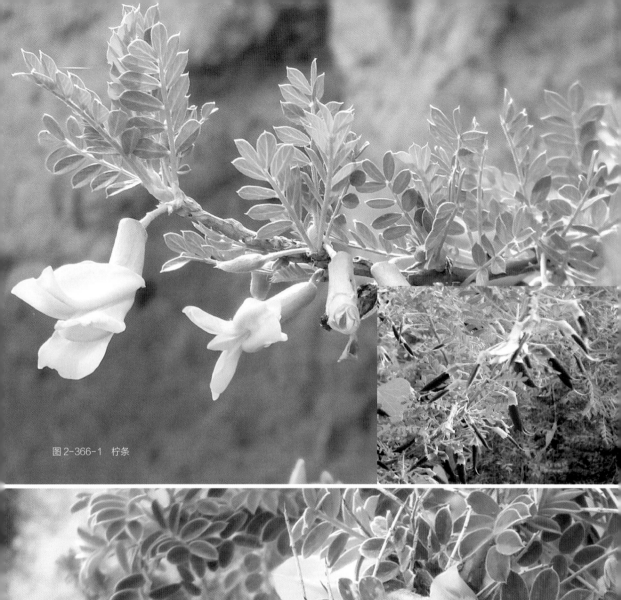

图 2-366-1 柠条

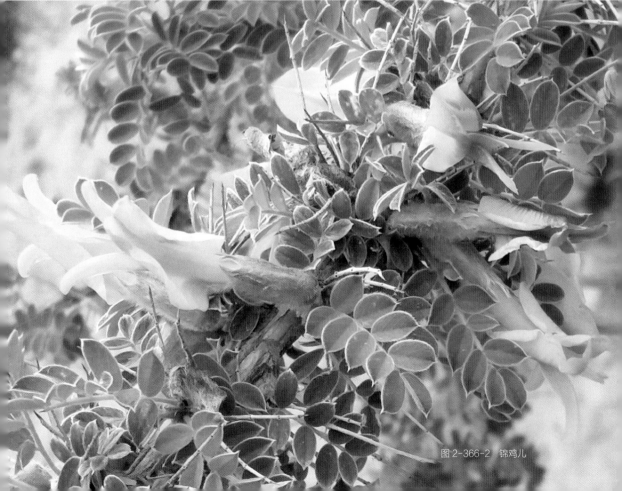

图 2-366-2 锦鸡儿

367 牛蒡

　　别称恶实、鼠黏子、黍黏子、大力子、毛然然子、黑风子、毛锥子。分布于东北、西北、中南、西南地区及台湾台南、河北、山西、山东、江苏、安徽、浙江、江西、广西等地。生于山坡、山谷、林缘、林中、灌木丛中、河边潮湿地、村庄路旁或荒地，海拔750～3500米。我国牛蒡种植主要分布于江苏徐州丰县、沛县，山东苍山种植历史悠久，面积规模较大。牛蒡肉质根细嫩香脆，并含有丰富的营养价值，可炒食、煮食、生食或加工成饮料（图2-367）。

　　子与根入药。种子，翌年春、夏季当种子黄里透黑时将果枝剪下，采收后将果序摊开暴晒，充分干燥后用木板打出果实种子，除净杂质晒至全干。味辛、苦，性寒，归肺、胃经。具有疏散风热、清热解毒透疹、宣肺利咽散肿之功效，主治风热感冒、温病初起、风热或肺热咳嗽、咯痰不畅、咽喉肿痛、斑疹不透、麻疹初期、疹出不畅及风疹瘙痒、疮疡肿毒及痄腮等。生用可润肠通便，主治热毒咽喉红肿疼痛，兼有热结便秘尤宜。用于热毒疮肿尚未溃者，常与地丁、野菊花等清热解毒药配伍。打碎煎汤，5～10克；炒后寒性减；或入散剂。气虚便溏者忌用。

　　根，10月采挖2年以上的根，洗净刮去黑皮即可菜用，或晒干药用。味辛、苦，性寒，入肺经。具有祛风热、消肿毒之功效，主治风毒面肿、头晕、咽喉热肿、齿痛、咳嗽、消渴、痈疽、疮疖。煎汤或捣汁内服；外用，捣敷、熬膏涂贴或煎水洗。

图 2-367　牛蒡

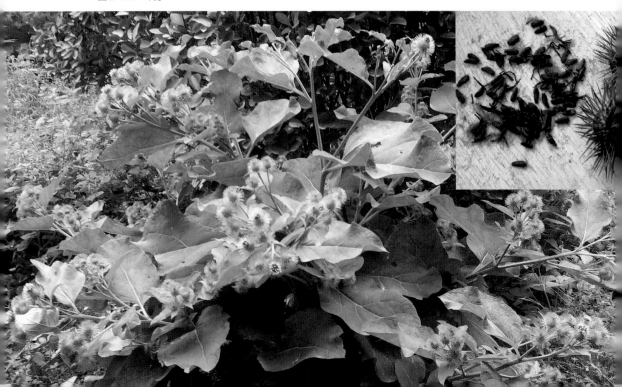

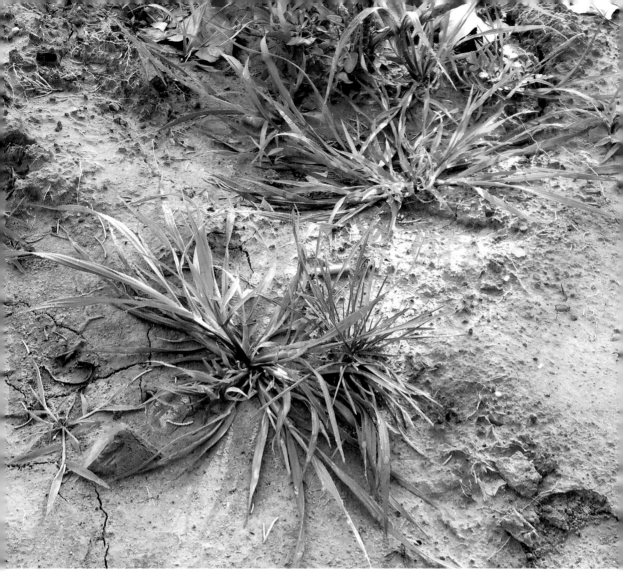

图 2-368　牛筋草

368　牛筋草

　　别称千千踏、乔仔草、粟仔越、野鸡爪、粟牛茄草、钝刀驴、巴都。我国产于南北各省区，多生于荒芜之地及道路旁，全世界温带和热带地区均有分布（图2-368）。

　　带根全草入药，8月、9月采收，洗净，晒干，切断。味甘，性平，无毒。入肺、胃、肝经。具有清热、利湿之功效，主治伤暑发热、急惊、黄疸、痢疾、淋病、小便不利；并能防治乙脑。煎汤内服，15～25克，鲜者50～150克；或捣汁。脾胃虚弱及阴虚患者慎服。自古相传有防疫、抗瘟病疫毒的奇效。与金银花制剂配合，可以预防流感及其他流行疫病，效果大大强于板蓝根。

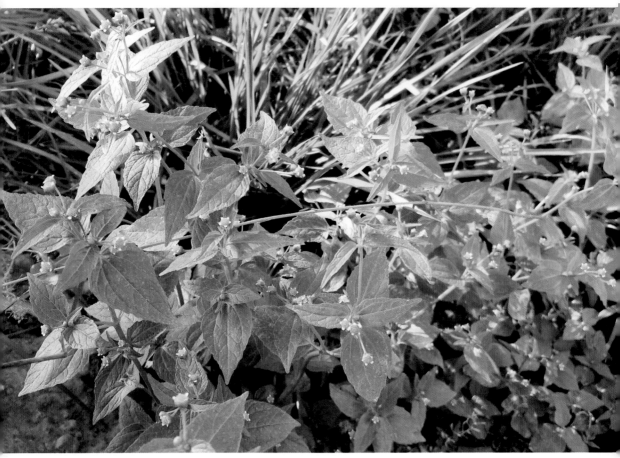

图 2-369　牛膝菊

369　牛膝菊

　　别称辣子草、向阳花、珍珠草、铜锤草。原产于南美洲，在我国归化。分布于四川、云南、贵州、西藏等省区。生于林下、河谷地、荒野、河边、田间、溪边或市郊路旁。国外主要分布于热带美洲，在欧洲及俄罗斯也有归化。嫩茎叶有特殊香味，风味独特，可炒食、作汤、作火锅用料（图2-369）。

　　全草入药。有止血、消炎、滋补肝肾、壮腰膝、活血通经、祛风除湿之功效，主治产后瘀痛、跌扑伤痛、外伤出血、吐血、牙龈肿痛、头痛、扁桃体炎、咽喉炎、急性黄疸型肝炎、筋骨酸软、腰膝疼痛。花序（向阳花），味腥、微苦、涩，性平，具有清肝明目之功效，主治夜盲症、视力模糊及其他眼疾。

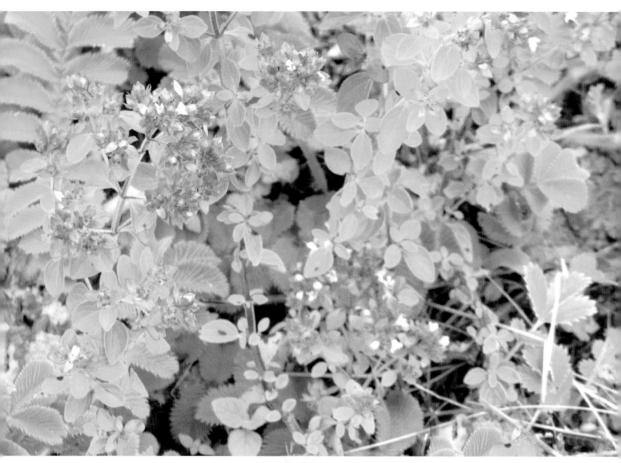

图 2-370　牛至

370　牛至

　　别称奥勒冈草、俄力冈叶、比萨草、蘑菇草、花八角。分布于我国河南、江苏、浙江、安徽、江西、福建、台湾、湖北、湖南、广东、贵州、四川、云南、陕西、甘肃、新疆及西藏。欧洲、亚洲及北非地区也有分布，北美地区亦有引入。生于海拔500～3600米的路旁、山坡、林下及草地（图2-370）。

　　全草入药。夏末秋初开花时采收，将全草齐根头割起，或将全草连根拔起，抖净泥沙，晒干后扎成小把。味辛、微苦，性凉。具有发汗解表、理气、消暑化湿之功效，主治感冒发热、中暑、胸膈胀满、腹痛吐泻、痢疾、黄疸、水肿、带下、疳积、麻疹、皮肤瘙痒、疮疡肿痛、跌打损伤。煎汤内服，3～9克，大剂量用至15～30克；或泡茶。外用，适量，煎水洗，或鲜品捣敷。

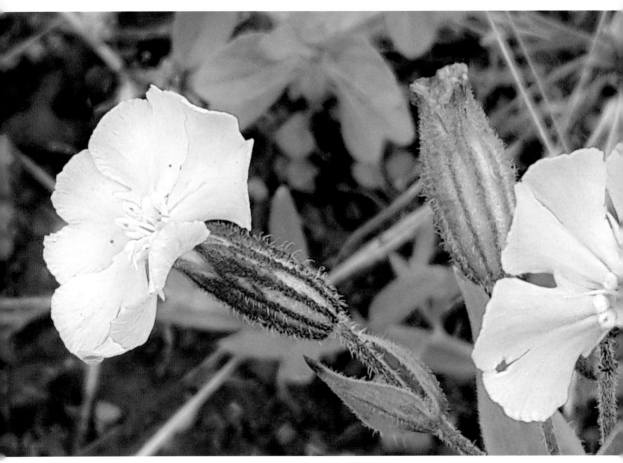

图 2-371　女娄菜

371　女娄菜

　　别称王不留行（植物名实图考）、桃色女娄菜（东北植物检索表）。产于我国大部分省区，朝鲜、日本、蒙古和俄罗斯（西伯利亚和远东地区）也有分布。生于海拔450～4500米的平原、丘陵、山地、山坡草地或旷野路旁草丛中（图2-371）。

　　全草入药。夏、秋季采收，洗净晒干。味辛、苦，性平。具有活血调经、健脾行水之功效，主治月经不调、乳少、疳积、虚浮。煎汤内服，9～15克，或研末；外用，捣敷。

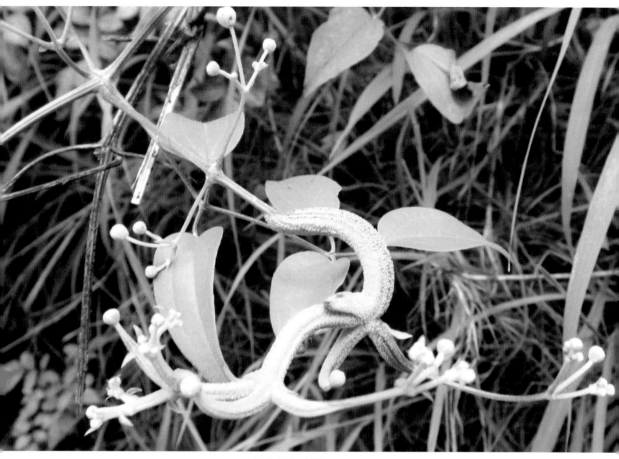

图 2-372 女萎

372 女萎

别称蔓楚（《唐本草》）、牡丹蔓（《植物学大辞典》）、山木通、木通草、白木通、穿山藤、苏木通（《湖南药物志》）、小叶鸭脚力刚、钥匙藤（《浙江天目山药植志》）。在我国分布于江西、福建、浙江（海拔170～1000米）、江苏南部（150～250米）、安徽大别山以南。朝鲜、日本也有分布（图2-372）。

茎入药。秋季采收，取地上茎，剥去粗皮，切段，晒干。味辛，性温。具有止下、消食之功效，主治泻痢脱肛、惊痫寒热、妊娠水肿、筋骨疼痛。煎汤内服，9～15克，或入丸剂；外用，烧烟熏。

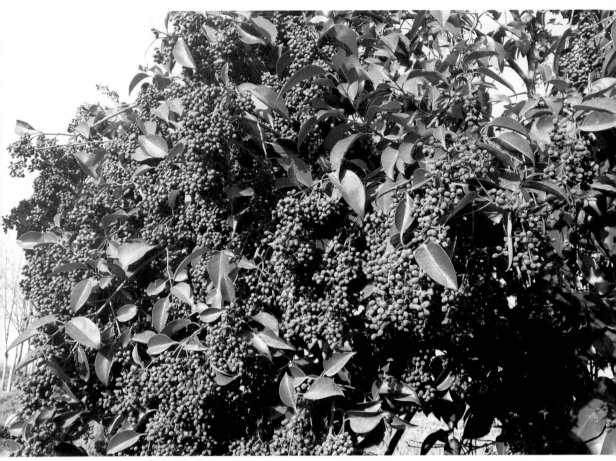

图 2-373　女贞子

373　女贞子

　　别称女贞实、冬青子、爆格蚤、白蜡树子、鼠梓子。分布于华东、华南、西南及华中各地，主产于浙江、江苏、湖南、福建、广西、江西以及四川等地。生长于山野，多栽植于庭园（图2-373）。

　　果实入药。冬季果实成熟时采摘，除去枝叶晒干，或将果实略熏后，晒干；或置热水中烫过后晒干。味苦、甘，性平，入肝、肺、肾经。具有补肝肾、强腰膝、明目乌发之功效，主治阴虚内热、头晕、目花、耳鸣、腰膝酸软、须发早白、目暗不明。煎汤内服，4.5～9克；熬膏或入丸剂。外用，熬膏点眼。脾胃虚寒泄泻及阳虚者忌服。

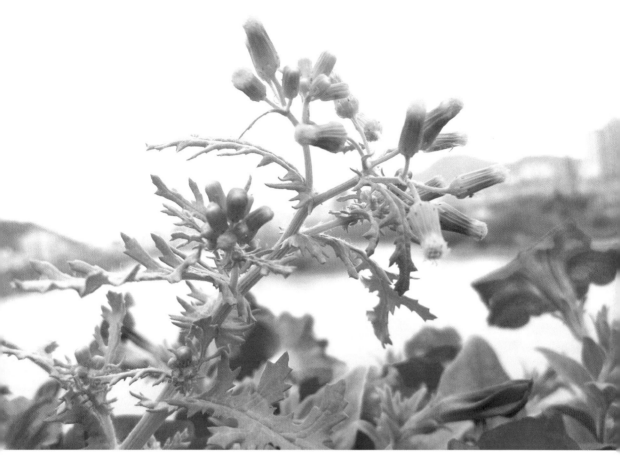

图 2-374　欧洲千里光

374　欧洲千里光

　　原产于欧洲，现分布较广。分布于欧亚、北非以及我国黑龙江、吉林、辽宁、内蒙古、河北、山西、四川、湖北、重庆、上海、贵州、云南、西藏、新疆、香港、台湾等地，生于海拔300 ～ 2300米的草地、开阔山坡以及路旁。19世纪侵入我国东北部，20世纪初在香港成为一种杂草，在花盆或苗圃中常有生长（图2-374）。

　　全草入药，多采收全草鲜用或晒干备用。味甘，性平。入心、脾经。具有清热解毒之功效，主治口疮、疔疮。外用，鲜草捣敷，或煎水洗。

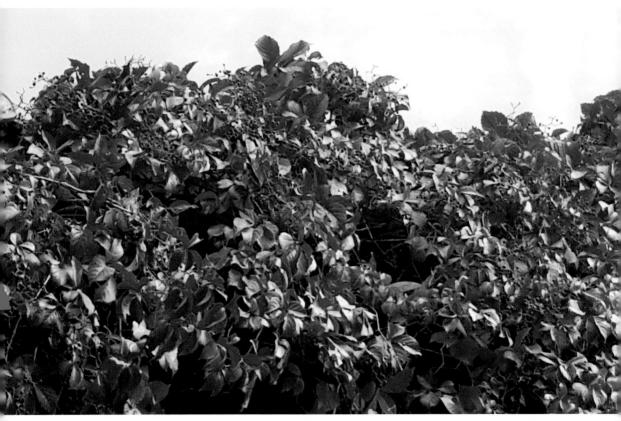

图 2-375 爬墙虎

375 爬墙虎

别称爬山虎、地锦、飞天蜈蚣、假葡萄藤、捆石龙、枫藤、小虫儿卧草、红丝草、红葛、趴山虎、红葡萄藤、巴山虎、常青藤。果可酿酒。世界上有15种，我国有10种。原产于亚洲东部、喜马拉雅山区及北美洲，后引入其他地区。我国河南、辽宁、河北、陕西、山东、江苏、安徽、浙江、江西、湖南、湖北、广西、广东、四川、贵州、云南、福建都有分布，朝鲜、日本也有分布。多攀缘于岩石、大树、墙壁上和山上（图2-375）。

根、茎可入药。落叶前采茎，切段晒干，根全年可采收。有破瘀血、消肿毒之功效。味甘、涩，性温，全草有毒。具有祛风通络、活血解毒之功效，主治风湿性关节痛、外用跌打损伤、痈疖肿毒。水煎或泡酒服，15～30克；外用，适量，根皮捣烂，酒调敷患处。

76 泡桐

别称白花泡桐、大果泡桐、空桐木、水桐、桐木树、紫花泡桐。原产于我国，分布很广。在我国北起辽宁南部、北京、延安一线，南至广东、广西，东起台湾，西至云南、贵州、四川都有分布。老挝北部也有分布，朝鲜、日本、阿根廷、美国南部、巴西、巴拉圭有引种栽培（图2-376）。

根、果、花入药。秋季采根，夏季采果，春季花开时采花，晒干或鲜用。味苦，性寒。根具有祛风、解毒、消肿、止痛之功效，主治筋骨疼痛、疮疡肿毒、红崩白带。果具有化痰止咳之功效，主治气管炎。水煎服，根、果均为15～30克。花具有清肺利咽、解毒消肿之功效，主治肺热咳嗽、急性扁桃体炎、菌痢、急性肠炎、急性结膜炎、腮腺炎、疖肿、疮癣。煎汤内服，10～25克；外用，鲜品适量，捣烂敷，或制成膏剂搽。

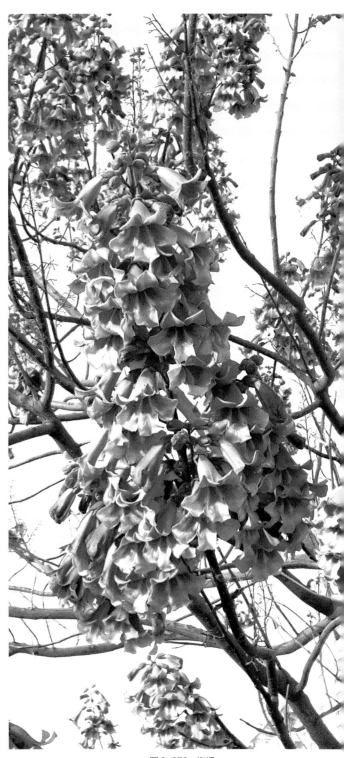

图 2-376 泡桐

377　炮弹树

　　别称炮弹果、炮弹花。原产于南美洲圭亚那、巴西和加勒比海地区，亚洲和我国热带地区及温带地区有种植。炮弹树的花艳丽、芳香四溢，常种植为观赏植物。果实可喂养家畜和家禽，人亦可食用，但因令人不悦的气味而不为人们所喜欢。印度教徒认为炮弹树是圣树，因其花看起来像娜迦，种植于湿婆神庙宇（图2-377）。

　　炮弹果的提取物具有一定的抗菌活性，能抑制生物膜的形成。土著亚马孙人用其治疗高血压、肿瘤、疼痛和炎症。

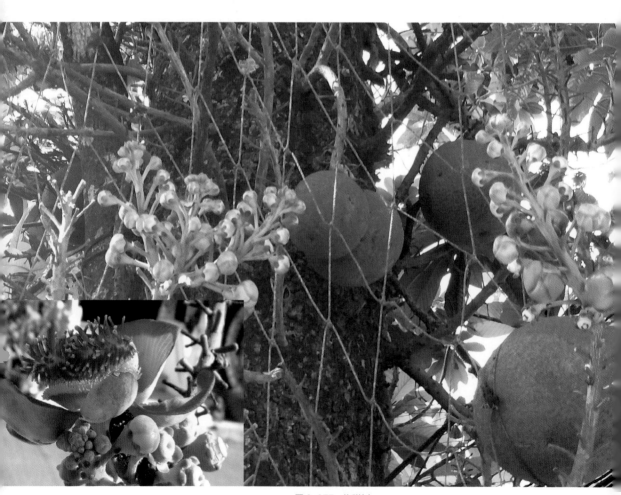

图 2-377　炮弹树

78 蓬子菜

别称刘芙蓉草、疔毒草、鸡肠草、黄米花、刘蒿绒。分布于黑龙江、吉林、辽宁、内蒙古、河北、山西、陕西、宁夏、甘肃、青海、新疆、山东、江苏、安徽、浙江、河南、湖北、四川、西藏，日本、朝鲜、印度、巴基斯坦、亚洲西部、欧洲、美洲北部也有分布。生长于海拔40～4000米的山地、河滩、旷野、沟边、草地、灌丛或林下（图2-378）。

全草及根入药。夏、秋季采收全草，秋季挖根，洗净切碎，鲜用或晒干。味苦、甘，性温。具有清热解毒、利湿、行血、止痒之功效，主治急性荨麻疹、水田皮炎、肝炎、喉咙肿痛、静脉炎、痈疖疔疮、跌打损伤、血气痛。煎汤内服，15～30克，或浸酒；外用，捣敷或熬膏涂。

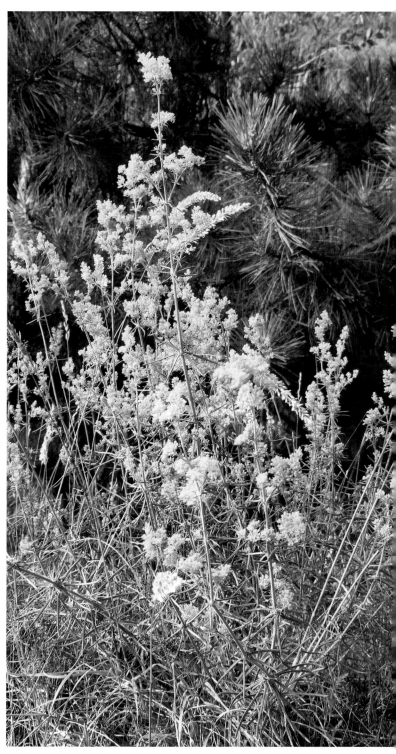

图2-378 蓬子菜

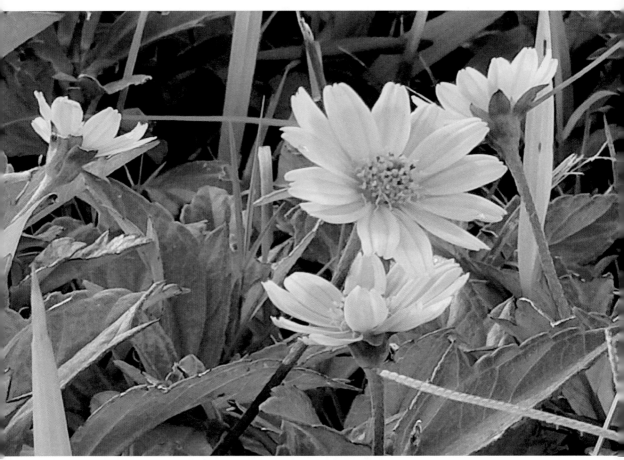

图 2-379　蟛蜞菊

379　蟛蜞菊

别称黄花蟛蜞草、黄花墨莱、黄花龙舌草、田黄菊、卤地菊、路边菊、马兰草、蟛蜞花、水兰、黄花曲草、鹿舌草、龙舌草。原产于南美洲，在我国南方分布很广。我国东北部（辽宁）、东部和南部各省区及其沿海岛屿广有分布，也分布于印度、中南半岛、印度尼西亚、菲律宾及日本。生于路旁、田边、沟边或湿润草地上（图2-379）。

全草与根入药。春、夏季采收全草，秋季挖根，鲜用或切段晒干。味甘、微酸，性凉。具有清热解毒、凉血散瘀之功效，主治感冒发热、咽喉炎、扁桃体炎、腮腺炎、白喉、百日咳、气管炎、肺炎、肺结核、咯血、鼻衄、尿血、传染性肝炎、痢疾、痔疮、跌打损伤。煎汤内服，15～30克；外用，捣敷或捣汁含漱。

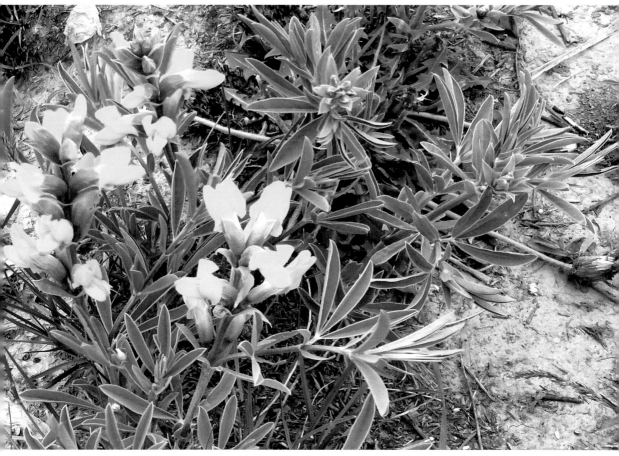

图 2-380　披针叶野决明

380　披针叶野决明

　　别称披针叶黄华、黄花苦豆子、野决明、苦豆。分布于东北地区及内蒙古、河北、山西、陕西、宁夏、甘肃、青海、新疆、四川、西藏等地。蒙古、哈萨克斯坦、乌兹别克斯坦、土库曼斯坦、吉尔吉斯斯坦和塔吉克斯坦也有分布。生于海拔2000～4700米的山坡草地、河边及沙砾地（图2-380）。

　　全草及种子入药，夏季采收全草，晒干；秋季采收果实，打下种子，晒干。味苦，性寒，有毒。入肺、胃经，具有解毒消肿、祛痰、镇咳、催吐之功效，主治恶疮、疥癣、痰喘咳嗽。外用适量，捣敷；或研末调敷。煎汤内服，3～6克，慎用。

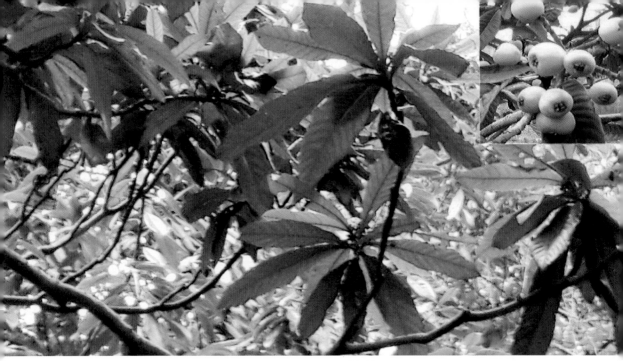

图2-381　枇杷树

381　枇杷树

别称芦橘、金丸、芦枝。原产于我国，各地广泛栽培，以江苏、福建、浙江、四川等地栽培最盛。四川、湖北有野生者。日本、印度、越南、缅甸、泰国、印度尼西亚也有栽培（图2-381）。

果实、叶与果核入药。枇杷果，因成熟不一致，宜分次采收。味甘、酸，性平，有润肺止咳、止渴和胃、利尿清热等功效，主治肺痿咳嗽、胸闷多痰。生食，熬膏，或煎汤，每次10～35克。脾虚腹泻者不宜服。

枇杷叶，全年均可采收，晒至七八成干时，扎成小把，再晒干。具清肺胃热、降气化痰之功效，主治肺热干咳、胃痛、流鼻血、胃热呕秽。煎汤内服，4.5～9克（鲜者15～30克）；或熬膏，入丸、散。

枇杷核，春、夏季果实成熟时采收。味苦、性平，入肺、胃经，具有化痰止咳、疏肝理气之功效，主治咳嗽、疝气、水肿、瘰疬。煎汤内服，6～9克；外用，研末调敷。

枇杷花，冬、春季采花，晒干。味淡，性平，入肺经。具有疏风止咳、通鼻窍之功效，主治感冒咳嗽、鼻塞流涕、虚劳久嗽、痰中带血。煎汤内服，6～12克；或研末，每次3～6克，吞服；或入丸、散。外用，适量，捣敷。

枇杷果实能润肺止咳，果核能化痰止咳，两者合用共奏润肺化痰、止咳降气的作用，用于肺经燥热、咳嗽咯痰，主治肺热咳喘、吐逆、烦渴、久咳不愈、阴虚肺燥、咯血、胃阴不足、咽干口渴、气失和降、干呕不欲食等症。

382　平枝枸子

　　别称铺地蜈蚣、小叶枸子、矮红子、水莲沙、枸刺木、岩楞子、高山带子白马骨、铺地蜈蚣、牛肋巴、铁扫帚、被告惹、山头姑娘、水莲沙根、平枝灰枸子。分布于我国陕西、甘肃、湖北、湖南、四川、贵州、云南、安徽，各地常有栽培。尼泊尔也有分布。生于海拔2000～3500米的灌木丛中或岩石坡上（图2-382）。

　　枝叶或根入药，全年均可采收。味酸、涩，性凉，入肺、肝经。具有清热利湿、化痰止咳、止血止痛之功效，主治痢疾、泄泻、腹痛、咳嗽、吐血、痛经、白带异常。煎汤内服，10～15克。

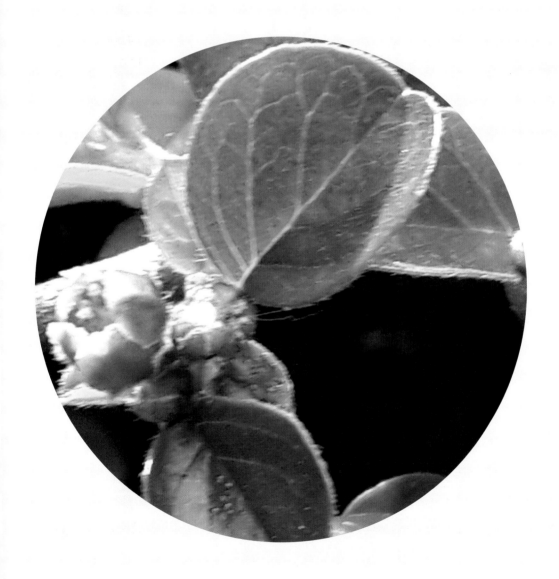

图2-382　平枝枸子

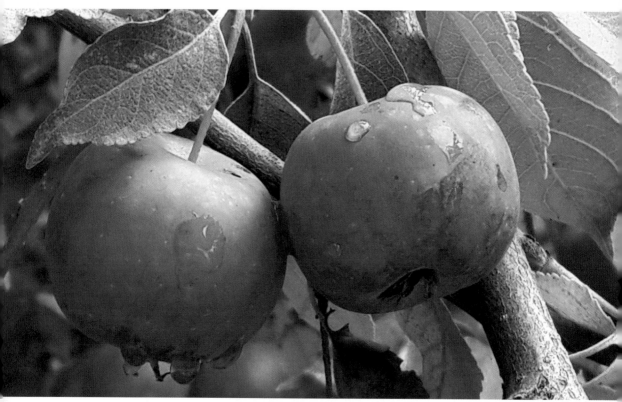

图 2-383　苹果

383　苹果

　　别称水果之王、平安果、智慧果、平波、超凡子、天然子、苹婆、滔婆。原产于欧洲及亚洲中部，栽培历史悠久，全世界温带地区均有种植。我国辽宁、河北、山西、山东、陕西、甘肃、四川、云南、西藏常见栽培。生于山坡梯田、平原旷野以及黄土丘陵等处，海拔 50 ～ 2500 米（图2-383）。

　　果实与果皮入药。9 ～ 10月果熟时采收。果实，味甘、酸，性凉，无毒。具有生津、润肺、除烦、解暑、开胃、醒酒之功效，主治津少口渴、脾虚泄泻、食后腹胀、饮酒过度。内服，生食、捣汁或熬膏；外用，捣汁涂。苹果生吃治便秘，熟食治腹泻。洗干净，连皮放入沸水中煮几分钟，用勺子刮果泥吃；或放入水中煎煮，取浓汁饮用。多食令人肿胀，病人尤甚。

　　果皮，味甘，性凉，入胃经。具有降逆和胃之功效，主治反胃吐痰。煎汤内服，15 ～ 30克；或沸水泡服。

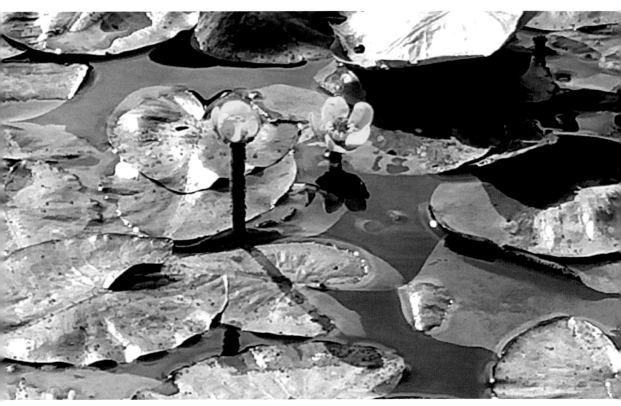

图 2-384　萍蓬草

384　萍蓬草

　　别称黄金莲、萍蓬莲。产于黑龙江、吉林、河北、江苏、浙江、江西、福建、广东。俄罗斯、日本、欧洲北部及中部也有分布。生于湖沼中。该属约有25种，另有贵州萍蓬草，分布于贵州；中华萍蓬草，分布于江西、湖南、贵州、浙江；欧亚萍蓬草，分布于新疆、贵州，欧洲也有；台湾萍蓬草，产于台湾（图2-384）。

　　根茎与子入药。根茎，秋季采收，鲜用或晒干。味甘，性寒，无毒。具有退虚热、除蒸止汗、止咳、止血、祛瘀调经之功效，主治痨热、骨蒸、盗汗、肺结核咳嗽、神经衰弱、月经不调、刀伤。子，秋季果熟时采收。味甘、涩、性平，无毒，入脾、胃、肾经。具有滋养强壮、健胃、调经之功效，主治体虚衰弱、消化不良、月经不调。煎汤内服，9 ～ 15克。

385 蒲儿根

　　别称矮千里光、猫耳朵、肥猪苗。分布于泰国、缅甸、越南以及我国各地，常生长于草坡、潮湿岩石边、溪边、林缘以及田边，海拔360～2100米（图2-385）。

　　全草入药，春、夏、秋季采收，鲜用或晒干。味辛、苦，性凉，有小毒。具有清热解毒、活血化瘀之功效，主治疮疡、疮毒化脓、金疮、痈疖肿毒。外用适量，鲜草捣烂敷患处。

图 2-385　蒲儿根

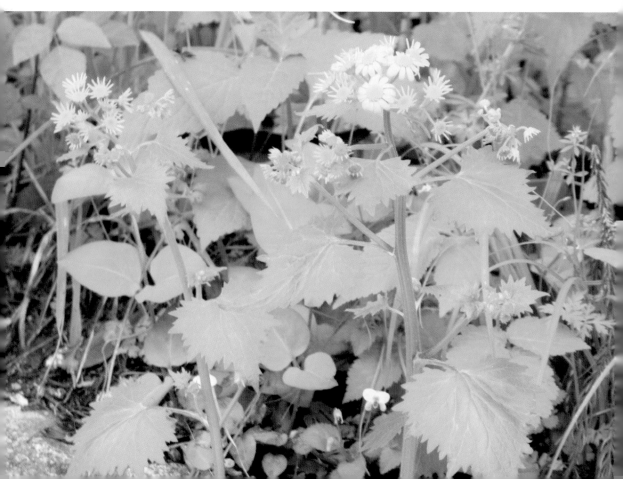

386 蒲公英

别称蒲公草、食用蒲公英、尿床草、西洋蒲公英、黄花地丁、婆婆丁、华花郎等。广泛分布于我国江苏、湖北、河南、安徽、浙江、黑龙江、吉林、辽宁、内蒙古、河北、山西、陕西、甘肃、青海、山东、浙江、福建北部、台湾、湖南、广东北部、四川、贵州、云南等地，朝鲜、蒙古、俄罗斯也有分布。生于中、低海拔地区的山坡草地、路边、田野、河滩（图2-386）。

带根全草入药，晚秋时节采挖，去泥晒干以备药用。味甘、微苦，性寒，入肝、胃经。具有利尿、缓泻、退黄疸、利胆等功效，主治热毒、痈肿、疮疡、内痈、目赤肿痛、湿热、黄疸、小便淋漓涩痛、疔疮肿毒、乳痈、瘰疬、牙痛、目赤、咽痛、肺痈、肠痈、湿热黄疸、热淋涩痛，或急性乳腺炎、淋巴腺炎、急性结膜炎、感冒发热、急性扁桃体炎、急性支气管炎、胃炎、肝炎、胆囊炎、尿路感染等。煎汤内服，9～30克（大剂60克），或捣汁、入散剂；外用，捣敷。可生吃、炒食、做汤，是药食兼用植物。阳虚外寒、脾胃虚弱者忌用。

图 2-386 蒲公英

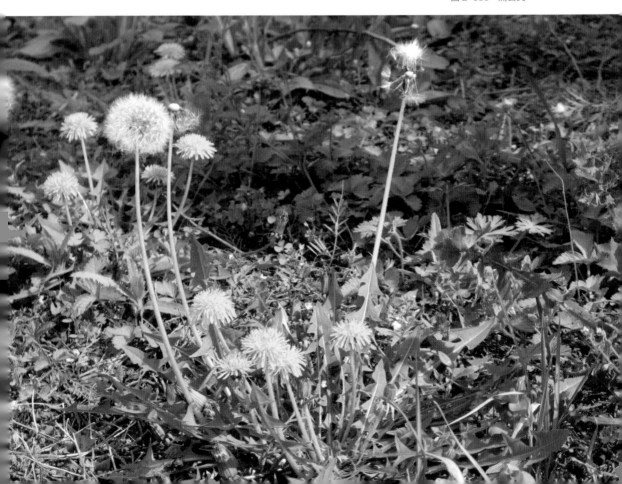

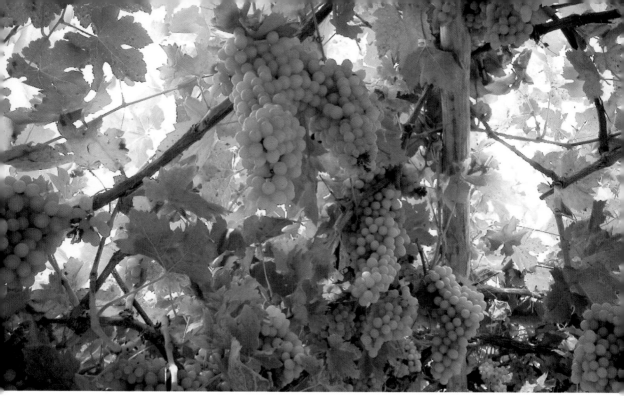

图 2-387　葡萄

387　葡萄

别称提子、蒲桃、草龙珠、山葫芦、李桃、美国黑提。葡萄原产于亚洲西部，世界各地均有栽培，约95%集中分布在北半球。我国主要产区有安徽萧县，新疆吐鲁番、和田，山东烟台，河北张家口、宣化、昌黎，辽宁大连、熊岳、沈阳及河南芦庙乡、民权、仪封等地。世界葡萄品种达8000个以上，我国约有800个，但比较优良的品种只有数十个。按用途可分为鲜食、酿酒、制干、其他加工品种以及砧木品种（图2-387）。

果实与籽入药。果实，秋季成熟时采收，鲜用或风干。味甘、酸，性平。入肺、脾、肾经。具有补气血、强筋骨、利小便之功效，主治气血虚弱、肺虚咳嗽、心悸盗汗、风湿痹病、淋病、水肿。煎汤内服，或捣汁或浸酒。葡萄籽是葡萄酒厂的下脚料，经晒干后分离葡萄皮、葡萄梗后所得产物，含有丰富的氨基酸、维生素及矿物质等，具有保健、美容、抗过敏等功效。比较省事的方法是把整个葡萄榨成汁，葡萄皮和葡萄籽都榨到汁里，直接喝下去就行；或把葡萄籽洗干净，晒干后用锤子砸碎，挑出硬壳，把剩下的吃了就行。砸的时候尽量砸碎一些，硬壳要挑仔细一些。葡萄皮渣发酵制成饲料，不仅可以变废为宝，促进畜牧业发展，而且可消除环境污染。

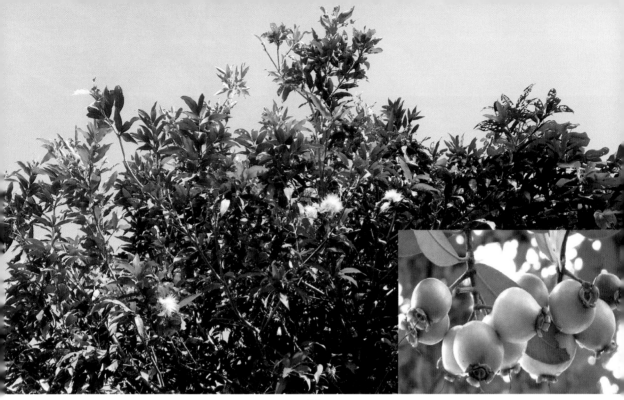

图 2-388　蒲桃

388　蒲桃

　　别称香果、风鼓、水葡桃、水石榴。分布于中南半岛、马来西亚、印度尼西亚等地，在我国台湾、福建、广东、广西、贵州、云南、海南等省区有栽培。华南地区常见野生，也有栽培供食用。果汁经过发酵后，还可酿制高级饮料（图2-388）。

　　果实、果壳及根皮入药。果实，秋季成熟时采收，鲜食或制成果膏、蜜饯或果酱。味甘、涩，性平。具有凉血，收敛之功效，主治腹泻、痢疾。果实25～50克，水煎服。果壳，秋季果实成熟时采收，切成四片，去核，晒干。味甘、微酸，性温，入脾、肺经。具有暖胃健脾、温肺止咳、破血消肿之功效，主治胃寒呃逆、脾虚泄泻、久痢、肺虚寒嗽、疮瘤。煎汤内服，6～15克；或浸酒。根皮，全年均可采挖，趁鲜剥取洗净，切段，鲜用或晒干。味苦、微涩，性凉，有毒。具有凉血解毒之功效，主治泄泻、痢疾、外伤出血。煎汤内服，6～15克；外用，适量，捣敷或研粉撒。

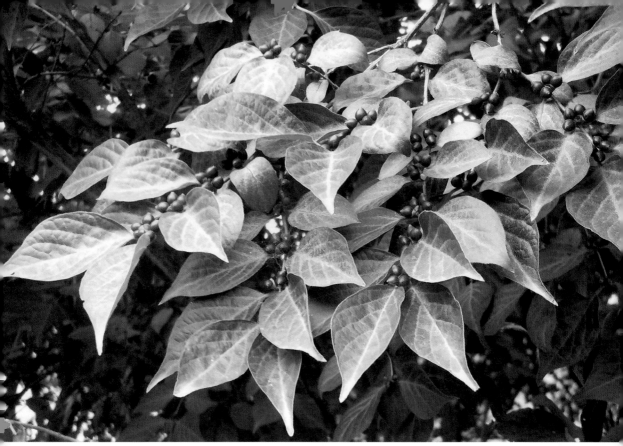

图 2-389　朴树

389　朴树

别称黄果朴、白麻子、朴、朴榆、朴仔树、沙朴。分布于淮河流域、秦岭以南至华南各省区，长江中下游及其以南诸省区以及越南、老挝也有分布。多生于路旁、山坡、林缘，海拔 100 ~ 1500 米。主要培育繁殖基地有江苏、浙江、湖南、安徽等地。产于山东（青岛、崂山）、河南、江苏、安徽、浙江、福建、江西、湖南、湖北、四川、贵州、广西、广东（图 2-389）。

果实、树皮、根皮及叶入药。果实，冬季成熟时采收，晒干。味苦、涩，性平。具有清热利咽之功效，主治感冒咳嗽音哑。煎汤内服，3 ~ 6 克。

树皮，全年均可采收，洗净，切片，晒干。味辛、苦，性凉，入肝经。具有祛风透疹、消食化滞之功效，主治麻疹透发不畅、消化不良。煎汤内服，60 ~ 90 克。

根皮，全年均可采收，刮去粗皮，洗净，鲜用或晒干。味苦、辛，性平。具有祛风透疹、消食止泻之功效，主治麻疹透发不畅、消化不良、食积泻痢、跌打损伤。煎汤内服，15 ~ 30 克；外用，鲜品适量，捣敷。

叶，夏季采收，鲜用或晒干。味微苦，性凉。具有清热、凉血、解毒之功效，主治漆疮、荨麻疹。外用，鲜品适量，捣敷；或捣烂取汁涂敷。

390 七星莲

　　别称地白草、天芥菜草、鸡疴黏草、黄瓜草、白地黄瓜、狗儿草、黄瓜菜、细通草、毛毛藤、黄瓜香、野白菜、冷毒草。分布于我国浙江、台湾、四川、云南、西藏和印度、尼泊尔、菲律宾、马来西亚、日本。生于山地林下、林缘、草坡、溪谷旁、岩石缝隙中（图2-390）。

　　全草入药。夏、秋季挖取全草，洗净，除去杂质，晒干或鲜用。味苦、辛，性寒。入肺、肝经。具有祛风、清热解毒、利尿、散瘀消肿、止咳之功效，主治风热咳嗽、痢疾、淋浊、痈肿疮毒、眼结膜炎、百日咳、黄疸型肝炎、带状疱疹、烧烫伤、跌打损伤、骨折、毒蛇咬伤。外用可消肿、排脓。煎汤内服，9～15克（鲜者30～60克）；外用，适量，捣敷。

图 2-390　七星莲

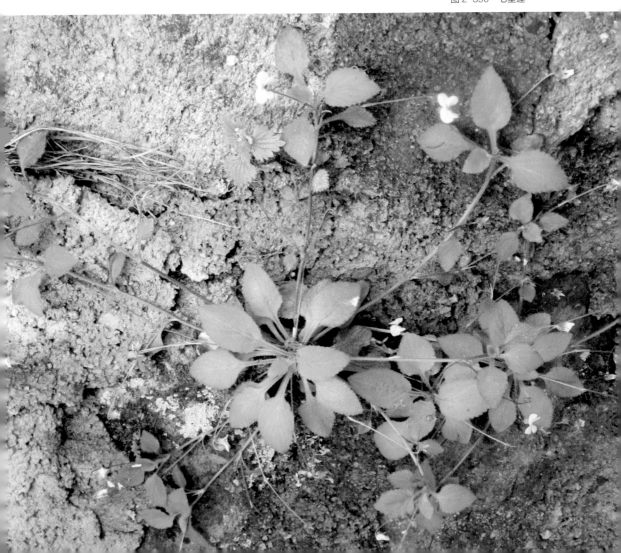

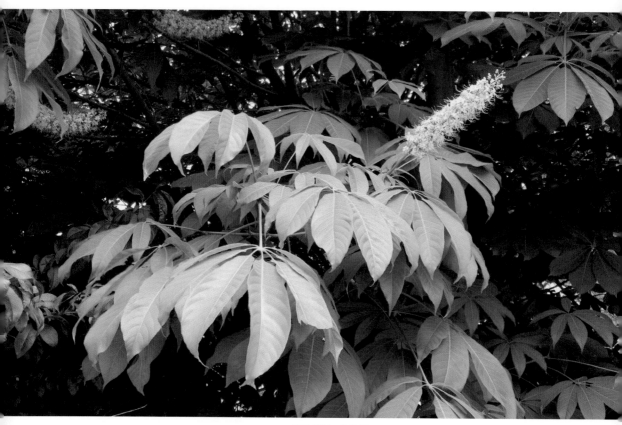

图 2-391　七叶树

391　七叶树

别称梭罗树、娑罗树、梭罗子、天师栗、开心果、猴板栗。河北南部、山西南部、河南北部、陕西南部均有栽培，仅秦岭有野生的（图2-391）。

种子入药，名娑罗子或梭罗子。秋季果实成熟时采收，除去果皮，晒干或低温干燥。味甘，性温，入肝、胃经。具有宽中、理气、杀虫之功效，主治胃寒作痛、脘腹胀满、疳积虫痛、疟疾、痢疾。水煎服，3～9克；或煨后研末服。气阴虚患者慎服。

92 千屈菜

别称水枝柳、水柳、对叶莲、对牙草、铁菱角、马鞭草、败毒草、鸡骨草、大钓鱼竿、乌鸡腿、蜈蚣草、水槟榔、棉包根、哮喘药。产于我国各地，亦有栽培；分布于亚洲、欧洲、非洲的阿尔及利亚、北美和澳大利亚东南部。生于河岸、湖畔、溪沟边和潮湿草地上（图2-392）。

全草入药，秋季采收，洗净，切碎，鲜用或晒干。味苦，性寒，入大肠、肝经。具有清热解毒、收敛止血之功效，主治痢疾、泄泻、便血、血崩、疮疡溃烂、吐血、衄血、外伤出血。煎汤内服，10～30克；外用，适量，研末敷，或捣敷，或煎水洗。

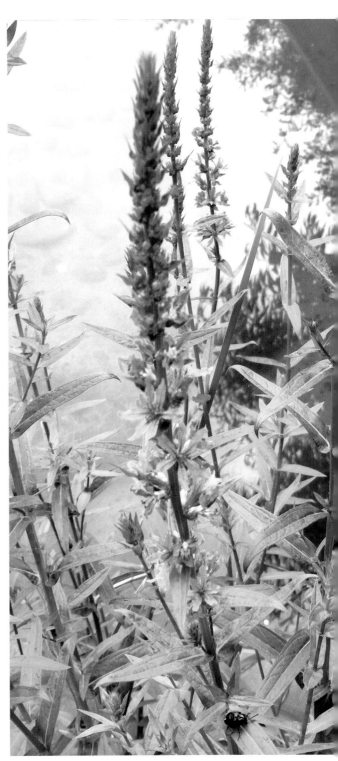

图 2-392　千屈菜

393 千日红

别称圆仔花、火球花、百日红、千金红、百日白、千日白、千年红、吕宋菊、滚水花、沸水菊、长生花、蜻蜓红、千日草。原产于热带美洲的巴西、巴拿马和危地马拉，我国南北各省均有栽培（图2-393）。

花序或带花全草入药，夏、秋季花开时采收，晒干。味甘，性平，入肺、肝经。具有止咳平喘、清肝明目、解毒、祛痰之功效，主治慢性支气管炎、咳嗽、哮喘、百日咳、小儿夜啼、目赤肿痛、肝热头晕、头痛、痢疾、疮疖。煎汤内服，花3～9克，全草15～30克；外用，捣敷或煎水洗。

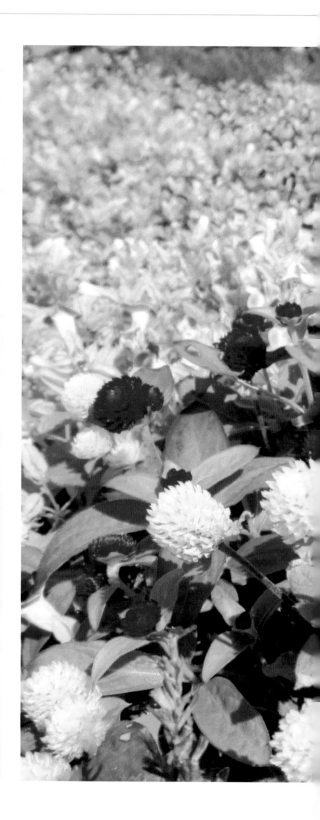

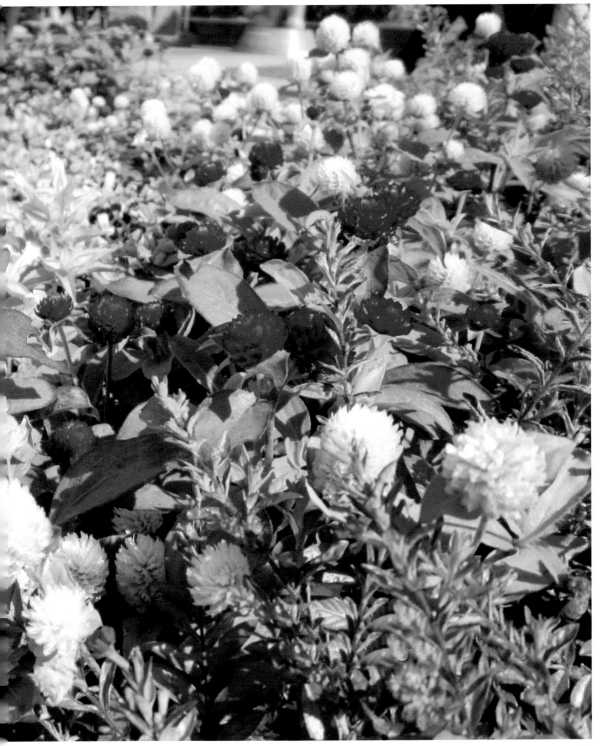

图 2-393　千日红

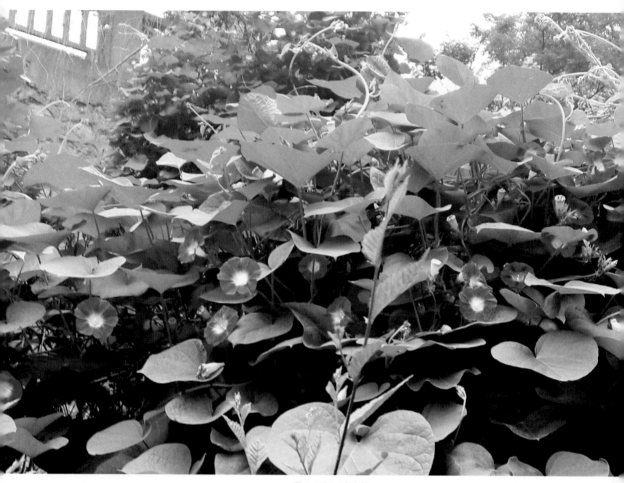

图 2-394 牵牛花

394 牵牛花

别称黑丑、白丑、二丑、喇叭花、牵牛。在我国除西北和东北地区的一些省份外，大部分地区都有分布。本种原产于热带美洲，现已广植于热带和亚热带地区。生于海拔 100 ～ 1600 米的山坡灌丛、干燥河谷路边、园边宅旁、山地路边，或为栽培（图 2-394）。

种子入药。秋末果实成熟、果壳未开裂时采割植株，晒干，打下种子，除去杂质。味苦，性寒，有毒。具有泻水通便、消痰涤饮、杀虫攻积之功效，主治水肿胀满、二便不通、痰饮积聚、气逆喘咳、虫积腹痛、蛔虫、绦虫病。水煎服，3 ～ 6克；研末吞服，每次 0.3 ～ 1 克，每日 2 ～ 3 次。

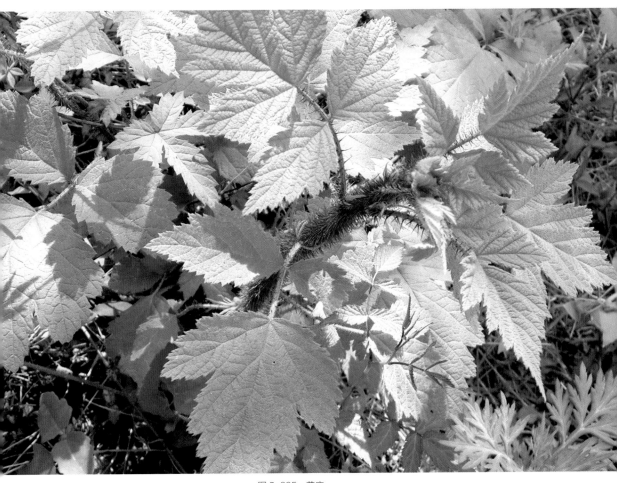

图 2-395 荨麻

395 荨麻

别称蜇人草、咬人草、蝎子草、防盗草、无情草、植物猫、咬人猫。产于我国安徽、浙江、福建、广西、湖南、湖北、河南、陕西南部、甘肃东南部、四川、贵州和云南中部。生于海拔约100米（在浙江）或500～2000米的山坡、路旁或住宅旁半阴湿处。越南北部也有分布。茎皮纤维可供纺织用，叶和嫩枝煮后可作饲料（图2-395）。

全草入药。夏、秋季采收，切段晒干。味辛、苦，性寒，有毒。具有祛风、活血、止痛之功效，主治风湿疼痛、荨麻疹、湿疹、高血压。煎汤内服，15～30克；或浸酒。外用，适量，煎水洗。

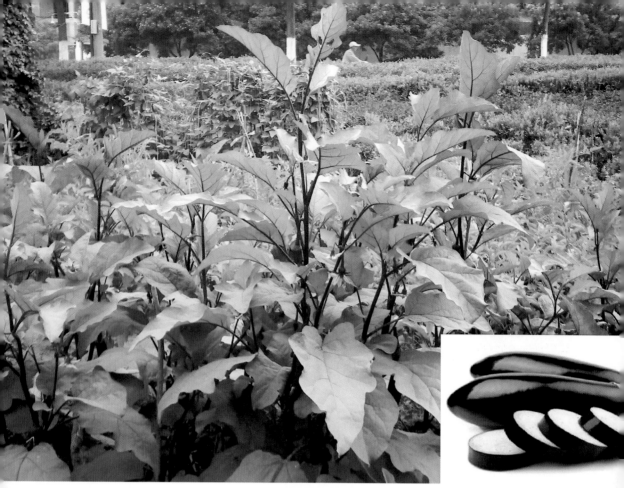

图 2-396　茄子

396　茄子

别称落苏、昆仑瓜、矮瓜、茄、紫茄、白茄、六苏茄、青茄。原产于亚洲热带，也有认为原产于阿拉伯，世界各国多有栽培，但以亚洲产量最多（图2-396）。

果实、根、茎、叶入药。果实，夏、秋季果熟时采收。味甘，性凉，入脾、胃、大肠经。具有清热、活血、止痛、消肿之功效，主治肠风下血、热毒疮痈、皮肤溃疡。煎汤内服，15～30克，或入丸、散，或泡酒。果生食可解食用菌中毒。

根，秋季采挖，除去须根及杂质，切片晒干。味甘，性凉。具有清热利湿、祛风止咳、收敛止血之功效，主治风湿性关节炎、老年慢性气管炎、水肿、久咳、久痢、白带异常、遗精、尿血、便血；外用治冻疮。煎服，15～30克；外用，适量，煎水洗。茄子茎、叶、根煎汤洗患处，可防治冻疮、皲裂和脚跟痛。叶也可以作麻醉剂。种子为消肿药，也用作刺激剂，但容易引起胃弱及便秘。痔疮出血、直肠溃疡性出血，茄子烧炭存性，研末，每日3次，每次服3～6克。

397 秦艽

别称大叶龙胆、大叶秦艽、西秦艽、麻花艽、小秦艽、大艽、西大艽、左扭、左拧、左秦艽、萝卜艽、辫子艽。产于新疆、宁夏、陕西、山西、河北、内蒙古及东北地区，俄罗斯及蒙古也有分布。生于河滩、路旁、水沟边、山坡草地、草甸、林下及林缘，海拔400～2400米（图2-397）。

根茎入药。播种3～5年后，秋季地上部枯萎时采挖。采收后用清水洗净，晾至半干，切去芦头，再晾至全干；或除去杂质，洗净，润透，切厚片，晒干。味辛、苦，性平。入胃、肝、胆经。具有祛风除湿、舒筋络、清虚热、利湿退黄之功效，主治湿痹疼痛、筋骨拘挛、手足不遂、骨蒸潮热、疳热、湿热黄疸。煎汤内服，5～10克；或浸酒，或入丸、散。外用，适量，研末撒。久痛虚羸，溲多、便滑者忌服。

图 2-397 秦艽

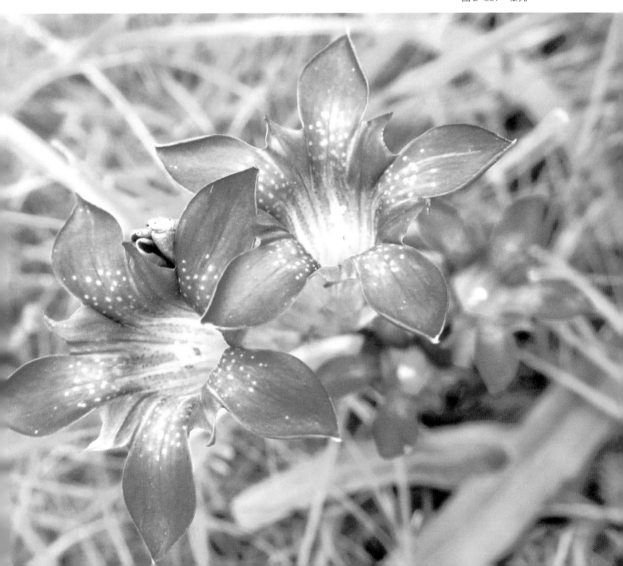

398　青蒿

　　别称蒿子、臭蒿、香蒿、苦蒿、臭青蒿、香青蒿、细叶蒿、细青蒿、草青蒿、草蒿子、蒿、莪、草蒿、方溃、三庚草、野兰蒿、黑蒿、白染艮、方溃、香丝草、酒饼草。青蒿主产于重庆酉阳、吉林、辽宁、河北（南部）、陕西（南部）、山东、江苏、安徽、浙江、江西、福建、河南、湖北、湖南、广东、广西、四川（东部）、贵州、云南等省区。朝鲜、日本、越南（北部）、缅甸、印度（北部）及尼泊尔等也有。常零散生于低海拔、湿润的河岸边沙地、山谷、林缘、路旁等，也见于滨海地区。中药所谓的"青蒿"是指植物黄花蒿，注意两者的区别（图2-398-1、图2-398-2）。

　　植物黄花蒿，具有抗疟作用，可以提取"青蒿素"。秋季花盛开时割取地上部分，除去老茎，阴干。味辛、苦，性寒，无毒。具有清热解暑、除蒸、截疟之功效，主治暑邪发热、阴虚发热、夜热早凉、骨蒸劳热、疟疾寒热、湿热黄疸。是一种廉价的抗疟疾药。煎汤内服，6～15克，治疟疾可用20～40克，不宜久煎；鲜品用量加倍，水浸绞汁饮；或入丸、散。外用适量，研末调敷，或鲜品捣敷；或煎水洗。

　　植物青蒿，只有清热解暑作用，可提取化妆品香精，不具抗疟作用。青蒿植株有香气，多叫它香蒿，一些地方也叫牛尿蒿；黄花蒿的气味与青蒿正好相反，味道不好闻，有些臭，也叫臭蒿。花冠颜色都为黄色，但是青蒿的头状花序比较大，花序直径约有4毫米，形状为半球形；而黄花蒿的头状花序较小，大概2毫米，花朵的形状偏圆形。

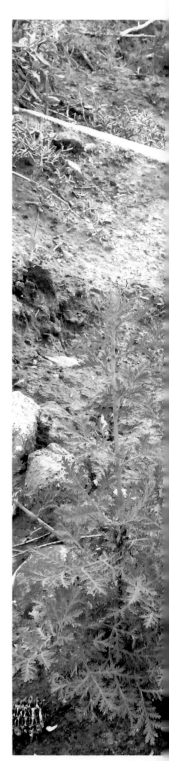

图 2-398-1　青蒿

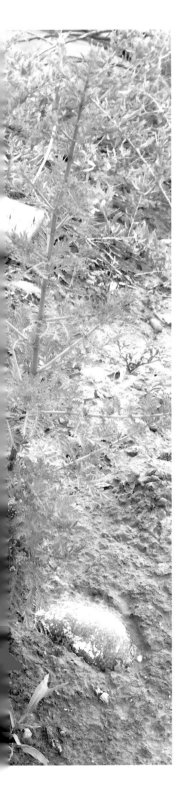
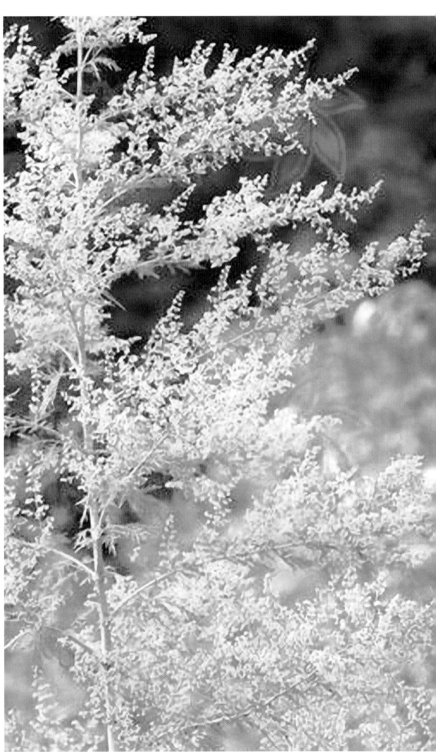

图 2-398-2　黄花蒿

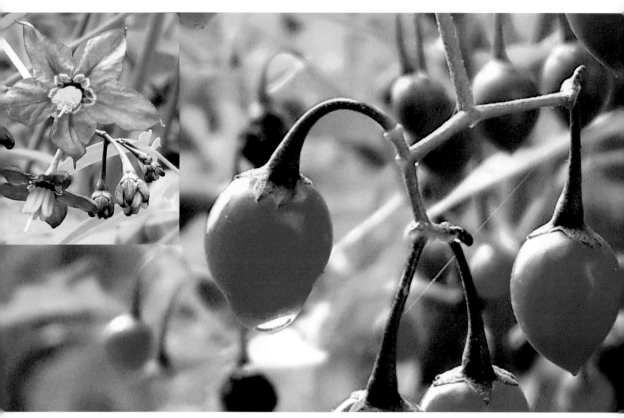

图 2-399-1 青杞

399 青杞

　　别称蜀羊泉、野狗杞、野茄子、枸杞子、野辣子、野茄、药人豆、羊饴、羊泉、红葵、漆姑、小孩拳。产于新疆、甘肃、内蒙古、辽宁、吉林、黑龙江、河北、山西、陕西、山东、河南、安徽、江苏及四川各省。喜生长于山坡向阳处，海拔900～1600米，也有分布在300～2500米处的。注意与枸杞相区别（图2-399-1、图2-399-2）。

　　全草或果实入药，夏、秋季割取全草，洗净，切段，鲜用或晒干。味苦，性寒。具有清热解毒之功效，主治咽喉肿痛、目昏赤、乳腺炎、腮腺炎、疥癣、疥癣瘙痒。鲜草60克，水煎服。

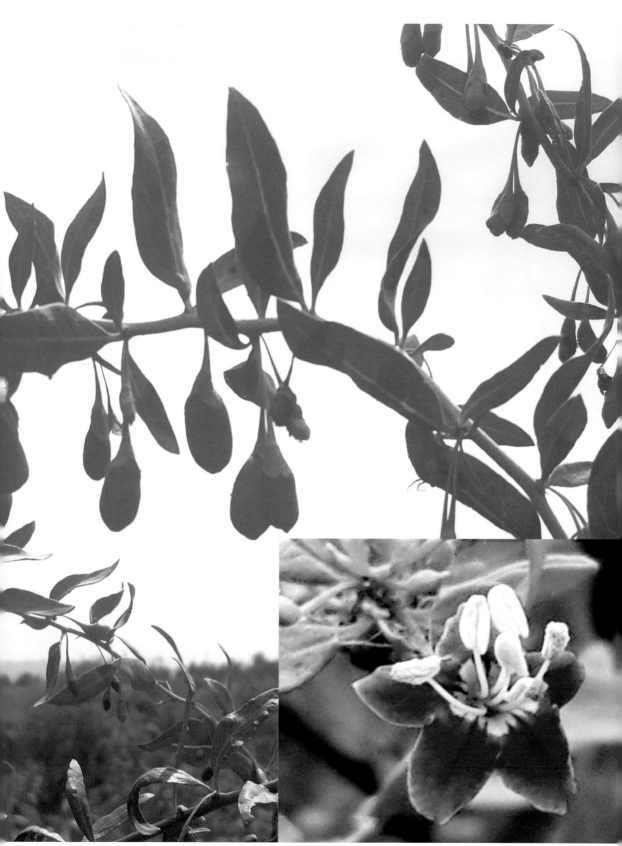

图 2-399-2　枸杞

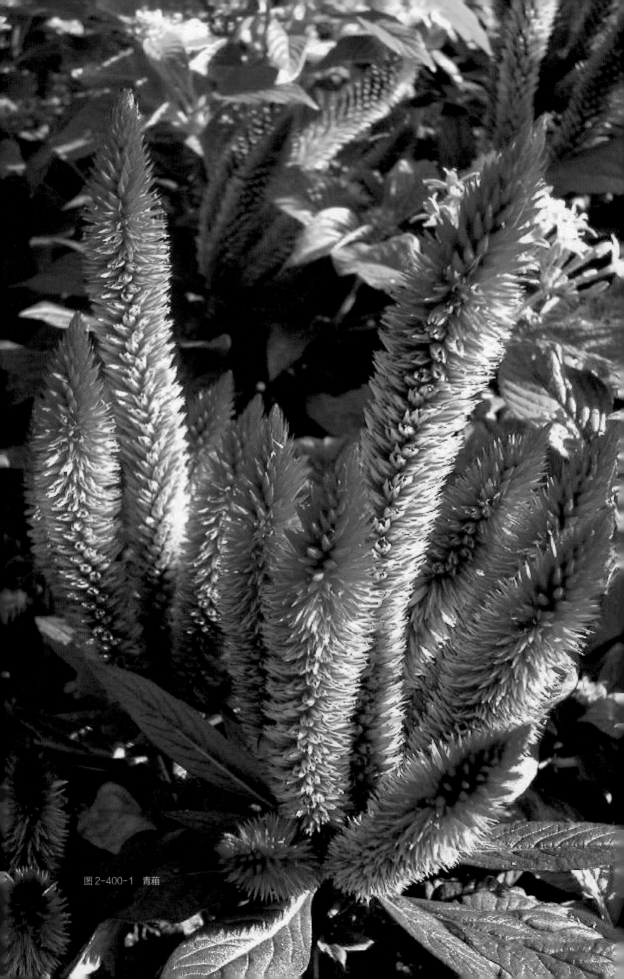

图 2-400-1　青葙

400 青葙

　　别称野鸡冠花、百日红、狗尾草、草蒿、萋蒿、昆仑草、鸡冠苋、鸡冠子菜。分布几乎遍及全国，野生或栽培。朝鲜、日本、俄罗斯、中南半岛、菲律宾、非洲也有。生于平原或山坡，海拔可高达1100米。为旱田杂草。嫩茎叶作蔬菜食用，也可作饲料。注意与鸡冠花区别。前者穗状花序呈圆柱状或圆锥状，而后者则多扁平肥厚，似鸡冠状（图2-400-1、图2-400-2）。

　　种子入药。秋季果实成熟时采割植株或摘取果穗，晒干，收集种子，除去杂质。味苦，性微寒，入肝经。具有清肝、明目、退翳之功效，主治肝热目赤、眼生翳膜、视物昏花、肝火眩晕、高血压、鼻衄、皮肤风热瘙痒、疥癞。煎汤内服，3～15克；外用，适量，研末调敷，或捣汁灌鼻。瞳子散大者忌服。全草有清热利湿之功效。

图 2-400-2　鸡冠花

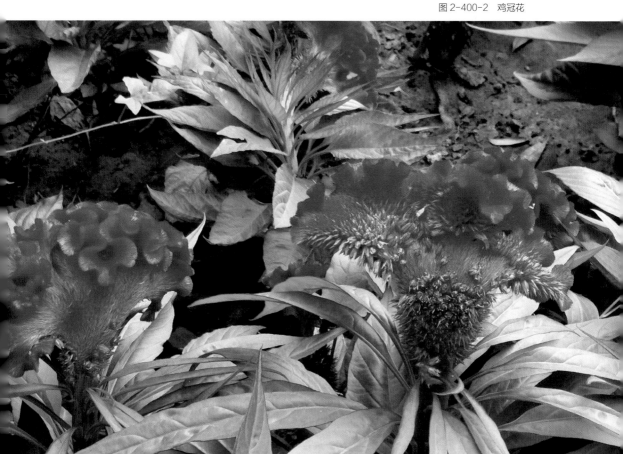

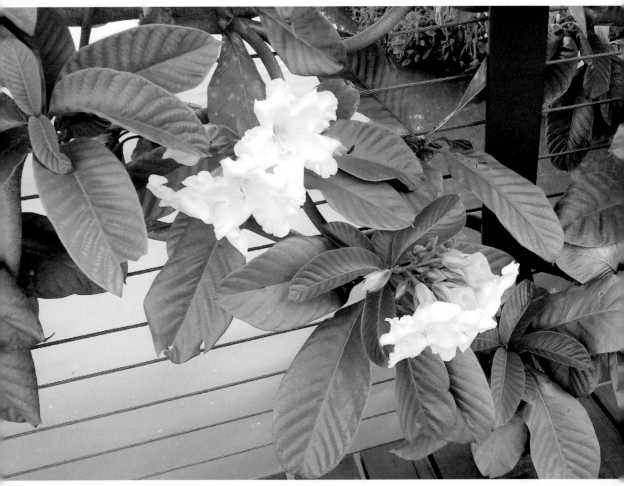

图 2-401 清明花

401 清明花

别名比蒙花、炮弹果、刹抢龙、大花清明花、刹抱龙、藤杜仲。原产于云南、印度，多生于山地林中，广西、广东有栽培，适合于庭园、大型棚架栽培观赏，是国家重点保护植物（图2-401）。

根、叶入药，全年可采收，根切片晒干，叶多为鲜用。味微辛，性温。具有祛风除湿、活血散瘀、接骨之功效，主治风湿痹证、腰腿痛、腰肌劳损、跌打损伤、骨折。根，煎汤内服，9～15克；或泡酒。外用，鲜叶捣包。

02 清香木

别称清香树、细叶楷木、香叶子、紫油木、虎斑檀。产于我国云南、西藏、四川、贵州、广西，分布于缅甸掸邦。生于海拔580～2700米的石灰山林下或灌丛中。叶可提芳香油，民间常用叶碾粉制"香"。喂猪，是很好的饲料（图2-402）。

叶和树皮入药。春季采收嫩叶尖，鲜用或晒干。味辛、香，无毒。具有清热、祛湿、导滞之功效，主治痢疾、泄泻、食积、湿疹、风疹、腹痛和口臭等消化不良症状。煎汤内服，9～15克。外用，适量，煎水洗。树皮，全年可采收。具有收敛止血之功效，主治外伤出血。外用，研末撒。

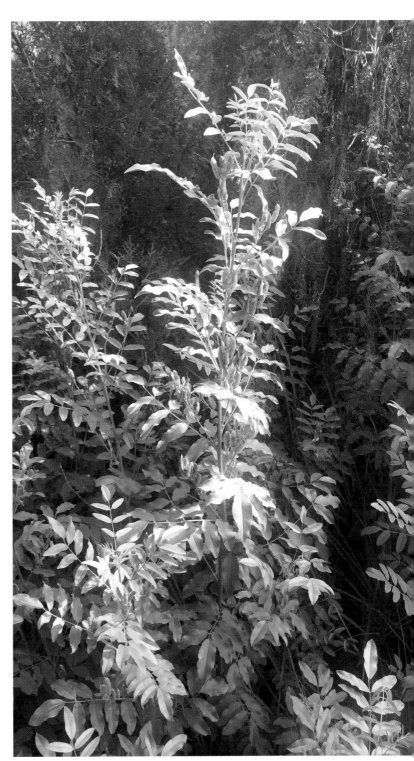

图2-402 清香木

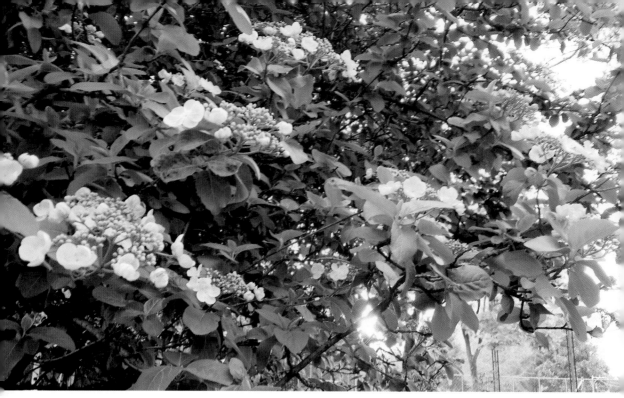

图 2-403 琼花

403 琼花

　　别称聚八仙花、蝴蝶花、牛耳抱珠。产于江苏南部、安徽西部、浙江、江西西北部、湖北西部及湖南南部。生于丘陵、山坡林下或灌丛中。庭园亦常有栽培，是扬州、昆山的市花（图2-403）。

　　嫩枝、叶、果入药。味甘、苦，性平。具有活血、镇痛、止痒之功效。嫩枝、叶，春、夏季进行采摘，主治腰扭伤、关节疼痛。水煎服，12克。叶、果实，春、夏季进行采摘，主治疮、疖、疥、癣、瘙痒。外用，适量，煎水洗患处。琼花，摘来晒干保存，具有活血止痛之功效，主治跌打损伤。水煎服，9～12克；或者将晒干的琼花研磨成粉末，直接涂抹在患处。

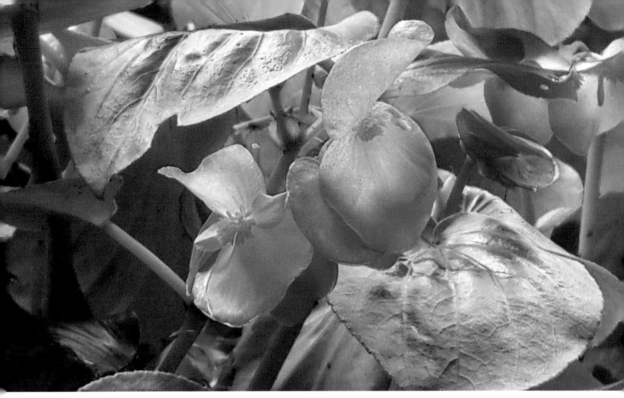

图 2-404　秋海棠

404　秋海棠

别称八月春、断肠花、相思草、断肠草、岩丸子。产于我国河北、河南、山东、陕西、四川、贵州、广西、湖南、湖北、安徽、江西、浙江、福建、昆明。日本、爪哇、马来西亚、印度也有分布。生于山谷潮湿石壁上、山谷溪旁密林石上、山沟边岩石上和山谷灌丛中，海拔 100 ～ 1100 米（图 2-404）。

花、叶、茎、根、果均可入药。果，初冬采收，晒干或鲜用。味酸、涩，性凉。具有凉血止血、散瘀、调经之功效，主治吐血、衄血、咯血、崩漏、白带异常、月经不调、痢疾；外用治跌打损伤。煎汤内服，3 ～ 9 克；外用，适量，研粉敷患处。

花，夏、秋季采收，鲜用或晒干。味酸，性寒，无毒，具有杀虫解毒之功效，主治皮癣。外用，适量，捣汁调蜜搽。

根，夏、秋季采收，洗净，晒干或鲜用。味酸，性寒，具有散瘀、止血、解毒之功效，主治跌打损伤、筋骨疼痛、崩漏、毒蛇咬伤。煎汤内服，9 ～ 15 克。外用，适量，鲜品捣敷。

茎与叶，春、夏季采收，洗净、分开切碎、晒干或鲜用。味酸、辛，性微寒，具有解毒消肿、散瘀止痛、杀虫之功效，主治咽喉肿痛、疮痈溃疡、毒蛇咬伤、跌打瘀痛、皮癣。外用，适量，鲜品捣敷或绞汁含漱。

405 秋英

别称波斯菊、大波斯菊、秋樱、痢疾草。原产于美洲墨西哥，在我国栽培甚广，在路旁、田埂、溪岸也常自生。云南、四川西部有大面积规划，海拔可达2700米。秋英在藏区俗称格桑花，可生长在海拔5000米以上，被藏族乡亲视为象征爱与吉祥的圣洁之花，也是西藏拉萨的市花（图2-405）。

花序、种子或全草入药，味甘，性平。具有清热解毒、明目化湿之功效，主治急性、慢性痢疾和目赤肿痛；外用治痈疮肿毒。水煎服，30～60克；外用鲜全草加红糖适量，捣烂外敷。

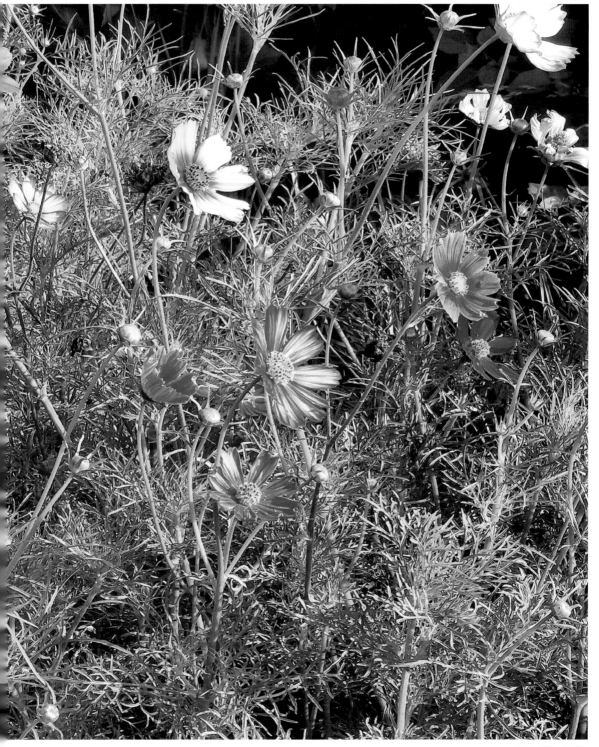

图 2-405 秋英

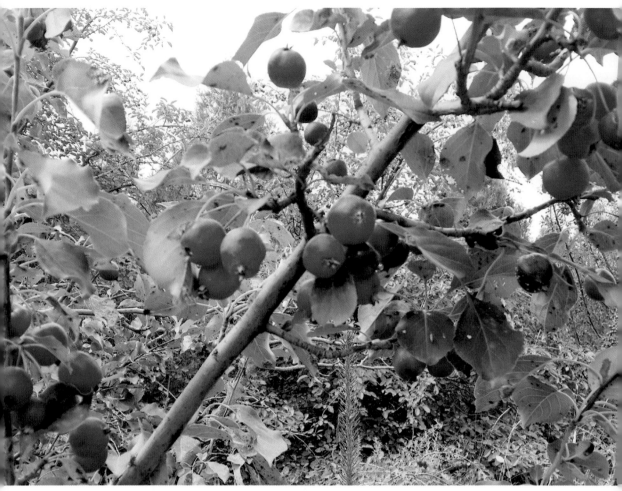

图2-406 楸子

406 楸子

别称海棠果，主要有莱芜茶果、烟台沙果等。分布于华北地区及辽宁、陕西、甘肃、山东、河南等地。生于海拔50～1300米的山坡、平地或山谷梯田边（图2-406）。

果实入药，8～9月果熟时采摘，鲜用。味酸、甘，性平。具有生津、消食之功效，主治口渴、食积。煎汤内服，15～30克。

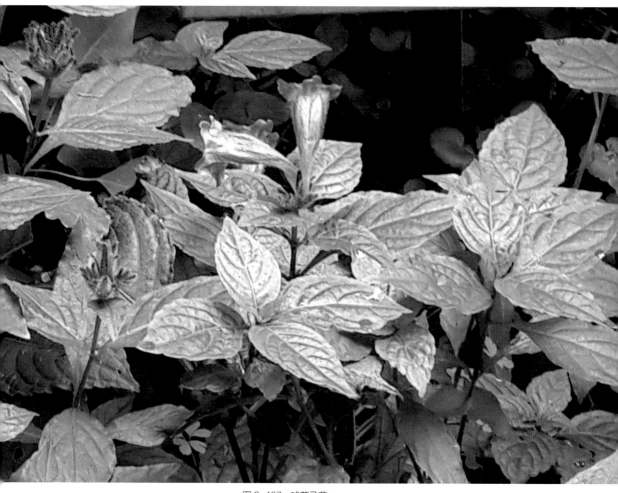

图 2-407　球花马蓝

407　球花马蓝

别称温大青、大青菜。产于广东、海南、香港、台湾、广西、云南、贵州、四川、福建、浙江。越南、孟加拉国、印度东北部、缅甸、喜马拉雅等地至中南半岛均有分布。常生于潮湿地带。在浙江，虽然是叫大青菜，但是并不作为一种蔬菜，而是作为一种药材食用（图2-407）。

根、叶入药，味苦，性寒凉，具有清热解毒、凉血消肿之功效，可预防流脑、流感，治中暑、腮腺炎、肿毒、毒蛇咬伤、菌痢、急性肠炎、咽喉炎、口腔炎、扁桃体炎、肝炎、丹毒。煎服，9 ～ 30克。

408 人参

别称圆参、黄参、棒槌、人衔、鬼盖、神草、土精、地精、百草之王。人参多生长在北纬33°～48°、东经117.5°～134°以红松为主的针阔混交林或落叶阔叶林下，分布于辽宁东部、吉林东南部和黑龙江东部，河北、山西、山东有引种。俄罗斯、朝鲜和日本也多栽培。是闻名遐迩的"东北三宝"之一（图2-408）。

根入药。根茎称人参芦，其上的不定根称人参条，细支根与须根称人参须，叶称人参叶，花称人参花，果实称人参子，亦供药用。栽培的为"园参"，野生的为"山参"。如将幼小的山参移植于田间，或将幼小的园参移植于山野而成长的人参，称为"移山参"。多于秋季采挖6年以上者，洗净。园参经晒干或烘干，称"生晒参"；山参经晒干，称"生晒山参"；经水烫，浸糖后干燥，称"白糖参"；蒸熟后晒干或烘干，称"红参"。用时，生晒参润透，切薄片，干燥；生晒山参，粉碎或捣碎；白糖参，经水烫，浸糖后干燥；红参，蒸熟后晒干或烘干。

味甘、微苦，性平。入脾、肺、心经。具有大补元气、复脉固脱、补脾益肺、生津、安神之功效，主治体虚欲脱、肢冷脉微、脾虚食少、肺虚喘咳、津伤口渴、内热消渴、久病虚羸、惊悸失眠、阳痿宫冷、心力衰竭、心源性休克。另煎兑入汤剂服，3～9克；山参若研粉吞服，一次2克，一日2次。不宜与藜芦同用。

图2-408 人参

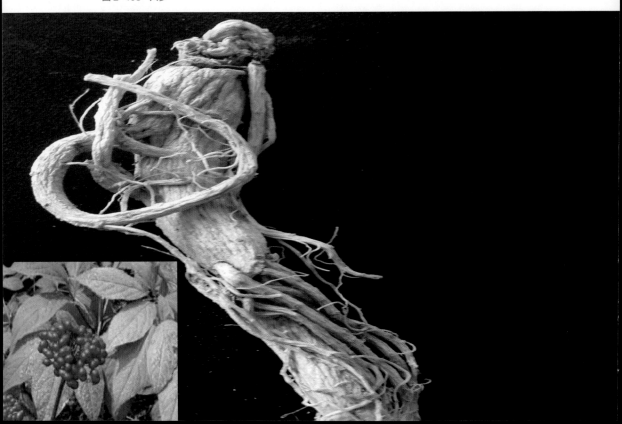

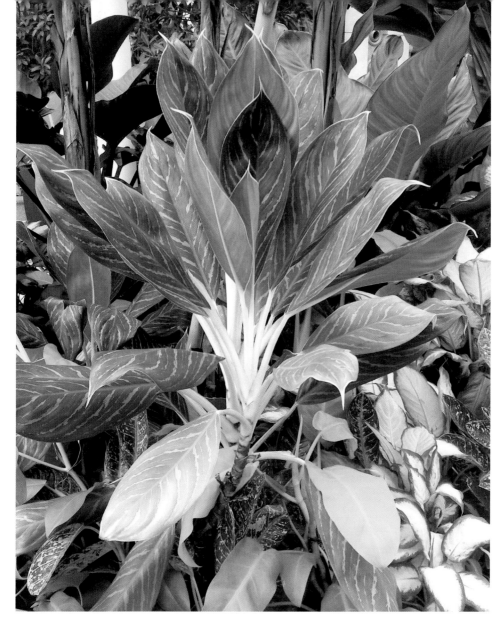

图 2-409　绒叶肖竹芋

409　绒叶肖竹芋

　　别称天鹅绒竹芋、斑叶肖竹芋。原产于巴西，我国台湾、广东有栽培。喜低光度或半阴环境下生长，但长期在室内低光度下生长不良，植株柔弱，叶片失去特有的色彩。盛夏在强光下暴晒片刻，叶片就会被灼伤（图2-409）。

　　根茎中含有淀粉，可食用，具有清肺热、利尿等作用。

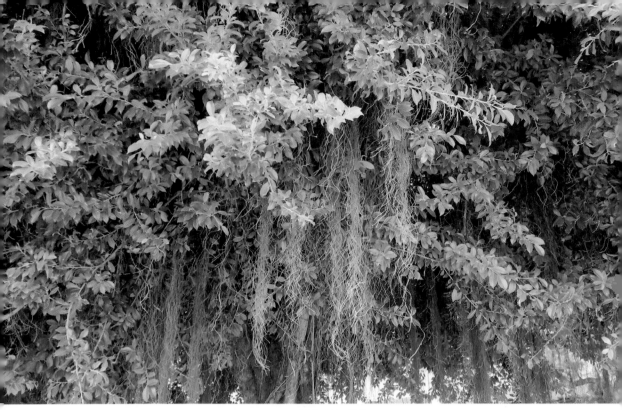

图2-410 榕树

410 榕树

　　别称细叶榕、万年青、榕树须。产于我国台湾、浙江（南部）、福建、广东（及沿海岛屿）、广西、湖北（武汉及十堰栽培）、贵州、云南（海拔174～1900米）。斯里兰卡、印度、缅甸、泰国、越南、马来西亚、菲律宾、日本、巴布亚新几内亚和澳大利亚北部、东部直至加罗林群岛也有分布（图2-410）。

　　气根、树皮和叶芽入药。气根也称榕须，全年可采收，割下气根，扎成小把，晒干。味苦、涩，性平。具有祛风清热、活血解毒之功效，主治感冒、顿咳、麻疹不透、乳蛾、扁桃体炎、眼结膜炎、疝气腹痛、风湿骨痛、鼻衄、血淋、跌打损伤。煎汤内服，9～15克，或浸酒；外用，捣碎酒炒敷或煎水洗。

　　榕树叶，全年均可采收，鲜用或晒干。味淡，性凉。具有清热利湿、活血散瘀之功效，主治咳嗽、痢疾、泄泻。煎汤内服，9～15克，或研末，或浸酒；外用适量，捣敷。

　　榕树皮，主治泄泻、疥癣、痔疮。

　　榕树果，夏、秋季采收，鲜用或晒干。味微甘，性平，具有清热解毒之功效，主治疮疖、臁疮。外用，适量，煎水熏洗。榕树胶汁，全年均可采收，割伤树皮，收集流出的乳汁。味微甘，性平。具有明目去翳、解毒消肿之功效，主治赤眼、目翳、瘰疬、唇疔、牛皮癣、赘疣。煎汤内服，9～15克，适量煮粥食；外用，适量，涂敷，或煎水洗。

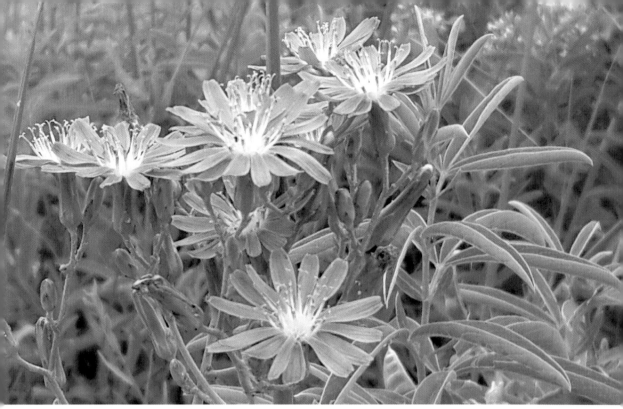

图 2-411　乳苣

411　乳苣

　　别称蒙山莴苣、紫花山莴苣、苦菜。我国分布于辽宁、内蒙古、河北、山西、陕西、甘肃、青海、新疆、河南、西藏，欧洲、俄罗斯、哈萨克斯坦、乌兹别克斯坦、蒙古、伊朗、阿富汗、印度西北部广为分布。生于河滩、湖边、草甸、田边、固定沙丘或砾石地，海拔 1200 ～ 4300 米（图 2-411）。

　　全草入药。味苦，性寒，无毒，入胃、心、脾、大肠经。具有抗菌、消炎、止痛等功效，主治肠痈、痈肿、丹毒、目赤、赤白带等。内服，煎汤、打汁或研末；外用，捣汁涂或煎水熏洗。民间也作为野菜。

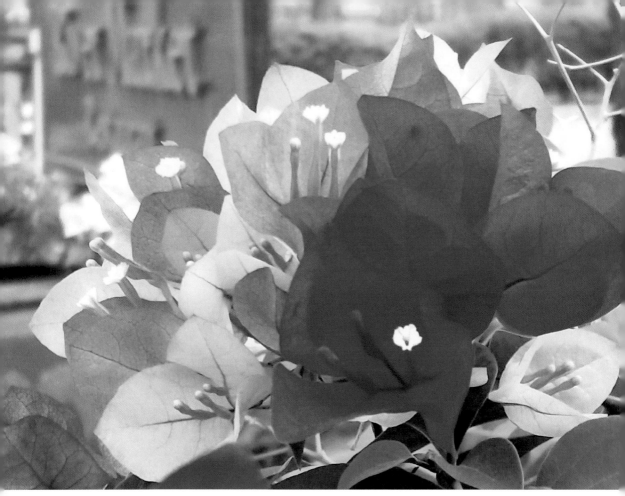

图 2-412　三角梅

412　三角梅

别称叶子花、九重葛、三叶梅、毛宝巾、簕杜鹃、三角花。原产于南美洲的巴西，大约19世纪30年代才传到欧洲栽培。喜温暖湿润、阳光充足的环境，不耐寒，我国除南方地区可露地栽培越冬，其他地区都需盆栽和温室栽培。土壤以排水良好的沙质壤土最为适宜（图2-412）。

叶与花可入药。叶，捣烂敷患处，有散瘀消肿的效果。花，具有解毒清热、调和气血之功效，主治月经不调、疸毒。茎有毒，食用过量会导致腹泻、便血等。

413 三色堇

别称三色堇菜、猫儿脸、蝴蝶花、人面花、猫脸花、阳蝶花。是欧洲常见的野花物种，也常栽培于公园中，是冰岛、波兰的国花。我国南北方普遍栽培，作为药用植物，在河北省有少量种植。以露天栽种为宜，花坛、庭园、盆栽皆宜；但不适合种于室内，因为室内光线不足，生长会迟缓，枝叶无法充分生长，导致无法开花。开花后也不应移入室内，以延长花朵寿命（图2-413）。

全草入药。具有清热解毒、散瘀、止咳、利尿之功效，主治咳嗽、小儿瘰疬、无名肿毒。三色堇干花为翅状、褐色、多纤维，可杀菌，治疗皮肤上的青春痘、粉刺和过敏症状，药浴也有很好的丰胸作用。深紫色的三色堇还具有芳香味，可提取香精，制作香水。

图2-413 三色堇

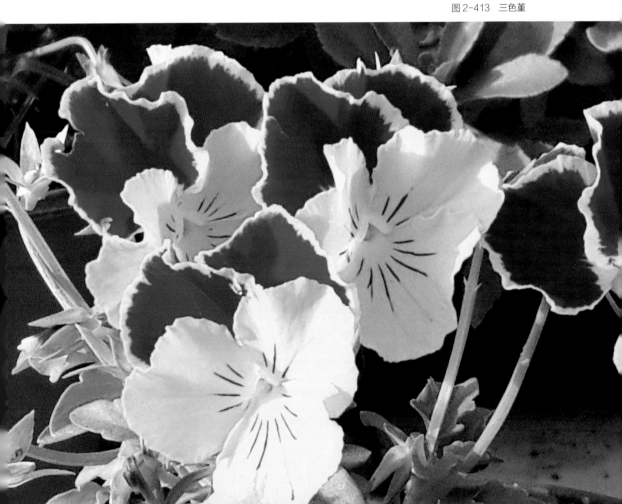

414 三药槟榔

别称三雄蕊槟榔。原产于印度、中南半岛及马来半岛等亚洲热带地区，我国台湾、广东（广州）、云南等省区有栽培。与槟榔的区别是：槟榔，茎单生，乔木状，雄蕊6枚，果实较大，卵球形，熟时橙黄色；三药槟榔，茎丛生，较矮小，灌木状，雄蕊3枚，果实较小，卵状纺锤形，熟时深红色（图2-414-1、图2-414-2）。

果实含槟榔碱，对猪绦虫有较强的致瘫痪作用，使全虫各部位都瘫痪；对牛绦虫则仅能使头部和未成熟节片完全瘫痪，而对中段和后段的孕卵节片则影响不大。对蛔虫也可使之中毒，而对钩虫则无影响。槟榔与雄黄、肉桂、阿魏混合煎汤，对小鼠血吸虫感染有一定的预防效果，但与萱草根、黄连及广木香一起用于治疗小鼠血吸虫病，却无效。煎剂和水浸剂对流感病毒甲型某些株有一定的抑制作用，水浸液在试管内对堇色毛癣菌等皮肤真菌有不同程度的抑制作用。

图 2-414-1 三药槟榔

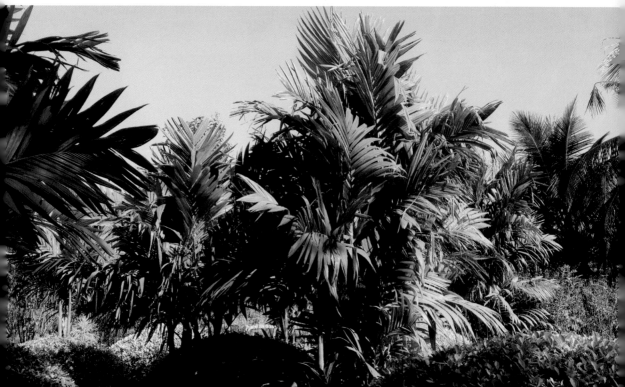

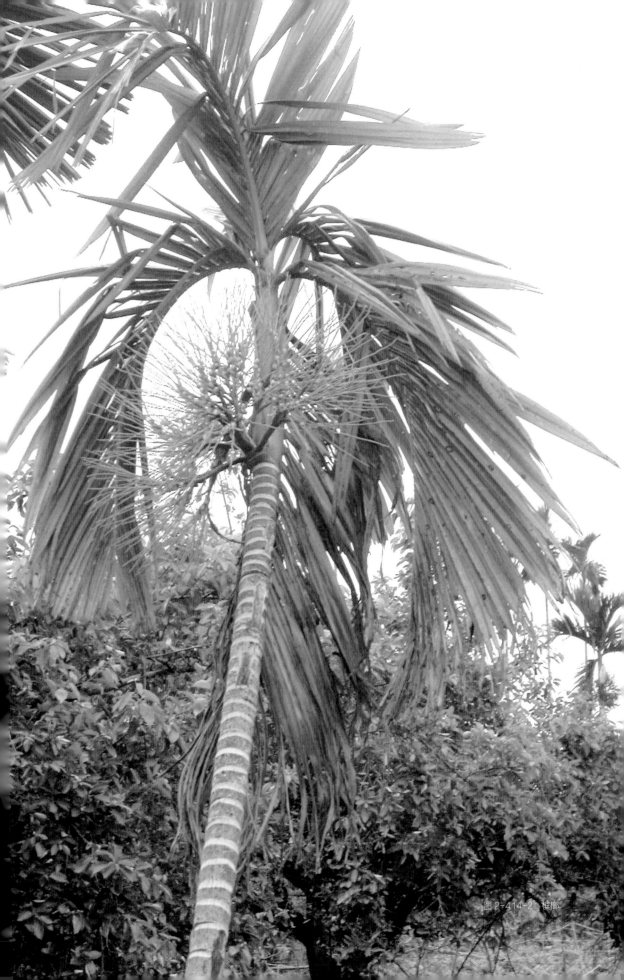

图 2-414-2　槟榔

415 桑树

原产于我国中部，有约四千年的栽培史。栽培范围广泛，东北自哈尔滨以南，西北从内蒙古南部至新疆、青海、甘肃、陕西，南至广东、广西，东至台湾，西至四川、云南，以长江中下游各地栽培最多。垂直分布大都在海拔1200米以下。桑树叶、枝、木材、枝条等可以用来饲蚕、食用、酿酒、编筐、造纸和制作各种器具（图2-415）。

叶、根、皮、嫩枝、果穗、木材、寄生物等入药。桑树叶，以经霜后采收的为佳，称霜桑叶或冬桑叶。味苦、甘，性寒，入肺、肝经，具有疏风清热、凉血止血、清肝明目、润肺止咳之功效，主治风热感冒、肺热咳嗽、肝阳头痛眩晕、目赤昏花、血热出血及盗汗等证。现代还用于治疗下肢象皮肿。内服、外用均可，也曾被制成注射液。鲜桑叶撕破叶脉后取其渗出的白色液体（名叫桑叶汁），味苦，性微寒，具有解毒、清热、止血之功效，主治痈疖、瘰疬、外伤出血及蜈蚣咬伤等。桑叶蒸馏液还可用于治疗目疾。

桑枝，指桑树的嫩枝，春末夏初采收。味苦，性平，偏入肝经，具有祛风除湿、通经络、利关节、行水气之功效，主治风湿痹痛、四肢拘挛、水肿、身痒等证，尤擅疗上肢痹痛。可煎汤或熬膏内服，亦可煎水外洗。桑枝烧灼后，可沥出汁液（名叫桑沥），《本草纲目》等书记载其能治疗"大风疥疮"、破伤风、小儿身面烂疮等症。

桑根，冬季采挖，除去其栓皮。味甘，性寒，入肺、脾经，具有泻肺平喘、行水消肿之功效，主治肺热咳喘、痰多、水肿、脚气、小便不利等证。多入煎剂、散剂，也捣汁或煎水外用。桑根带皮，味微苦，性平，具有治疗惊痫、筋骨痛、高血压、目赤、鹅口疮、崩漏等功效。全株桑树皮中的白色汁液叫桑皮汁，可治小儿口疮和外伤出血。

桑葚，为桑树的成熟果实，又叫桑果，味甜汁多，是人们常食的水果之一。4～6月果实成熟时采收，洗净，去杂质，晒干或略蒸后晒干食用。味甘、酸，性微寒，入心、肝、肾经。具有补血滋阴、生津止渴、润肠燥等功效，主治阴血不足而致的头晕目眩、耳鸣心悸、烦躁失眠、腰膝酸软、须发早白、消渴口干、大便干结等症。现代药理研究表明，桑葚入胃能补充胃液，促进胃液的消化，入肠能刺激黏膜，促进肠液分泌与胃肠蠕动，因而有补益强壮之功。

桑木有三用：一是烧灰叫桑柴灰，可治疗水肿、金疮出血、目赤肿痛等；二是桑柴灰加水制汁，经过滤、蒸发后所得结晶状物（名叫桑霜），可治疗噎食积块及痈疽疔毒；三是老桑树木材上的结节（名叫桑瘿），古人认为能祛风除湿，疗风湿痹痛、老年鹤膝风等。

寄生物，寄生于桑树上的木耳古称桑耳，味甘，性平，具有治疗肠风、痔疮出血、衄血及妇人崩漏、带下、心腹痛等功效。桑寄生，为桑寄生科植物槲寄生、桑寄生或毛叶桑寄生等的干燥带叶茎枝，但古人认为寄生于桑树者为佳。槲寄生一般在冬季采收，河南、湖南则在3～8月采收。用刀割下，除去粗枝，阴干或晒干，扎成小把或用沸水捞过（使不变色），晒干。桑寄生及毛叶桑寄生一般在夏季砍下枝条，晒干。味苦，性平，入肝、肾经，具有祛风除湿、补肝肾、强筋骨、养血安胎之功效，主治风湿痹痛、腰膝酸痛、崩漏带下、胎动不安等症。煎汤内服，9～18克；或入散剂、浸酒或捣汁服。

图 2-415　桑树

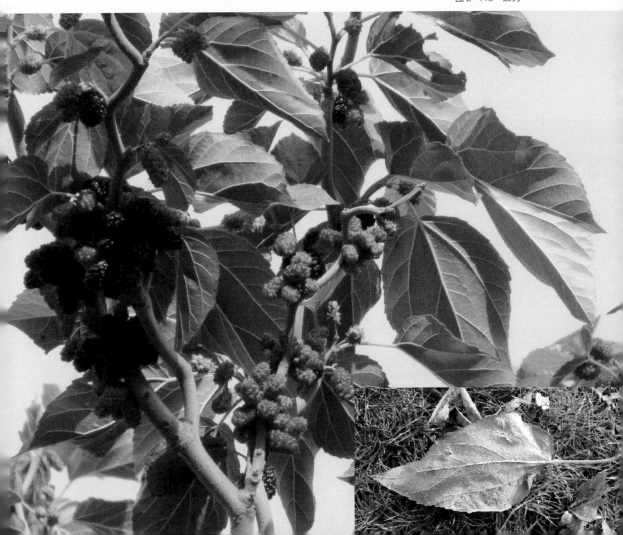

416　沙葱

别称蒙古韭、野葱、麦葱。广泛分布于我国内蒙古西北部、辽宁（西部）、陕西（北部）、甘肃、青海（北部）、新疆（东北部）和宁夏（北部），生于海拔800～2800米的荒漠、沙地或干旱山坡。在湿润、肥沃的沙壤土中生长良好。耐寒（-5℃以上），半耐寒（0℃以上），花期在6～8月。沙葱是西北地区的优良佳肴，新鲜沙葱可炒食或做沙葱包子；葱花用盐腌上或晾晒干，可汤煮肉时放上一把葱花，可使那汤那肉四溢飘香。沙葱嫩茎不易久储，可炮制时令佳肴——水汆沙葱，即把沙葱嫩茎洗净，放入开水锅焯1分钟，然后捞出拌上精盐、陈醋，其腌制品存储保质期可达5个月以上（图2-416）。

地上部分可以入药。性温、味辛，入肺、胃经。具有开胃、消食、杀虫等功效，主治消化不良、不思饮食、秃疮、青腿病、伤风感冒、头痛发烧、腹部冷痛、骨折等。平时食用可预防伤风感冒，在感冒以后食用也能起到退烧和止痛的作用；将鲜沙葱捣碎直接外敷伤处，或水煎熬以后清洗受伤部位，都能快速缓解筋伤或骨折肿痛。

图2-416　沙葱

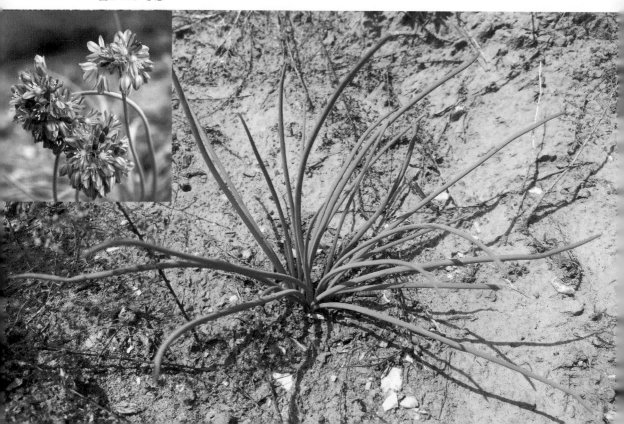

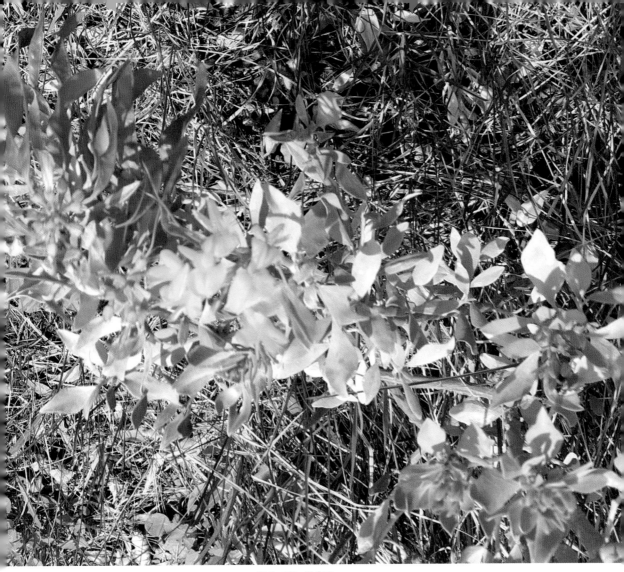

图 2-417 沙冬青

417 沙冬青

　　别称蒙古沙冬青、蒙古黄花木。分布于内蒙古潮格旗、磴口、乌海、贺兰山、鄂托克旗、吉兰太、阿拉善左旗、阿拉善右旗，宁夏陶乐、吴忠、中卫和甘肃民勤、兰州等地（图2-417）。

　　茎、叶入药。夏、秋季采收，洗净，鲜用或晒干。味辛、苦、温，有毒。入心经。具有祛风除湿、舒筋散瘀之功效，主治冻疮、慢性风湿性关节痛。外用，适量，煎水洗，或浓缩成膏涂搽患处。

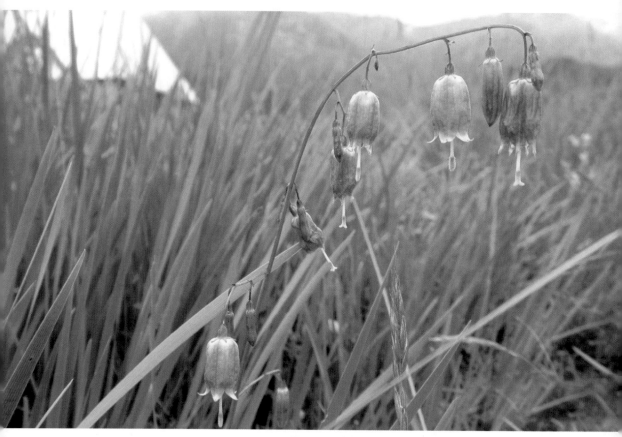

图2-418 沙参

418 沙参

别称南沙参、泡参、泡沙参、白参、知母、羊乳、羊婆奶。分布于我国江苏、安徽、浙江、江西、湖南等地。多生于低山草丛中和岩石缝内，也有生于海拔600～700米的草地上或1000～3200米的开阔山坡及林内者（图2-418）。

根入药。播种后2～3年采收，秋季挖取根部，除去茎叶及须根，洗净泥土，趁新鲜时用竹片刮去外皮，切片，晒干。蜜沙参，取炼蜜25千克用适量开水稀释后，加入100千克沙参片中拌匀，闷透，置锅内，用文火加热，炒至黄橙色，不粘手为度。味甘、微苦，性微寒，入胃经。具有养阴清热、润肺化痰、益胃生津之功效，主治阴虚久咳、痨嗽痰血、燥咳痰少、虚热喉痹、津伤口渴。煎汤内服，10～15克；鲜品15～30克，或入丸、散。风寒咳嗽者忌服，脏腑无实热，肺虚寒咳之作嗽者，勿服。恶防己，反藜芦。

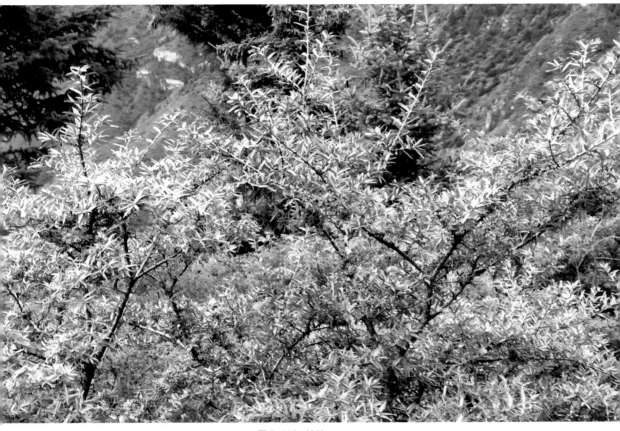

图 2-419 沙棘

419 沙棘

别称醋柳、黄酸刺、酸刺柳、黑刺、酸刺、醋柳果、沙枣、达尔、大尔卜兴、酸刺子、酸柳柳、其察日嘎纳、酸刺刺。产于河北、内蒙古、山西、陕西、甘肃、青海、四川西部。常生于海拔 800～3600 米温带地区向阳的山脊、谷地、干涸河床地或山坡，多生于砾石或沙质土壤或黄土上，在我国黄土高原极为普遍。根、茎、叶、花、果，特别是沙棘果实含有丰富的营养物质和生物活性物质，可以广泛应用于食品、医药、轻工、航天、农牧渔业等许多领域（图 2-419）。

果实入药。9～10 月果实成熟时采收，鲜用或晒干。味酸、涩，性温，具有止咳化痰、健胃消食、活血散瘀之功效，主治咳嗽痰多、肺脓肿、消化不良、食积腹痛、胃痛、肠炎、闭经、跌打瘀肿。煎汤内服，3～9 克，或入丸、散；外用适量，捣敷或研末撒。

420 沙漠玫瑰

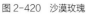

　　别称天宝花。既不是生长在沙漠地区，也与玫瑰没什么近缘关系或相像之处，而是一种夹竹桃科的植物，因原产地接近沙漠且红如玫瑰而得名。原产于非洲的肯尼亚、坦桑尼亚，分布于突尼斯、阿尔及利亚、摩洛哥等北非国家。自20世纪80年代引入我国华南地区栽培后，在我国大部分地区都有分布，如广东、福建、广西、内蒙古等常栽培用于观赏（图2-420）。

　　花入药。具有强心、镇静、消炎利尿等功效，内服主治反胃、痢疾、脱肛、吐血、下血、疟腮、白带过多、失眠、小便不利等，外敷可治疗疮疖肿。具有一定的毒性，尤其是乳汁毒性较强，如误食会引起心跳加速、心律不齐。

图 2-420 沙漠玫瑰

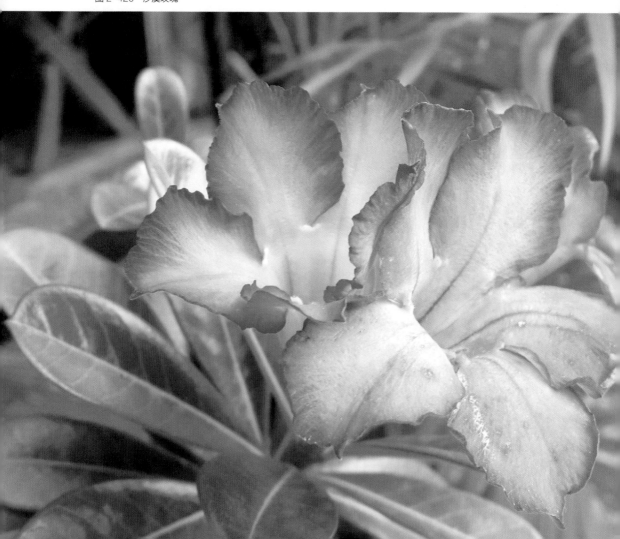

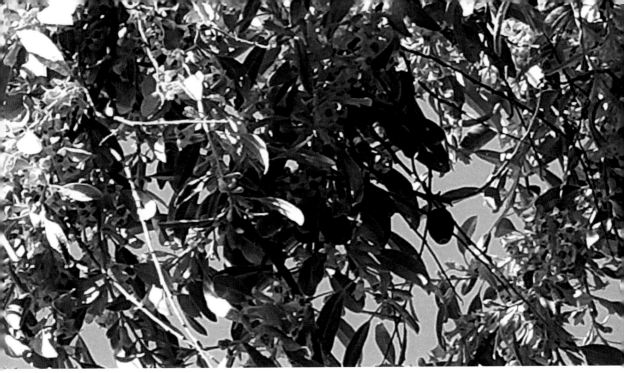

图 2-421 沙枣

421 沙枣

别称桂香柳、七里香、香柳、刺柳、银柳、银柳胡颓子、牙格达、红豆、则给毛道、给结格代。在我国主要分布在西北各省区和内蒙古西部，少量分布在华北北部、东北西部。内陆河岸的沙枣林，多呈疏林状态，面积较大，仅额济纳河西河林区就有沙枣林69000多亩。人工沙枣林则广布于新疆、甘肃、青海、宁夏、陕西和内蒙古等省（区）。国外分布于地中海沿岸、亚洲西部、俄罗斯和印度。沙枣作为饲料，在我国西北已有悠久的历史。其叶和果是羊的优质饲料，羊四季均喜食。不仅能增膘育肥，还能提高母羊发情和公羊配种率，有利繁殖。也可饲喂猪及其他牲畜，有育肥增膘，促进产仔和催奶的良好作用（图2-421）。

果实、叶、根可入药。果实，成熟时分批采摘，鲜用或烘干。味酸、微甘，性凉，入肺、肝、脾、胃、肾经。具有养肝益肾、健脾调经之功效，主治肝虚目眩、肾虚腰痛、脾虚腹泻、消化不良、带下、月经不调。煎汤内服，15～30克。

叶，味甘、微涩，性凉。具有清热解毒之功效，主治痢疾、肠炎、肺炎、气短。煎服：15～30克。沙枣花，蜜炙煎服可止咳平喘，治慢性支气管炎。果汁，可作泻药，与车前一同捣碎可治痔疮。根，煎汁可洗恶疥疮和马的瘤疥。树皮，具有清热凉血，收敛止痛之功效，主治慢性气管炎、胃痛、肠炎、白带异常；外用治烧烫伤，止血。煎浓液涂搽患处；煎汤内服，15～30克。

422 杉木

别称沙木、沙树等。为我国长江流域、秦岭以南地区栽培最广、生长快、经济价值高的用材树种。北起秦岭南坡、河南桐柏山、安徽大别山、江苏句容、宜兴，南至广东信宜、广西玉林、龙津、云南广南、麻栗坡、屏边、昆明、会泽、大理，东自江苏南部、浙江、福建北部、西部山区，西至四川大渡河流域（泸定磨西面以东地区）及西南部安宁河流域，垂直分布于海拔2500米以下。越南也有分布（图2-422）。

根、树皮、球果、木材、叶和杉节入药，四季可采收，鲜用或晒干备用。味辛，性微温。具有祛风止痛、散瘀止血之功效，主治慢性气管炎、胃痛、风湿性关节痛；外用治跌打损伤、烧烫伤、外伤出血、过敏性皮炎。水煎服，根、皮均为15～30克，球果30～90克；外用适量，皮研粉外敷，或皮、叶煎水洗，烧烫伤用杉木炭研粉调油敷患处。

根皮（杉木根），味辛，性温，主治淋证、疝气、痧秽、腹痛、关节痛、跌打损伤、疥癣。树皮（杉皮），具有祛风止痛、燥湿、止血之功效，主治水肿、脚气、金疮、漆疮、烫伤。枝干结节（杉木节），主治脚气、痞块、骨节疼痛、带下病、跌扑血瘀。心材、枝叶（杉木、杉叶），味辛，性微温。具有辟秽、止痛、散湿毒、降逆气之功效，主治漆疮、风湿毒疮、脚气、心腹胀痛；外用主治跌打损伤。种子，具有散瘀消肿之功效，主治疝气、乳痛。木材沥出的油脂（杉木油），主治尿闭。

图2-422

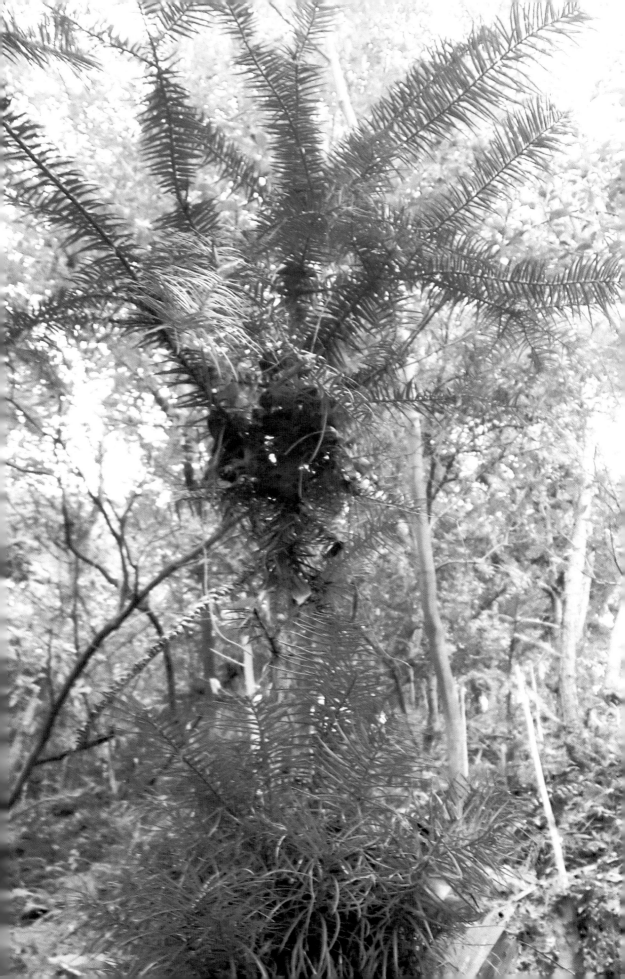

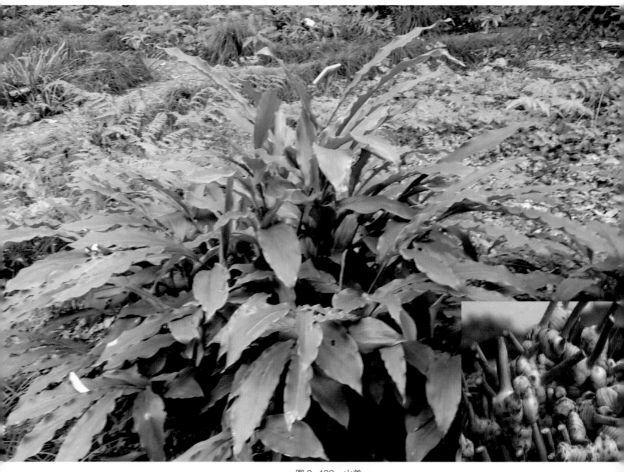

图 2-423　山姜

423　山姜

　　别称箭杆风、九姜连、九龙盘、鸡爪莲、姜叶淫羊藿、姜七、高良姜。生于林下阴湿处，国内外均有分布。国内分布于浙江、江西、福建、台湾、湖北、湖南、广东、广西、四川、贵州和云南等地（图2-423）。

　　根茎入药。3～4月采挖，洗净，晒干。味辛，性温。入胃、肺经。具有温中、散寒、祛风、活血之功效，主治脘腹冷痛、肺寒咳嗽、风湿痹痛、跌打损伤、月经不调、劳伤吐血。煎汤内服，3～6克，或浸酒；外用适量，捣敷，或捣烂调酒搽，或煎水洗。果实也可入药，具有芳香性健胃作用，主治消化不良、腹痛、呕吐、噫气、慢性下痢。

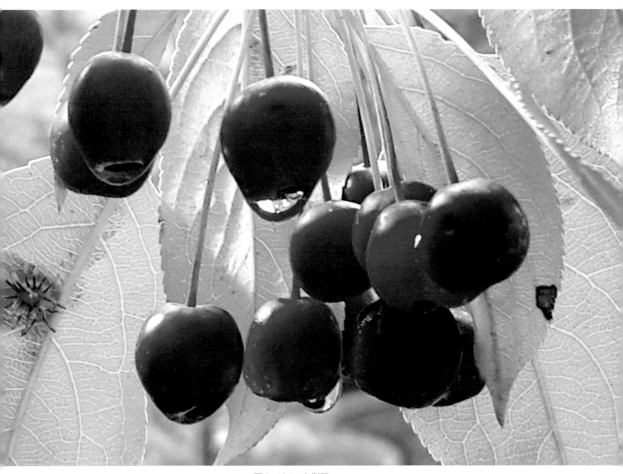

图 2-424 山荆子

424 山荆子

　　别称林荆子、山定子、山丁子。产于我国辽宁、吉林、黑龙江、内蒙古、河北、山西、山东、陕西、甘肃。生于山坡杂木林中及山谷阴处灌木丛中，海拔50～1500米。分布于蒙古、朝鲜、俄罗斯西伯利亚等地。山荆子的营养成分高于苹果，其中有机酸的含量超过苹果1倍以上，适用于加工成果脯、蜜饯和清凉饮料（图2-424）。

　　果实入药。秋季果熟时采摘，切片晾干。味甘、酸，性凉，无毒，具有润肺、生津、利痰、健脾、解酒、止泻痢之功效，主治痢疾、吐泻、醉酒。煎汤，15～30克；或研末；或酿酒。

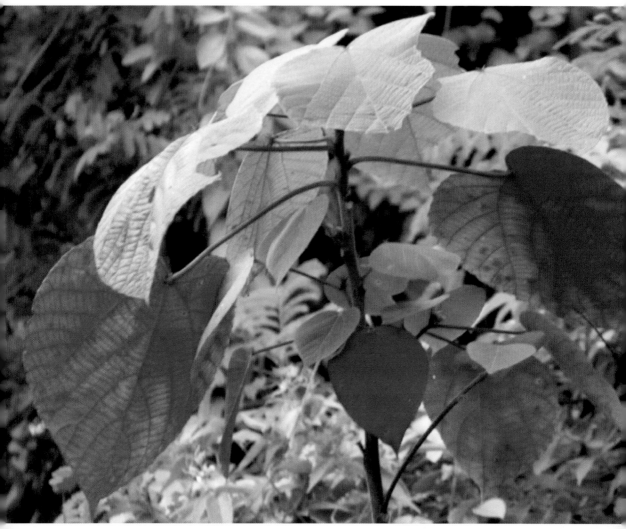

图 2-425　山麻秆

425　山麻秆

　　别称红荷叶、狗尾巴树、桐花秆。暖温带树种。主要分布于我国秦岭以南长江流域及陕西，华北地区小气候良好处也有少量引种栽培，江苏南北各地均有分布。野生于海拔100～800米的低山区河谷两岸或庭园栽培。早春嫩叶初放时呈红色，醒目美观。茎皮纤维为制纸原料，叶可作饲料（图2-425）。

　　茎、皮、叶入药，春、夏季采收，洗净，鲜用或晒干。味淡，性平，入大肠经。具有驱虫、解毒、定痛之功效，主治蛔虫病、狂犬、毒蛇咬伤、腰痛。煎汤内服，3～6克。外用：适量，鲜品捣敷。

426　山莓

　　别称树莓、山抛子、牛奶泡、撒秧泡、三月泡、四月泡、龙船泡、大麦泡、泡儿刺、刺葫芦、馒头菠、高脚波。除东北地区和甘肃、青海、新疆、西藏外，我国均有分布，尤其是湖北西北部山区大量存在。朝鲜、日本、缅甸、越南也有分布。多生于向阳山坡、溪边、山谷、荒地和疏密灌丛中潮湿处，海拔200～2200米。具有很好的营养价值、药用价值和食用价值（图2-426）。

　　根和叶入药。秋季挖根，洗净，切片晒干。春季至秋季可采叶，洗净，切碎晒干。根，味苦、涩，性平，具有活血、止血、祛风利湿之功效，主治吐血、便血、肠炎、痢疾、风湿性关节痛、跌打损伤、月经不调、白带异常。叶，味苦，性凉。具有消肿解毒之功效，外用治痈疖肿毒。根15～30克；叶，外用适量，鲜品捣烂敷患处。

　　果实也入药。7～8月果实饱满、外表呈绿色时采摘。蒸熟晒干或用开水浸1～2分钟后晒干。味酸、微甘，性平。具有醒酒止渴、化痰解毒、收涩之功效，主治醉酒、痛风、丹毒、烧烫伤、遗精、遗尿。煎汤内服，9～15克，或生食；外用，捣汁涂。治开水烫伤，（山莓）果捣汁，敷患处。

图2-426　山莓

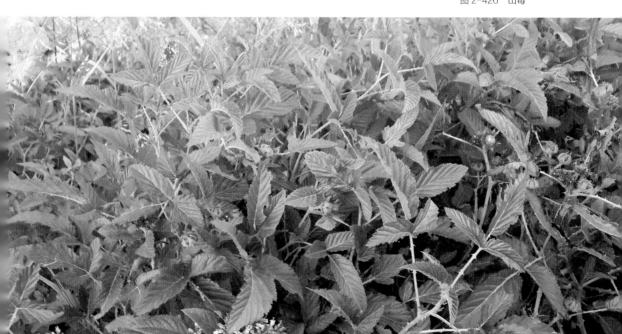

427 山牵牛

别称老鸦嘴、大花山牵牛、大花老鸦嘴。产于广西、广东、海南、福建鼓浪屿，印度及中南半岛也有分布。生于山地灌丛，世界热带地区植物园常见栽培（图2-427）。

全株都可入药，夏、秋季采收，洗净，鲜用或晒干。味辛、甘，性平。具有活血止痛、解毒消肿之功效，主治胃痛、跌打损伤、疮疖、蛇咬伤。根，味微辛，性平，具有祛风之功效，主治风湿、跌打、骨折。根皮、茎、叶，味甘，性平。具有消肿拔毒、排脓生肌、止痛之功效。根皮主治跌打损伤、骨折。茎、叶主治蛇咬伤、疮疖。叶主治胃痛。花、种子主治跌打损伤、风湿痛、疮疡肿毒、痛经。煎汤内服，6～12克；外用，鲜品适量，捣敷。

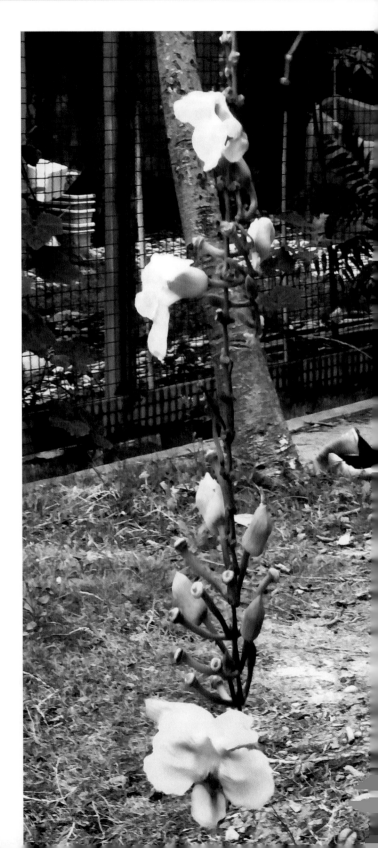

图 2-427 山牵牛

428 山油柑

别称降真香、石苓舅、山柑、砂糖木。产于台湾、福建、广东、海南、广西、云南6省区南部。菲律宾、越南、老挝、泰国、柬埔寨、缅甸、印度、斯里兰卡、马来西亚、印度尼西亚、巴布亚新几内亚。生于较低丘陵坡地杂木林中，为次生林常见树种之一，有时成小片纯林，在海南可分布至海拔900米山地茂密常绿阔叶林中（图2-428）。

根、叶、果入药。根或根皮，全年可采。味甘、苦，性凉，无毒。入脾、肝经，具有清热解毒之功效，主治腹泻、高血压、梅毒、下疳、蜈蚣咬伤。煎汤内服，6～15克；外用，煎水洗。

叶，全年可采，洗净切片，半晒干或阴干。味辛、苦，性平，入肺、肝经，具有祛风止咳、理气止痛、活血消肿之功效，主治支气管炎、感冒咳嗽、风湿性腰腿痛、胃痛、疝气痛、跌打损伤、疔疮痈肿。煎汤内服，9～15克。外用，适量，捣敷。

果实，秋、冬季采收，用开水烫透，晒干。味甘，性平，入脾经。具有健脾消食之功效，主治食欲不振、消化不良、多汗。煎汤内服，9～15克。

图 2-428 山油柑

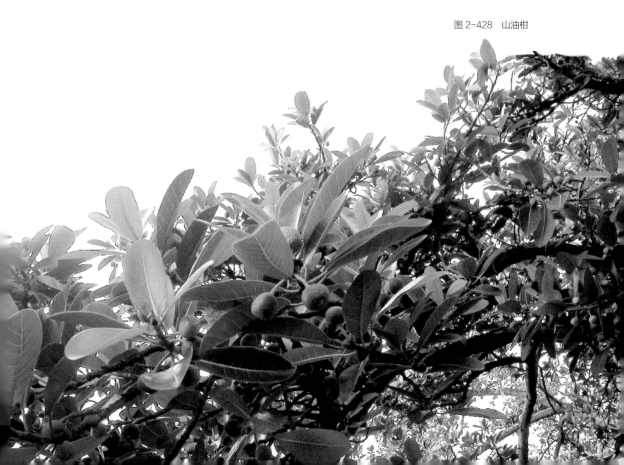

429　山玉兰

　　别称土厚朴、野厚朴、野玉兰、优昙花、山波罗。分布于我国四川西南部（米易、会理）、贵州西南部、云南（丽江、洱源、腾冲、昆明、文山州）。喜生于海拔1500～2800米的石灰岩山地阔叶林中或沟边较潮湿的坡地。注意与白玉兰相比较，山玉兰叶常绿，花被片9片，白色，基部常带粉红色，近长圆状倒卵形，侧向开裂，花期4～6月，果期8～10月；而白玉兰则是落叶的，花白色，大型、芳香，先叶开放，花期10天左右（图2-429-1、图2-429-2）。

　　树皮和花（或花蕾）入药。春、夏季采花（或花蕾）和树皮，晒干。树皮，味苦、辛，性温。具有温中理气，健脾利湿之功效，主治消化不良、慢性胃炎、呕吐、腹痛、腹胀、腹泻。花（或花蕾），味苦、辛，性平。具有宣肺止咳之功效，主治鼻炎、鼻窦炎、支气管炎、咳嗽。水煎服，树皮、花9～15克。

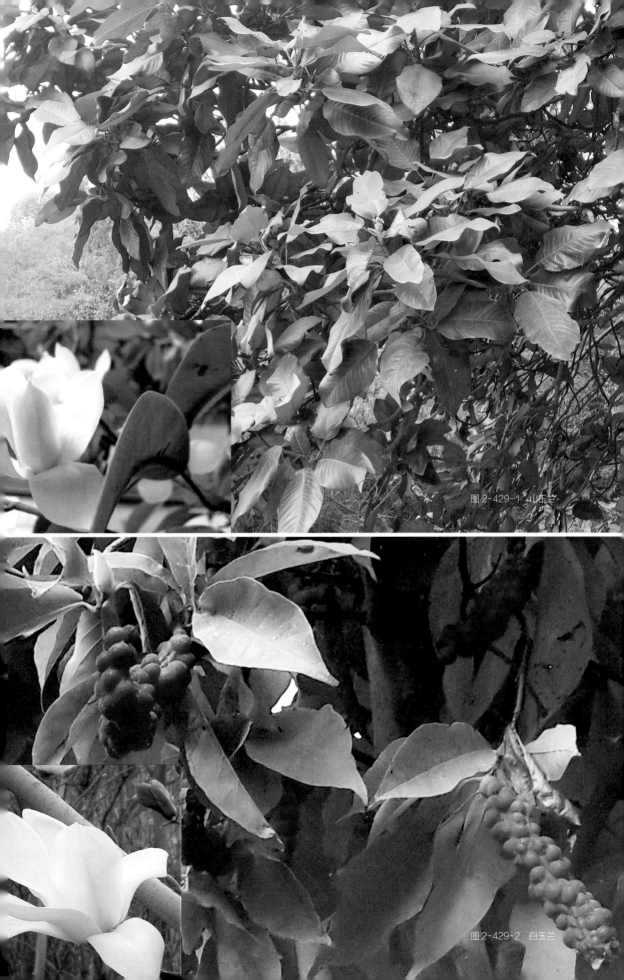

图 2-429-1 山玉兰

图 2-429-2 白玉兰

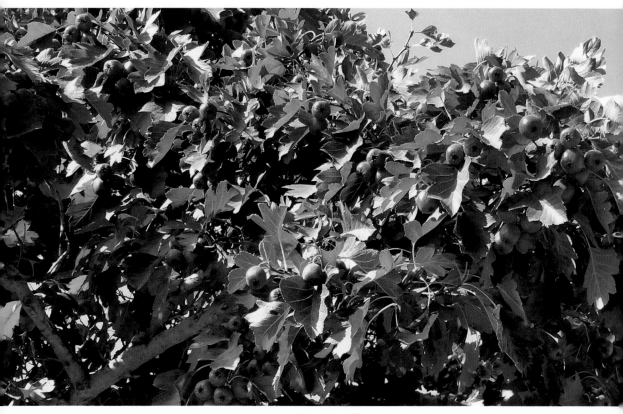

图 2-430　山楂

430　山楂

　　别称山里果、山里红、酸里红、山里红果、酸枣、红果。产于黑龙江、吉林、辽宁、内蒙古、河北、河南、山东、山西、陕西、江苏，朝鲜和俄罗斯西伯利亚地区也有分布。生于山坡林边或灌木丛中。海拔 100～1500 米（图 2-430）。

　　果实入药。9 月霜后取山楂成熟果实，去核，曝干；或蒸熟去皮、核，捣作饼子，晒干用。炒山楂，取拣净的山楂，置锅内用文火炒至外面呈淡黄色取出，放凉。焦山楂，取拣净的山楂，置锅内用武火炒至外面焦褐色，内部黄褐色为度，喷淋清水，取出，晒干。山楂炭，取拣净的山楂，置锅内用武火炒至外面焦黑色，但须存性，喷淋清水，取出，晒干。味酸、甘，性微温。入脾、胃、肝经。具有消食健胃、行气散瘀、驱绦虫之功效，主治肉食积滞、胃脘胀满、泻痢腹痛、瘀血经闭、产后瘀阻、心腹刺痛、疝气疼痛、高脂血症。煎汤内服，6～12 克；或入丸、散。外用，煎水洗或捣敷。脾胃虚弱者慎服。

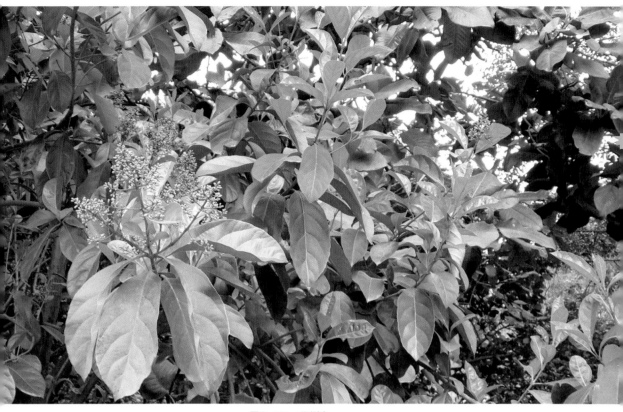

图 2-431 珊瑚树

431 珊瑚树

别称法国冬青、日本珊瑚树、旱禾树。原产于我国福建东南部、湖南南部、广东、海南和广西，在印度、缅甸、泰国和越南也有分布。生于山谷密林中溪涧旁荫庇处、疏林中向阳地或平地灌丛中，海拔200～1300米。也常有栽培。珊瑚树耐火力较强，可作森林防火屏障，木材细软可做锄柄等。此外，因珊瑚树有较强的抗毒气功能，可用来吸收大气中的有毒气体（图2-431）。

根、树皮、叶（砂糖木）入药。味辛，性凉。具有清热祛湿、通经活络、拔毒生肌之功效，主治感冒、跌打损伤、骨折。

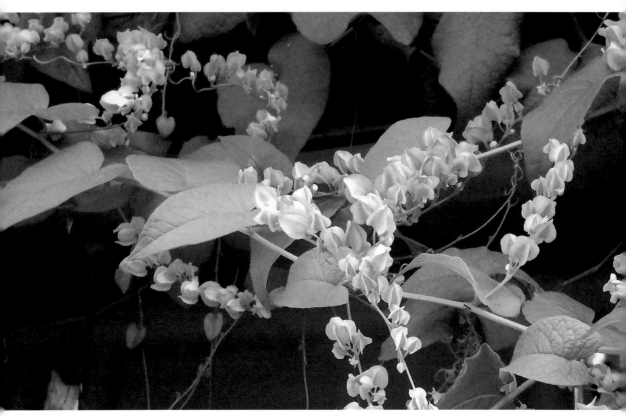

图 2-432 珊瑚藤

432 珊瑚藤

别称紫苞藤、朝日蔓、旭日藤、凤冠、凤宝石。原产于墨西哥中美洲地区，现在台湾、海南及广州、厦门常见栽培，在热带或亚热带南部也有分布。被称为藤蔓植物之后，适合花架，绿荫棚架栽植，可作棚架植物，是垂直绿化的好材料，还可作切花，供用插花、花篮，有爱的锁链之意（图2-432）。

块根可供食用。可以净化空气，有效吸附二氧化硫等有害气体。在室内能够吸收空气中的苯、甲醛等装修残留有害物质。

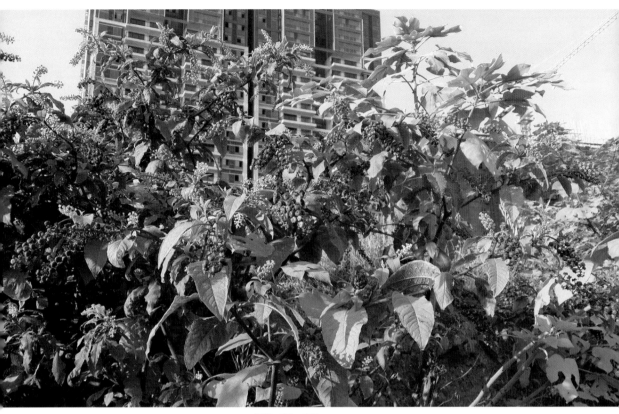

图2-433 商陆

433 商陆

别称章柳、山萝卜、见肿消、倒水莲、金七娘、猪母耳、花商陆、土冬瓜、抱母鸡、土母鸡、地萝卜、莪羊菜。分布于长江以南的红壤丘陵地区，主产于华北华中地区。目前在我国分布的品种主要有商陆和垂序商陆（图2-433）。

根入药，秋季至次春采挖，除去须根及泥沙，切成块或片，晒干或阴干。生商陆，除去杂质，洗净，润透，切厚片或块，干燥。醋商陆，取净商陆100千克，用醋30千克，照醋炙法（《中华人民共和国药典》附录ⅡD）炒干。味苦，性寒，有毒。入肺、脾、肾、大肠经。具有逐水消肿、通利二便、解毒散结之功效，主治水肿胀满、二便不通，外治痈肿疮毒。煎服，3～9克；外用，鲜品捣烂或干品研末涂敷。孕妇忌用。

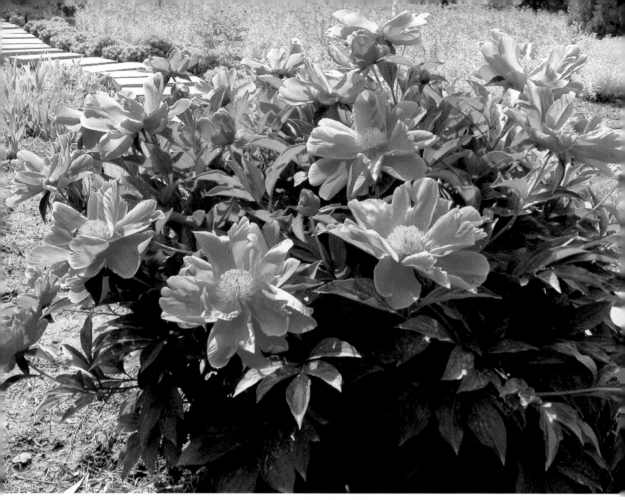

图 2-434 芍药

434 芍药

别称将离、离草、婪尾春、余容、犁食、没骨花、黑牵夷、别离草、花中丞相。在我国分布于江苏、东北、华北、陕西及甘肃南部。在东北分布于海拔480～700米的山坡草地及林下，在其他各省分布于海拔1000～2300米的山坡草地。在朝鲜、日本、蒙古及西伯利亚地区也有分布。在我国四川、贵州、安徽、山东、浙江等省及各城市公园均有栽培，花瓣有各种颜色（图2-434）。

根入药，有赤芍和白芍之分。春、秋季采挖，除去根茎、须根及泥沙，晒干，为赤芍。味苦，性微寒，入肝经。具有清热凉血、散瘀止痛之功效。主治温毒发斑、吐血衄血、目赤肿痛、肝郁胁痛、经闭痛经、症瘕腹痛、跌打损伤、痈肿疮疡。煎服，6～12克。不宜与藜芦同用。白芍和赤芍的来源是一样的，只是加工方法不一样。将赤芍洗净以后，煮熟，把皮去掉，就是白芍，或赤芍先把皮去掉，再煮熟，也是白芍。白芍具有补血、敛阴柔肝、缓急止痛之功效，主治阴虚发热、月经不调、胸腹胁肋疼痛、四肢挛急、泻痢腹痛、自汗盗汗、崩漏、带下等症。

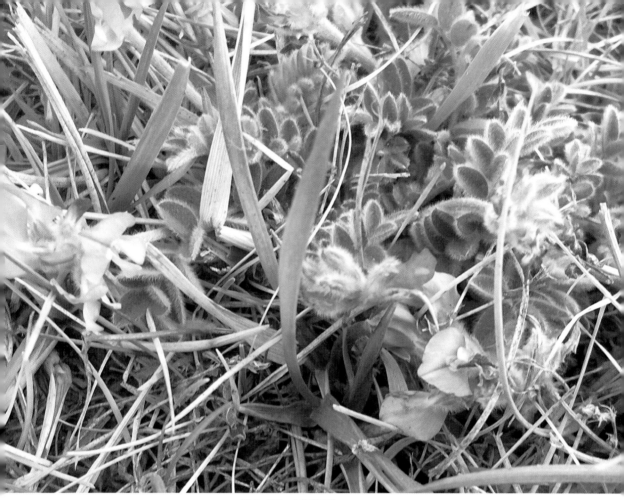

图 2-435 少花米口袋

435 少花米口袋

　　别称甜地丁、紫花地丁、痒痒草、猫耳朵草。过去堇菜科的紫花地丁和豆科的米口袋都作为中药"紫花地丁"来用，但现在《中华人民共和国药典》与《中药学》等书籍都已将它们分列。即"紫花地丁"是指堇菜科的紫花地丁，而把"米口袋"叫作"甜地丁"。甜地丁的植物来源有"米口袋""少花米口袋""狭叶米口袋""蓝花米口袋""光滑米口袋""云南米口袋"。少花米口袋分布于东北、华北、华东、陕西中南部、甘肃东部等地区，俄罗斯中、东西伯利亚和朝鲜北部亦有分布。一般生长于海拔1300米以下的山坡、路旁、田边等（图2-435）。

　　带根全草入药，叫"甜地丁"。秋季采挖，洗净晒干。味苦、辛，性寒。具有清热解毒之功效，主治疔疮痈肿、急性阑尾炎、一切化脓性炎症。煎汤内服，6～30克；外用，适量，鲜草捣烂敷患处，或煎水洗。

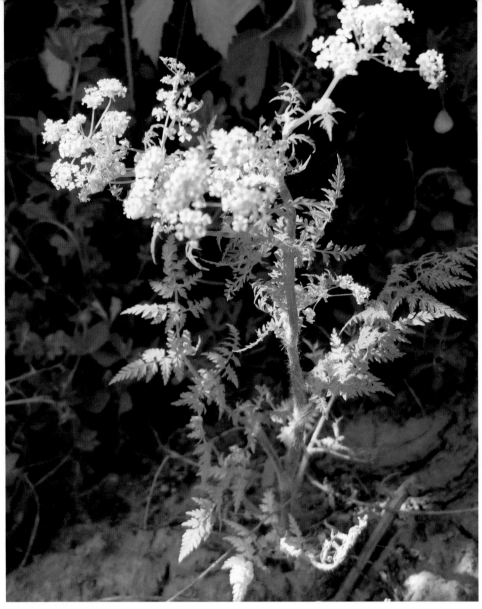

图 2-436 蛇床

436 蛇床

　　别称野茴香、蛇床子、蛇粟。分布于我国华东、中南、西南、西北、华北、东北地区。俄罗斯、朝鲜、越南、北美地区及其他欧洲国家也有分布。生于田边、路旁、草地及河边湿地（图2-436）。

　　果实入药。夏、秋季果实成熟时采收，除去杂质，晒干。味辛、苦，性温，入肾经。具有温肾壮阳、燥湿、祛风、杀虫之功效，主治阳痿宫冷、寒湿带下、湿痹腰痛；外治外阴湿疹、阴痒、滴虫性阴道炎。煎汤内服，6～12克；或入丸、散。外用适量，煎汤熏洗；或研末调敷；或制成坐药、栓剂。阴虚火旺、湿热相火妄动及阳强、精不固者禁服。

437 蛇目菊

别称小波斯菊、金钱菊、孔雀菊、痢疾草。原产于北美、南美地区，归化于美国加利福尼亚州。现在普遍栽培，我国部分地区广为栽培，广东沿海岛屿也有分布。喜阳光充足，耐寒力强，耐干旱，耐瘠薄，不择土壤，肥沃土壤易徒长倒伏，凉爽季节生长较佳（图2-437）。

全草入药。春、夏季采收，鲜用或切段晒干。味甘，性平。具有清湿热、解毒消痈之功效，主治湿热痢疾、目赤肿痛、痈肿疮毒。煎汤内服，15～30克；外用，适量，捣敷。

图 2-437 蛇目菊

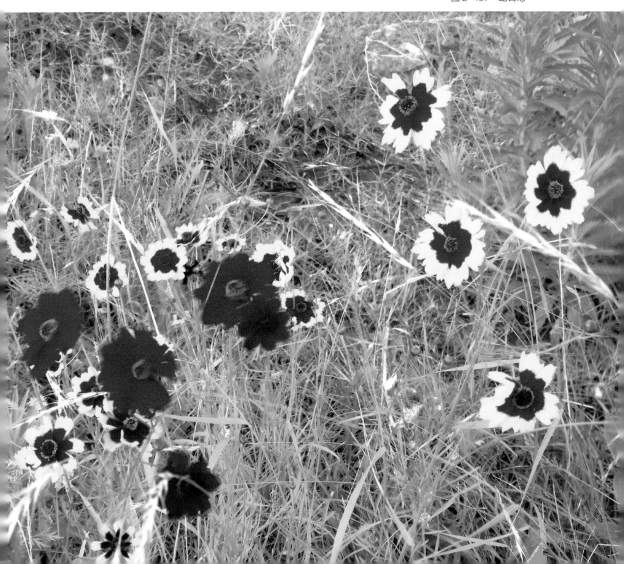

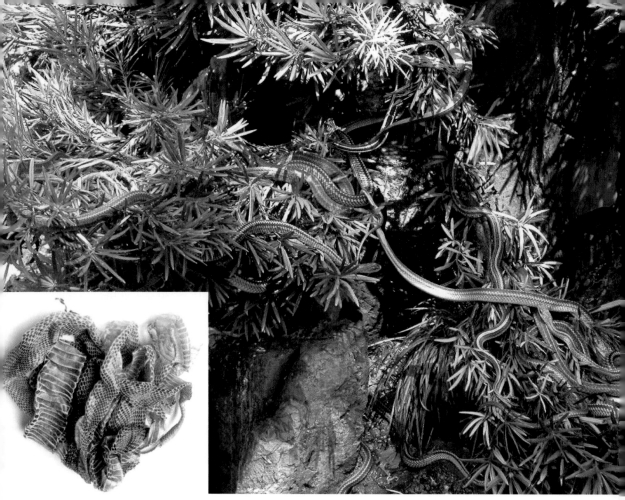

图2-438 蛇蜕

438 蛇蜕

　　别称蛇皮、蛇退、蛇衣、长虫皮，为游蛇科动物黑眉锦蛇、锦蛇或乌梢蛇等蜕下的干燥表皮膜。这些蛇分布于西南、华中、东北、华东地区及陕西、甘肃、江苏、安徽、浙江、江西、福建、广东、广西、河北、山西、河南、湖北、台湾。生活在海拔60～700米的河流、湖泊、池塘、田野等处，多于晴天活动。以鱼、蛙、蝌蚪为食（图2-438）。

　　蛇的皮膜入药。全年皆可收集，但以3～4月为最多。取得后抖去泥沙，晒干或晾干。用时除去杂质，切段；或酒蛇蜕，取蛇蜕段100千克，用黄酒15千克，照酒炙法炒干。味甘、咸，性平，有毒。入肝经。具有祛风、定惊、解毒、退翳之功效，主治惊风、抽搐痉挛、翳障、喉痹、疔肿、皮肤瘙痒。煎汤内服，1.5～3克；或研末为散吞服，0.3～0.6克。外用，煎汤洗涤或研末调敷。孕畜忌服。

439 射干

别称乌扇、乌蒲、黄远、乌蓬、夜干、乌翣、乌吹、草姜、鬼扇、凤翼、扁竹根、仙人掌、紫金牛、野萱花、扁竹、地萹竹、较剪草、黄花扁蓄、开喉箭、黄知母、冷水丹、冷水花、扁竹兰、金蝴蝶、金绞剪、紫良姜、铁扁担、六甲花、扇把草、鱼翅草、山蒲扇、剪刀草、老君扇、高搜山、凤凰草。分布于全世界热带、亚热带及温带地区，集中在非洲南部及美洲热带。我国各省均有栽培，也产于朝鲜、日本、印度、越南、俄罗斯（图2-439）。

根茎入药。栽种后2～3年收获，在秋季地上部枯萎后去掉叶柄，把根刨出，去掉泥土晒干。味苦，性寒。入肺、肝经。具有清热解毒、利咽喉、消痰涎之功效，主治感受风热或痰热壅盛所致的咽喉肿痛、痰涎壅盛、咳嗽气喘、咽喉肿痛、喉痹不通、二便不通、腹部积水、皮肤发黑、乳痈初起。煎服，3～9克。脾虚便溏者不宜服用，孕妇忌用或慎用。

图2-439 射干

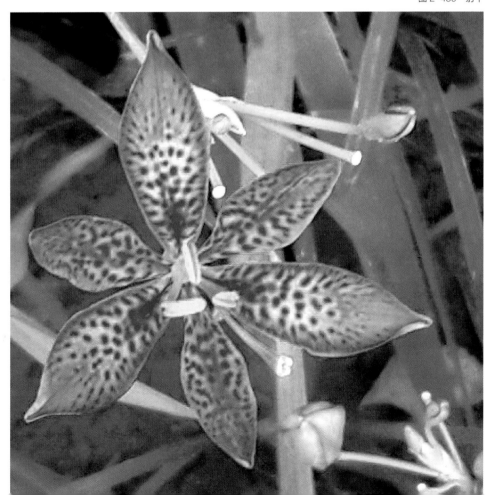

440 深山含笑

　　别称光叶白兰花、莫夫人含笑花。我国特有物种，主要分布在浙江、福建、湖南、广东、广西、贵州等地。不论是枝干还是花、叶都具有很高的观赏价值，且清香扑鼻，故有人称它为"无人知处自然香"（图2-440）。

　　花与根入药。花，初开或盛开时采集，阴干或鲜用。味辛、性温，具有散风寒、通鼻窍、行气止痛的功效。根，四季可采挖，除去泥土杂物，晒干，切段或切片。具有清热解毒、行气化浊、止咳的功效。

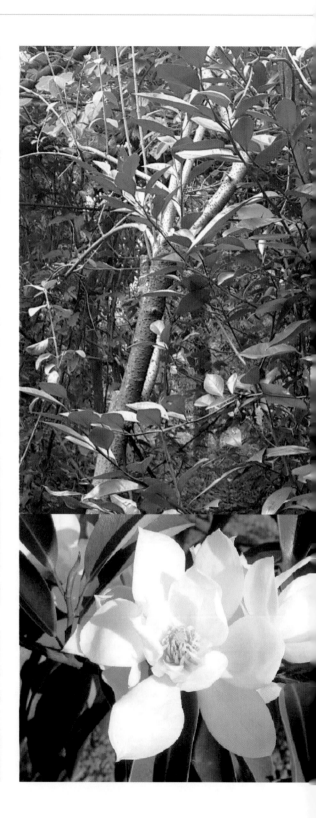

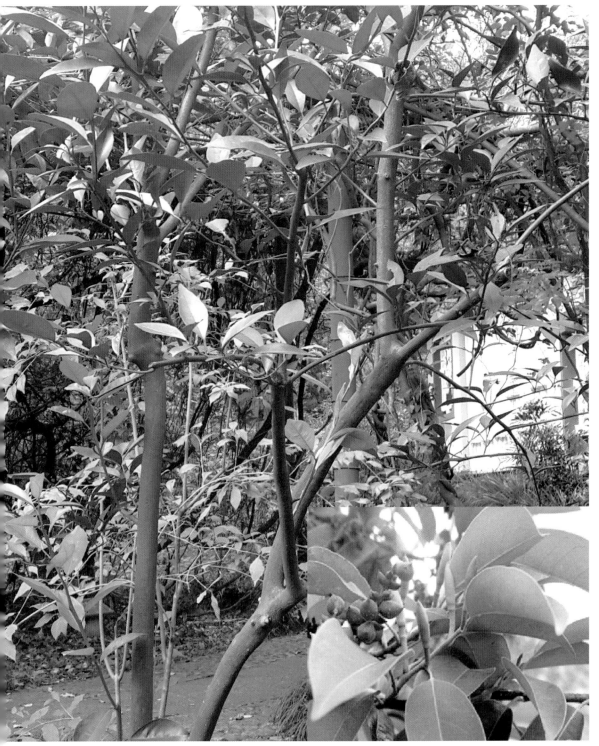

图 2-440　深山含笑

441 肾蕨

别称圆羊齿、蜈蚣草、篦子草、石黄皮、天鹅抱蛋、石蛋果、蛇蛋参、凤凰蛋、犸骝卵、凤凰草、圆蕨、蜈蚣蕨、水槟榔、冰果草、梳篦草、飞天蜈蚣、金鸡孵蛋、神仙对坐草、石上丸、凤凰蕨、何汗蕨、金鸡尾、夭鹅抱蛋、蕨薯、落地珍珠、马骝卵、凉水时、麻雀蛋、凤凰卵、石窝蛋、猫蛋果、雉鸡蛋、圆牙齿、芒蛋、狗睾丸、雉鸡尾、乌脚蕨、狗核莲。生于溪边林下，海拔30～1500米。产于我国浙江、福建、台湾、湖南南部、广东、海南、广西、贵州、云南和西藏（察隅、墨脱），广布于全世界热带及亚热带地区（图2-441）。

全草或块茎入药。全年可采，洗净晒干或鲜用。味甘、淡、微涩，性凉。具有清热利湿、宁肺止咳、软坚消积之功效，主治感冒发热、咳嗽、肺结核咯血、痢疾、急性肠炎、小儿疳积、中毒性消化不良、泌尿系统感染；外用治乳腺炎、淋巴结炎。煎服，块茎或全草15～30克；外用适量，鲜块茎或全草捣烂敷患处。

图2-441 肾蕨

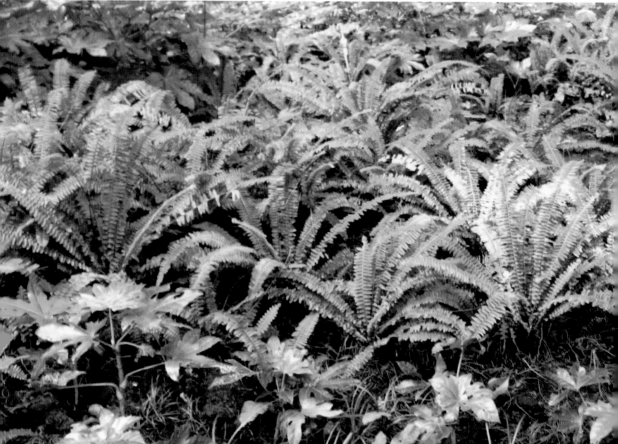

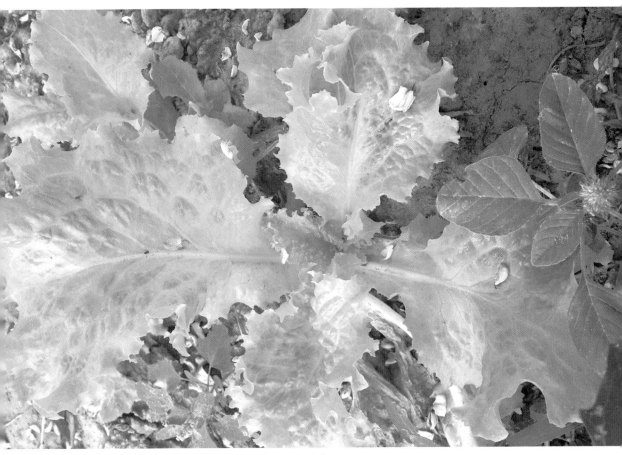

图 2-442 生菜

442 生菜

　　别称叶用莴苣、鹅仔菜、唛仔菜、莴仔菜。原产于欧洲地中海沿岸，由野生种驯化而来。古希腊人、罗马人最早食用。生菜传入我国的历史较悠久，东南沿海，特别是大城市近郊、两广地区栽培较多，近年来栽培面积迅速扩大。生菜依叶的生长形态可分为结球生菜、皱叶生菜和直立生菜（图2-442）。

　　茎、叶入药。味微苦，性凉，具有清热安神、清肝利胆、养胃、利尿等功效，主治胃病、维生素C缺乏、肥胖、高胆固醇、神经衰弱、肝胆病，辅助治疗神经衰弱。生菜中含有干扰素诱生剂，可以刺激机体正常细胞产生干扰素，抵抗病毒，提高免疫力。尿频、胃寒者慎食。

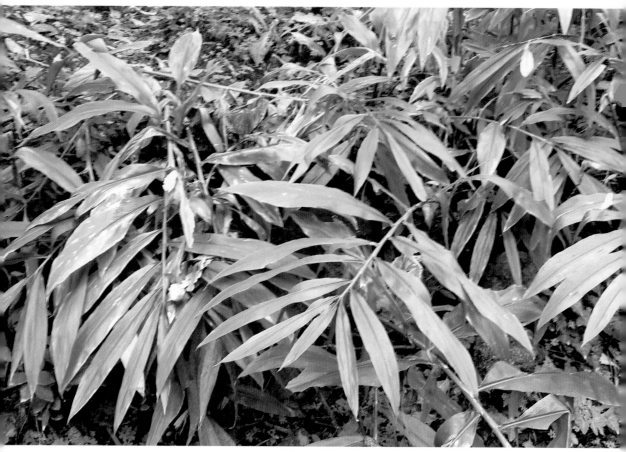

图 2-443　十大功劳

443　十大功劳

　　别称狭叶十大功劳、细叶十大功劳、黄天竹、土黄柏、猫儿刺、土黄连、八角刺、刺黄柏、猫儿头（皖南俗称猫刺叶）、刺黄芩、功劳木、山黄芩、西风竹、刺黄连。产于广西、四川、贵州、湖北、江西、浙江，日本、印度尼西亚和美国等也有栽培。生于海拔350～2000米的山坡林下及灌木丛处或较阴湿处（图2-443）。

　　叶、根、茎入药。栽后4～5年秋、冬季砍茎秆挖根，晒干或烘干；茎、叶全年可采。味苦，性寒，归肝、胃、大肠经。叶具有滋阴清热之功效，主治肺结核、感冒。根、茎具有清热解毒之功效，主治细菌性痢疾、急性肠胃炎、传染性肝炎、肺炎、肺结核、支气管炎、咽喉肿痛；外用治眼结膜炎、痈疖肿毒、烧烫伤。煎汤内服，均为15～30克；外用适量。肺虚咳嗽、大便溏泄者忌服。

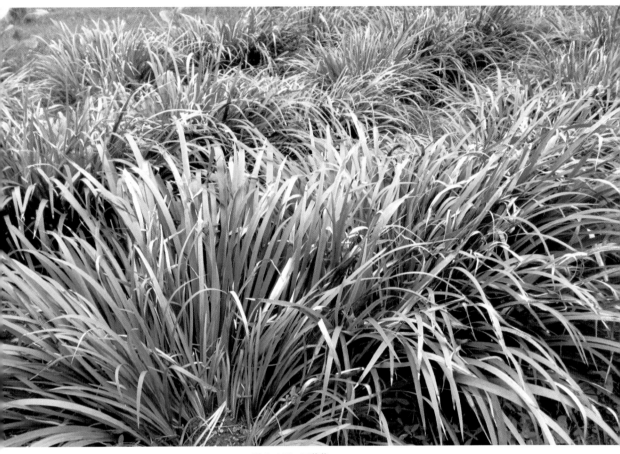

图 2-444 石菖蒲

444 石菖蒲

别称九节菖蒲、山菖蒲、药菖蒲、金钱蒲、菖蒲叶、水剑草。原产于我国及日本，广布于世界温带、亚热带地区。我国南北各地与南北两半球的温带、亚热带地区都有分布。生于海拔1500～1750米（或2600米）以下的水边、沼泽湿地或湖泊浮岛上。最适宜生长的温度为20～25℃，10℃以下停止生长（图2-444）。

根茎入药。秋、冬季采挖，除去须根及泥沙，晒干。用时除去杂质，洗净，润透，切厚片，晒干。味辛、苦，性温，入心、胃经。具有化湿开胃、开窍豁痰、醒神益智之功效，主治脘痞不饥、噤口下痢、神昏癫痫、健忘耳聋。煎汤内服，3～9克，鲜者9～24克；或入丸、散。外用，煎水洗或研末调敷。阴虚阳亢、烦躁汗多、咳嗽、吐血、精滑者慎服。

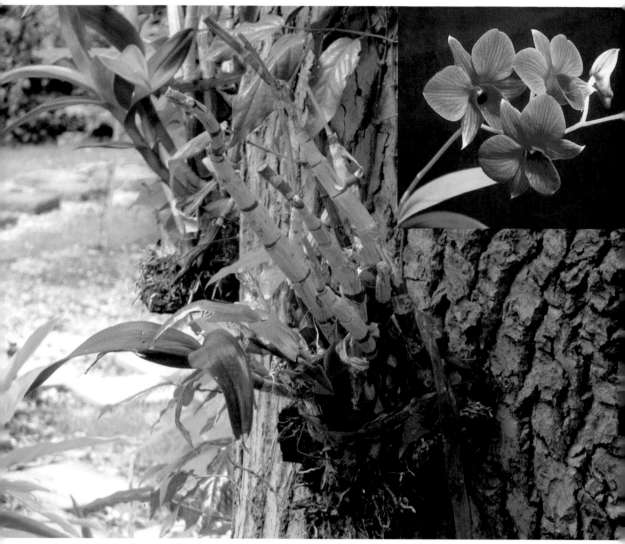

图 2-445-1　石斛兰

445　石斛兰

　　别称林兰、禁生、杜兰、金钗花、千年润、黄草、吊兰花。主要品种有金钗石斛、密花石斛、鼓槌石斛等。可入药，名为石斛。主要分布于亚洲热带地区和太平洋岛屿，我国约63种石斛属植物，供作药用的石斛属植物39种，分布于秦岭、淮河以南。安徽霍山石斛，枝细节短，名"米斛"（图2-445-1、图2-445-2）。

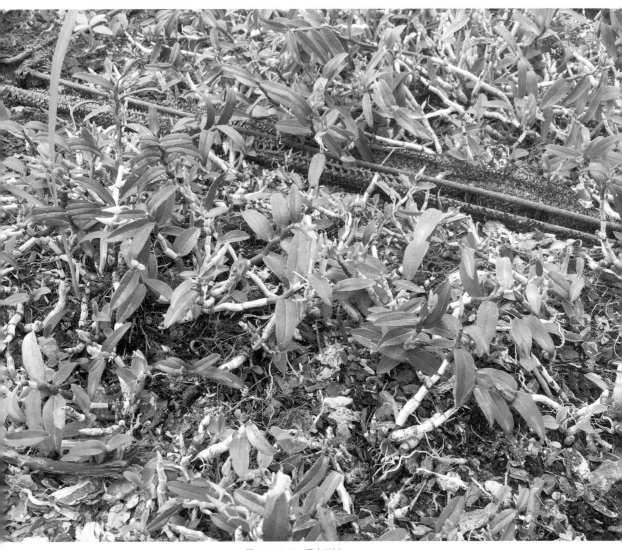

图 2-445-2　霍山石斛

金钗石斛、美花石斛、铁皮石斛、束花石斛、马鞭石斛的茎入药，全年均可采收。鲜用者除去根及泥沙；干用者采收后，除去杂质，用开水略烫或烘软，再边搓边烘，至叶鞘搓净，干燥。铁皮石斛剪去部分须根后，边炒边扭成螺旋形或弹簧状，烘干，习称"耳环石斛"。味甘，性微寒，入胃、肾经。具有益胃生津、滋阴清热之功效，主治阴伤津亏、口干烦渴、食少干呕、病后虚热、目暗不明。煎汤内服，6～15克；鲜品加倍。宜久煎，或熬膏，或入丸、散。热病早期阴未伤者，湿温病未化燥者，脾胃虚寒者（指胃酸分泌过少者），均忌服。

446 石榴

别称安石榴、若榴、丹若、金罂、金庞、涂林、天浆果。原产于巴尔干半岛至伊朗及其邻近地区，全世界温带和热带地区都有种植。我国三江流域海拔1700～3000米的察隅河两岸的荒坡上也分布有大量野生古老石榴群落。我国南北方都有栽培，以江苏、河南等地种植面积较大，并培育出一些较优质的品种，如江苏的水晶石榴和小果石榴，都是较好的品种。生于海拔300～1000米的山上。果实可供食用，果汁可酿酒。果皮及根皮有收敛止泻、杀虫作用，也可作黑色染料。叶炒后可代茶叶（图2-446）。

叶、皮、子、花、根及果实均可入药。石榴叶，夏、秋季采收，洗净，鲜用或晒干。味酸、涩，性温。具有收敛止泻、解毒杀虫之功效，主治泄泻、痘风疮、癞疮、跌打损伤。煎汤内服，15～30克；外用，适量，煎水洗；或捣敷。

石榴皮，秋季果实成熟，顶端开裂时采摘，除去种子及隔瓤，切瓣晒干，或微火烘干。味酸、涩，性温，有毒。入大肠、肾经。具有涩肠、止血、驱虫之功效，主治久泻、久痢、便血、脱肛、滑精、崩漏、带下、虫积腹痛、疥癣。煎汤内服，3～10克；或入丸、散。外用适量，煎水熏洗，研末撒或调敷。

石榴子，秋季果实成熟后除去果皮，晒干。味酸、甘、涩，性温，入肾、大肠经。主治培根寒症、胃寒症及一切胃病。煎汤内服，5～12克。

石榴花，味酸、涩，性温，具有凉血、止血之功效，主治衄血、吐血、外伤出血、月经不调、红崩白带、中耳炎。

石榴根，秋季采挖，忌用铁器。味苦、涩，性温。具有杀虫、涩肠、止带之功效，主治蛔虫、绦虫，久泻、久痢，赤白带下。煎汤内服，6～12克。大便秘结及泻痢积滞未清者忌服。

石榴果，味酸，含有生物碱、熊果酸等，有明显的收敛作用，能够涩肠止血，加之其具有良好的抑菌作用，所以是治疗痢疾、泄泻、便血及遗精、脱肛等病症的良品。

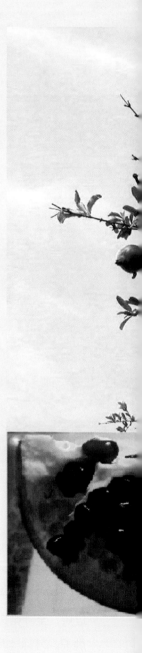

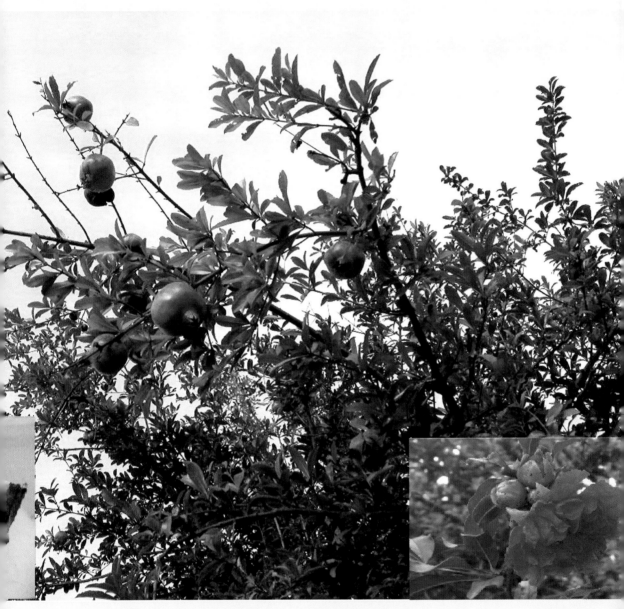

图 2-446　石榴

447 石楠

别称红树叶、石岩树叶、水红树、山官木、细齿石楠、凿木、猪林子、千年红、扇骨木、巴山女儿红。产于陕西、甘肃、河南、江苏、安徽、浙江、江西、湖南、湖北、福建、台湾、广东、广西、四川、云南、贵州。日本、印度尼西亚也有分布。生于杂木林中，海拔1000～2500米（图2-447）。

根和叶入药。秋季采根，洗净切片晒干。叶随用随采，或夏季采，晒干。味辛、苦，性平，有小毒。具有祛风除湿、活血解毒之功效，主治风痹、历节痛风、头风头痛、腰膝无力、外感咳嗽、疮痈肿痛、跌打损伤、风湿筋骨疼痛、阳痿遗精。煎汤内服，6～9克。外用适量，捣敷。

图2-447 石楠

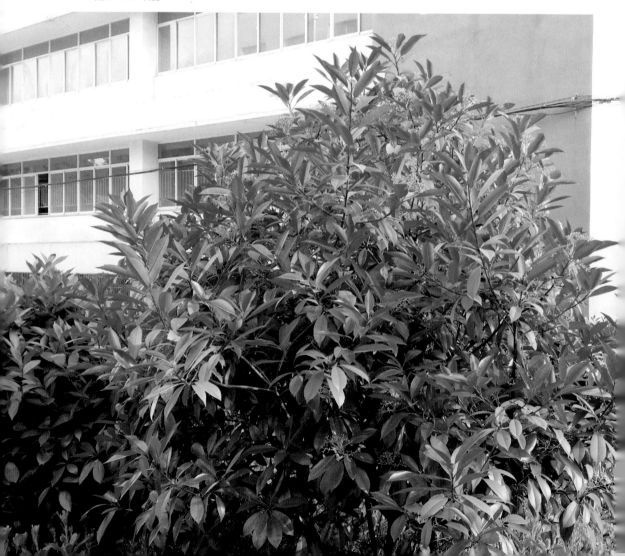

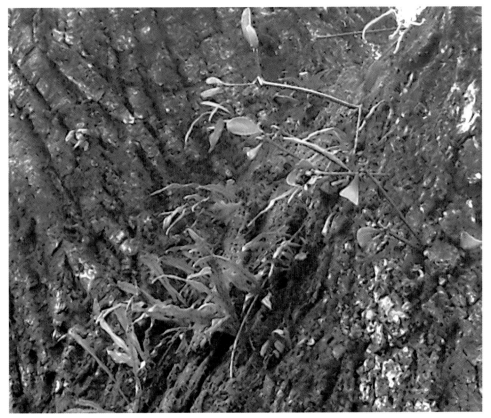

图 2-448　石韦

448　石韦

别称石樵、石皮、石莐、金星草、石兰、生扯拢、虹霓剑草、石剑、潭剑、金汤匙、石背柳。产于长江以南各省区，北至甘肃文县，西到西藏墨脱，东至台湾，分布于安徽、江苏、浙江、河南、福建、台湾、广东、广西、江西、湖北、四川、贵州、云南等地。印度（阿萨姆）、越南、朝鲜和日本也有分布。附生于低海拔林下树干上，或稍干的岩石上，海拔 100 ～ 1800 米（图 2-448）。

叶及叶上的毛茸、根茎入药。石韦叶，春、夏、秋季均可采收，除去根茎及须根，晒干。味苦、甘，性凉，入肺、膀胱经。具有利水通淋、清肺泄热之功效，主治淋痛、尿血、尿路结石、肾炎、崩漏、痢疾、肺热咳嗽、慢性气管炎、金疮、痈疽。煎汤内服，4.5 ～ 9克；或入散剂。阴虚及无湿热者忌服。叶上的毛茸，称石韦毛，具有敷烧烫伤之功效。根茎，称石韦根，具有通淋、消胀、除劳热、止血之功效，主治淋病、胸膈气胀、虚劳蒸热、吐血、创伤出血。煎汤内服，4.5 ～ 9克；外用，研末撒。

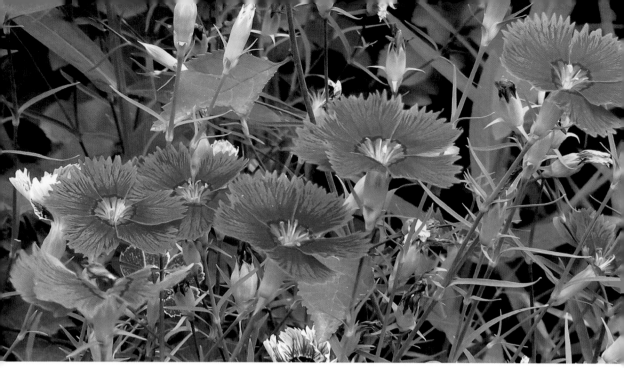

图 2-449　石竹

449　石竹

　　别称瞿麦、洛阳花、中国石竹、中国沼竹、石竹子花。原产于我国北方，现南北方普遍生长。俄罗斯西伯利亚和朝鲜也有分布。生于草原和山坡草地。现已广泛栽培，育出许多品种，是很好的观赏花卉（图2-449）。

　　根和全草入药。夏、秋季均可采收，一般在花未开放前采收。栽培者每年可收割2～3次，割取全株，除去杂草、泥土，晒干。味苦，性寒，入心、小肠经。具有利尿通淋、破血通经之功效，主治尿路感染、热淋、尿血、妇女经闭、疮毒、湿疹。煎汤内服，4.5～10克；或入丸、散；外用，研末调敷。脾、肾气虚者及孕畜忌服。

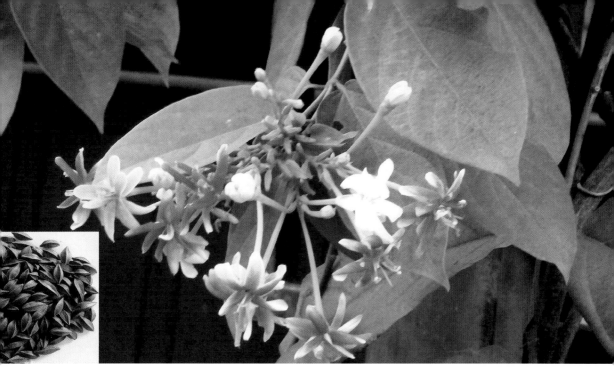

图 2-450　使君子

450　使君子

　　别称留求子、史君子、五梭子、索子果、冬均子、病柑子、舀求子、四君子。产于四川、贵州至南岭以南各处，长江中下游以北无野生记录。主产于福建、台湾（栽培）、江西南部、湖南、广东、广西、四川、云南、贵州。印度、缅甸至菲律宾等东南亚有分布。在一株上有时候可以看见红色、粉色和白色的花朵，十分别致（图2-450）。

　　果实、根与叶均可入药。果实，秋季果皮变紫黑色时采收，除去杂质，干燥。用时捣碎。使君子仁，取净使君子，除去外壳。炒使君子仁，取使君子仁，照清炒法（《中华人民共和国药典》附录Ⅱ D）炒至有香气。味甘，性温。入脾、胃经。具有杀虫消积之功效，主治蛔虫病、蛲虫病、虫积腹痛、疳积。使君子，9～12克，捣碎入煎剂。使君子仁，6～9克，多入丸、散或单用，作1～2次分服。服药时忌饮浓茶，同服能引起呃逆。大量服用能引起呃逆、眩晕、精神不振、恶心，甚至呕吐、腹泻等反应。

　　根，秋后采收，洗净切片晒干。药名使君子根，别称使君根。味辛、苦，性平，入肺、脾经。具有杀虫健脾、降逆止咳之功效，主治虫积、痢疾、呃逆、咳嗽。煎汤内服，6～9克。

　　叶，随时可采。药名使君子叶，别称水君叶。味辛，性平，入胃、脾经。具有理气健脾、杀虫解毒之功效，主治脘腹胀满、疳积、虫积、疮疖溃疡。煎汤内服，鲜者30～60克。

451 柿子

别称红嘟嘟、朱果、红柿。原产于我国长江流域和黄河流域，现全国各地广为栽培，主产于山东、河北、河南、江苏、安徽、北京、天津等地。柿子19世纪传入法国和地中海各国，后又传入美国（图2-451）。

果实、柿蒂、柿霜、柿叶均可入药。柿果，味甘涩、性寒、无毒；柿蒂，味涩，性平，入肺、脾、胃、大肠经，有清热去燥、润肺化痰、软坚、止渴生津、健脾、治痢、止血等功能，可以缓解大便干结、痔疮疼痛或出血、干咳、喉痛、高血压等症，是慢性支气管炎、高血压、动脉硬化、内外痔疮的天然保健食品。

柿叶，具有补虚、止咳、利肠、除热、止血、充饥之功效，主治胃出血、十二指肠溃疡出血、肺结核咯血、功能性子宫出血、外伤出血、紫癜等。煎汤内服，3～10克，每日2次，或研末外用。青嫩柿叶晒干，研成细末，与等量凡士林混合调匀，睡前搽患处，晨起洗去，连续搽15天，可退黄褐斑。取秋季柿叶晒干，研细内服，每次5克，重病者10克，每日3次，主治胃溃疡出血、肺结核出血、支气管扩张、咯血。

柿霜，是柿饼表面上附着的白色粉末。味甘、性凉，有清热、润燥、化痰的功效，主治肺热、燥咳、咽干喉痛、口舌生疮、吐血、咯血等症。口舌生疮用此外敷效果特佳。取柿霜、硼砂、天冬、麦冬各6克，元参3克，乌梅肉1.5克共为细末，炼蜜为丸入口中含化，治疗咽喉肿痛效果显著。

柿蒂，味苦、涩，性温，具有下气降逆之功效，治疗嗳气等有奇效。柿蒂30克，丁香15克，生姜10克，煎汤送服，每日2次，可迅速见效。

图2-451 柿子

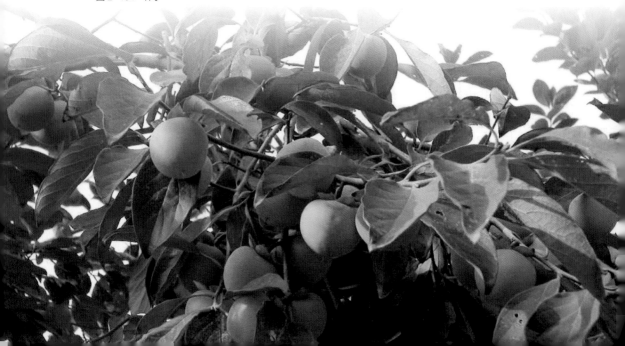

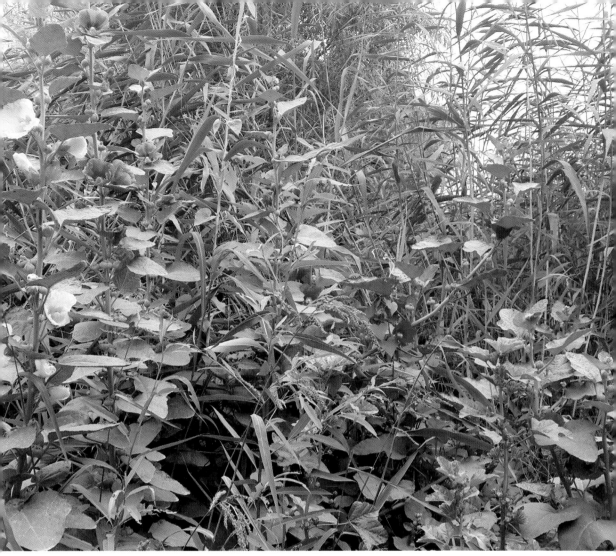

图 2-452 蜀葵

452 蜀葵

别称一丈红、大蜀季、戎葵、吴葵、卫足葵、胡葵、棋盘花、麻秆花、蜀季花、斗篷花、饽饽花、光光花、熟季花、端午花。原产于我国西南地区，在华东、华中、华北、华南等地区均有分布，世界各地广泛栽培（图2-452）。

根、叶、花、子入药。春、秋季采根，晒干切片；夏季采花，阴干；花前采叶；秋季采种子，晒干。味甘，性凉。根，具有清热、解毒、排脓、利尿之功效，主治肠炎、痢疾、尿道感染、小便赤痛、子宫颈炎、白带异常。子，具有利尿通淋之功效，主治尿路结石、小便不利、水肿。花，具有通利大小便、解毒散结之功效，主治大小便不利、梅核气，并解河豚毒。花、叶外用，治痈肿疮疡，烧烫伤。根，9～18克；子、花，均为3～6克；外用适量，鲜花、叶捣烂敷或煎水洗患处。

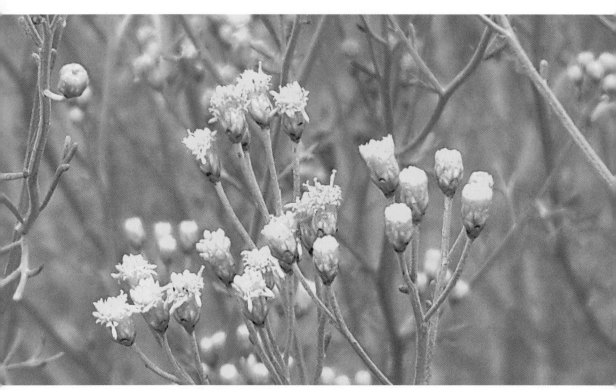

图 2-453　鼠曲草

453　鼠曲草

　　别称佛耳草、鼠壳棉、土白头翁、小白头翁、白头翁、白花山薯壳、细米白花药丸草头、山薯壳棉、清明菜、棉絮头、酒曲绒、鼠曲、鼠壳、老鼠艾、大叶毛水曲、黄花曲草、波波菜、棉花菜。分布于朝鲜、菲律宾、印度尼西亚、印度、日本以及我国大陆和台湾。我国大部分地区有分布，野生于田边、山坡及路边，主产于江苏、上海郊区及浙江等地（图2-453）。

　　全草入药。春、夏季采收，洗净鲜用或晒干。味甘，性平。具有止咳平喘、降血压、祛风除湿之功效，主治感冒咳嗽、支气管炎、哮喘、高血压、蚕豆病、风湿腰腿痛；外用治跌打损伤、毒蛇咬伤。煎汤内服，15～30克；外用适量，鲜品捣烂敷患处。

454 鼠尾草

　　别称洋苏草、普通鼠尾草、庭院鼠尾草、薰衣草。原产于欧洲南部与地中海沿岸地区，在我国主要分布于浙江、安徽南部、江苏、江西、湖北、福建、台湾、广东、广西。生于山坡、路旁、隐蔽草丛、水边及林荫下。常栽培用来作为厨房用的香草或医疗用的药草，也可用于萃取精油、制作香包等。叶片可凉拌食用，茎叶和花可泡茶饮用，还可以作料食用，但因含有崔柏酮，长期大量食用会在体内产生毒素。注意与薰衣草相区别，薰衣草叶子像松针一样，或是比松针略宽，坚硬，革质，灰色或灰绿色，花梗为绿色；而鼠尾草叶片椭圆形或接近三角形，叶表有凹凸状织纹，花梗为紫色（图2-454-1、图2-454-2）。

图 2-454-1　鼠尾草

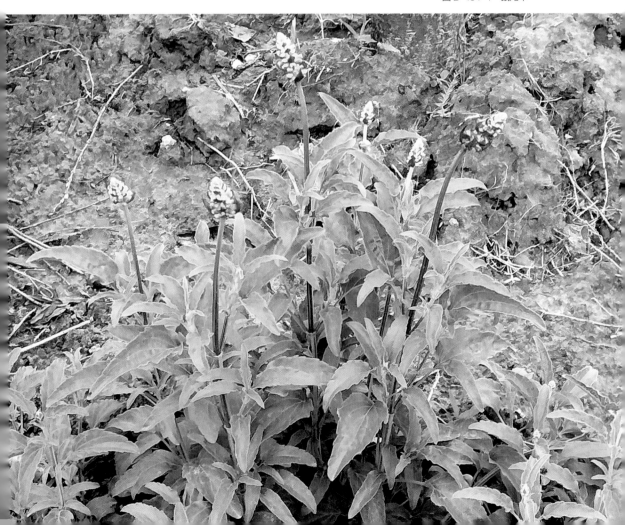

　　花、叶或全草入药。夏季采收，洗净，晒干。味苦、辛，性平。具有清热利湿、活血调经、解毒消肿之功效。主治黄疸、赤白下痢、湿热带下、月经不调、痛经、疮疡疖肿、跌打损伤。煎汤内服，15～30克。

图 2-454-2　薰衣草

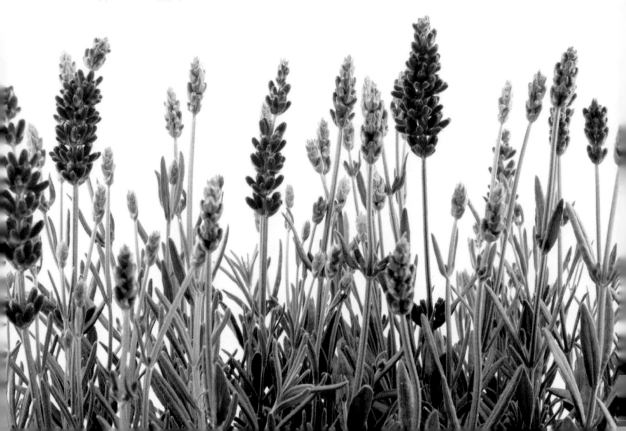

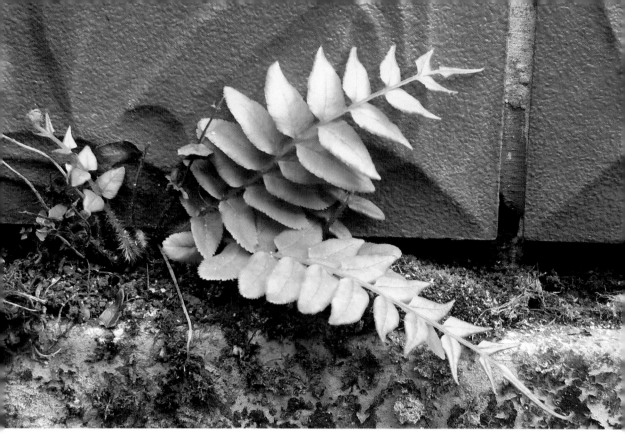

图 2-455　双盖蕨

455　双盖蕨

　　别称大克蕨、大羽双盖蕨、细柄双盖蕨。分布于安徽、福建、台湾、广东、香港、海南、广西、云南东南部至西南部。尼泊尔、不丹、印度北部、缅甸、越南及日本南部也有分布。生于常绿阔叶林下溪旁，海拔350～1400米（图2-455）。

　　全草入药，全年均可采收，洗净，鲜用或晒干。味微苦、性寒，入肝、肾经。具有清热利湿、凉血解毒之功效，主治黄疸、外伤出血、蛇咬伤、淋证、咯血、乳痈、痛经及腰痛。煎汤内服，3～9克。

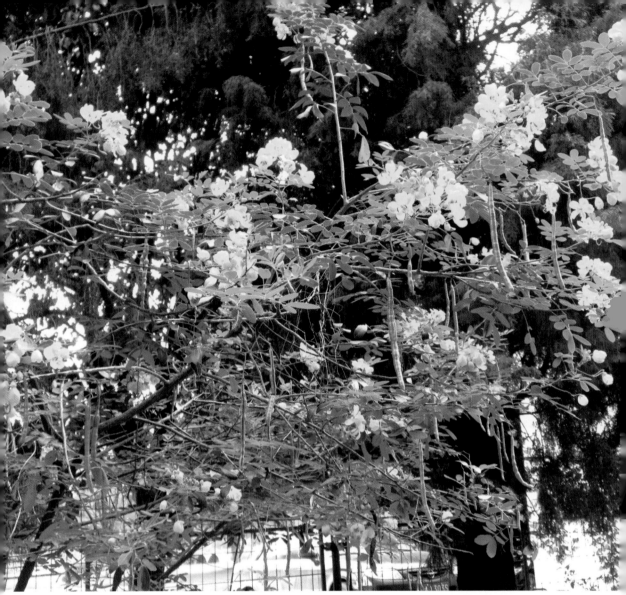

图 2-456　双荚决明

456　双荚决明

　　别称双荚槐、金叶黄槐、金边黄槐、腊肠仔树。原产于美洲热带地区，现广布于全世界热带地区，我国主要分布于华南地区、热带季雨林及雨林区，广东、广西、海南、台湾、港澳地区适宜露地种植（图2-456）。

　　种子入药。味苦，性寒，入大肠经。具有清肝明目、泻下导滞之功效，主治目疾、便秘。煎汤内服，9～15克；缓下3～6克，开水泡服。

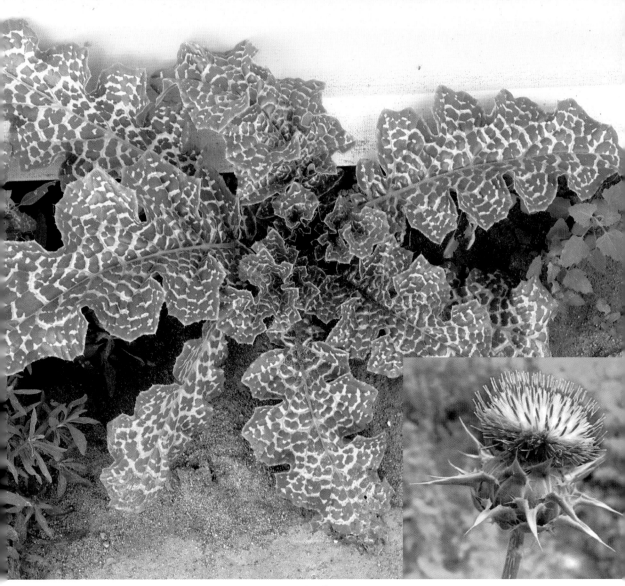

图 2-457 水飞蓟

457 水飞蓟

　　别称奶蓟草、老鼠筋、水飞雉、奶蓟。分布于欧洲、地中海地区、北非及亚洲中部，我国各地公园、植物园或庭园都有栽培（图2-457）。

　　瘦果及全草入药。春季采收叶，夏季采收种子。味苦，性寒。具有清热解毒、保肝利胆、保脑、抗X射线，主治急性或慢性肝炎、肝硬化、脂肪肝、代谢中毒性肝损伤、胆石症、胆管炎及肝胆管周围炎等病症。煎汤内服，6～15克；或制成冲剂、胶囊、丸剂。

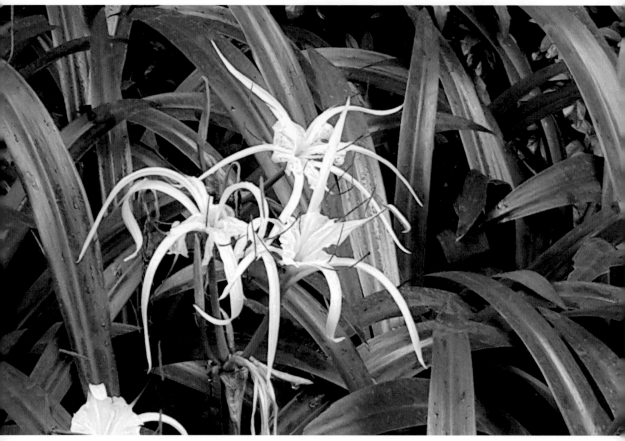

图 2-458 水鬼蕉

458 水鬼蕉

别称美洲水鬼蕉、蜘蛛兰、蜘蛛百合。原产于美洲，大多分布于东南亚地区和大洋洲，如菲律宾、缅甸、马来西亚、巴布亚新几内亚等国家的热带丛林中，我国分布于广东、福建等地（图2-458）。

叶入药。夏、秋季采叶，洗净，切碎鲜用。味辛，性温。具有舒筋活血、消肿止痛之功效，主治风湿性关节痛、跌打肿痛、痈疽疮肿、痔疮。外用适量，捣敷；或烤热缠裹。

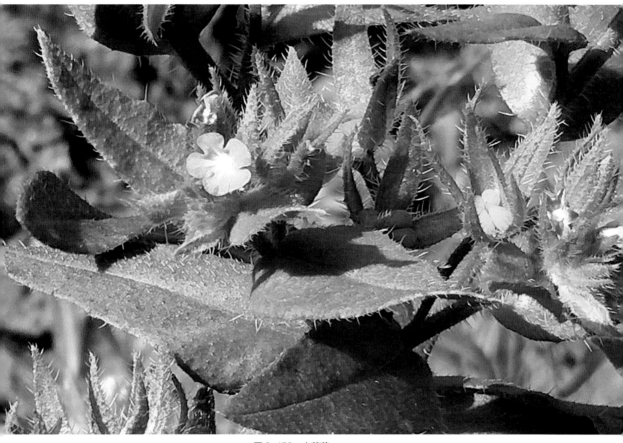

图 2-459 水苦荬

459 水苦荬

别称水仙桃草、仙桃草、水接骨丹、接骨仙桃草、虫虫草、水莴苣、水对叶莲、半边山、谢婆菜、水菠菜、大仙桃草、仙桃草、鸭儿草、仙人对座草、水泽兰、蚊子草、蚧蛙草、接骨桃、水上浮萍、水波浪、水窝窝、芒种草、二代草。分布于河北、江苏、安徽、浙江、四川、云南、广西、广东等地，生长于水田或溪边（图2-459）。

全草、根入药。全草，夏季采集有虫瘿果的全草，洗净，切碎，晒干或鲜用。味苦，性平。入肺、肝、肾经。具有活血止血、解毒消肿之功效，主治咽喉肿痛、肺结核咯血、风湿疼痛、月经不调、血小板减少性紫癜、跌打损伤；外用治骨折、痈疖肿毒。煎汤内服，15～30克；外用适量，鲜品捣烂敷患处。根，味微苦、辛，性寒。主治风热上壅、咽喉肿痛及项上风疬，以酒磨服。

460　水塔花

　　别称火焰凤梨、比尔见亚、红藻凤梨、水槽凤梨、红笔凤梨。原产于美洲热带，附生在森林的树上、岩石上或腐殖质中，在世界各地都有栽培，为良好的室栽观叶植物。我国温室也多有栽培，尤其是南方地区（图2-460）。

　　叶子入药。具有消肿和排脓之功效，主治外伤感染引起的化脓与跌打损伤引起的肿痛症。多为鲜用，可直接捣碎后敷在患处表面。

图 2-460　水塔花

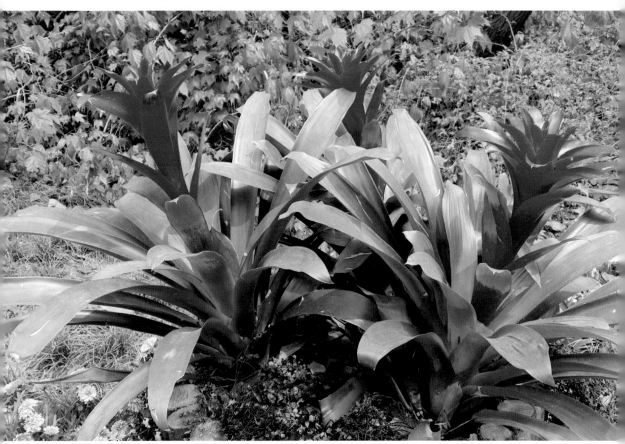

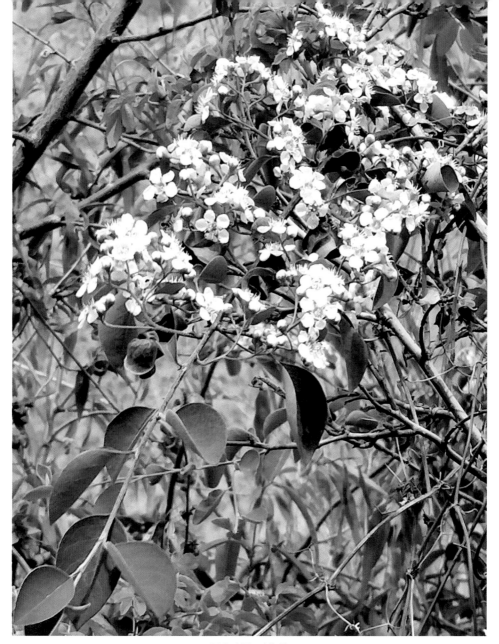

图 2-461　水枸子

461　水枸子

　　别称灰枸子、枸子。产于黑龙江、辽宁、内蒙古、河北、山西、河南、陕西、甘肃、青海、新疆、四川、云南、西藏，俄罗斯高加索、西伯利亚以及亚洲中部和西部地区均有分布。普遍生于沟谷、山坡杂木林中，海拔1200～3500米（图2-461）。

　　枝、叶及果实入药，6～8月采收。味苦、涩，性平。具有凉血、止血之功效，主治关节肌肉风湿、鼻衄、牙龈出血、月经过多。煎汤内服，3～9克。

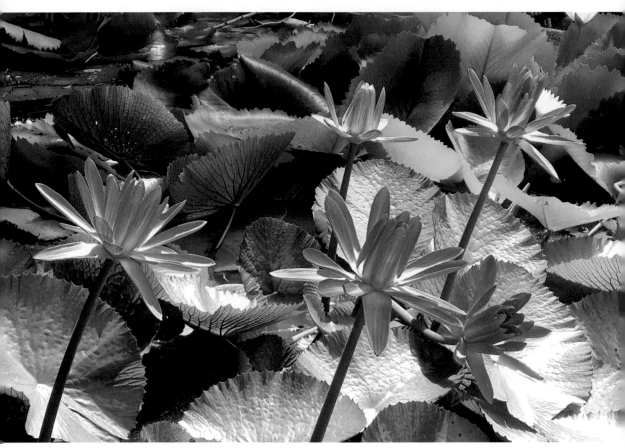

图 2-462　睡莲

462　睡莲

　　别称子午莲、茈碧莲、白睡莲、水芹花、睡莲菜、瑞莲。从东北地区至云南，西至新疆皆有分布。朝鲜、日本、印度、俄罗斯、北美地区也有分布。生于池沼、湖泊等静水水体中，许多公园水体栽培作为观赏植物，根状茎可食用或酿酒（图2-462）。

　　根茎与花入药。花，夏季采收，洗净，去杂质，晒干。味甘、苦，性平，入脾、肝经。具有消暑、解酒、定惊之功效，主治中暑、醉酒烦渴、惊风。煎汤内服，6～9克。根茎，富含淀粉，可食用或酿酒，可用作强壮剂、收敛剂，可用于治疗肾炎病。

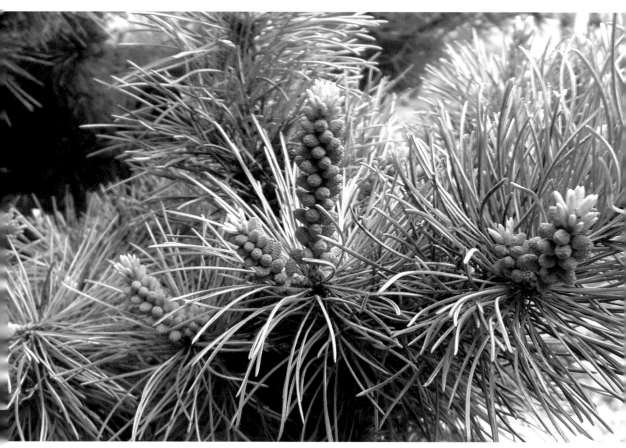

图 2-463　松针

463　松针

　　松树种类有八十余种，而且分布广，如分布于华北、西北几省区的油松、樟子松、黑松和赤松，华中几省的马尾松、黄山松、高山松，秦巴山区的巴山松，以及台湾松和北美短叶松（图2-463）。

　　为松科松属植物中的西伯利亚红松、黑松、油松、红松、华山松、云南松、思茅松、马尾松等的针叶。

　　针叶入药。味酸、苦、涩，性温，无毒。入心、脾、肝经。具有祛风活血、燥湿杀虫、明目、安神、解毒、止痒、除口臭、去口干舌燥之功效，主治便秘、流行性感冒、风湿性关节痛、跌打肿痛、夜盲症、高血压病、神经衰弱；外用治冻疮、风湿痿痹、湿疮疥癣等。煎服，鲜品30～60克；外用适量，煎水洗患处。

464 苏铁

　　别称铁树、辟火蕉、凤尾蕉、凤尾松、凤尾草、凤尾棕、梭罗花、铁甲松、金边凤尾。产于福建、台湾、广东，各地常有栽培。在福建、广东、广西、江西、云南、贵州及四川东部等地多栽植于庭园，江苏、浙江及华北各省区多栽植于盆中，冬季置于温室越冬。日本南部、菲律宾和印度尼西亚也有分布（图2-464）。

　　叶、根、花及种子入药。四季可采收根、叶，夏季采收花，秋冬采收种子，晒干。味甘、淡，性平，有小毒。叶，具有收敛止血、解毒止痛之功效，主治各种出血、胃炎、胃溃疡、高血压、神经痛、闭经、癌症。花，具有理气止痛、益肾固精之功效，主治胃痛、遗精、白带异常、痛经。种子，具有平肝、降血压之功效，主治高血压。根，具有祛风活络、补肾之功效，主治肺结核咯血、肾虚牙痛、腰痛、白带异常、风湿性关节痛、跌打损伤。煎汤内服，叶、花30～60克；种子、根9～15克。种子和茎顶部树心有毒，用时宜慎。

图 2-464　苏铁

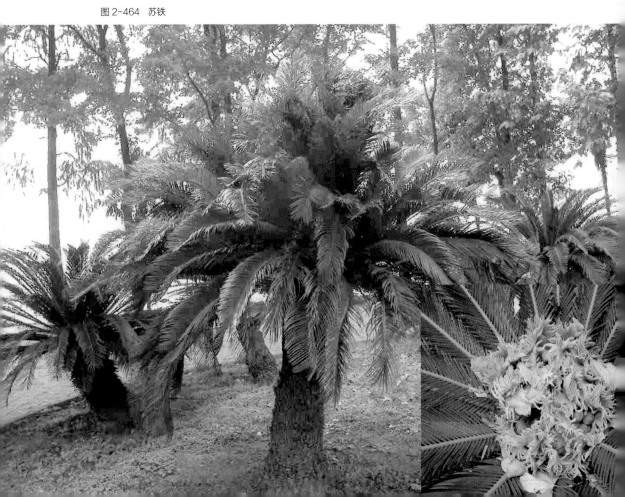

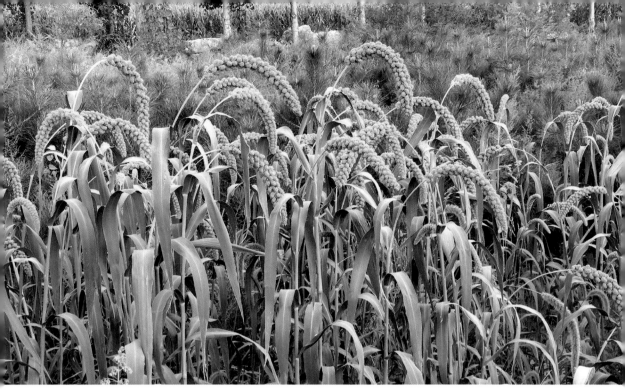

图 2-465 粟

465 粟

　　古称"稷"，别称谷子、小米、狗尾粟。分布于中国、朝鲜、日本、印度、巴基斯坦、阿拉伯、埃及、欧洲。耐干旱、贫瘠，性喜高温，生长适温20～30℃，海拔1000米以下均适合栽培（图2-465）。

　　种仁入药，储存陈久者名陈粟米。味甘、咸，性凉，陈粟米味苦，性寒。专入肾经，兼入脾、胃经。具有和中、益肾、除热、解毒之功效，主治脾胃虚热、反胃呕吐、消渴、泄泻。陈粟米具有止痢、解烦闷之功效。煎汤内服，15～30克；或煮粥。外用：研末撒或熬汁涂。

　　粟芽，为粟的发芽颖果。将粟谷入水中浸透，捞出置筐内，上盖稻草，每日洒水4～5次，保持湿润，至芽长2～3毫米许，取出晒干。炒粟芽，取粟芽置锅内以文火炒至黄色为度，取出放凉。亦有炒至焦黄色者。味苦、甘，性微温，无毒，入脾、胃经。具有健脾、消食之功效，主治食积胀满、不思饮食。煎汤内服，9～15克。

　　另有野粟，为禾本科植物莠狗尾草的谷粒。分布于江西、福建、台湾、湖南、广东、广西、云南等地，生于海拔1500米以下的山坡、旷野、路边。谷粒成熟时采收，晒干。具有补中益气之功效，主治五劳虚烧、妇人干血劳。煎汤内服，30～60克。

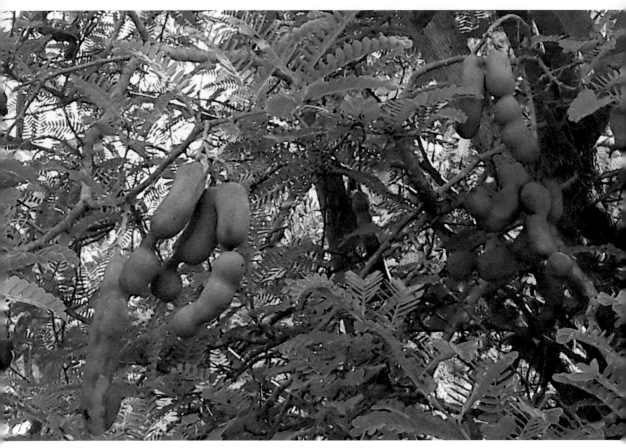

图 2-466　酸角

466　酸角

别称通血图、通血香、木罕、曼姆、罗望子、酸饺、酸豆、酸梅（海南）、"木罕"（傣语）、酸果、麻夯、甜目坎、亚参果。原产于非洲热带稀树草原，经印度传到我国。在我国主要分布于福建、广东、广西、四川、云南等省区的南部及海南、台湾，生于海拔不超过1400米的旱坡草地、干热河谷、庭院四旁和滨海。大部分处于野生和半野生状态。世界酸角的主要产区是亚洲，印度、斯里兰卡和东南亚各国均有栽培。果肉除直接生食外，还可加工生产营养丰富、风味特殊、酸甜可口的高级饮料和食品（图2-466）。

果实入药。春季采摘，晒干。味甘、酸，性凉，入心、胃经。具有清热解暑、和胃消积之功效，主治中暑、食欲不振、疳积、妊娠呕吐、便秘。煎汤内服，15～30克，或熬膏。

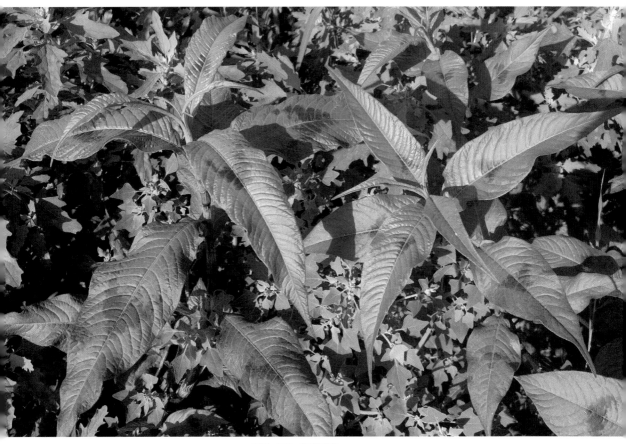

图 2-467　酸模叶蓼

467　酸模叶蓼

　　别称酸嚼子、大马蓼、旱苗蓼、斑蓼、柳叶蓼。广布于我国南北各省区，朝鲜、日本、蒙古、菲律宾、印度、巴基斯坦及欧洲也有分布。生长于海拔30～3900米的田边、路旁、水边、荒地或沟边湿地。酸模叶蓼是中国农业有害生物信息系统收录的杂草，其危害各地均有发生，南方发生较重。可以通过人工、机械拔除或喷洒农药等方式治理（图2-467）。

　　全草入药。味酸、苦，性凉。具有利尿、消肿、止痛、止呕等功能。用鲜茎叶混食盐后捣汁，治霍乱和日射病（中暑）有效；治疗口疮效果非常好。外用可敷治疮肿和蛇毒。果实为利尿药，主治水肿和疮毒。

468 酸枣

　　别称棘、棘子、野枣、山枣、小山枣、葛针等。原产于我国吉林、辽宁、河北、山东、山西、陕西、河南、甘肃、新疆、安徽、江苏、浙江、江西、福建、广东、广西、湖南、湖北、四川、云南、贵州等地，现在亚洲、欧洲和美洲常有栽培。主产区位于太行山一带，以河北南部的邢台为主，素有"邢台酸枣甲天下"之美誉，是我国最大的酸枣产业基地（图2-468）。

　　酸枣仁、肉及根入药。枣仁，又名酸枣核、山枣仁、酸枣、酸枣核、酸枣子。秋末冬初采收成熟果实，除去果肉及核壳，收集种子，晒干。炮制时除去残留核壳，用时捣碎。炒酸枣仁，取净酸枣仁，照清炒法（《中华人民共和国药典》附录ⅡD）炒至鼓起，色微变深。用时捣碎。味甘、酸，性平。入肝、胆、心经。具有补肝、宁心、敛汗、生津之功效，主治虚烦不眠、惊悸多梦、体虚多汗、津伤口渴。煎汤内服，9～15克；或入丸、散。凡有实邪郁火及患有滑泄症者慎服。

　　酸枣肉，秋后果实成熟时采收，去除果核，晒干。味酸、甘，性平。具有止血止泻之功效，主治出血、腹泻。煎汤内服，9～15克；或入丸、散。

　　酸枣根，全年均可采挖，洗净，鲜用或切片晒干。味涩，性温。具有安神之功效，主治失眠、神经衰弱。煎汤内服，15～30克。

图 2-468　酸枣

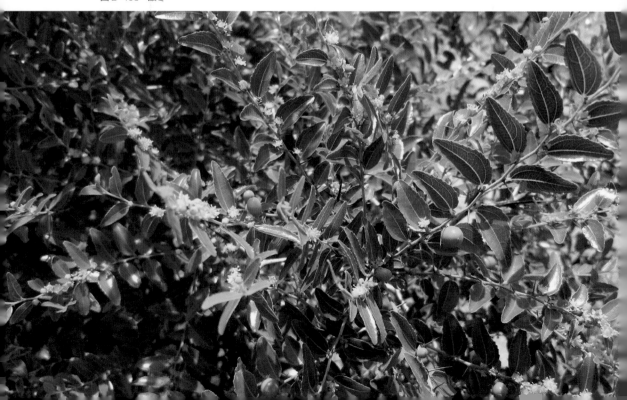

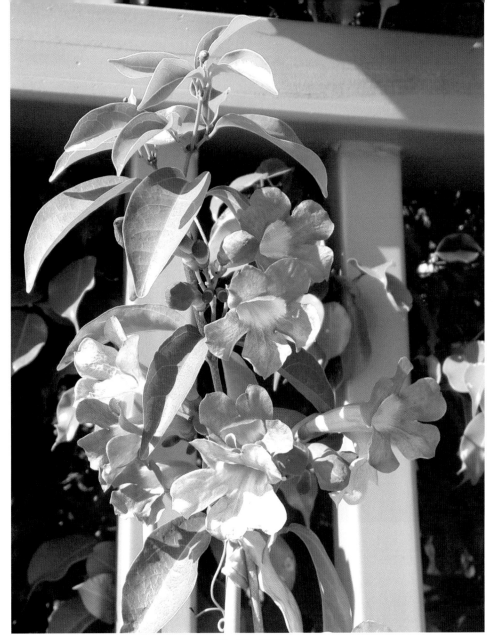

图 2-469　蒜香藤

469　蒜香藤

别称紫铃藤、张氏紫葳。原产于南美洲的圭亚那和巴西，我国分布于华南南亚热带常绿阔叶林区热带季雨林及雨林区。由于具有浓郁的蒜香味，可作为蒜的替代物用于烹饪（图2-469）。

根、茎、叶均可入药，可治疗伤风、发热、咽喉肿痛等呼吸道疾病。因为具有蒜香味道，所以是一个很不错的夏季居家驱蚊圣品。

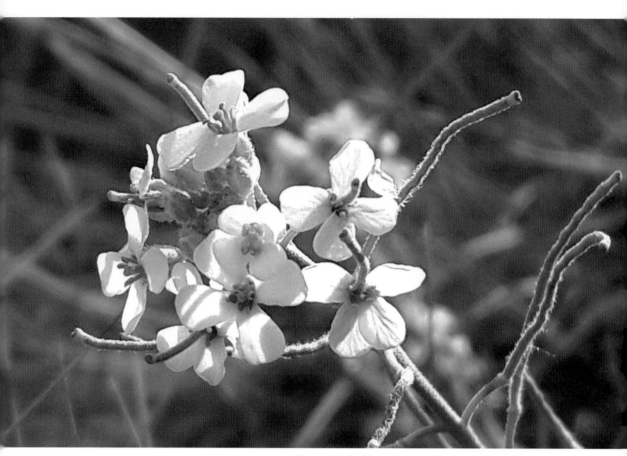

图 2-470 碎米荠

470 碎米荠

　　别称白带草、宝岛碎米荠、见肿消、毛碎米荠、雀儿菜。分布于全国，亦广布于全球温带地区。多生于海拔 1000 米以下的山坡、路旁、荒地及耕地的草丛中。全草可作野菜食用，可凉拌、做蛋汤等，味鲜而富有营养（图 2-470）。

　　全草入药。夏季采收，多鲜用。味甘，性平。具有清热解毒、祛风除湿之功效，主治痢疾、泄泻、腹胀、带下病、乳糜尿、外伤出血。煎汤内服，15～30克；外用鲜草适量，捣烂敷患处。

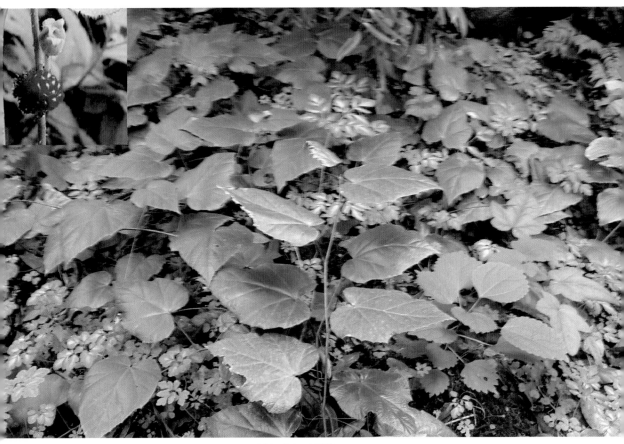

图 2-471 太平莓

471 太平莓

别称大叶莓（浙江）、老虎扭。产于湖南、江西、安徽、江苏、浙江、福建。生于海拔 300 ~ 1000 米的山地路旁或杂木林内，耐干旱，有固沙作用（图 2-471）。

全草入药。6 ~ 8 月割取带花、叶的全草，洗净，充分晒干。味辛、苦、酸，性平，入肝经。具有清热、活血之功效，主治发热、产后腹痛。煎汤内服,30 ~ 60 克。

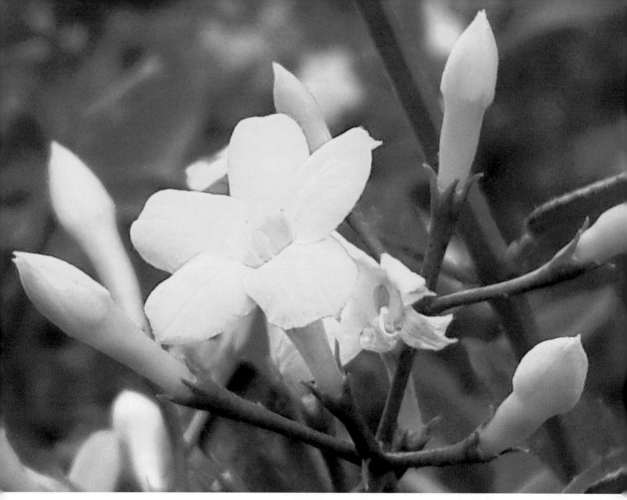

图 2-472-1 探春花

472 探春花

　　别称迎夏（河南）、鸡蛋黄（山东）、牛虱子（亨利氏中国植物名录）。产于河北、陕西南部、山东、河南西部、湖北西部、四川、贵州北部，生长于海拔2000米以下的坡地、山谷或林中。其与迎春花、云南黄素馨花比较接近，但迎春花是落叶植物，早春开花，先花后叶，开花时没有叶子，为三出复叶对生；探春花又叫迎夏，花期一般会在5月份之后，有花有叶，花在枝头顶端成束开放，叶为奇数羽状复叶互生；而云南黄素馨又叫野迎春，是常绿植物，花单生叶腋，花叶同放，花比迎春花大且大多复瓣，花期一般3～4月份。这三种花的花瓣大多都在5瓣以上，常见的迎春6瓣，探春5瓣，野迎春6～9瓣，且有较长的花冠筒（图2-472-1～图2-472-3）。

　　根入药，具有舒筋活血、散瘀止痛之功效。

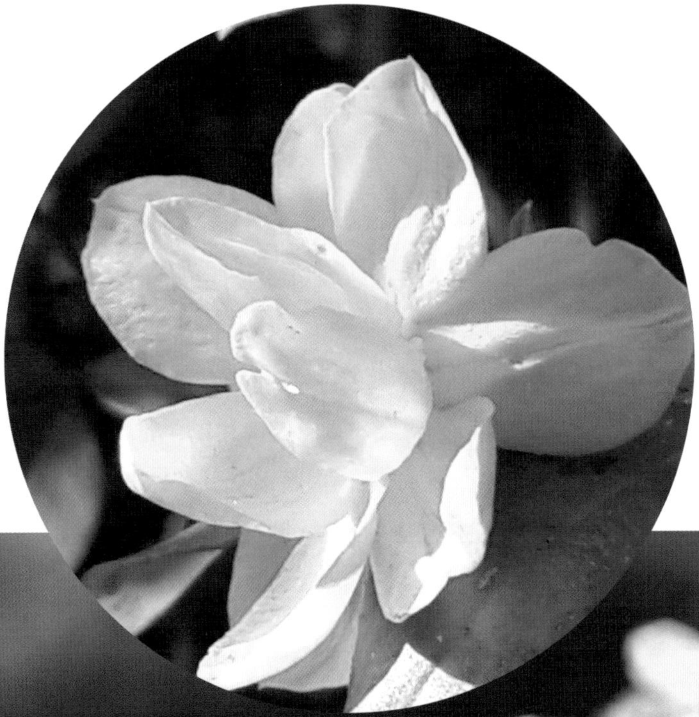

图 2-472-2　野迎春花

图 2-472-3　迎春花

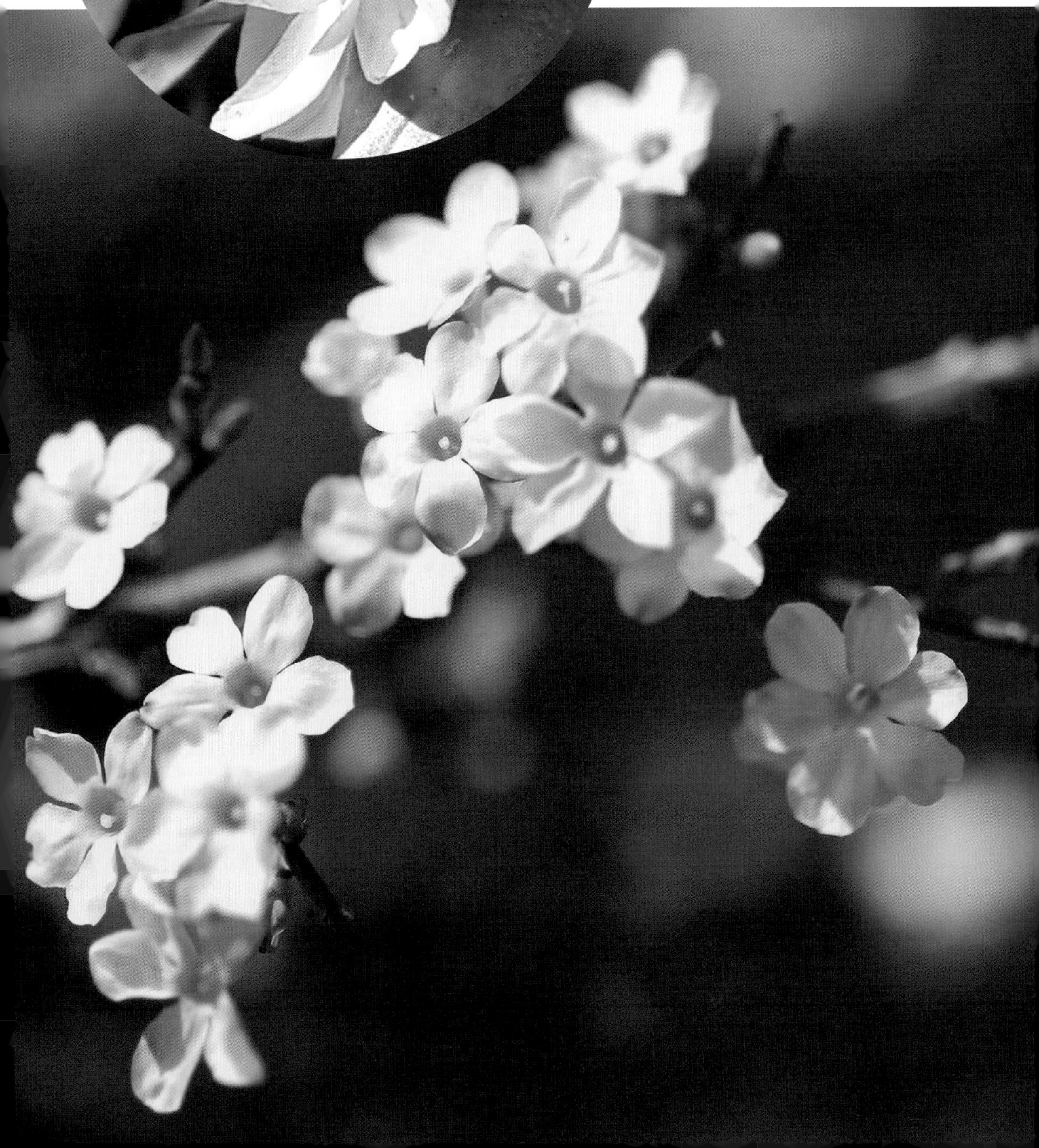

473 糖芥

别称冈托巴（藏名）。产于东北、华北、江苏、陕西、四川，生于田边荒地、山坡。蒙古、朝鲜、俄罗斯均有分布（图2-473）。

全草和种子入药。全草，春、夏季采挖；种子，7～9月果熟时，割取全株，晒干，打下种子，扬净即得。味苦、辛、寒，入肺、胃经。具有健脾和胃、利尿强心之功效，主治脾胃不和、食积不化及心力衰竭之水肿。煎汤内服，6～9克；研末服，0.3～1克。具有清血热、镇咳、强心之功效，主治虚痨发热、肺结核咳嗽、久病心力不足，能解肉毒。

图2-473 糖芥

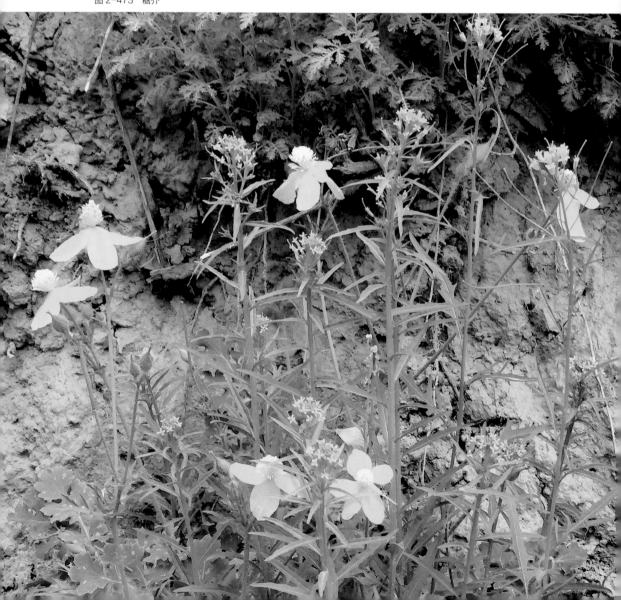

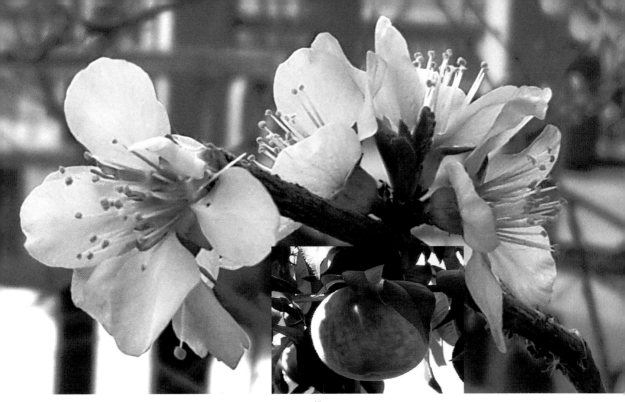

图 2-474　桃

474　桃

原产于我国，各省区广泛栽培，世界各地均有栽植。我国栽培较为集中的地区有北京海淀区、平谷区，天津蓟州区，山东蒙阴、肥城、益都、青岛，河南商水、开封，河北抚宁、遵化、深州市、临漳，陕西宝鸡、西安，甘肃天水，四川成都，辽宁大连，浙江奉化，上海南汇，江苏无锡、徐州等（图2-474）。

果实、果仁、根、茎、树皮、树胶、叶与桃枝均可入药。果实，成熟时采摘。味甘、酸，性温，入肺、大肠经。具有生津、润肠、活血、消积之功效，主治津少口渴、肠燥便秘、闭经、积聚、早泄、阳痿、月经不调。内服，适量鲜食；或作果脯；外用，适量捣敷。

果仁称桃仁，果实成熟后采收，除去果肉及核壳，取出种子，晒干。用时除去硬壳杂质，置沸水锅中煮至外皮微皱，捞出，浸入凉水中，搓去种皮，晒干，簸净。味苦、甘，性平。入心、肝、大肠经。具有破血行瘀、润燥滑肠之功效，主治经闭、症瘕、热病蓄血、风痹、疟疾、跌打损伤、瘀血肿痛、血燥便秘。煎汤内服，4.5～9克；或入丸、散；外用，捣敷。孕畜忌服。

根、茎和树皮，随时可采，晒干备用。味苦，性平。具有清热利湿、活血止痛、截疟、杀虫之功效，主治风湿性关节炎、腰痛、跌打损伤、丝虫病、间日疟。煎服，4.5～30克。孕畜忌服。

枝，夏季采收桃或山桃的幼枝，鲜用或晒干。味苦，性平，入心、胃经。具有活血通络、解毒、杀虫之功效，主治心腹痛、风湿性关节痛、腰痛、跌打损伤、疮癣。煎汤内服，9～15克。外用，适量，煎水含漱或洗浴。

桃胶，树干上流出的树脂。夏、秋季采收，晒干。味苦、性平。具有活血、益气、止渴之功效，主治糖尿病、乳糜尿、疳积。煎服，9～15克。

叶，夏、秋季采收，鲜用或晒干。味苦，性平，入脾、肾经。具有清热解毒、杀虫止痒之功效，具有疟疾、痈疖、痔疮、湿疹、阴道滴虫。煎汤内服，3～6克；外用适量，疟疾，鲜品捣烂敷脉门；痈疖，鲜品捣烂敷患处；痔疮、湿疹、阴道滴虫、头虱，均煎水洗。

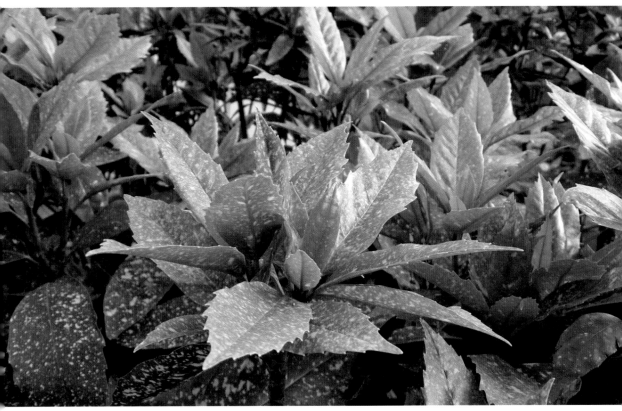

图 2-475　桃叶珊瑚

475　桃叶珊瑚

　　别称青木、东瀛珊瑚。产于福建、台湾、广东、海南、广西等省区，据文献记载，越南也有分布。常生于海拔 1000 米以下的常绿阔叶林中。花叶青木为绞木科桃叶珊瑚属青木的变种（图 2-475）。

　　叶入药。全年均可采收，鲜用或晒干。味苦、微辛，性平。具有活血调经、解毒消肿之功效，主治痛经、月经不调、跌打损伤、烧烫伤。煎汤内服，6 ～ 15 克；外用，适量，捣敷。直接把新鲜的桃叶珊瑚捣碎，然后直接涂抹在受伤部位，止痛与止血作用特别明显。

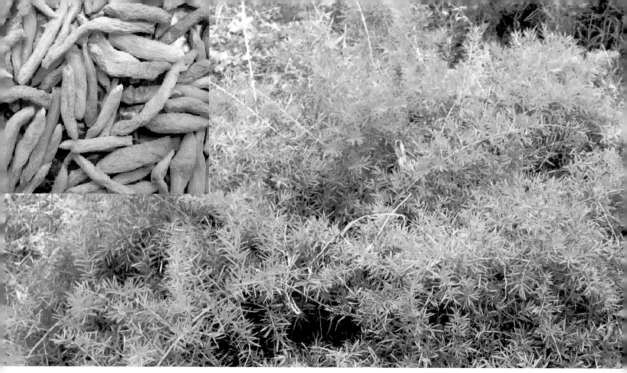

图 2-476　天门冬

476　天门冬

　　别称三百棒、武竹、丝冬、老虎尾巴根、天冬草、明天冬、倪铃、赶条蛇、多仔婆。分布于我国华东、中南地区和河北、河南、陕西、山西、甘肃、四川、台湾、贵州等省区，也见于朝鲜、日本、老挝和越南。生于海拔1750米以下的山坡、路旁、疏林下、山谷中或荒地上（图2-476）。

　　块根入药。栽种2～3年，秋、冬季采挖，但以冬季较好。洗净，除去茎基和须根，置沸水中煮或蒸至透心，趁热除去外皮，洗净，干燥。炮制，除去杂质，迅速洗净，切薄片，干燥。味甘、苦，性寒。入肺、肾经。具有养阴润燥、清肺生津之功效，主治肺燥干咳、顿咳痰黏、咽干口渴、肠燥便秘。煎汤内服，6～12克；或熬膏或入丸、散。虚寒泄泻及外感风寒致嗽者，皆忌服。

　　注意与麦门冬相区别。两者均是味甘、苦，性寒，入肺、胃经，既能滋肺阴、润肺燥、清肺热，又可养胃阴、清胃热、生津止渴，在治疗肺胃燥热时，常相须为用以增强疗效；但天门冬苦寒之性较甚，补肺、胃之阴强于麦门冬，对咳嗽咯痰不利者兼能止咳祛痰，还能入肾经以补肾阴、降肾火，可治肾阴亏虚、阴虚火旺之症，又常以其治疗乳房肿瘤，对乳腺小叶增生疗效较好，唯滋腻性较大；而麦门冬微苦寒，养胃阴与清胃热之力虽弱，但其所长是滋腻性较小，还能入心经以补心阴、清心除烦、安神，可治心阴不足及心火亢盛之症。

477　天人菊

　　别称虎皮菊、老虎皮菊。原产于北美地区，我国中部、南部广为栽培。天人菊色彩艳丽，花期长，栽培管理简单，常作庭园栽培，供观赏。天人菊是美国俄克拉何马州的州花，也是台湾澎湖县的县花，澎湖也被称为菊岛（图2-477）。

　　来源于天人菊全株、旋覆花及旋覆花属多种植物的天人菊内酯，具有抗肿瘤（人体鼻咽癌等）与治疗阿米巴痢疾、阴道滴虫等作用。

图 2-477　天人菊

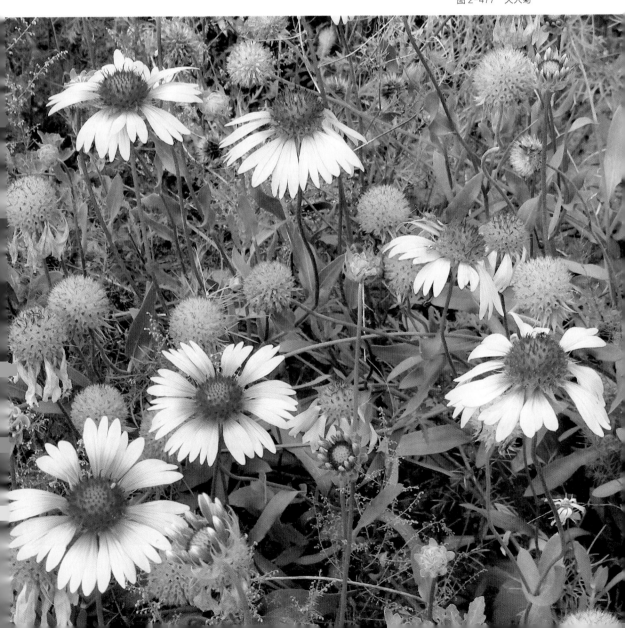

478 天仙子

天仙子即莨菪，藏语称"莨菪泽"。分布于黑龙江、吉林、辽宁、河北、河南、浙江、江西、山东、江苏、山西、陕西、甘肃、内蒙古、青海、新疆、宁夏、西藏等地。生于宅边荒地上，或为栽培（图2-478）。

种子入药。夏、秋间果皮变黄色时，采摘果实，暴晒，打下种子，筛去果皮、枝梗，晒干。味苦、辛，性温，有大毒。具有解痉、止痛、安神、杀虫的作用，主治癫狂、癫痫、风痹厥痛、喘咳、胃痛、久痢、久泻、脱肛、牙痛、痈肿、恶疮。藏医用来治疗鼻疳、梅毒、头神经麻痹、虫牙等。煎服，0.06～0.6克；外用，煎水洗，研末调敷或烧烟熏。心脏病、心动过速、青光眼患者及孕妇忌服，有大毒，内服宜慎。

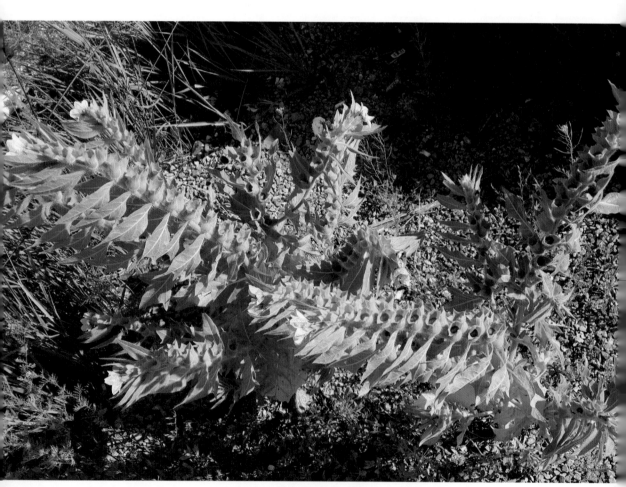

图2-478 天仙子

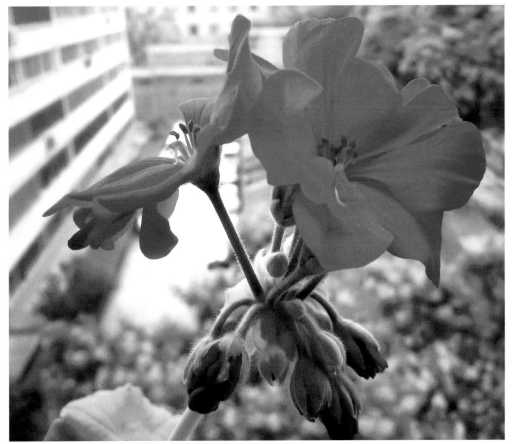

图 2-479 天竺葵

479 天竺葵

别称洋绣球、入腊红、石腊红、日烂红、洋葵、驱蚊草、臭绣球。原产于非洲南部，我国各地普遍栽培。南非地区、法国、留尼汪岛、西班牙、摩洛哥、埃及等均有分布（图2-479）。

全株入药。具有止血、收缩血管、肝排毒、肾排毒、利尿、老化皮肤活化、减肥、促进结疤、减轻忧郁不安、补身、除臭、抗菌、杀菌、戒烟（酒）等作用，主治气喘、胆结石、肾结石、肌肉酸痛、油性皮肤、疱疹、皮肤苍白、湿疹、灼伤晒伤、癣、月经不顺、乳房充血发炎。具有平抚焦虑和沮丧的作用，还能提振情绪，让心理恢复平衡，而且由于它也能影响肾上腺皮质功能，因此它具有舒解压力之功效。对某些敏感皮肤可能有刺激，能调节荷尔蒙，所以妊娠期间不用为宜。

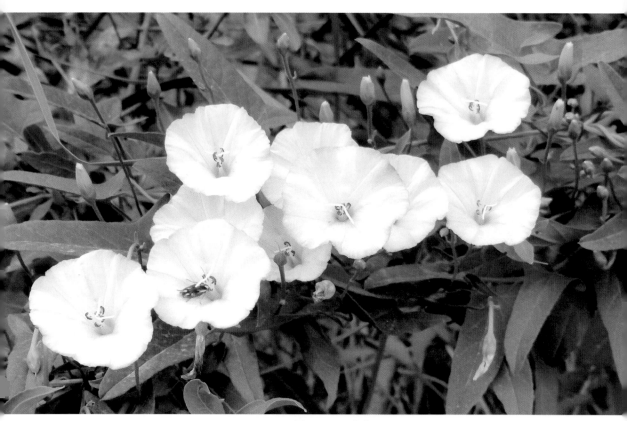

图2-480　田旋花

480　田旋花

　　别称小旋花、中国旋花、箭叶旋花、野牵牛、拉拉菀。原产于欧洲南部，法国、希腊、德国、波兰、南斯拉夫、俄罗斯、蒙古、美国、加拿大、阿根廷、澳大利亚、新西兰、巴基斯坦、伊朗、黎巴嫩、日本等热带和亚热带地区也有分布。在我国分布于吉林、黑龙江、河北、河南、陕西、山西、甘肃、宁夏、新疆、内蒙古、山东、四川、西藏。生于耕地及荒坡草地、村边路旁。注意与牵牛花与打碗花相区别（图2-480）。

　　全草、花及根入药。全草夏、秋季采收，洗净，鲜用或切段晒干；花在6～8月开花时摘取，鲜用或晾干。味辛，性温，入肾经，有毒。具有祛风止痒、止痛之功效，主治牙痛、神经性皮炎。煎汤内服，6～10克；外用，适量，酒浸涂患处。神经性皮炎，鲜草适量，用70％酒精浸24小时，每天涂2次。牙痛，鲜花3份，胡椒1份，共研细末混匀，塞入蛀孔或置病牙上咬紧，勿咽下。风湿性关节痛：根9克，水煎服。

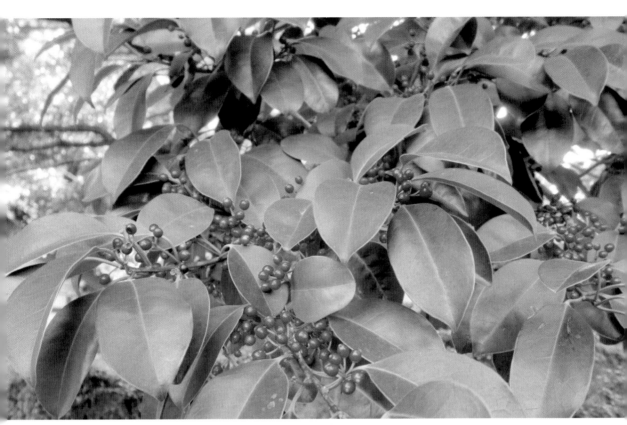

图2-481 铁冬青

481 铁冬青

别称救必应、熊胆木、白银香、白银木、过山风、红熊胆、羊不食、七星香、万紫千红等。我国多分布于长江流域以南地区和台湾，朝鲜、日本、越南北部等地也有分布。常生于海拔400～1100米的山坡常绿阔叶林中和林缘、山下疏林或沟、溪边（图2-481）。

树皮（二层皮）、叶、根入药。全年可采，刮去外层粗皮，切碎，晒干或鲜用；叶多为鲜用，根春、秋季采挖。味苦，性凉。具有清热解毒、消肿止痛之功效，主治感冒、扁桃体炎、咽喉肿痛、急性胃肠炎、风湿骨痛；外用治跌打损伤、痈疖疮疡、外伤出血、烧烫伤。煎汤内服，9～15克；外用适量，树皮研粉调油敷；鲜叶或根捣烂敷患处。

482 铁海棠

别称基督刺、虎刺、麒麟花、老虎簕。原产于马达加斯加，是受欢迎的室内植物，热带地区种植于庭园。分布于广东、香港、广西、海南等地，多栽培于庭园（图2-482）。

茎叶、根、乳汁及花入药。茎叶、根、乳汁，全年可采收，晒干或鲜用。味苦，性凉，有毒。具有排脓、解毒、逐水之功效，主治痈疮、横痃（性病腹股沟淋巴结肿大）、肝炎、大腹水肿。煎汤内服，鲜者9～15克，或捣汁；外用，捣敷。

花，味苦、涩，性凉，小毒，入心经。具有凉血止血之功效，主治崩漏、白带过多。铁海棠花10～15朵，与猪瘦肉同蒸或水煎服，主治功能性子宫出血。

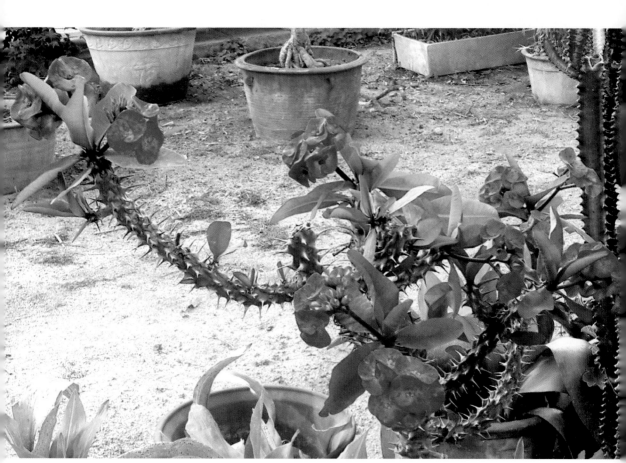

图2-482 铁海棠

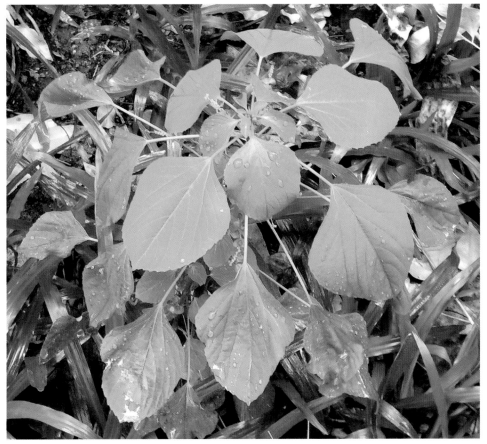

图 2-483　铁苋菜

483　铁苋菜

别称血见愁、海蚌念珠、叶里藏珠、人苋、撮斗装珍珠、叶里含珠、野麻草。我国除西部高原或干燥地区外，大部分省区均有分布。俄罗斯远东地区、朝鲜、日本、菲律宾、越南、老挝也有分布。生于海拔20～1200米的平原或山坡较湿润耕地和空旷草地，或见于石灰岩山疏林下。嫩叶可食用，为南方各地民间野菜品种之一（图2-483）。

全草入药。夏、秋季采收全草，去泥土，鲜用或晒干。味苦、涩，性凉。具有清热解毒、利湿、收敛止血之功效，主治肠炎、痢疾、吐血、衄血、便血、尿血、崩漏、痈疖疮疡、皮肤湿疹；外用，治痈疖疮疡、外伤出血、湿疹、皮炎、毒蛇咬伤。煎汤内服，15～30克；外用适量，鲜品捣烂敷患处。

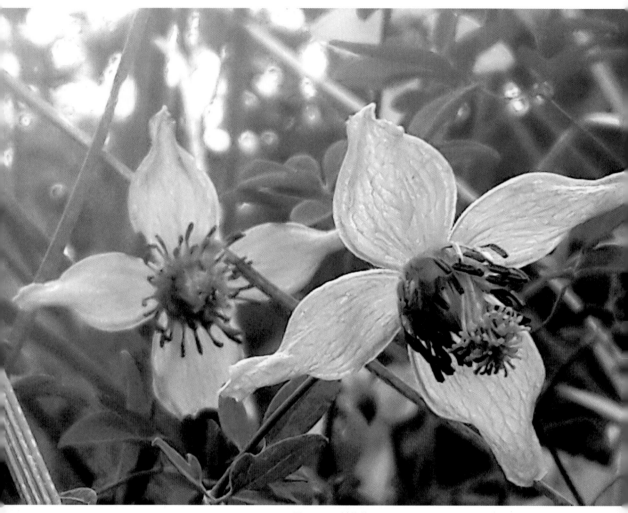

图 2-484　铁线莲

484　铁线莲

　　别名铁线牡丹、番莲、金包银、山木通、威灵仙、大花威灵仙。分布于广西、广东、湖南、江西。生于低山区的丘陵灌丛、山谷、路旁及小溪边。日本有栽培（图2-484）。

　　根及全草入药。秋、冬季采收，分别晒干。味辛，性温，有小毒，入脾、肝、肾经。具有利尿、理气通便、活血止痛之功效，主治小便不利、腹胀、便闭；外用治关节肿痛，虫蛇咬伤。煎服，9 ～ 15克。外用适量，鲜叶加酒或食盐捣烂敷患处。

485 通泉草

别称脓疱药、汤湿草、猪胡椒、野田菜、鹅肠草、绿蓝花、五瓣梅、猫脚迹、尖板猫儿草、黄瓜香。除内蒙古、宁夏、青海及新疆外，遍布全国。越南、俄罗斯、朝鲜、日本、菲律宾也有分布。生于海拔2500米以下的湿润草坡、沟边、路旁及林缘（图2-485）。

全草入药。春、夏、秋季可采收，洗净，鲜用或晒干。味苦，性平。具有止痛、健胃、解毒之功效，主治偏头痛、消化不良；外用治疗疮、脓疱疮、烫伤。煎服，9～15克；外用适量，捣烂敷患处。

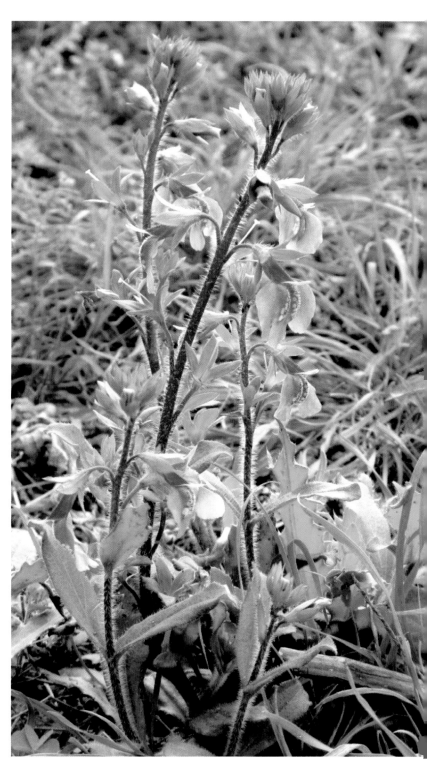

图2-485 通泉草

486 秃疮花

　　别称秃子花、勒马回、兔子花。分布于云南西北部、四川西部、西藏南部、青海东部、甘肃南部至东南部、陕西秦岭北坡、山西南部、河北西南部和河南西北部。生长于海拔400～2900米（或3700米）的草坡或路旁，田埂、墙头、屋顶也常见（图2-486）。

　　带根全草入药。春、夏季均可采挖带根全草，阴干或鲜用。味苦、涩，性凉。入肺、心、胃经。

　　具有清热解毒、清热消肿、杀虫之功效，主治咽喉痛、牙痛、淋巴结结核（瘰疬）、秃疮、疮疖疥癣、痈疽等症。煎汤内服，9～15克。外用，适量捣敷，或煎水洗。

图2-486　秃疮花

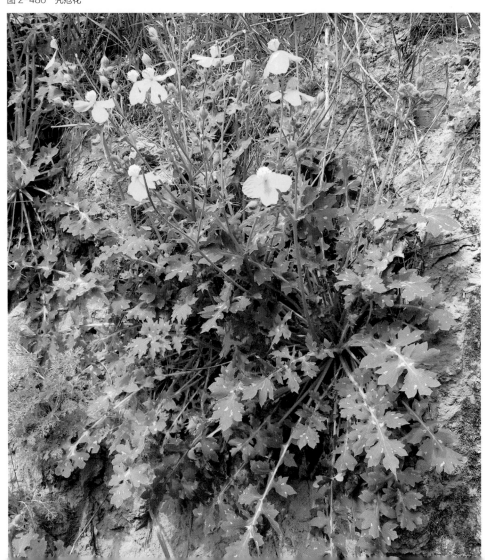

487 土鳖虫

别称土元、新星土元、地鳖虫、土鳖、过街、转屎虫。分布于河北、陕西、甘肃、青海、山东、河南、江苏、浙江、湖南等地（图2-487）。

虫体入药。捕捉后，置沸水中烫死，晒干或烘干。味咸，性寒，有小毒。入肝经。具有破瘀血、续筋骨之功效，主治跌打损伤，筋伤骨折，血瘀经闭，产后瘀阻腹痛，癥瘕痞块。煎服，3～9克。年老体弱及月经期者慎服，孕畜禁服。

图 2-487 土鳖虫

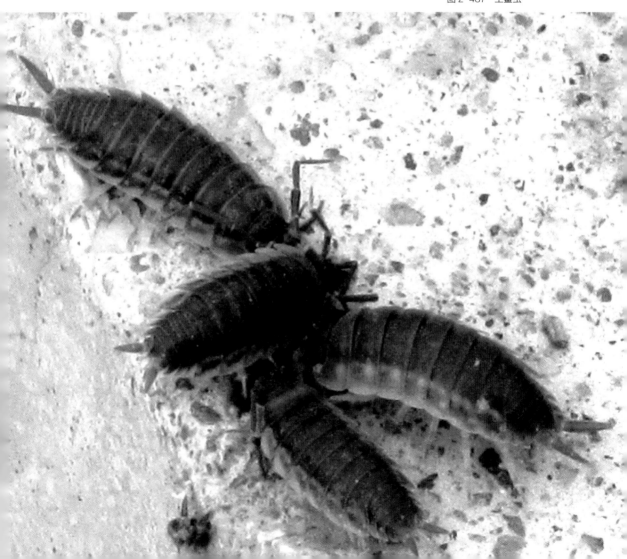

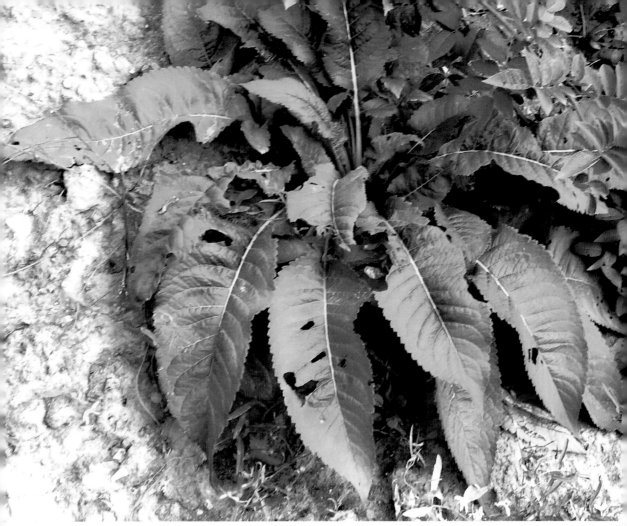

图 2-488　土木香

488　土木香

　　别称祁木香、青木香、藏木香、玛奴（藏语）。我国分布于新疆、湖北，其他许多地区也常栽培。国外广泛分布于欧洲（中部、北部、南部）、亚洲（西部、中部）、俄罗斯西伯利亚西部至蒙古北部和北美地区。生于或栽培于海拔1800～2000米的林缘，森林草原（图2-488）。

　　干燥根入药。秋季采挖，除去泥沙，晒干。炮制，拣尽杂质，水润切片，晒干；或麸拌煨黄后使用。味辛、苦，性温，入肺、肝、脾经。具有健脾和胃、调气解郁、止痛安胎、行气止痛之功效，主治胸胁、脘腹胀痛、呕吐泻痢、胸胁挫伤、岔气作痛、胎动不安、胸腹胀满疼痛、痢疾、疟疾。煎汤内服，3～9克；或入丸、散。内热口干，喉干舌绛者忌用。

489 菟丝子

别称豆寄生、无根草、黄丝、菟丝实、吐丝子、无娘藤米米、黄藤子、龙须子、萝丝子、黄网子、黄萝子、豆须子、缠龙子、黄丝子。分布于我国及伊朗、阿富汗、日本、朝鲜、斯里兰卡、马达加斯加、澳大利亚。生于海拔200～3000米的田边、山坡阳处、路边灌丛或海边沙丘，通常寄生于豆科、菊科、蒺藜科等多种植物上（图2-489）。

干燥成熟种子入药。秋季果实成熟时采收植株，晒干，打下种子，除去杂质。味甘，性温。入肝、肾、脾经。具有滋补肝肾、固精缩尿、安胎、明目、止泻之功效，主治阳痿遗精、尿有余沥、遗尿尿频、腰膝酸软、目昏耳鸣、肾虚胎漏、胎动不安、脾肾虚泻；外治白癜风。煎服，6～12克，或入丸、散；外用，炒研调敷。

图2-489 菟丝子

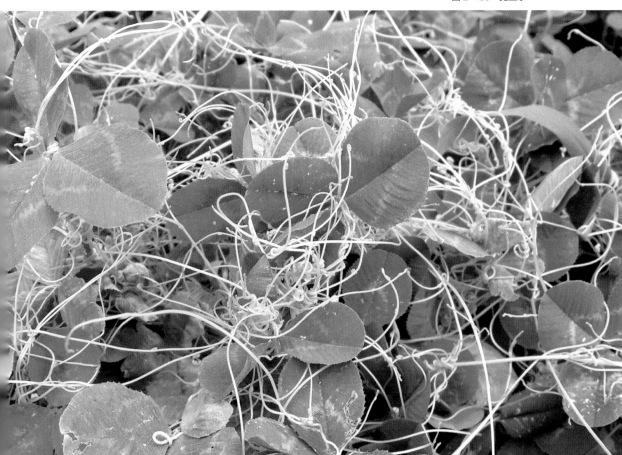

490 豚草

别称豕草、普通豚草、艾叶破布草、美洲艾、倒扣草。原产于北美洲，1935年发现于我国杭州，分布于东北、华北、华中和华东等地约15个省、直辖市。属于恶性杂草，对禾本科、菊科等植物有抑制、排斥作用，被列入我国外来入侵物种名单（第一批）。豚草花粉是引起人体一系列过敏性变态症状——枯草热的主要病原，临床表现为眼、耳、鼻奇痒，阵发性喷嚏，流鼻涕，头痛和疲劳；有的胸闷、憋气、咳嗽、呼吸困难，要注意防护（图2-490）。

全草入药，开花前采集，鲜用或晒干备用。具有清热解毒、活血化瘀之功效，主治淋病、跌伤筋缩疼痛、腘窝脓肿。治淋病，鲜全草18～30克，干草12～18克，水煎服，1次/日。治跌伤筋缩疼痛，鲜全草一握和头发一团，煎汤熏洗，1次/日，可常洗。治腘窝脓肿，鲜全草60克，榨汁炖服，渣捣烂敷患处。

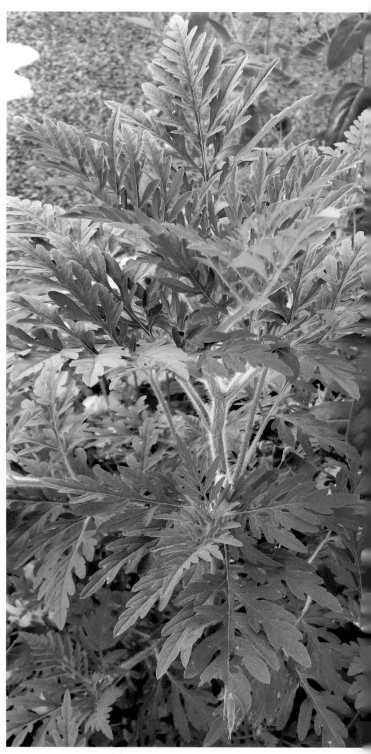

图2-490 豚草

491 橐吾

别称西伯利亚橐吾、北橐吾、大马蹄、葫芦七、马蹄叶。产于云南、四川、贵州、甘肃西部、陕西北部、山西、内蒙古、河北、东北地区、湖南、安徽，在俄罗斯东西伯利亚、欧洲大部分地区也有分布。生于海拔373～2200米的沼地、湿草地、河边、山坡及林缘（图2-491）。

叶、根及根状茎入药。叶，治急性支气管炎、肺结核咳嗽、气逆、咯痰不畅、咳嗽咯血。根及根状茎，具有润肺、化痰、定喘、止咳、止血、止痛之功效，主治肺痨。

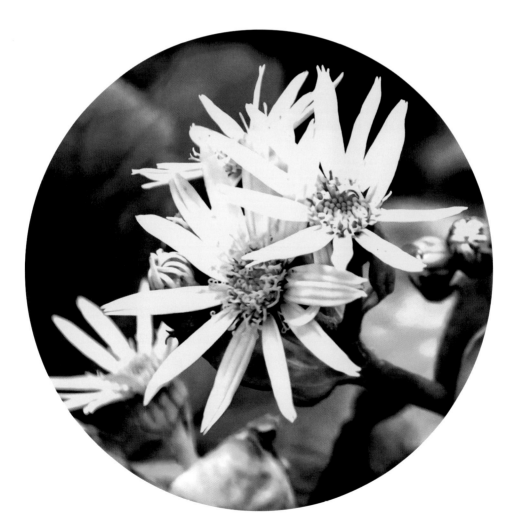

图2-491 橐吾

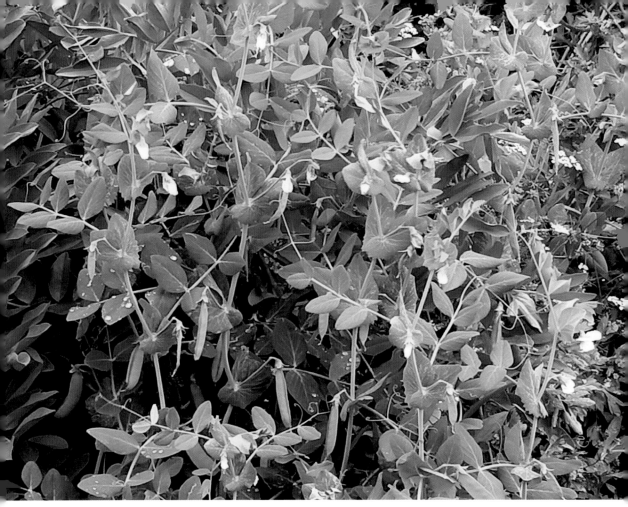

图 2-492　豌豆

492　豌豆

别称青豆、荷兰豆、小寒豆、淮豆、麻豆、青小豆、留豆、金豆、回回豆、麦豌豆、麦豆、毕豆、麻累、国豆等。豌豆作为人类食品和动物饲料，是世界第四大豆类作物。我国是仅次于加拿大的第二大豌豆生产国（图2-492）。

种子入药。夏季采收鲜嫩或成熟荚果，除去荚壳，鲜用或晒干用。味甘、性平，入脾、胃经。具有益中气、止泻痢、调营卫、利小便、消痈肿、解乳石毒之功效，主治脚气、痈肿、乳汁不通、脾胃不适、呃逆呕吐、心腹胀痛、口渴泻痢等病症，且具有一定的食疗作用。煎汤，或煮食。豌豆荚和豆苗嫩叶中富含维生素C和能分解体内亚硝胺的酶，可以分解亚硝胺，具有抗癌防癌的作用；所含的止权酸、赤霉素和植物凝素等物质，具有抗菌消炎，增强新陈代谢的功能；豆苗中含有较为丰富的膳食纤维，可以防止便秘，有清肠作用。注意，煮或炒熟的干豌豆不易消化，过食可引起消化不良、腹胀；慢性胰腺炎患者忌食，糖尿病患者慎食。

493 万寿菊

别称臭芙蓉、万寿灯、蜂窝菊、臭菊花、蝎子菊。原产于墨西哥及中美洲，我国各地均有栽培。在广东和云南南部、东南部以及河南的西南部（内乡县）已归化。可生长在海拔1150～1480米的地区，多生于路边草甸。万寿菊常于春天播种，因其花大、花期长，故常用于花坛布景。万寿菊花可以食用，将新鲜的花瓣洗净晾干，再裹上面粉油炸，如同臭豆腐一般，鲜花闻起来非常臭，油炸后却是香喷喷的，而且还很美味（图2-493）。

根、叶、花序与花入药。根，味苦，性凉。具有解毒消肿之功效，主治上呼吸道感染、百日咳、支气管炎、眼角膜炎、咽炎、口腔炎、牙痛；外用治腮腺炎、乳腺炎、痈疮肿毒。

叶，夏、秋季采收，鲜用或晒干用。味甘，性寒。主治痈、疮、疖、疔及无名肿毒。煎汤内服，4.5～9克；外用，捣敷或煎水洗。

花序，夏、秋季采收，鲜用或晒干。味苦，性凉。具有清热解毒、止咳化痰、平肝祛风之功效，主治风热感冒、咳嗽、百日咳、痢疾、腮腺炎、乳痈、疖肿、牙痛、口腔炎、目赤肿痛、头晕目眩、头风眼痛、惊风。煎汤内服，9～15克，或研末；外用，适量，研末醋调敷；或鲜品捣敷。

花，7～9月采收，鲜用或晒干。味苦、微辛，性凉。具有清热解毒、化痰止咳之功效，有香味，可作芳香剂；以前曾用作抑菌、镇静、解痉剂。

图2-493 万寿菊

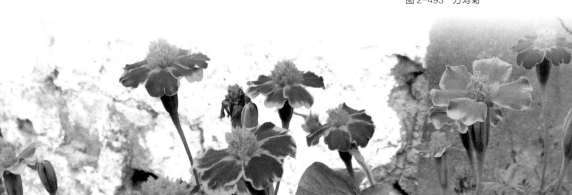

494　王不留行

别称麦蓝菜、奶米、大麦牛、禁宫花、剪金花、金盏银台、不母留、王母牛。除华南外，全国各地区都有分布，主产于河北、山东、辽宁、黑龙江等地，以河北省产量最大。多野生于荒地、路旁，耐干旱耐瘠薄，也可与小麦一起生长，适应性极强。在陕西省低山、麦田内或农田附近生长，为常见的杂草（图2-494）。

干燥成熟种子入药。夏季果实成熟，果皮尚未裂开时，割取全株，晒干，使果实自然开裂，然后打下种子，除去杂质，再晒至足够干，置干燥处，生用或炒用。味苦，性平，入肝、胃经。具有活血通经、下乳消痈、利尿通淋之功效，主治血瘀经闭、痛经、难产、产后乳汁不下、乳痈肿痛、热淋、血淋、石淋。煎服，5～10克；外用，适量。孕畜慎用。

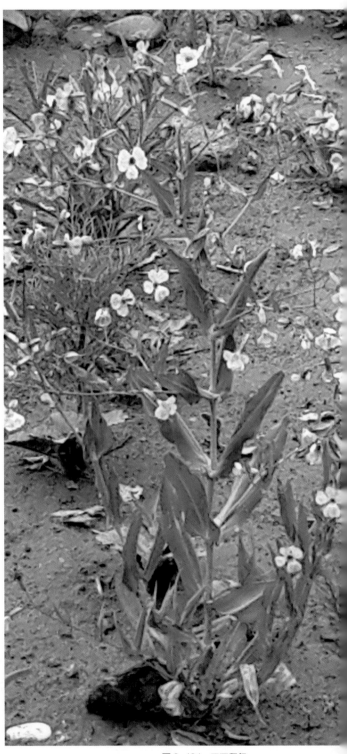

图2-494　王不留行

495 王棕

别称大王椰子、棕榈树、文笔树。原产于古巴，分布于我国广东、海南、广西和台湾，全球其他热带地区亦有栽培。广泛作行道树和庭园绿化树种，是海地的国花。果实含油，可作猪饲料（图2-495）。

果实入药。从绿色或成熟王棕果实获得的药物组合物，可用于治疗和预防前列腺增生和前列腺炎。其包含具有8～28个碳原子的初级脂肪酸混合物，包含辛酸、癸酸、月桂酸、肉豆蔻酸、棕榈酸、棕榈油酸、硬脂酸和油酸（其包含油酸本身、亚油酸和亚麻酸），及这些脂肪酸酯的混合物，从酯水解富集游离的脂肪酸。

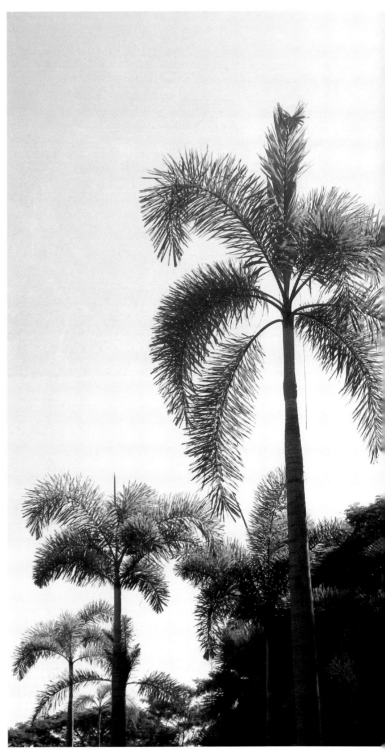

图 2-495 王棕

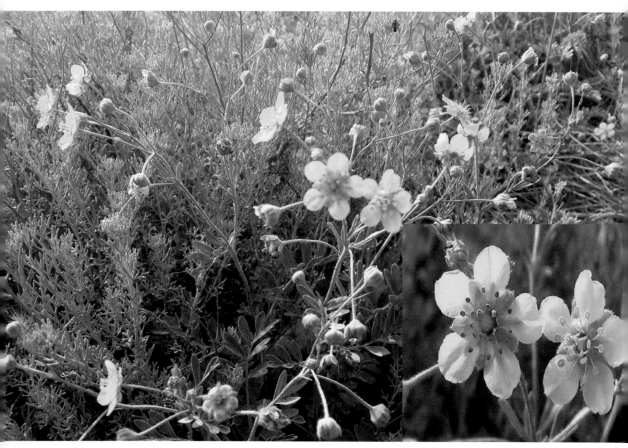

图 2-496　委陵菜

496　委陵菜

　　别称翻白草、白头翁、蛤蟆草、天青地白。产于我国黑龙江、吉林、辽宁、内蒙古、河北、山西、陕西、甘肃、山东、河南、江苏、安徽、江西、湖北、湖南、台湾、广东、广西、四川、贵州、云南、西藏。俄罗斯远东地区、日本、朝鲜均有分布。生于海拔400～3200米的山坡草地、沟谷、林缘、灌丛或疏林下。嫩苗可食并可作猪饲料（图2-496）。

　　干燥的带根全草入药。春季未抽茎时采挖，除去泥沙等杂质，洗净润透，切段晒干，置通风干燥处，以备生用。味苦，性寒，入肝、大肠经。具有清热解毒、凉血止痛、止痢之功效，主治赤痢腹痛、久痢不止。痔疮出血、痈肿疮毒。煎服，9～15克；外用，鲜品适量，煎水洗或捣烂敷患处。

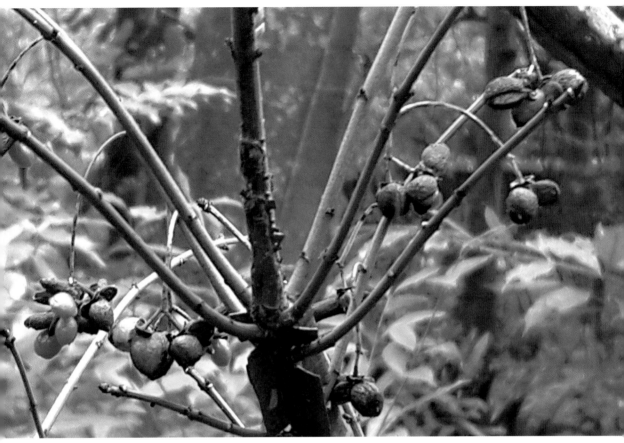

图 2-497 卫矛

497 卫矛

别称鬼箭羽、鬼箭、六月凌、四面锋、蓖箕柴、四棱树、山鸡条子、四面戟、见肿消、麻药。除东北地区以及新疆、青海、西藏、广东及海南以外，全国名省区均产，分布达日本、朝鲜。生长于山坡、沟地边沿（图2-497）。

根、带翅的枝及叶入药。全年采根，夏、秋季采带翅的枝和叶，晒干。味苦，性寒。木翅入药称"鬼箭羽"，有破血、止痛、通经、泻下、杀虫等功效，主治产后败血、疟疾。根，具有行血通经、散瘀止痛之功效，主治月经不调、产后瘀血、跌打损伤。煎服，3～9克。

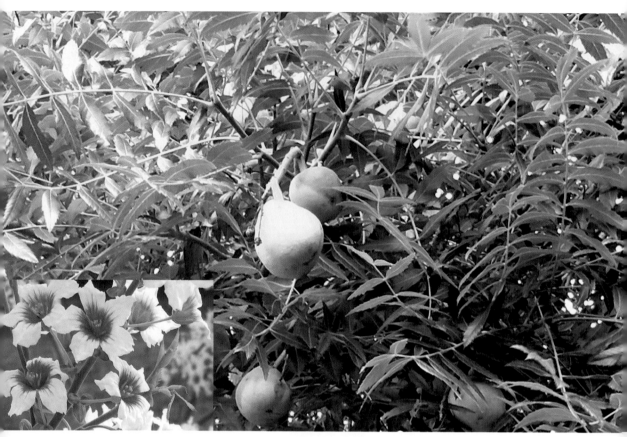

图 2-498　文冠果

498　文冠果

　　别称文冠木、文官果、土木瓜、木瓜、温旦革子。分布于我国北部和东北部地区，西至宁夏、甘肃，东北至辽宁，北至内蒙古，南至河南，集中分布于内蒙古、陕西、山西、河北、甘肃等地。野生于丘陵山坡等处，各地也常栽培。是我国特有的一种食用油料树种（图2-498）。

　　茎或枝叶入药。春、夏季采茎秆，剥去外皮取木材，晒干。或取鲜枝叶，切碎熬膏。味甘、微苦，性平，入肝经。具有祛风除湿、消肿止痛之功效，主治风湿热痹、筋骨疼痛。煎汤内服，3～9克，或熬膏，每次3克。外用，适量，熬膏敷。

499 文殊兰

别称文珠兰、十八学士、翠堤花等。原产于印度尼西亚、苏门答腊等，分布于福建、台湾、广东、广西、湖南、四川、云南等地。在我国南方热带和亚热带省区有栽培，但云南西双版纳栽培得尤其多。文殊兰被佛教寺院定为"五树六花"（即佛经中规定寺院里必须种植的五种树和六种花。）之一，所以广泛种植。野生于河边、村边、低洼地草丛中，或栽植于庭园（图2-499）。

果实、叶与鳞茎入药。果实，11～12月果熟时采收，鲜用。味辛，性凉，有毒，入肝经。主治闪筋肿大，鲜果适量，捣敷患处。叶和鳞茎，全年可采，多用鲜品或洗净晒干备用。味辛，性凉，有小毒。具有行血散瘀、消肿止痛之功效，主治咽喉炎、跌打损伤、痈疖肿毒、蛇咬伤。煎服，3～9克；外用适量，鲜品捣烂敷患处。全株有毒，但以鳞茎最毒，内服宜慎。中毒症状为腹部疼痛，先便秘，后剧烈下泻、脉搏增速、呼吸不整、体温上升。解救时，早期可洗胃，服浓茶或鞣酸，应特别注意防止发生休克；亦可用白米醋120克、生姜汁60克，轻者含漱，重者内服。

图 2-499 文殊兰

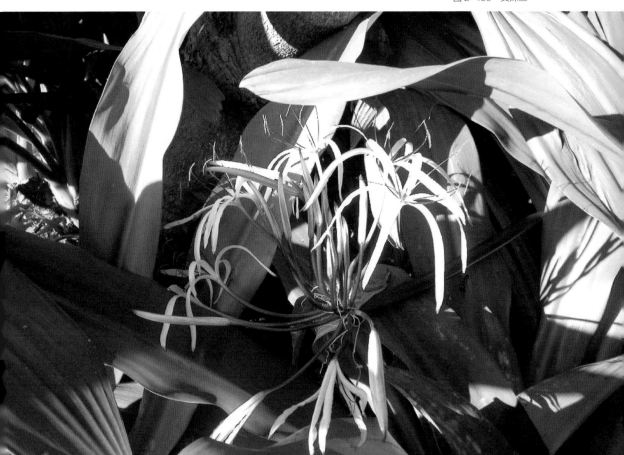

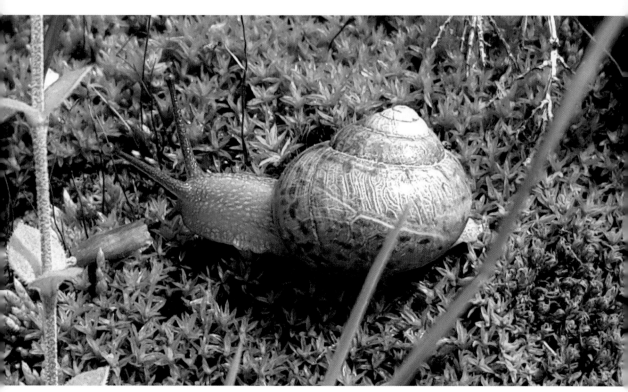

图2-500　蜗牛

500　蜗牛

别称天螺蛳、里牛、瓜牛。生活于阴暗潮湿的墙壁、草丛、矮丛树干，有时也见于山坡草丛中。主食植物的茎、叶等。危害农作物，是农业害虫之一，也是家畜、家禽某些寄生虫的中间宿主。种类很多，约25000种，遍布世界各地，仅我国就有数千种。我国有食用价值的约11种，如褐云玛瑙蜗牛、高大环口蜗牛、海南坚蜗牛、皱疤坚蜗牛、江西巴蜗牛、马氏巴蜗牛、白玉蜗牛等。在国际上享有"软黄金"美誉，肉嫩味美，营养丰富；但不能与蟹同食，否则可导致荨麻疹（图2-500）。

大蜗牛科动物回型蜗牛的干燥全体或活个体入药。夏、秋季捕捉，开水烫死，晒干；若用鲜品，临用时捕捉。味咸，性寒，有小毒。具有清热解毒、利尿之功效，主治痈肿疔毒、痔漏、小便不利。2～5克，研末或入丸、散、剂服。外用适量，研末或鲜品捣烂敷患处。

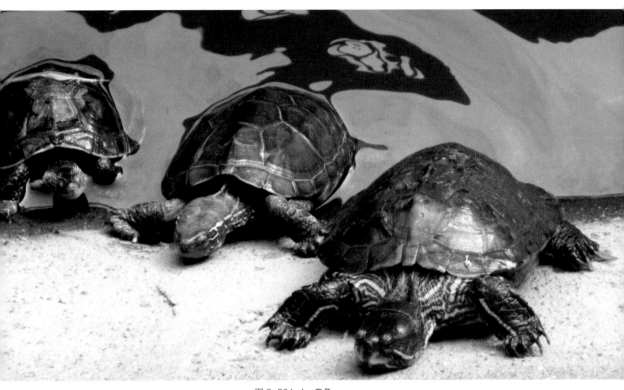

图 2-501-1　乌龟

501　乌龟

别称金龟、草龟、泥龟、山龟、花龟、墨龟。我国各地几乎均有乌龟分布，但以长江中下游各省的产量较高。广西各地也有出产，尤以桂东南、桂南等地区数量较多。国外主要分布于日本、韩国和朝鲜。注意与鳖区别，乌龟壳硬，壳上有花纹，头是圆的，没有牙齿，不咬人，性情温顺，头和四肢都有花纹；而鳖也称甲鱼，壳没有花纹，多为深绿色，给人一种软而平坦光滑的感觉，头是尖的，有牙齿，颈部可以伸得很长，有攻击性，头和四肢一般没有花纹（图2-501-1、图2-501-2）。

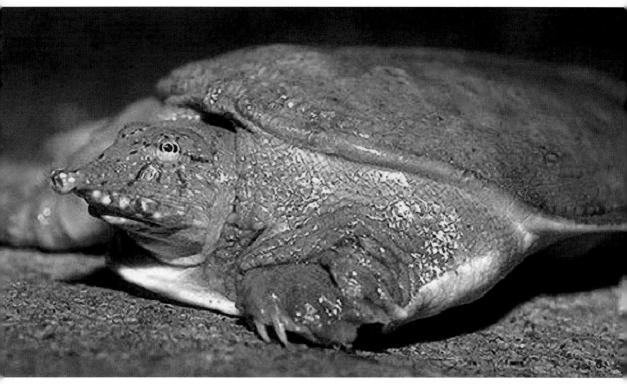

图 2-501-2 鳖

　　龟肉、龟板入药。龟肉，味甘、酸，性温，无毒，入肝、肺、脾经。龟板，味咸、甘，性平，无毒，入心、肝、肾经。两者均有除湿痹、补阴虚、滋肾水、止血、解毒之功效，龟肉主治湿痹、风痹、筋骨疼痛、久年寒咳、夜多小便、小儿遗尿、痔疮下血、血痢、子宫脱垂；龟板主治阴虚不足、骨蒸劳热、筋骨疼痛、小儿囟门不合及头疮、妇女胎前及产后痢疾、女子赤白带下、阴痒。龟肉偏重于滋阴潜阳，重用于阴虚阳亢及阴虚火旺之头晕目眩、潮热、盗汗以及热病后津液不足之咽干口渴；可配熟地、知母、黄柏，治潮热、盗汗。龟板偏重于益肾壮骨，重用于肾阴不足之腰膝无力及小儿囟门不合。乌龟滋阴力比鳖强，但鲜味不如鳖肉好，一般以加少许盐清蒸食之效果甚佳。

502 乌桕

别称腊子树、柏子树、木子树。分布于我国黄河以南各省区，北达陕西、甘肃，日本、越南、印度也有。此外，欧洲、美洲和非洲亦有栽培。生于旷野、塘边或疏林中，湖南省海拔800米以下低山、丘陵、湖区平原普遍生长良好。叶可作农药及杀虫用（图2-502）。

根皮、树皮、叶入药。根皮及树皮四季可采，切片晒干；叶多鲜用。味苦，性微温，有小毒。入肺、脾、肾、大肠经。具有杀虫、解毒、利尿、通便之功效，主治血吸虫病、肝硬化腹水、大小便不利、毒蛇咬伤；外用治疔疮、鸡眼、乳腺炎、跌打损伤、湿疹、皮炎。煎服，根皮3～9克；叶9～15克，外用适量，鲜叶捣烂敷患处，或煎水洗。木材、乳汁、叶及果实均有毒，人中毒出现腹痛、腹泻、腹鸣、头昏、四肢及口唇麻木、耳鸣、心慌、面色苍白、四肢厥冷等症状。接触乳汁可引起刺激、糜烂；副作用为呕吐较剧，溃疡病患者忌服。

1千克乌桕叶干粉（或鲜叶4千克）用20千克2%生石灰水浸泡，并煮沸10分钟，pH值应在12以上，遍洒鱼池，含乌桕叶6.25微升/升，可防治鱼烂鳃病、白头白嘴病。50千克或1万尾鱼种，乌桕叶干粉125克，饵料混合或制成药饵投喂，连喂3～6天，防治烂鳃病。

图2-502 乌桕

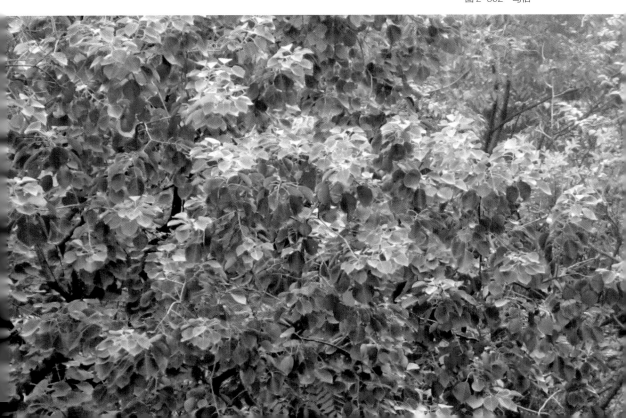

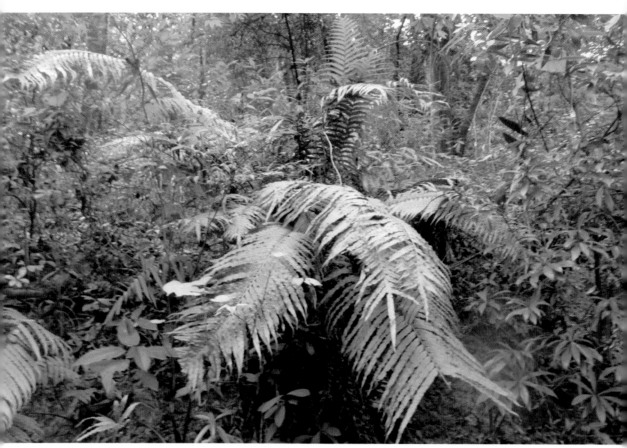

图2-503 乌毛蕨贯众

503 乌毛蕨贯众

别称青蕨倪、大英雄、大蕨锯草、铁蕨、黑蕨猫、铁蕨黑蕨猫、黑狗脊、龙船蕨、大凤尾草、贯众。分布于西南地区及浙江、江西、福建、台湾、湖南、广东、海南、广西等省区。生于海拔100～1300米的山坡灌木丛中或溪沟边（图2-503）。

根茎入药。春、秋季采挖根茎，削去叶柄、须根，除净泥土，鲜用或晒干。味苦，性凉，具有清热解毒、活血止血、驱虫之功效，主治感冒、头痛、腮腺炎、痈肿、跌打损伤、鼻衄、吐血、血崩、带下、肠道寄生虫。煎汤内服，6～15克，大剂量可用至60克。外用，适量，捣敷；或研末调敷。

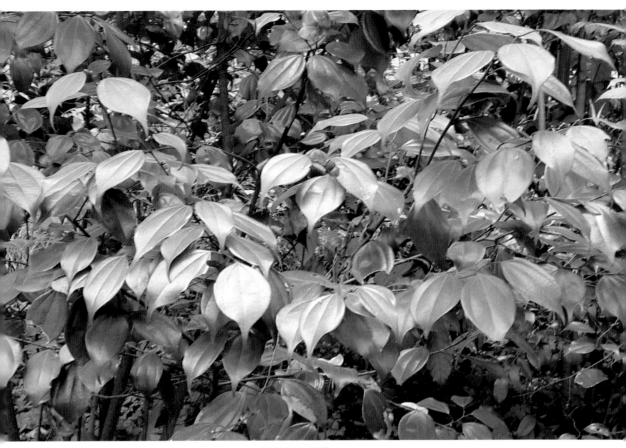

图 2-504 乌药

504 乌药

别称矮樟、香桂樟、铜钱柴、天台乌、台乌、班皮柴。分布于安徽、江苏、浙江、福建、台湾、广东、广西、江西、湖北、湖南、陕西等省区，主产于浙江、安徽、湖南、湖北。生于荒山灌木林中或高草丛中阳光充足、土壤肥沃处（图2-504）。

干燥块根入药。冬、春季采挖；以初夏采收的粉性大，质量好。挖取后，除去须根，洗净晒干，商品名为"乌药个"。如刮去栓皮，切片，烘干，称为"乌药片"。味辛，性温，入脾、肺、肾、膀胱经。具有顺气、开郁、散寒、止痛之功效，主治气逆胸腹胀痛、宿食不消、反胃吐食、寒疝、脚气、小便频数。煎汤内服，4.5 ～ 9克；磨汁或入丸、散。气虚、内热者忌服。

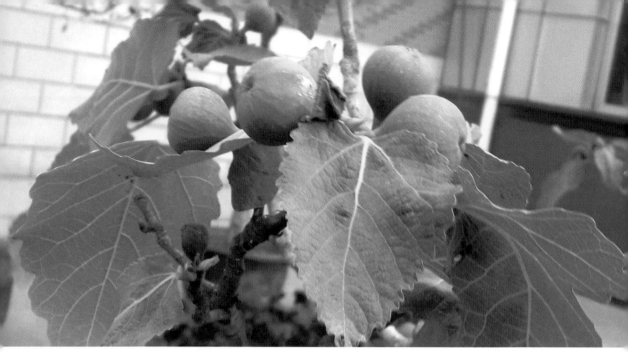

图 2-505　无花果

505　无花果

别称阿驲、阿驿、映日果、优昙钵、蜜果、文仙果、奶浆果、树地瓜、明目果、密果。原产于地中海沿岸，分布于土耳其至阿富汗。我国唐代即从波斯传入，现我国南北地区均有栽培，新疆南部尤多（图2-505）。

果实、根及叶入药。根全年可采收，叶夏、秋季采收，晒干用或鲜用。味淡、涩，性平，主治肠炎、腹泻，外用治痈肿。煎服，叶，15 ～ 30克，或外用，根、叶适量，煎水熏洗患处。

果实，7 ～ 10月果实呈绿色时，分批采摘；或拾取落地的未成熟果实，鲜果用开水烫后，晒干或烘干。味甘、性平，入肺、胃、大肠经，具有清热生津、健脾开胃、解毒消肿之功效，主治咽喉肿痛、燥咳声嘶、乳汁稀少、肠热便秘、食欲不振、消化不良、泄泻痢疾、痈肿、癣疾、痔疮。煎汤内服，9 ～ 15克；大剂量可用至30 ～ 60克；或生食鲜果1 ～ 2枚。外用适量，煎水洗；研末调敷或吹喉。

干燥花托也入药。秋季采收，采下后反复晒干。本品易霉蛀，须贮藏干燥处或石灰缸内。味甘，性平。入肺、大肠经。具有健胃清肠、消肿解毒之功效，主治肠炎、痢疾、便秘、痔疮、喉痛、痈疮疥癣；还具有利咽喉、开胃驱虫之功效，主治食欲不振、脘腹胀痛、痔疮便秘、消化不良、脱肛、腹泻、乳汁不足、咽喉肿痛、热痢、咳嗽痰多等症。煎汤内服，30 ～ 60克，或生食1 ～ 2枚；外用，煎水洗、研末调敷或吹喉。

506 梧桐

别称中国梧桐、国桐、桐麻、桐麻碗、瓢儿果树、青桐皮。产于我国南北各省区，从广东、海南到华北地区均产。也分布于日本。多为人工栽培（图2-506）。

叶、花、根、茎皮及种子入药。根、茎皮随时可采；夏季采花；秋季采集种子及叶，分别晒干。根、茎皮，味苦，性凉。具有祛风除湿、杀虫之功效。根，主治风湿性关节痛、肺结核咯血、跌打损伤、白带异常、血丝虫病、蛔虫病。茎皮，主治痔疮、脱肛。

子、叶，味甘，性平。子，具有顺气和胃、补肾之功效，主治胃痛、伤食腹泻、小儿口疮、须发早白。叶，具有镇静、降压、祛风、解毒之功效，主治冠心病、高血压、风湿性关节痛、阳痿、遗精、神经衰弱、银屑病、痈疮肿毒。花，主治烧烫伤，水肿。

煎服，根、叶、花、种子均为9～15克。外用，叶适量，研粉或捣烂敷患处。

图2-506 梧桐

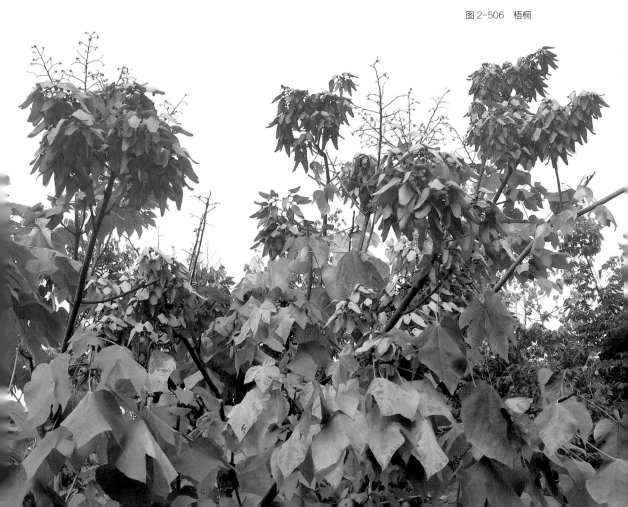

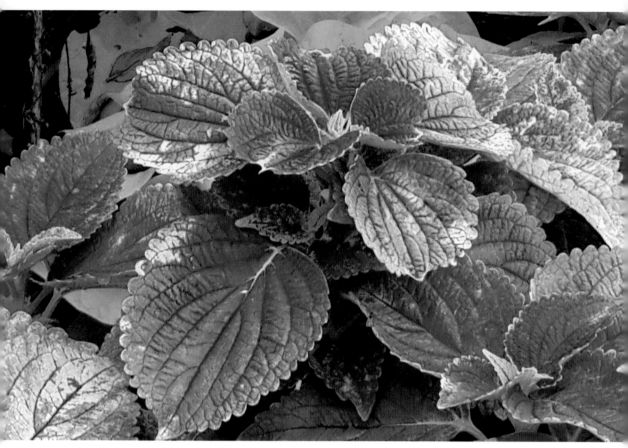

图 2-507　五彩苏

507　五彩苏

别称五色草、假紫苏、洋紫苏、苛留香、金钱炮。自印度经马来西亚、印度尼西亚、菲律宾至波利尼西亚，其他各地亦见栽培。叶有黄、红、紫、绿色，叶面丝绒状，颇美观，故全国各地庭园、苗圃、寺院等多栽培，以作观赏用（图2-507）。

全草入药。味苦，性凉，入脾经。具有清热解毒、消炎消肿之功效，主治疮疡肿毒、蛇伤。外用，适量，捣敷。

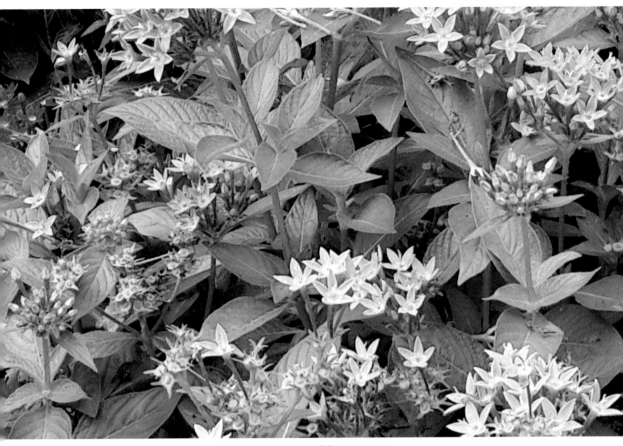

图 2-508　五星花

508　五星花

别称雨伞花、繁星花、星形花、埃及众星花、草本仙丹花等。原产于热带和阿拉伯地区，我国南部有栽培。因花期持久，有粉红、绯红、桃红、白色等花色，适用于盆栽及布置花台、花坛及景观布置（图2-508）。

具有清热消肿之功效，主治耳疗、痔瘘等。鲜草捣碎敷，或泡水或煎水洗。

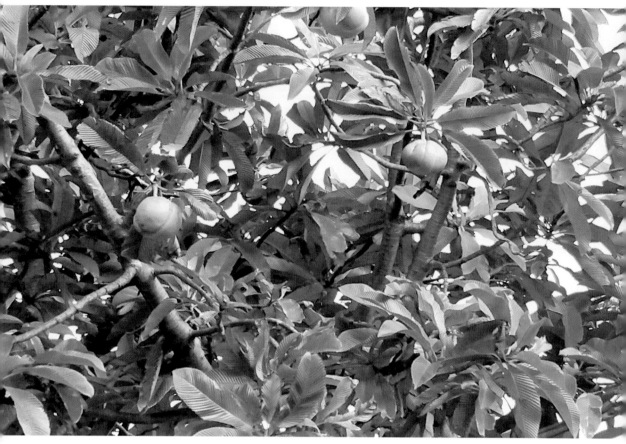

图 2-509 五桠果

509 五桠果

别称第伦桃、桠果木。分布于云南省南部，也见于印度、斯里兰卡、中南半岛、马来西亚及印度尼西亚等地。生于山谷溪旁水湿地带（图2-509）。

根或树皮入药。根，夏、秋季采挖；树皮，春、夏、秋季剥取，均晒干备用。味酸、涩，性平，入心、大肠经。具有解毒消肿，收敛止泻之功效，主治瘀血肿胀、皮肤红肿、无名肿毒、痈疽疮疡、虫蛇咬伤、痢疾、肠炎、秋季腹泻。煎汤内服，3 ~ 10克；或研末冲水服。

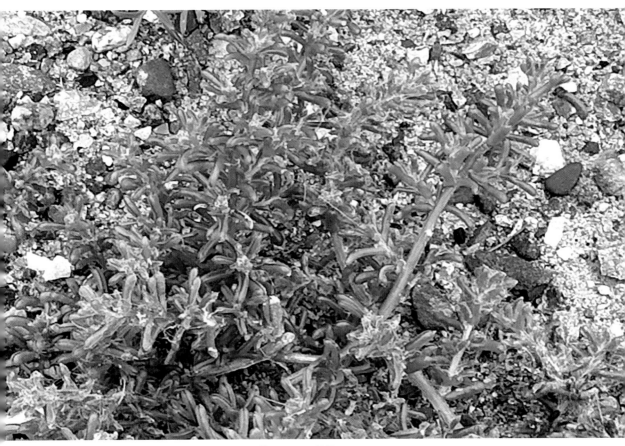

图 2-510　习见蓼

510　习见蓼

别称铁马齿苋、小萹蓄、姑巴草、扁竹、水米草、汗多草、黑鱼草、米子蓼、地茜、萹蓄、米碎草、小叶萹蓄、猪牙草、节节红、节节花、红节草、虱篦草、糟麻草、地兔草、水萹蓄、细叶锅巴草、锅巴菜。除西藏外，遍布全国。日本、印度、大洋洲、欧洲及非洲也有分布。生于田边、路旁、水边湿地，海拔30 ～ 2200米（图2-510）。

全株入药，开花时采收，晒干。味苦，性凉，入膀胱、大肠、肝经。具有利尿通淋、清热解毒、化湿杀虫之功效，主治热淋、石淋、黄疸、痢疾、恶疮疥癣、外阴湿痒、蛔虫病。煎汤内服，10 ～ 15克，鲜品30 ～ 60克，或捣汁；外用，适量，捣敷或煎水洗。

511　虾衣花

　　别称虾夷花、虾衣草、狐尾木、麒麟吐珠、红虾花。原产于墨西哥，美国佛罗里达逸生，世界各地多有栽培。我国南部地区庭园和花圃中极常见，盆栽或露地栽种均生长良好，而中部地区须在温室内越冬（图2-511）。

　　茎和叶入药。有清热解毒、散瘀消肿之功效，常用于治疗疗疮疖肿、跌打肿痛。茎叶捣碎敷，或榨汁洗。

图 2-511　虾衣花

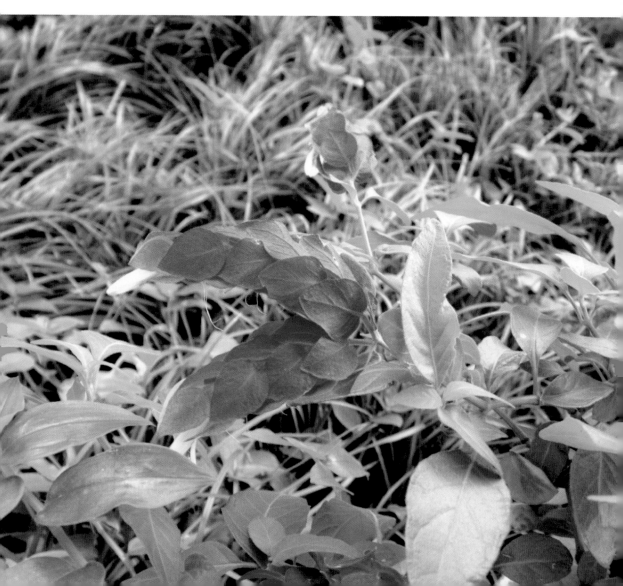

512 狭苞斑种草

别称山蚂蟥、毛萝菜。国内分布于辽宁、内蒙古、北京、河北、山西、陕西、甘肃、青海、山东、湖北、江苏、台湾、湖南、广西、四川、云南等地，多生长于海拔250～2100米的干旱农田、河滩、荒地、路边、山谷、山谷林缘、山坡、山坡草甸等（图2-512）。

全草入药。春、夏季采收，拣净，鲜用或晒干。味苦，性凉。入肺、肝经。具有祛风、利水、解疮毒之功效，主治水肿聚起、疮毒。煎汤内服，3～9克；外用，煎水洗。

图2-512 狭苞斑种草

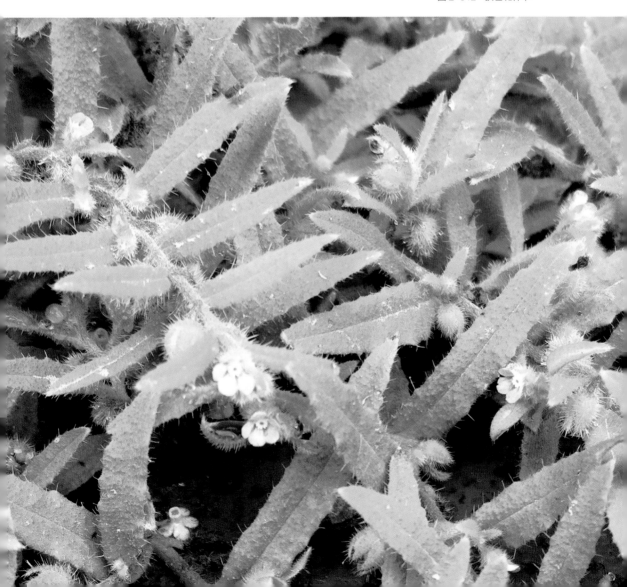

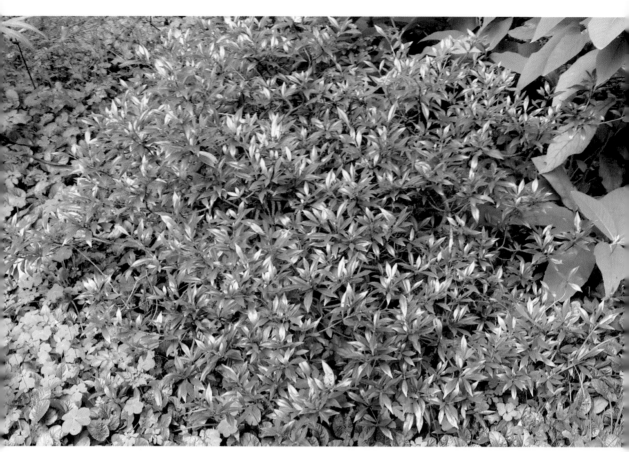

图2-513　狭叶栀子

513　狭叶栀子

别称野白蝉、花木（广西上思）。植株外形多姿，花美丽，可作盆景栽植。产于安徽、浙江、广东、广西、海南，生于海拔90～800米处的山谷、溪边林中、灌丛或旷野河边，常见于岩石上。国外分布于越南（图2-513）。

果实和根入药，有凉血、泻火、清热解毒之功效。

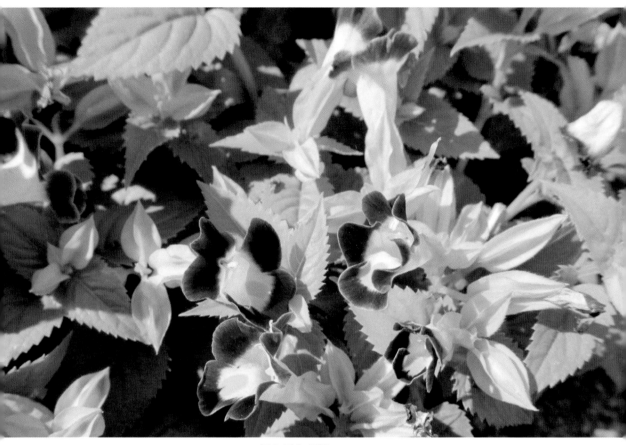

图 2-514 夏堇

514 夏堇

　　别称蓝猪耳（整朵花蓝紫色的斑块颇大，极似猪头上的双耳）、蓝翅蝴蝶草、蝴蝶草、花瓜草、花公草、蓝月亮。原产于越南等亚洲热带和亚热带地区。夏堇经常被用于公共空间里的花坛美化，也可以用作吊篮花卉，也是室内的别致一景（图2-514）。

　　全草入药。水煎，也可以直接外敷。具有清热解毒、利湿、止咳、和胃止呕、化瘀之功效，主治发痧呕吐、黄疸、血淋、风热咳嗽、腹泻、跌打损伤。还可以直接将鲜草捣烂外敷祛除蛇毒。

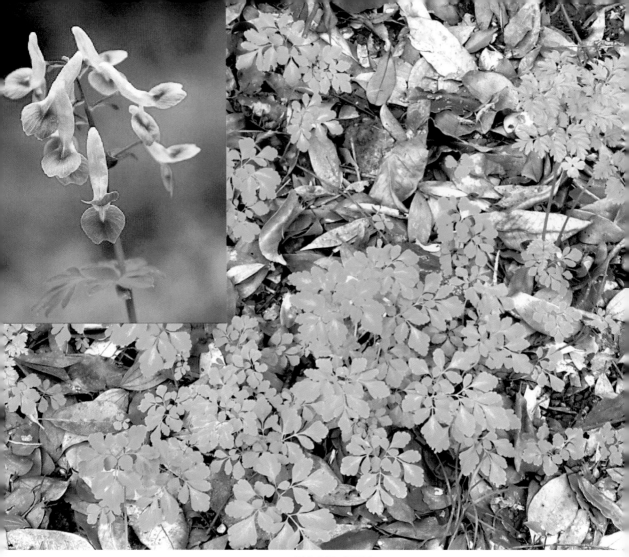

图 2-515　夏天无

515　夏天无

　　别称一粒金丹、洞里神仙、野延胡、飞来牡丹、伏地延胡索、落水珠。分布于湖南、福建、台湾、浙江、江苏、安徽、江西等地，生于海拔80～300米的丘陵、低坡阴湿的林下沟边及旷野田塍边（图2-515）。

　　块茎入药。4月上旬至5月初待茎叶变黄时，先晴天挖掘块茎，除去须根，洗净泥土，鲜用或晒干。味苦、辛，性凉，入肝、肾经。具有祛风除湿、舒筋活血、通络止痛、降血压之功效，主治风湿性关节炎、中风偏瘫、坐骨神经痛、小儿麻痹后遗症、腰肌劳损、跌打损伤、高血压。煎汤内服，4.5～15克；或研末，1～3克；亦可制成丸剂。

516 夏至草

别称小益母草、白花夏枯、灯笼棵、夏枯草、风轮草、白花夏枯草、白花益母、假茺蔚、假益母草。主要分布于亚洲北部，自俄罗斯西伯利亚西部经我国至日本、朝鲜均有分布。我国各地均有栽培，产于黑龙江、吉林、辽宁、内蒙古、河北、河南、山西、山东、浙江、江苏、安徽、湖北、陕西、甘肃、新疆、青海、四川、贵州、云南等地（图2-516）。

全草入药。夏至前采收，晒干或鲜用。味辛、微苦，性平，有小毒，入肝经。具有养血调经、清热利湿之功效，主治血虚头昏、半身不遂、月经不调、养血活血、产后瘀滞腹痛、跌打损伤、水肿、小便不利、目赤肿痛、疮痈、冻疮、牙痛、皮疹瘙痒。水煎服，9～12克，或熬膏剂服。

图2-516 夏至草

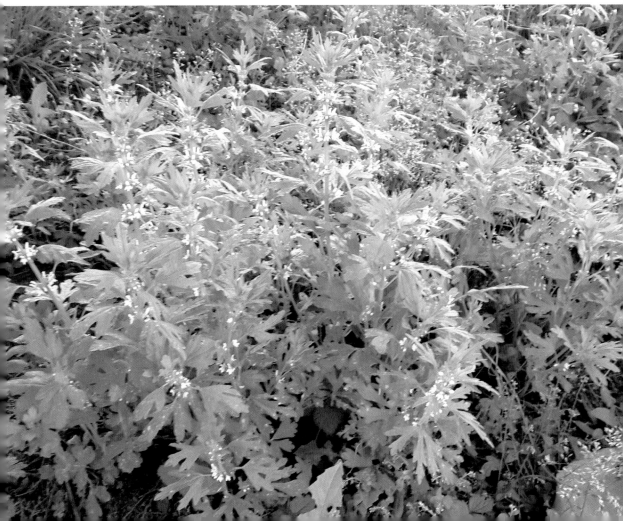

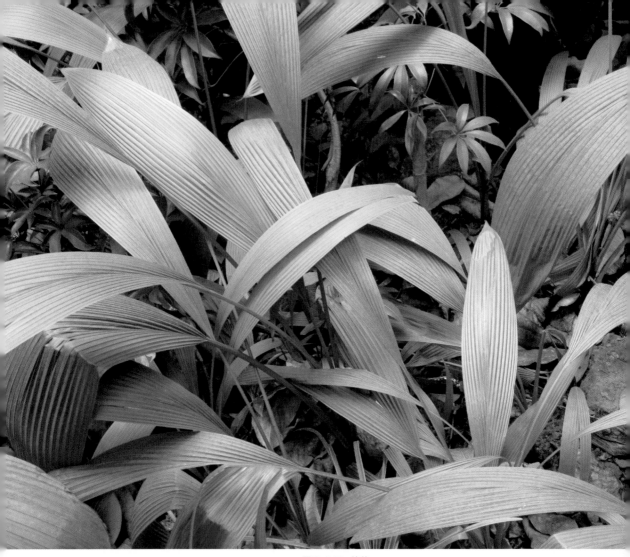

图 2-517　仙茅

517　仙茅

　　别称地棕、独茅、山党参、仙茅参、海南参、茅爪子、婆罗门参。产于浙江、江西、福建、台湾、湖南、广东、广西、四川南部、云南和贵州，也分布于东南亚各国及日本。生于海拔1600米以下的林中、草地或荒坡上（图2-517）。

　　根入药。夏、秋季采挖，洗净，晒干或蒸后晒干，亦可鲜用。味甘，性温。具有祛风除湿、理气活血之功效，主治外感风寒、发热头痛、久年哮喘、风湿痹痛、倒经、跌打损伤、疔疮、阳痿精冷、小便失禁、脘腹冷痛、腰膝酸痛、筋骨软弱、下肢拘挛、更年期综合征。煎汤内服，9～15克，或浸酒或研末；外用，捣敷。凡阴虚火旺者忌服。

518 仙人掌

别称仙巴掌、霸王树、火焰、火掌、牛舌头、观音掌等。原产于墨西哥东海岸、美国南部及东南部沿海地区、西印度群岛、百慕大群岛和南美洲北部，在加那利群岛、印度和澳大利亚东部有逸生。我国于明末引种，南方沿海地区常见栽培，在广东、广西南部和海南沿海地区逸为野生（图2-518）。

根及茎或全株入药。四季可采收。鲜用或切片晒干。味苦，性寒，入心、肺、胃经，具有行气活血、清热解毒、凉血止血、清肺止咳之功效，主治胃痛、痞块、痢疾、喉痛、肺热咳嗽、肺痨咯血、吐血、痔血、疮疡疔疖、乳痈、痒腮、癣疾、蛇虫咬伤、烫伤、冻伤。煎汤内服，鲜品10～30克；或焙干研末，3～6克。外用，适量，鲜品捣敷。忌铁器。

图2-518 仙人掌

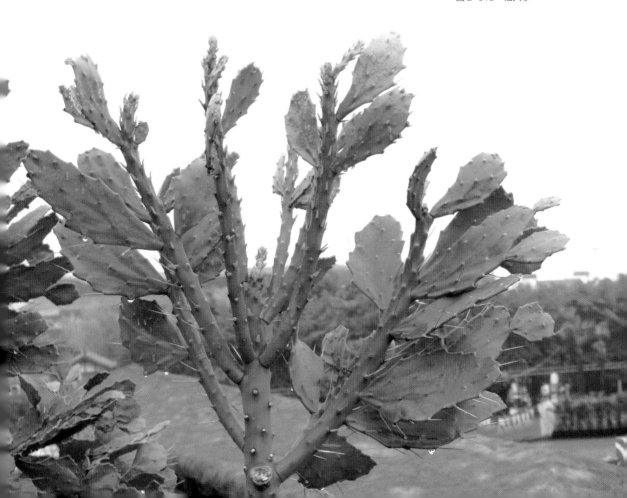

519 苋

别称雁来红、老少年、老来少、三色苋等。原产于印度，分布于亚洲南部、中亚、日本等地。全国各地均有栽培（图2-519）。

根与茎叶入药。根，春、夏、秋季均可采挖，去茎叶，洗净，鲜用或晒干。味辛，性微寒，入肝、大肠经，具有清解热毒、散瘀止痛之功效，主治痢疾、泄泻、痔疮、牙痛、漆疮、阴囊肿痛、跌打损伤、崩漏、带下。外用，适量，捣敷；煅存性研末干撒或调敷；煎汤熏洗。前汤内服，9～15克，或鲜品15～30克；或浸酒。

茎叶，春、夏季采收，洗净，鲜用或晒干。味甘，性微寒。入大肠、小肠经。具有清热解毒、通利二便之功效，主治痢疾、二便不通、蛇虫蜇伤、疮毒。煎汤内服，30～60克，或煮粥；外用，适量，捣敷或煎液熏洗。脾弱便溏者慎服。

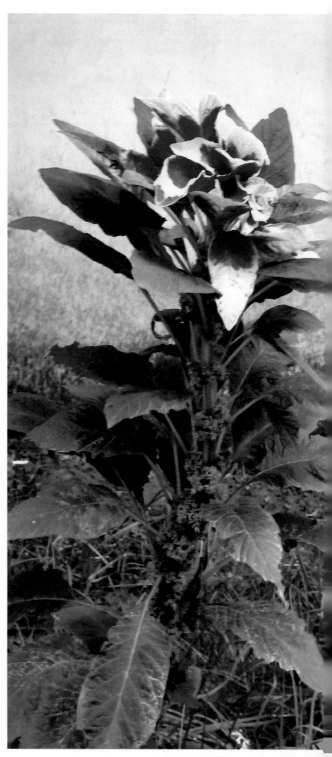

图 2-519　苋

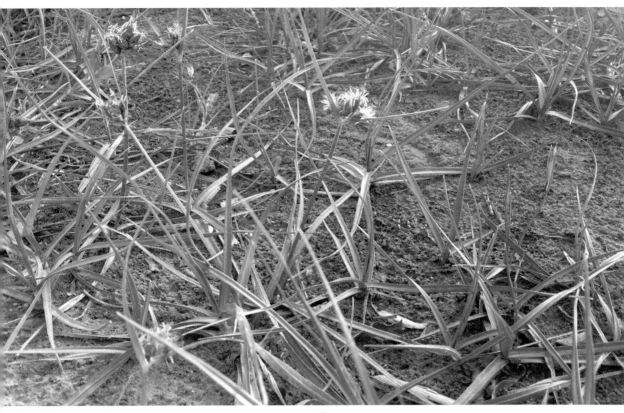

图 2-520　香附

520　香附

别称莎草、香附子、雷公头、三棱草、香头草、回头青、雀头香。分布于辽宁、河北、山东、山西、江苏、安徽、浙江、江西、福建、台湾、湖北、湖南、广东、广西、陕西、甘肃、四川、贵州、云南等省区。生于荒地、路边、沟边或田间向阳处。其中山东产者称东香附，浙江产者称南香附，品质较好（图 2-520）。

根茎入药。春、夏、秋季均可采收，一般在秋季挖取根茎，用火燎去须根及鳞叶，入沸水中片刻，或放蒸笼中蒸透取出晒干。再放入竹笼中来回撞擦，用竹筛去净灰屑及须毛即成光香附。或不经火燎，将根茎装入麻袋撞擦后晒干者；或用石碾碾去毛皮，称为香附米。味辛、微苦、甘，性平，入肝、三焦经。具有理气解郁、止痛调经之功效，主治肝胃不和、气郁不舒、胸腹胁肋胀痛、痰饮痞满、月经不调、崩漏带下。煎汤内服，5～9克，或入丸、散；外用，研末撒、调敷或作饼热熨。气虚无滞、阴虚血热者忌服。

521 香蒲

别称东方香蒲、猫尾草、蒲菜、水蜡烛。生于湖泊、池塘、沟渠、沼泽及河流缓流带。我国黑龙江、吉林、辽宁、内蒙古、河北、山西、河南、陕西、安徽、江苏、浙江、江西、广东、云南、台湾等省区均有栽培，菲律宾、日本、俄罗斯及大洋洲等地均有分布。嫩茎叶可以作为蔬菜食用（图2-521）。

全草与花粉入药，后者在中药上称蒲黄。夏季采收蒲棒上部的黄色雄花序，晒干后碾轧，筛取花粉。味甘、微辛，性平，入肝、心、脾经。具有止血、祛瘀、利尿之功效，主治吐血、咯血、衄血、血痢、便血、崩漏、外伤出血、心腹疼痛、经闭腹痛、产后瘀痛、痛经、跌打肿痛、血淋涩痛、带下、重舌、口疮、聤耳、阴下湿痒。煎汤内服，5～10克，须包煎，或入丸、散；外用，适量，研末撒或调敷。散瘀止痛多生用，止血多炒用，血瘀出血生熟各半用。全草主治小便不利、乳痈。煎汤内服，3～9克；研末或烧灰入丸、散。外用，捣敷。

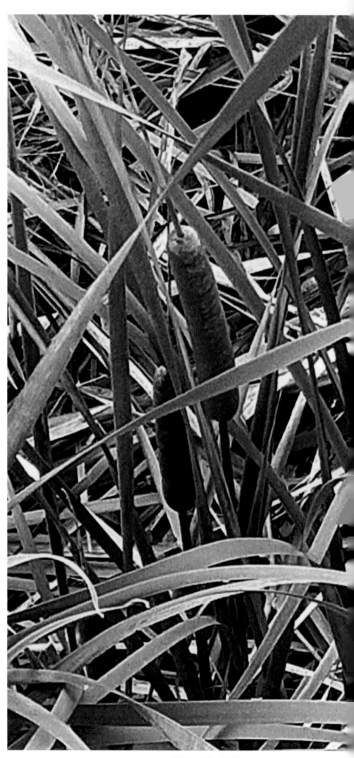

图2-521 香蒲

522　香青

　　别称五花草、翅茎香青、午香草、通肠香、萩、籁箫、白冷风、白四轮风。产自四川东部（万源）、广西、湖北西部（房县、利川）、湖南西部及南部（保靖、衡山、黔阳、永绥）、江西西部（武功山、庐山、萍乡、新建）、安徽南部（祁门、黄山、舒城、九苹山、潜山）、江苏南部与浙江。朝鲜、日本也有分布（图2-522）。

　　全草入药。味辛、苦，性温。具有解表祛风、消炎止痛、镇咳平喘之功效，主治感冒头痛、咳嗽、慢性气管炎、急性胃肠炎、痢疾。水煎服，9克，但不宜久煎。针对急性胃肠炎、痢疾还可用鲜叶适量，捣烂取汁，开水冲服。

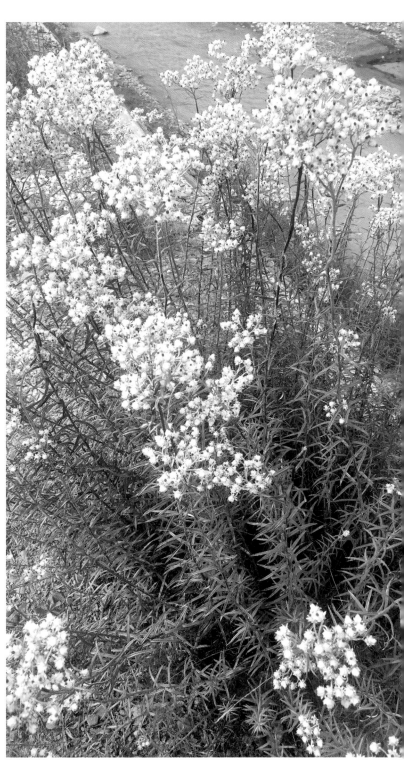

图 2-522　香青

523 香薷

别称香茹、香草。除新疆、青海外，几乎产于我国各地。俄罗斯西伯利亚、蒙古、朝鲜、日本、印度、中南半岛也有分布，欧洲及北美地区也有引入。生于山野、路旁、山坡、荒地、林内、河岸，海拔达3400米（图2-523）。

干燥的地上部分入药。夏、秋季茎叶茂盛、果实成熟时采割，除去杂质，晒干。用时除去残根及杂质，切段。味辛，性微温。入肺、胃经。具有发汗解表、和中利湿之功效，主治暑湿感冒、恶寒发热、头痛无汗、腹痛吐泻、小便不利。煎汤内服，3～9克，或研末。表虚者忌服。

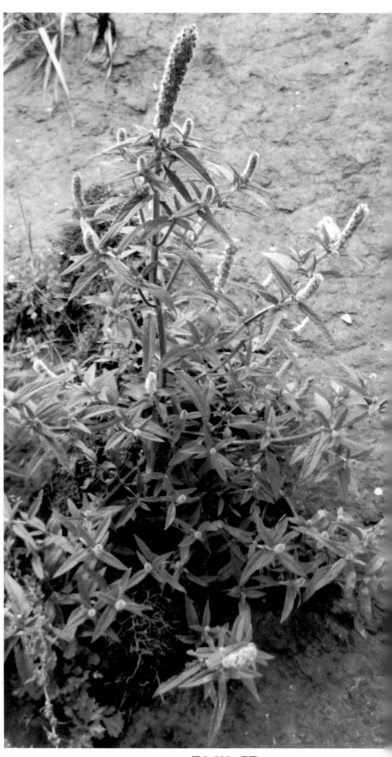

图2-523 香薷

524 向日葵

别称朝阳花、转日莲、向阳花、望日莲、太阳花。原产于北美洲，世界各地均有栽培（图2-524）。

花序托（花盘）、根、茎髓、叶及种子入药。果熟后，连根拔起，分别采收，晒干。味淡，性平。葵花盘，具有养肝补肾、降压、止痛之功效，主治高血压、头痛目眩、肾虚耳鸣、牙痛、胃痛、腹痛、痛经。根、茎髓，具有清热利尿、止咳平喘之功效，主治小便涩痛、尿路结石、乳糜尿、咳嗽痰喘、水肿、白带异常。子，具有滋阴、止痢、透疹之功效，主治食欲不振、虚弱头风、血痢、麻疹不透。叶，具有截疟之功效，主治疟疾，外用治烧烫伤。煎服，花盘30～90克，根15～30克，茎髓15～30克。孕畜忌服。

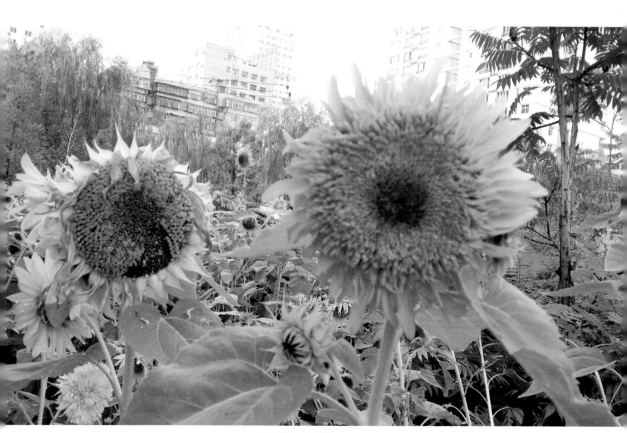

图 2-524 向日葵

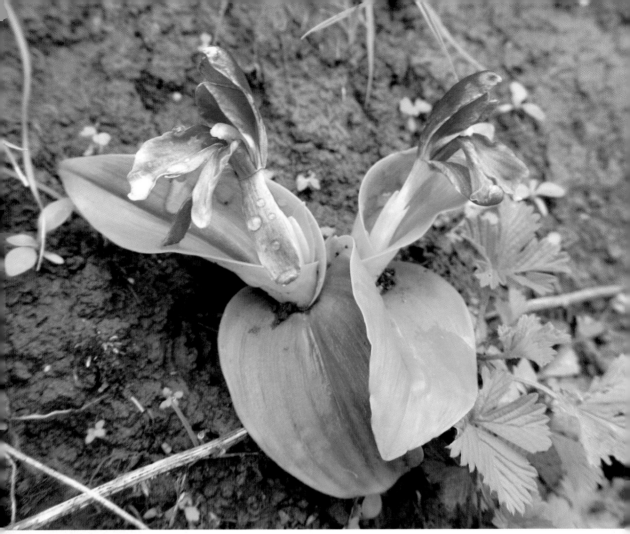

图 2-525　象牙参

525　象牙参

别称土中闻、鸡脚参、鸡脚玉兰。产于云南、四川、西藏，印度、缅甸亦有分布。生于松林下或荒草丛中，海拔2700 ～ 3000米。植株矮小紧凑，花朵艳丽密集，极适合作室内栽培（图2-525）。

根入药。夏、秋季采挖，鲜用或晒干。味苦，性凉。具有润肺止咳、补虚之功效，主治咳嗽、哮喘、病后体虚、虚性水肿。煎汤内服，9 ～ 15克。

526 小檗

别称日本小檗、三颗针、狗奶子、酸醋溜、刺刺溜、刺黄连、刺黄柏。原产于日本，分布于我国陕西、甘肃、山西、河北、山东、福建、内蒙古、辽宁、吉林、黑龙江等地（图2-526）。

根、根皮、茎及茎皮入药。春、秋季采挖，除去枝叶、须根及泥土，将皮剥下，分别切片，晒干备用。味苦，性寒。具有清热燥湿、泻火解毒之功效，主治细菌性痢疾、胃肠炎、副伤寒、消化不良、黄疸、肝硬化腹水、泌尿系统感染、急性肾炎、扁桃体炎、口腔炎、支气管炎；外用治中耳炎、目赤肿痛、外伤感染。煎服，9～15克；外用适量，研粉调敷、煎水滴眼，或研末撒，或煎水热敷。

图 2-526 小檗

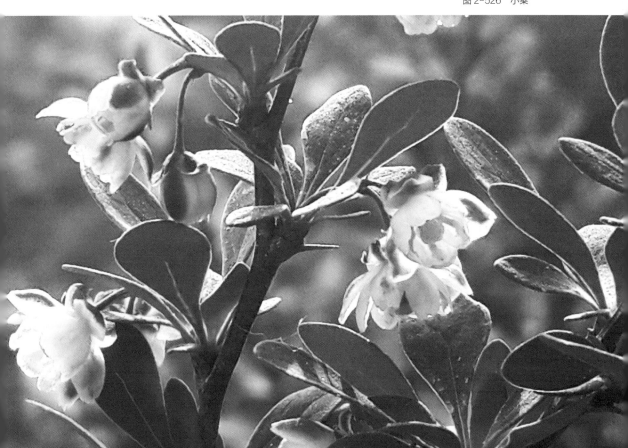

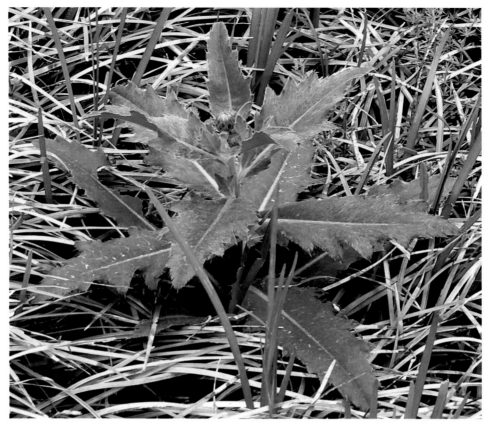

图 2-527　小蓟

527　小蓟

　　别称刺儿菜、青青草、蓟蓟草、刺狗牙、刺蓟、枪刀菜、曲曲菜、荠荠菜、刺角菜、白鸡角刺、小鸡角刺、小牛扎口、野红花。除西藏、云南、广东、广西外，几乎遍及全国各地。分布于平原、丘陵和山地。欧洲东部和中部、俄罗斯东西伯利亚和西西伯利亚及远东、蒙古、朝鲜、日本广有分布（图2-527）。

　　带花全草与根状茎入药。夏季采收带花全草，去杂质，鲜用或晒干。炮制，拣净杂质，去根，水洗润透，切段，晒干。小蓟炭：取净小蓟，置锅内用武火炒至七成熟变黑色，但须存性，过铁丝筛，喷洒清水，取出，晒干。味甘，性凉。入肝、脾经。具有凉血、祛瘀、止血之功效，主治吐血、衄血、尿血、血淋、便血、血崩、急性传染性肝炎、创伤出血、疔疮、痈毒。煎汤内服，4.5～9克（鲜者30～60克）；捣汁或研末。外用，捣敷或煎水洗。脾胃虚寒而无瘀滞者忌服。

528 小麦

别称麸麦、浮麦、浮小麦、空空麦、麦子软粒。两河流域是世界上最早栽培小麦的地区，我国是世界上最早种植小麦的国家之一。全国各地均有栽培，为我国主要食粮之一（图2-528）。

种子或其面粉入药，茎叶（小麦苗）、干瘪轻浮的种子（浮小麦）、种皮（小麦麸）亦供药用。成熟时采收，脱粒晒干，或机成面粉。种子，味甘，性凉；面粉，性温。入心、脾、肾经。具有养心、益肾、除热、止渴之功效，主治脏躁、烦热、消渴、泻痢、痈肿、外伤出血、烫伤。煎汤内服，小麦，30～60克，或煮粥；小麦面，冷水调服或炒黄温水调服。外用，小麦炒黑研末调敷；小麦面干撒或炒黄调敷。

浮小麦，果实成熟时采收，取瘪瘦轻浮与未脱净皮的麦粒，去杂质，筛去灰屑，用水漂洗，晒干。味甘，性凉。具有止虚汗、养心安神之功效，主治体虚多汗、脏躁症。煎汤内服，9～15克；或炒焦研末。止汗，宜微炒用。

小麦苗，采取小麦的嫩茎叶，捣汁。味辛，性寒，无毒。入心、小肠经。具有除烦热、疗黄疸、解酒毒之功效。

小麦麸，小麦磨取面粉后筛下的种皮。味甘，性凉，入大肠经。主治虚汗、盗汗、泻痢、糖尿病、口腔炎、热疮、折伤、风湿痹痛、脚气。内服，入散剂；外用，醋炒包熨或研末调敷。

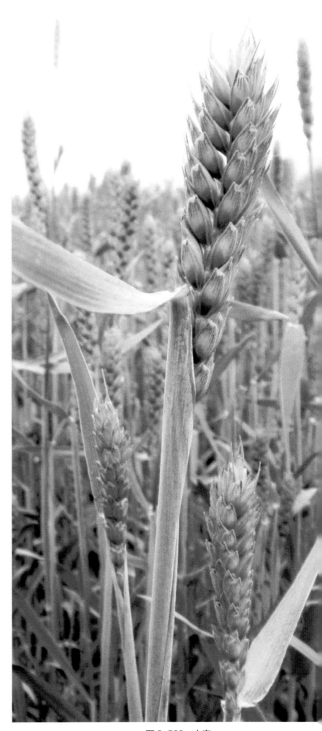

图 2-528 小麦

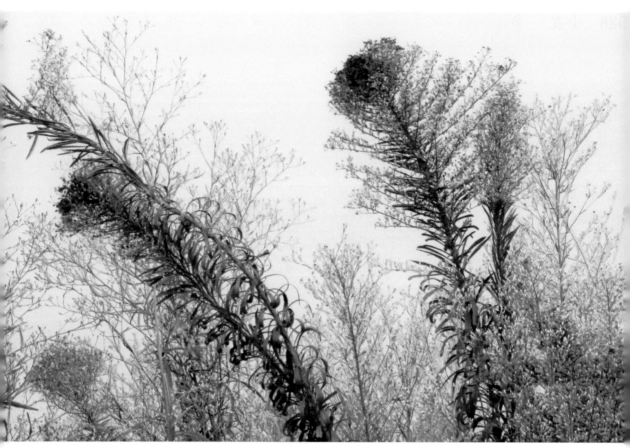

图 2-529　小蓬草

529　小蓬草

　　别称小白酒、加拿大蓬飞草、小飞蓬、飞蓬。原产于北美洲，现各地已经广泛分布。我国各地均有分布，是我国分布最广的入侵物种之一。多生于干燥、向阳的土地上、路边、田野、牧场、草原、河滩，常形成大片草丛。嫩茎、叶可作猪饲料（图2-529）。

　　全草入药。春、夏季采收，鲜用或切段晒干。据国外文献记载，北美洲用作治痢疾、腹泻、创伤以及驱蠕虫，中部欧洲常用新鲜的植株作止血药，但其汁液和捣碎的叶有刺激皮肤的作用。味微苦、辛，性凉。具有清热利湿、消炎止血、祛风除湿、散瘀消肿之功效，主治痢疾、肠炎、肝炎、胆囊炎、跌打损伤、风湿骨痛、疮疖肿痛、外伤出血、血尿、水肿、肝炎、胆囊炎、小儿头疮、牛皮癣。煎汤内服，15～30克；外用，适量，鲜品捣敷。

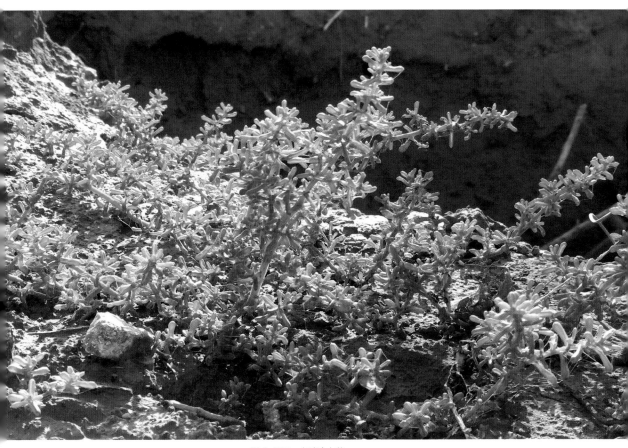

图 2-530　小叶冷水花

530　小叶冷水花

　　别称透明草、小叶冷水麻、玻璃草。原产于南美洲热带地区，现广泛分布于全球热带地区。国外分布于美洲大陆、南美洲、菲律宾。我国现分布于浙江、江西、福建、台湾、广东、香港、海南、广西、云南（图2-530）。

　　全草入药。味淡、涩，性凉。入心经。具有清热解毒之功效，主治痈肿疮疡、毒蛇咬伤、烧烫伤、丹毒以及无名中毒。煎汤内服，6～12克；外用，适量捣敷患处，或鲜品煎水洗。

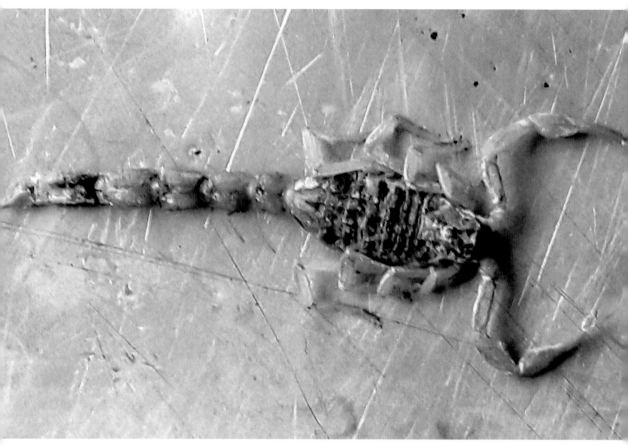

图2-531 蝎子

531 蝎子

　　世界上蝎子约有800余种，我国的蝎子有15种，常用以入药的为东亚钳蝎。分布于山东、河北、河南、陕西、湖北、山西及沙漠地带等。在野外生活，从仔蝎到成蝎约需1000天（2年9个月）；而在南方或温室饲养可大大缩短生长周期（图2-531）。

　　干燥蝎体入药。春末至秋初捕捉，除去泥沙，置沸水或沸盐水中，煮至全身僵硬，捞出，置通风处阴干。味辛，性平，有毒，入肝经。具有息风镇痉、攻毒散结、通络止痛之功效，主治惊风、抽搐痉挛、中风口歪、半身不遂、破伤风、风湿顽痹、偏正头痛、疮疡、瘰疬。煎汤内服，全蝎2.4～4.5克，蝎尾1～2克；或入丸、散。外用；研末调敷。血虚生风者忌服。

532 斜茎黄芪

别称直立黄芪、沙打旺、麻豆秧。分布在蒙古、俄罗斯、朝鲜、日本、北美以及我国东北、西北、西南、华北地区等，生长于海拔1100～4200米的地区，见于向阳山坡灌丛或林缘地带，目前尚未由人工引种栽培。斜茎黄耆作为饲草营养价值较高，可直接饲喂马、牛、羊、骆驼、猪、兔子等大小牲畜，但适口性较差，在饲喂时可先适当粉碎，以增加柔软性和适口性，或与玉米等其他饲草混合青贮使用。也可直接压青作基肥，异地压青作追肥，或以其秸秆制作堆肥、沤肥（图2-532）。

种子可入药，为强壮剂，治神经衰弱。

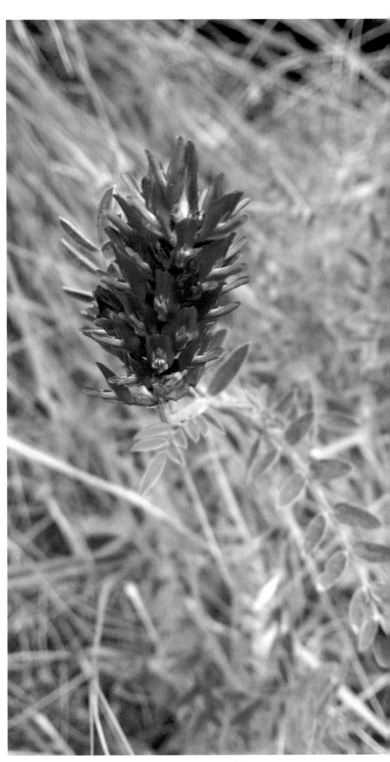

图 2-532 斜茎黄芪

533 缬草

别称欧缬草、拔地麻、小救驾、鹿子草、臭草。分布于我国东北至西南部广大地区，生于山坡草地、林下、沟边。海拔2500米以下，在西藏可分布至4000米。我国药圃常有栽培。欧洲和亚洲西部也广为分布（图2-533）。

根状茎及根入药。秋季采集，去净秧苗及泥土，晒干。味辛、甘，性温。入心、肝经。具有安神、理气、止痛之功效，主治神经衰弱、失眠、癔症、癫痫、胃腹胀痛、腰腿痛、跌打损伤。煎汤内服，3～9克，或研末，或浸酒。外用，适量，研末调敷。体弱阴虚者慎用。

图 2-533 缬草

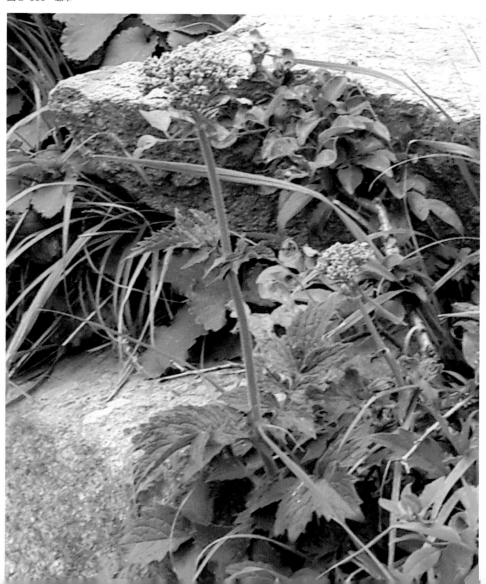

534　蟹爪兰

别称圣诞仙人掌、蟹爪莲、锦上添花、蟹足霸王鞭、螃蟹兰。原产于巴西，全球热带、亚热带常见栽培。我国各地公园和花圃常见栽培，为观赏植物，常嫁接于量天尺或其他砧木上，以获得长势茂盛的植株（图2-534）。

地上部分入药。全年均可采收，洗净，鲜用。味苦、性寒，具有解毒消肿之功效，主治疮疡肿毒、腮腺炎。外用，适量，捣敷。

图 2-534　蟹爪兰

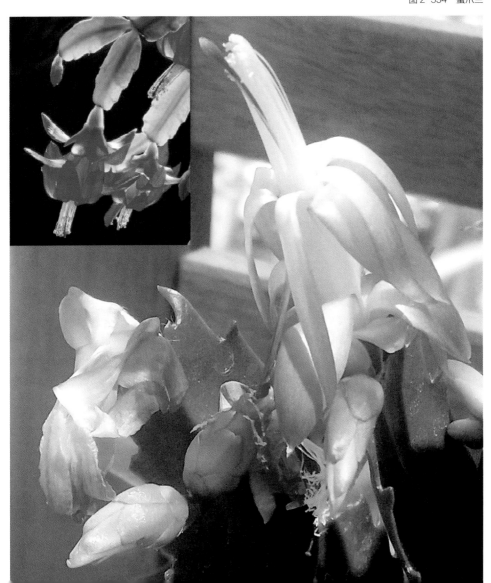

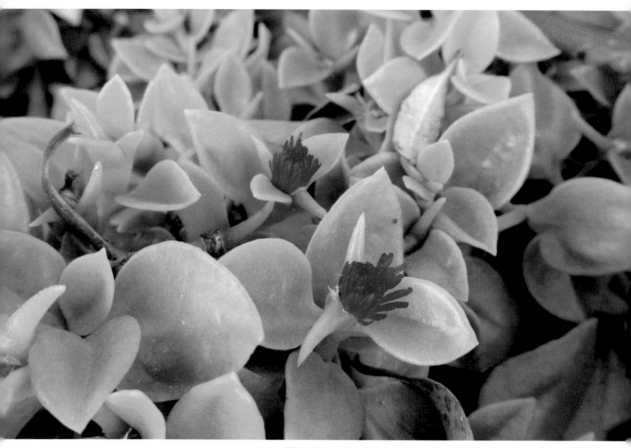

图 2-535　心叶日中花

535　心叶日中花

别称露花、花蔓草、牡丹吊兰、露草。自然分布于南非的开普省东部、夸祖鲁纳塔尔省及林波波河流域。我国有引进栽培。嫩茎叶可用于凉拌，于沸水中焯后加入调料拌匀；也可炒食、做汤、做馅、作涮菜料等（图2-535）。

全草入药。具有清热解毒、消炎、消肿止痛之功效。煎汤内服，15～30克。外用，适量，鲜品捣敷。

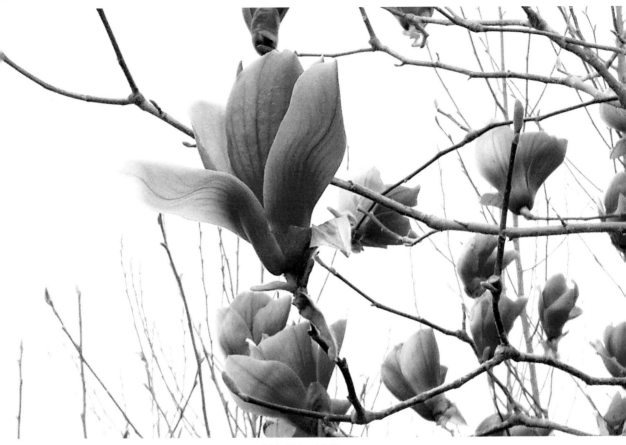

图 2-536 辛夷花

536 辛夷花

别称木笔花、望春花、玉兰花、木兰花、紫玉兰、玉树、玉堂春。野生较少，在山东、四川、江西、湖北、云南、陕西南部、河南等地广泛栽培。产于江西（庐山）、浙江（天目山）、湖南（衡山）、四川、贵州。生于海拔500～1000米的林中。现全国各大城市园林广泛栽培（图2-536）。

中药辛夷是指木兰科植物辛夷或紫玉兰的花蕾。一般在早春花蕾未开放时采摘，剪去枝梗，阴干即可。味辛，性温。入肺、胃经。具有祛风、通窍之功效，主治头痛、鼻渊、鼻塞不通、齿痛。煎汤内服，3～9克；或入丸、散；外用，研末塞鼻或水浸蒸馏滴鼻。阴虚火旺者忌服。

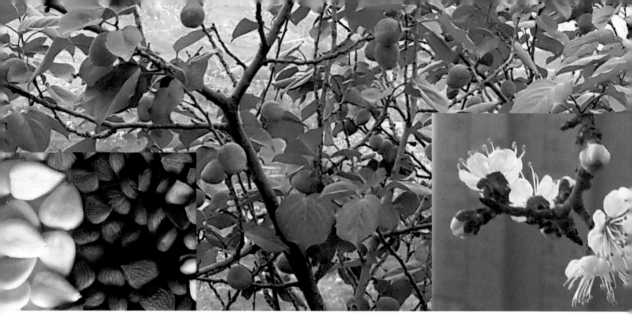

图 2-537　杏

537　杏

　　原产于我国新疆，是我国最古老的栽培果树之一，各地多有栽培，尤以华北、西北和华东地区种植较多。少数地区逸为野生，在新疆伊犁一带野生成纯林或与新疆野苹果林混生，海拔可达3000米。世界各地均有栽培（图2-537）。

　　核仁、果实、枝、花、叶均可入药。核仁，药名杏仁。夏季果实成熟时采摘，除去果肉及核壳，取种仁，晾干。置阴凉干燥处，防虫蛀。炮制：拣净杂质，置沸水中略煮，皮微皱捞出，浸凉水中，脱去种皮，晒干，簸净。炒杏仁：取净杏仁置锅内用文火炒至微黄色，取出放凉。味苦，性温，有毒。入肺、大肠经。具有祛痰止咳、平喘、润肠之功效，主治外感咳嗽、喘满、喉痹、肠燥便秘。煎汤内服，4.5～9克，或入丸、散。外用，捣敷。阴虚咳嗽及大便溏泄者忌服。

　　果实，味酸，性热，有小毒。生食多，伤筋骨。晒制成杏脯食，味甘酸、性微温，有小毒，入肝、心、胃经，具有止渴生津、清热去毒之功效，对急慢性气管炎咳嗽、肺癌、鼻咽癌、癌症及术后放化疗患者、头发稀疏者尤其适宜食用。

　　杏枝，夏、秋季采收。味辛，性平，入肝经，具有活血散瘀之功效，主治跌打损伤、瘀血阻络。煎汤内服，30～90克。

　　杏花，是指杏或山杏的花。3～4月花开时节采花。味苦，性温，无毒，入脾、肾经。具有活血补虚之功效，主治不孕、肢体痹痛、手足逆冷。煎汤内服，6～9克。

　　杏叶，夏、秋季叶长茂盛时采收。味辛、苦，性微凉，入肝、脾经。具有祛风利湿、明目之功效，主治水肿、皮肤瘙痒、目疾多泪、痈疮瘰疬。煎汤内服，3～10克；外用，煎水洗。

538　雄黄兰

别称标竿花、倒挂金钩、黄大蒜、观音兰、金扣子、搜山虎、扭子药、山慈姑、搜山黄、土三七。原产于南非，我国北方多为盆栽，南方可露地栽培（图2-538）。

球茎入药。地上部分枯萎后，或早春萌芽前挖取球茎，洗净泥土，晒干或鲜用。味甘、辛，性平。具有散瘀止痛、消炎、止血、生肌的作用，主治全身筋骨疼痛、各种疮肿、跌打损伤、外伤出血及腮腺炎等症。煎汤内服，3～6克；或入丸、散，或浸酒。外用，适量，研末或捣敷。

图 2-538　雄黄兰

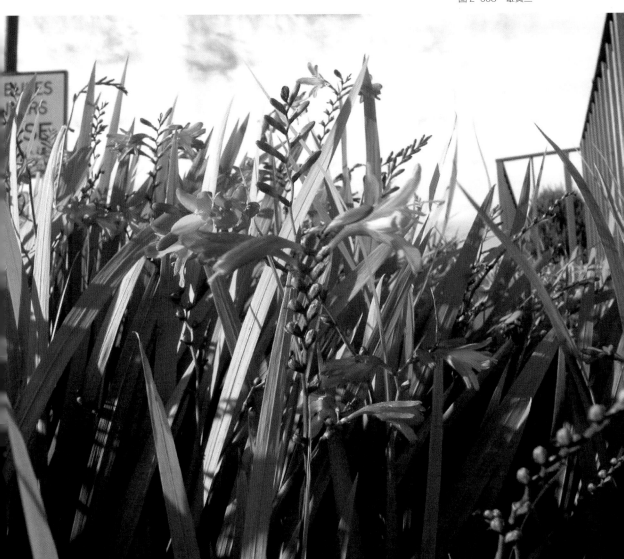

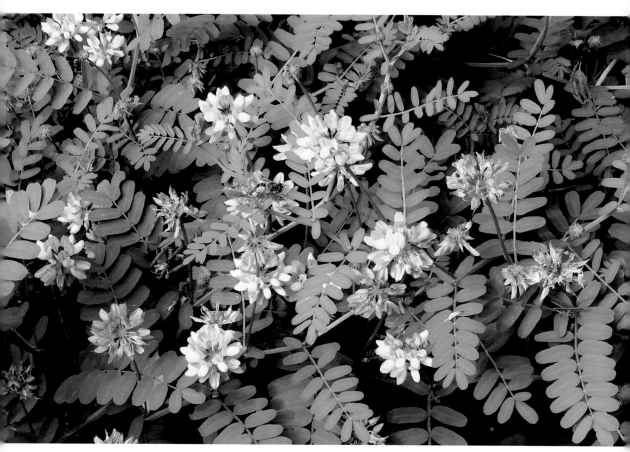

图 2-539 绣球小冠花

539 绣球小冠花

　　别称多变小冠花。原产于欧洲地中海地区，我国东北南部有栽培（图2-539）。

　　花入药。味苦，性寒，入心经。具有强心利尿之功效，主治心悸、心慌、气短、水肿。煎汤内服，0.3～0.6克。

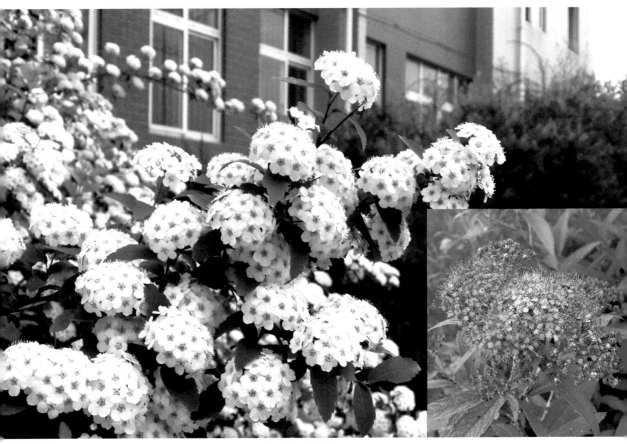

图 2-540　绣线菊

540　绣线菊

　　别称柳叶绣线菊、蚂蟥草、珍珠梅、马尿骚。在蒙古、日本、朝鲜、俄罗斯西伯利亚以及欧洲东南部均有分布，在我国辽宁、内蒙古、河北、山东、山西等地均有栽培。生长于河流沿岸、湿草原、空旷地和山沟中，海拔 200 ~ 900 米。栽培供观赏用，又为蜜源植物（图 2-540）。

　　根及嫩叶入药。根全年可采收，洗净晒干；嫩叶夏季采收。味苦，性凉。具有清热解毒、祛风清热、明目退翳之功效，主治目赤肿痛、头痛、牙痛、肺热咳嗽；外用治创伤出血。煎服，30 ~ 60 克；外用适量，捣烂敷患处。

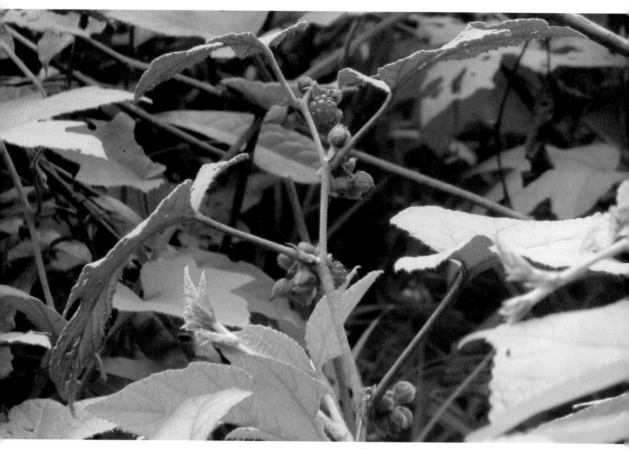

图 2-541　锈毛莓

541　锈毛莓

　　别称蛇包簕、大叶蛇簕、山烟筒子。产于江西、湖南、浙江、福建、台湾、广东、广西。生于山坡、山谷灌丛或疏林中，海拔300～1000米。果可食、制果酱及酿酒（图2-541）。

　　根、叶、果入药。根，具有活血化瘀、抗菌消炎、收敛、理气止痛、散毒生肌、补肝肾、祛风湿、强筋骨之功效，主治风湿腰痛、跌打损伤、痢疾、腹泻。叶具有止血、消炎之功效。煎汤内服，15～30克，或泡酒。

　　果实，8～9月果实成熟时采摘，鲜用或晒干。味微苦、辛，性平，入肝、肾经。具有活血止血、补肾接骨之功效，主治跌打损伤、外伤出血、陈旧性骨折。煎汤内服，3～9克；外用，适量，捣敷。

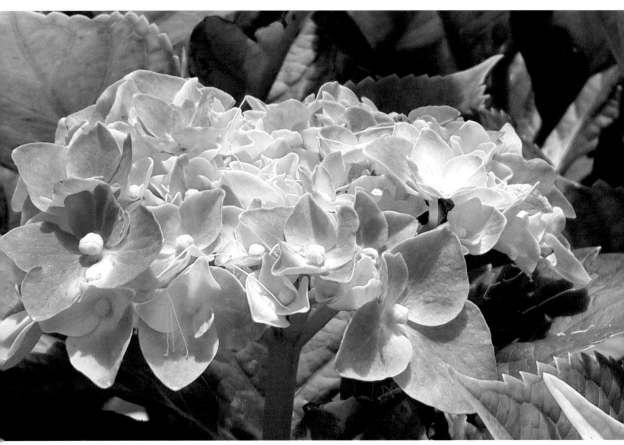

图 2-542 绣球花

542 绣球花

别称八仙花、紫阳花、七变化、洋绣球、粉团花、木绣球、绣球荚蒾。原产于我国长江流域、华中和西南地区以及日本，欧洲则原产于地中海地区。是一种常见的庭院花卉（图2-542）。

根、叶、花均可入药。春、夏季采收。味苦、微辛，性寒，有小毒。具有抗疟、清热解毒之功效，主治疟疾、心热惊悸、烦躁。煎汤内服，9 ～ 12克。外用，水煎洗或磨汁涂。

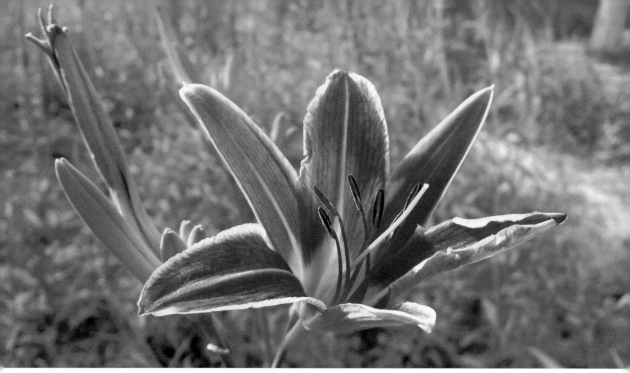

图 2-543 萱草

543 萱草

别称黄花菜、金针菜、鹿葱、川草花、忘郁、丹棘等。原产于我国、西伯利亚地区、日本和东南亚地区，我国华北地区可露地越冬。适宜在海拔300～2500米生长。自然种类约20种，我国有8种（图2-543）。

根、叶、全草及花入药。根，夏秋采挖，除去残茎、须根，洗净泥土，晒干。味甘，性凉。具有清热利尿、凉血止血之功效，主治腮腺炎、黄疸、膀胱炎、尿血、小便不利、乳汁缺乏、月经不调、衄血、便血。外用治乳腺炎。煎服，6～12克，外用适量，捣烂敷患处。超量使用易引起人畜中毒，注意防护。

叶，春季采收嫩苗，鲜用。味甘，性凉。具有清热利湿之功效，主治胸膈烦热、黄疸、小便短赤。煎汤内服，鲜者，15～30克。外用，适量，捣敷。

全草，秋季采收，鲜用或晒干。味苦、辛，性温。入肝、膀胱经。具有散瘀消肿、祛风止痛、生肌疗疮之功效，主治跌打肿痛、劳伤腰痛、疝气疼痛、头痛、痢疾及疮疡溃烂、耳尖流脓、眼红痒痛、白带淋浊。

花经过蒸、晒，加工成干菜，即金针菜或黄花菜，远销国内外，是很受欢迎的食品，还有健胃、利尿、消肿等功效。煎汤内服，6～9克。外用，适量，捣敷或煎水洗；或研粉撒敷。鲜花不宜多食，特别是花药，因含有多种生物碱，会引起腹泻等中毒现象。

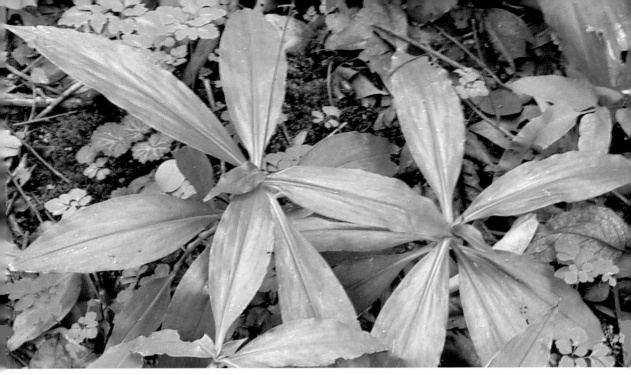

图 2-544　玄参

544　玄参

　　别称元参、浙玄参、黑参、重台、鬼藏、正马、鹿肠。我国特产，是分布较广变异较大的种类。产于河北（南部）、河南、山西、陕西（南部）、湖北、安徽、江苏、浙江、福建、江西、湖南、广东、贵州、四川。生于海拔1700米以下的竹林、溪旁、丛林及高草丛中（图2-544）。

　　干燥根入药。立冬前后茎叶枯萎时采挖，除去茎、叶、须根，刷净泥沙，暴晒5～6天，并经常翻动。每晚须加盖稻草防冻，以免受冻变空心。晒至半干时，堆积2～3天，使内部变黑，再行日晒，并反复堆、晒，直至完全干燥。阴雨天可采取烘干法。本品易反潮，应贮于通风干燥处，防止生霉和虫蛀。味苦、咸，性凉。入肺、肾经。具有滋阴、降火、除烦、解毒之功效，主治热病伤阴、舌绛烦渴、发斑、骨蒸劳热、夜寐不宁、自汗盗汗、津伤便秘、吐血衄血、咽喉肿痛、痈肿、瘰疬、温毒发斑、目赤、白喉、疮毒。煎汤内服，9～15克；或入丸、散。外用：捣敷或研末调敷。脾胃有湿及脾虚便溏者忌服。

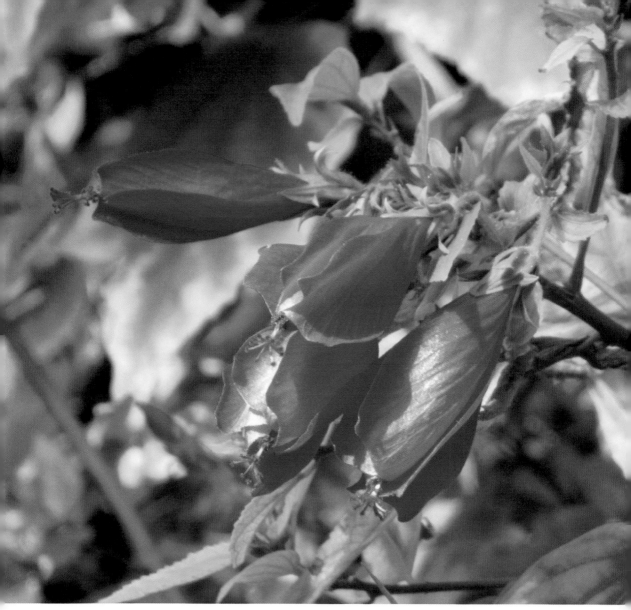

图 2-545 悬铃花

545 悬铃花

　　别称垂花悬铃花、小悬铃花、大红袍、粉花悬铃花。原产于南美洲的墨西哥、秘鲁和巴西，现分布于世界各地热带及亚热带地区。我国广州和云南西双版纳及陇川等地有引种栽培。悬铃花具有吸附烟尘和净化有害气体的作用，可供厂矿等污染区绿化用（图2-545）。

　　花、根、皮与叶入药。悬铃花，有治疗湿疮流水、溃疡不敛、下疳等功效。水煎服，3～9克，或者研末涂于患处。根、皮、叶具有拔毒消肿等功效。

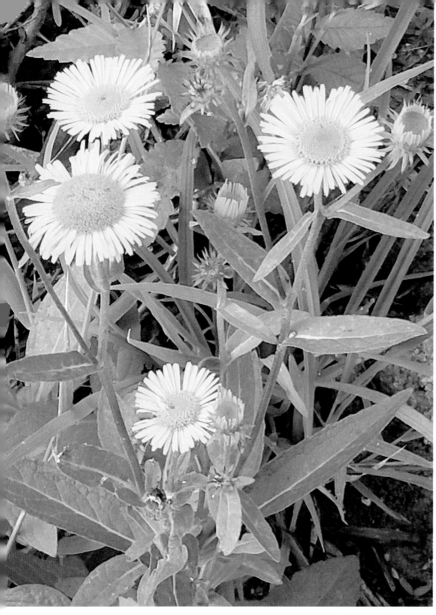

图 2-546　旋覆花

546　旋覆花

别称旋复花、驴儿草、百叶草、金沸草（全草）、六月菊、鼓子花、滴滴金、小黄花子、金钱花、驴儿菜。分布于东北、华北、西北及华东地区等。生于山坡、路旁、田边或水旁湿地（图2-546）。

头状花序入药。夏、秋季采摘即将开放的花序，晒干，拣净杂质，除去梗叶，筛去泥土。味咸，性温，入肺、肝、胃经。具有消痰、下气、软坚、行水之功效，主治胸中痰结、胁下胀满、咳喘、呃逆、唾如胶漆、心下痞硬、噫气不除、大腹水肿。煎汤（包煎或滤去毛）内服，4.5～9克；或入丸、散。外用，煎水洗，研末干撒或调敷。叶，外敷金疮，有止血作用，主治疔疮肿毒。根，主治风湿。

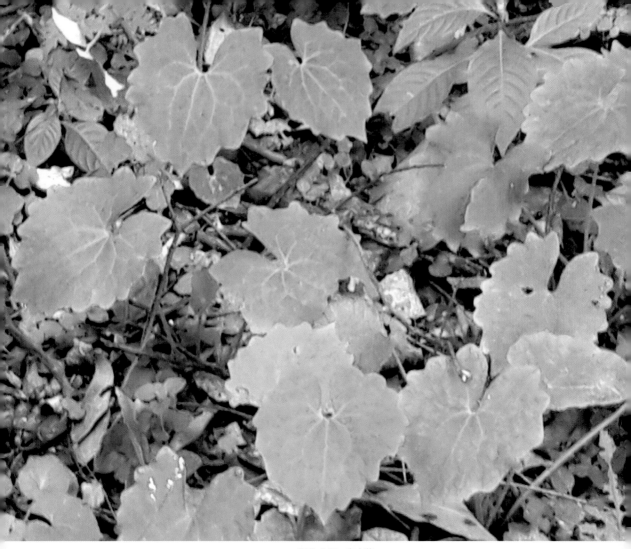

图 2-547　血水草

547　血水草

　　别称水黄连、广扁线、捆仙绳、鸡爪连、黄水芋、金腰带。产于安徽、浙江西南部、江西、福建北部和西部、广东、广西、湖南、湖北西南部、四川东部和东南部、贵州、云南（东北及东南部）。生于海拔1400～1800米的林下、灌丛下或溪边、路旁（图2-547）。

　　根及根茎入药。9～10月采收，晒干或鲜用。味苦、辛，性凉，有小毒。具有清热解毒、散瘀止痛之功效，主治风热目赤肿痛、咽喉疼痛、尿路感染、疮痈疔肿、毒蛇咬伤、产后小腹瘀痛、跌打损伤及湿疹、疥癣等。煎汤内服，5～15克，或浸酒；外用，适量，捣烂敷，或研末调敷。

548 鸭

鸭有家鸭、野鸭两种。我国家鸭有北京鸭、攸县麻鸭、连城白鸭、建昌鸭、金定鸭、绍兴鸭、莆田黑鸭、高邮鸭等品种。经过长期驯化和选择，培育成肉用型、蛋用型和兼用型三种用途的品种（图2-548）。

鸭肉、鸭血、鸭内金可入药。鸭肉，杀鸭，去毛、脚的外皮及肠杂，洗净鲜用。味甘、咸，性寒，归脾、胃、肺、肾经，具有大补虚劳、滋五脏之阴、清虚劳之热、补血行水、养胃生津、止咳自惊、清热健脾，主治虚劳骨蒸发热、咳嗽痰少、咽喉干燥、血虚或阴虚阳亢、头晕头痛、水肿、小便不利等。煮汤，入菜肴等。

图 2-548 鸭

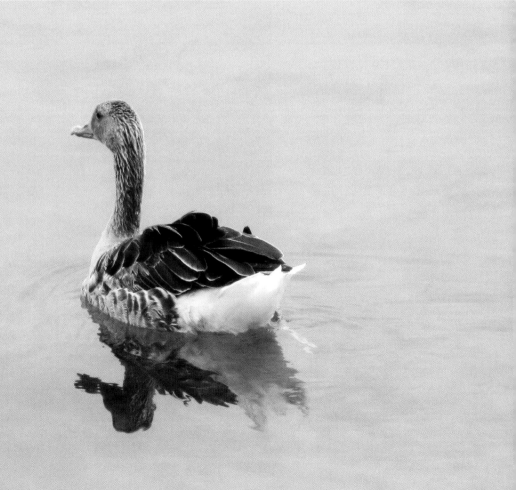

549 鸦葱

别称罗罗葱、谷罗葱、兔儿奶、笔管草、老观笔。分布于北京（妙峰山）、黑龙江（龙江）、吉林（通榆）、辽宁（丹东）、内蒙古（大青山）、河北（小五台山、涿鹿、涞水）、山西（霍县、沁县、五台山）、陕西（绥德）、宁夏（贺兰山）、甘肃（合水）、山东（昆嵛山）、安徽（淮河流域）、河南（内乡、伏牛山）。生于山坡、草滩及河滩地，海拔400～2000米。欧洲中部、地中海沿岸地区、俄罗斯西伯利亚、哈萨克斯坦及蒙古有分布（图2-549）。

根入药。春、夏、秋季均可采挖，除去茎叶，洗净泥土，鲜用或切片晒干。味苦，性寒。入心经。具有清热解毒、活血消肿，主治疔疮、痈疽、毒蛇咬伤、蚊虫叮咬、乳腺炎。煎汤内服，9～15克；外用，鲜品适量，捣烂敷患处，或捣汁搽患处。

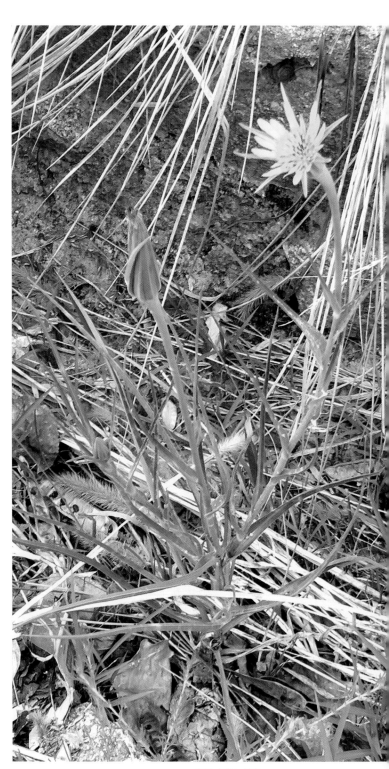

图 2-549　鸦葱

550 亚麻花

别称宿根亚麻、蓝亚麻、花亚麻、大花亚麻。原产于非洲北部,为2年生草本植物。喜半阴,不耐肥,较耐寒,喜排水良好、富含腐殖质的沙质壤土。分布于内蒙古、山西、陕西、甘肃、青海等地,生于海拔2000～3200米的山坡、河滩和沙荒地上。注意与亚麻相区分,亚麻是1年生草本植物,可分成纤维用亚麻、油用亚麻和油纤兼用亚麻三种类型(图2-550)。

花、果入药,药名宿根亚麻。6～7月采花,7～8月采果,以纸遮蔽,晒干。味甘,性平。入肝、脾经。具有活血通络之功效。主治瘀血、腹痛、产后恶露、闭经、痛经。煎汤内服,9～12克,或研末冲服。

图2-550 亚麻花

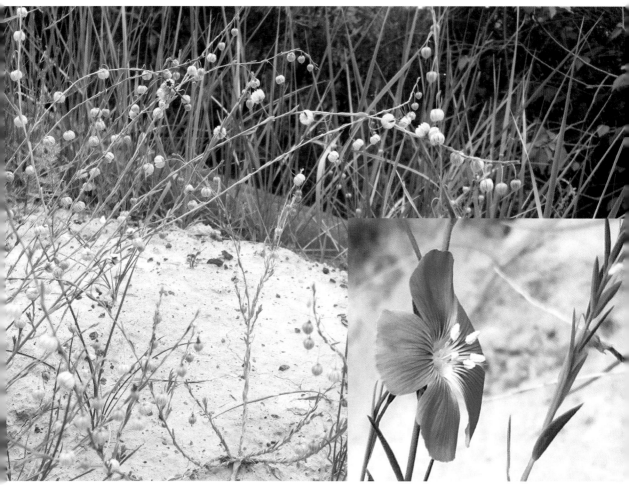

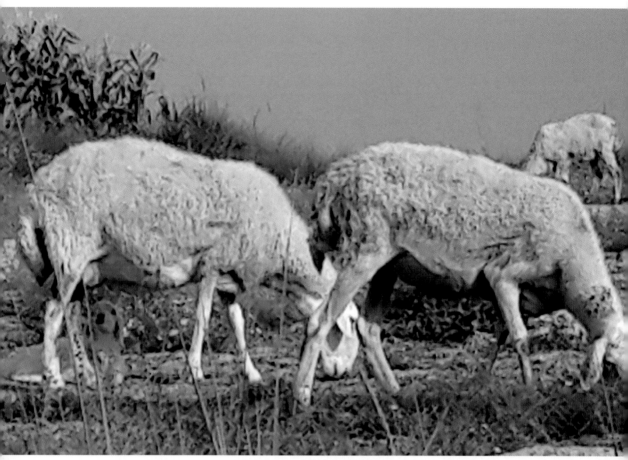

图2-551 羊

551 羊

羊品种很多，有绵羊、黄羊、湖羊、山羊、岩羊等。早在母系氏族公社时期，生活在我国北方草原地区的原始居民，就已开始选择水草丰茂的沿河沿湖地带牧羊狩猎（图2-551）。

羊肉等组织都可入药。肉，味苦、甘，性大热，无毒。入脾、肾经。具有益气补虚、温中暖下之功效，主治虚劳羸瘦、腰膝酸软、产后虚冷、腹疼、寒疝、中虚反胃。内服，煮食或煎汤，125～250克；或入丸剂。凡外感实邪或内有宿热者忌服。

山羊角，为牛科动物青羊的角。味咸，性寒，入心、肝经。功用近羚羊角，具有镇静、退热、明目、止血之功效，主治惊痫、头痛、产后腹痛、经痛。煎汤内服，30～50克；或磨粉，或烧焦研末，3～6克。外用，0.6～0.9克，研末吹耳中。

552　羊蹄甲

　　别称老白花（云南）、洋紫荆（广东）、猪迹羊蹄甲。约600种，遍布于世界热带地区。我国有40种，4亚种，11变种，主产于南部和西南部。生长于山地阳处灌木丛中。注意和洋紫荆、红花羊蹄甲（紫荆花）的区别。三者同属羊蹄甲属植物，但羊蹄甲具能育雄蕊3枚，花瓣较狭窄，具长柄；而洋紫荆和红花羊蹄甲有能育雄蕊5枚，花瓣较宽，具短柄。洋紫荆的总状花序极短缩，花后能结果；红花羊蹄甲总状花序开展，有时复合为圆锥花序，通常不结果（图2-552-1～图2-552-3）。

　　根、树皮、叶及花入药。根、树皮全年可采收，叶及花夏季采收，晒干。根，味微涩，性微凉，具有止血、健脾之功效，主治咯血、消化不良。树皮，味苦、涩，性平，具有健脾燥湿之功效，主治消化不良、急性胃肠炎。叶，味淡，性平，具有润肺止咳之功效，主治咳嗽、便秘。花，味淡，性凉，具有消炎之功效，主治肺炎、支气管炎。煎服，根、树皮15～30克；叶、花9～15克。

图 2-552-1　羊蹄甲

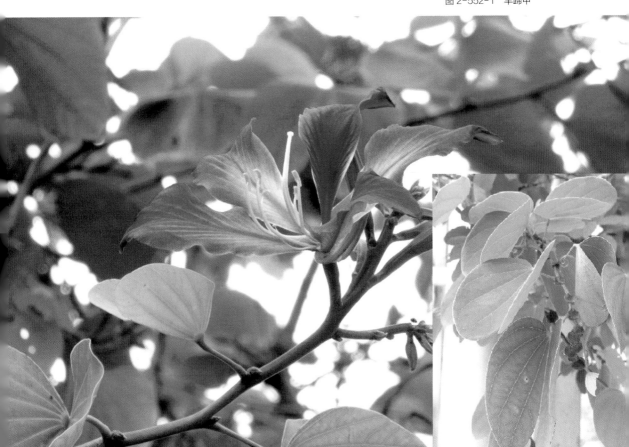

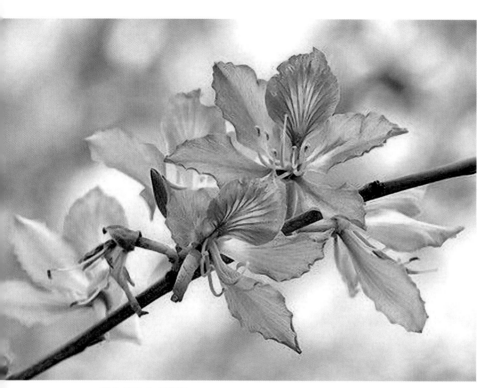

图 2-552-2　洋紫荆

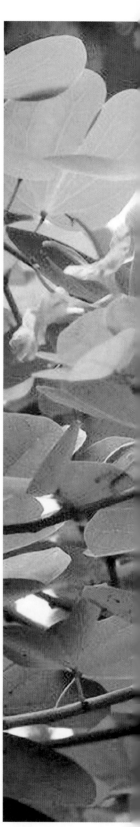

图 2-552-3　紫荆花

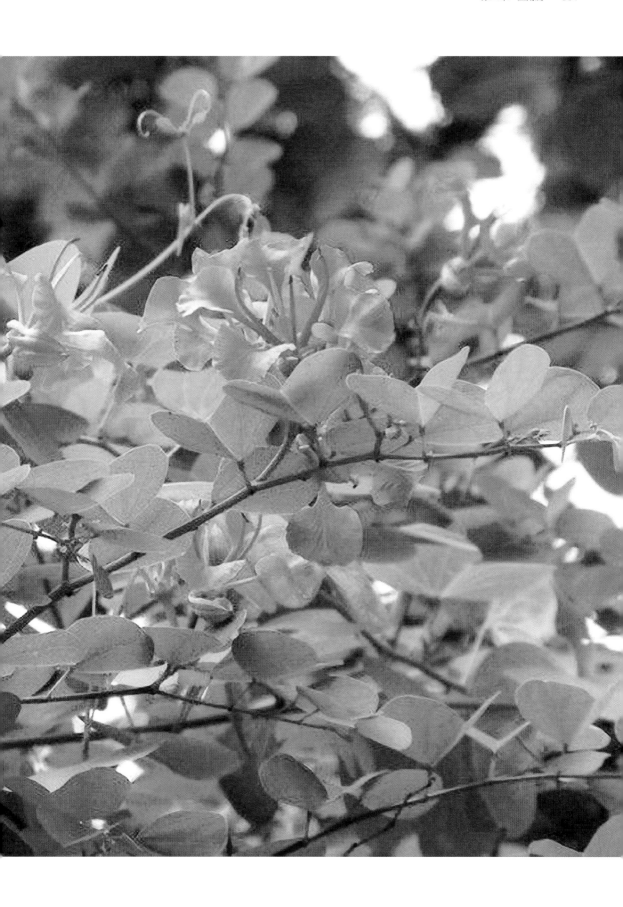

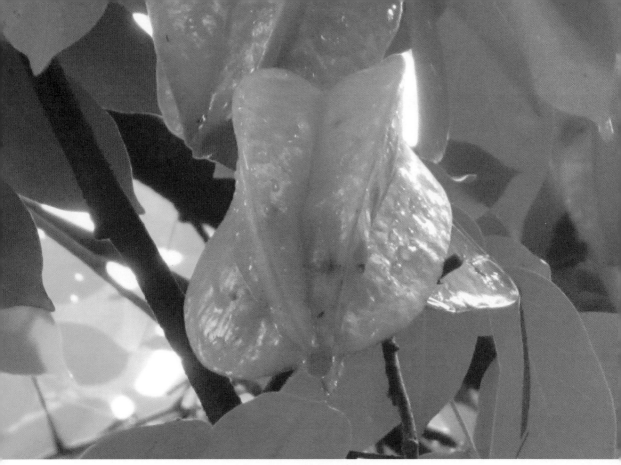

图 2-553　阳桃

553　阳桃

别称五敛子、杨桃、洋桃、三廉子。原产于马来西亚、印度尼西亚，广泛种植于热带各地。广东、广西、福建、台湾、云南有栽培。在年降水量1500～3000毫米的地区均可种植（图2-553）。

果实及根、枝、叶、花入药。根、枝、叶全年可采收；春末夏初采花；秋季采果。鲜用或晒干。果，味酸、甘，性平。具有生津止咳之功效，主治风热咳嗽、咽喉痛、疟母。生食、煎汤或捣汁内服，30～60克；外用，适量，绞汁滴耳。多食冷脾胃，动则泄泻，便腻黏滑。

根，味酸、涩，性平。具有涩精、止血、止痛之功效，主治遗精、鼻衄、慢性头痛、关节疼痛。煎汤内服，15～30克。

枝、叶，味酸、涩，性凉。具有祛风利湿、消肿止痛之功效，主治风热感冒、急性胃肠炎、小便不利、产后水肿、跌打肿痛、痈疽肿毒。煎汤内服，15～30克。

花，味甘，性平。具有清热之功效，主治寒热往来。煎汤内服，15～30克。

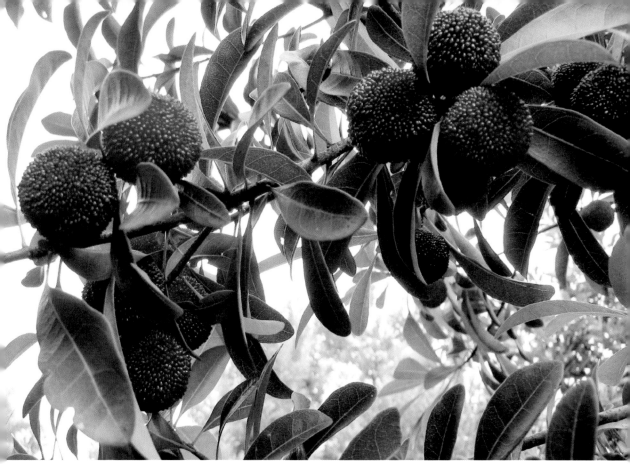

图 2-554 杨梅

554 杨梅

　　别称圣生梅、白蒂梅、树梅。原产于我国浙江余姚，分布于我国华东地区和湖南、广东、广西、贵州等，生于低山丘陵向阳山坡或山谷中。有50多个种，我国已知有杨梅、白杨梅、毛杨梅、青杨梅和矮杨梅。经济栽培主要是杨梅。生食，或可加工成杨梅干、酱、蜜饯（图2-554）。

　　果实与根、树皮入药。根及树皮，全年可采收，去粗皮切片晒干备用。味苦，性温。具有散瘀止血、止痛之功效，主治跌打损伤、骨折、痢疾、胃、十二指肠溃疡、牙痛；外用治创伤出血、烧烫伤。煎服，15～30克；根皮外用适量，研粉撒敷或食油调敷患处。

　　果实，夏季成熟时采收，鲜用收，干用或盐渍备用。味酸、甘，性平。具有生津止渴之功效，主治口干、食欲不振。煎服，15～30克。

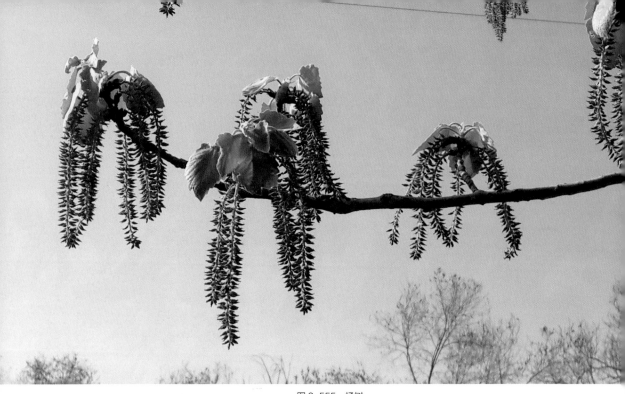

图 2-555 杨树

555 杨树

别称麻柳、蜈蚣柳。全属有约100种，我国约62种（包括6个杂交种），其中分布于我国的有57种，引入栽培的约4种，此外还有很多变种、变型和引种的品系。主要分布于北半球温带、寒温带，从低海拔到4800米。在我国分布范围跨北纬25°～53°、东经76°～134°，遍及东北、西北、华北和西南地区等（图2-555）。

杨树花与皮入药。杨树花，别称梧树芒、杨树吊。春季现蕾开花时，分批摘取雄花序，鲜用或晒干。炮制，取原药材，除去杂质，或切碎。味苦，性寒，入大肠经。具有清热解毒、涩肠止泻、化湿止痢、健脾养胃之功效，主治细菌性痢疾、肠炎。煎汤内服，9～15克。外用，适量，热熨。脾胃虚寒者慎服。防治家禽大肠杆菌、沙门菌、鸭巴氏杆菌、变形杆菌、葡萄球菌等多种细菌、病毒引起的家禽消化道感染，有良效。可迅速消除不明病因引起畜禽的顽固性下痢，如顽固性腹泻（粪便稀薄如糨糊状甚至水样，呈黄绿色或黄白色，有时混有少量血液）、仔猪黄痢、白痢、传染性胃肠炎、中大猪水样稀便、肛门周围绒毛被粪便污染等病症。

鲜杨树皮500克，去掉外层老皮，切成碎块，加水1000毫升，煎煮30～45分钟，取汁治疗羊腹泻，每次服50～100毫升，每天2次，2～3天收效。

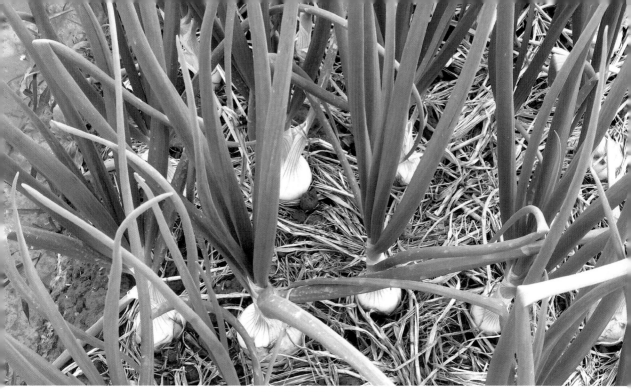

图 2-556　洋葱

556　洋葱

　　别称球葱、圆葱、玉葱、葱头、荷兰葱、番葱、皮牙子等。原产于中亚或西亚，现有很多不同的品种，已经成为世界各地的蔬菜。由于营养价值较高，在国外被誉为"菜中皇后"。在我国各地均有栽培，主要分布于山东的金乡、鱼台、单县、平度，江苏丰县，甘肃酒泉、武威，云南元谋、东川，四川西昌等地，四季都有供应（图2-556）。

　　鳞茎入药，大多6月采收。味辛、甘，性温，具有祛痰、利尿、健胃润肠、解毒杀虫等功效，主治食欲不振、大便不畅、痢疾、肠炎、虫积腹痛、创伤溃疡、赤白带下、滴虫阴道炎等病症。内服，生食或烹食，30～60克；外用，捣敷或捣汁涂。皮肤瘙痒、眼疾与胃病的患者，少吃洋葱。不宜与蜂蜜、海带、鱼与虾同食，以免造成营养成分破坏。

557 洋地黄

　　别称毛地黄、毒药草、紫花毛地黄、吊钟花。原产于欧洲中部与南部山区，现在我国浙江、上海、江苏与山东等地已有大量栽培。耐寒、耐旱、耐瘠薄土壤。喜阳且耐阴，适宜在湿润而排水良好的土壤上生长（图2-557）。

　　叶入药。北方作一年生栽培，南方可作两年生栽培。当叶片肥厚浓绿粗糙，停止生长时，即可采收。北方9月初至10月底采收，叶片中强心苷含量最高。北方一年可采叶2～3次，南方可采3～5次。采后，在60℃以下迅速干燥。味苦，性温。入心经。具有强心、利尿之功效，主治心力衰竭、心脏性水肿。内服，粉剂每次0.01～0.1克，极量0.4克。或制成片剂、注射剂用。个体差异很大，必须根据患者的反应以确定剂量。片剂，0.1克/片，饱和量口服0.7～1.2克。①缓给法，用于2周内未用过洋地黄类药物的轻型慢性心力衰竭患者，成人每次0.1克，1天3～4次，直至全效量；小儿将饱和量平均分2～3天服完。②速给法，因欠安全，今已少用。维持量：成人口服每天0.07～0.1克；小儿为饱和量的1/10，每天1次。极量，口服1次0.4克，1天1克。易于蓄积中毒，治疗量和中毒量之间相差很小，每个病人对其耐受性和消除速度又有很大差异，应用期间或停用后7天以内，忌用肾上腺素、麻黄碱及其类似药物。

图2-557

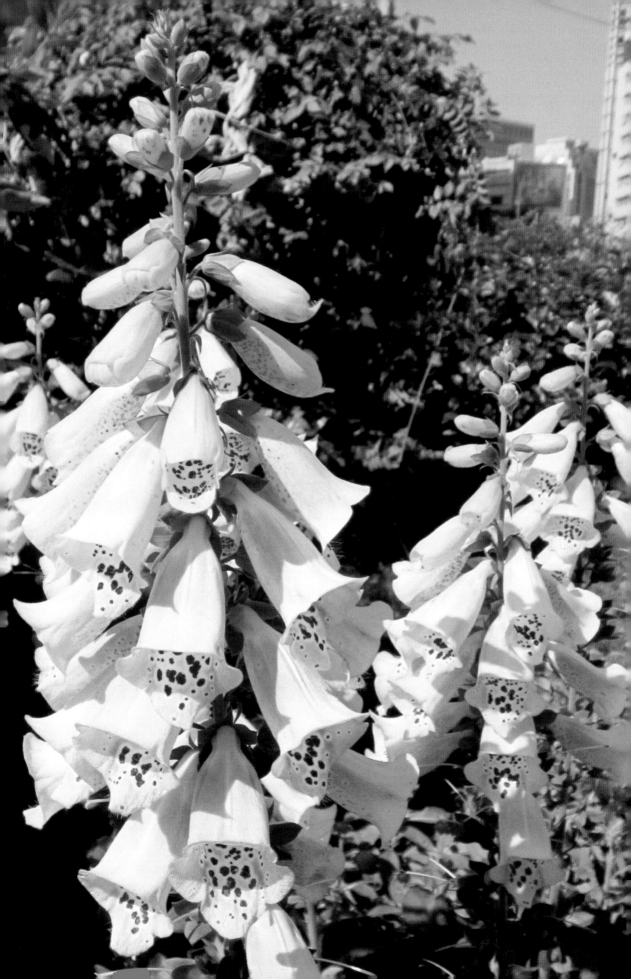

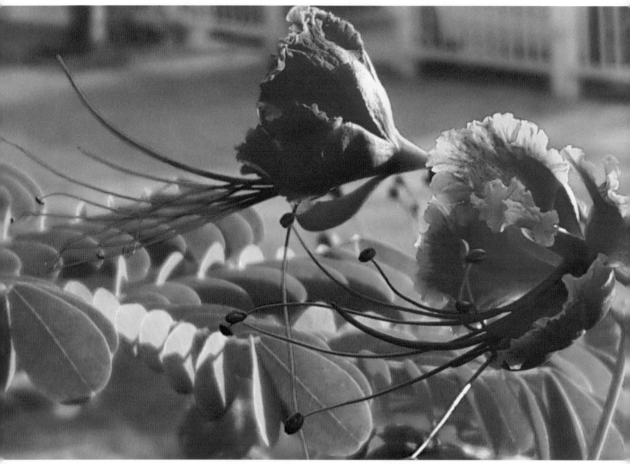

图2-558-1 洋金凤

558 洋金凤

别称金凤花、黄金凤、蛱蝶花、黄蝴蝶、红蝴蝶。原产于西印度群岛，现在我国云南、广西、广东和台湾均有栽培，为热带地区有价值的观赏树木之一。华南北部以及华北的广大地区，只能盆栽，冬季移入温棚或室内，室温不宜低于10℃。洋金凤跟凤凰木有点相似，凤凰木也叫金凤花，一般都是高大乔木，树形挺拔；而洋金凤多为灌木，枝枝丫丫特别多，最大特点是它的花蕊特别长，似长长的凤尾（图2-558-1、图2-558-2）。

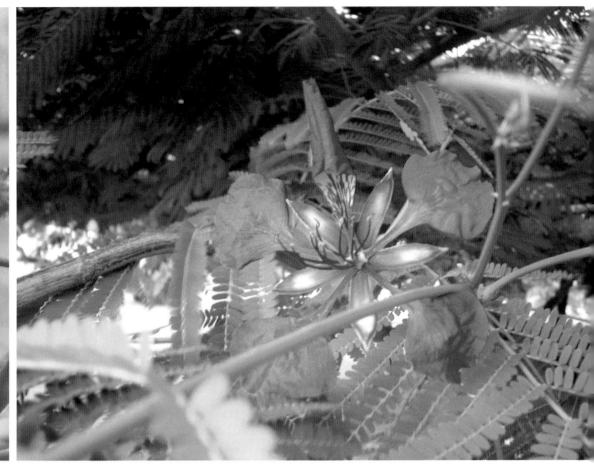

图 2-558-2　凤凰木

　　茎、叶、种子及花、根都可入药。茎、叶是消肿止痛的良药，榨汁以黄酒冲服，可以治疗跌打损伤。种子具有活血和通经作用，煎成膏后敷在跌伤处，有助于损伤恢复。安眠穴贴敷具有安眠作用。金凤花具有治疗跌伤、闭经、痛经与抗真菌的作用，3 ～ 5 朵金凤花用沸水冲泡后饮用，有治疗闭经和经期腹痛的作用；干金凤花 3 克和鲜金凤花 9 克一起放在白酒中泡制，泡制 7 天以后直接饮用，对骨折疼痛也有明显的治疗作用；种子鲜花榨取出汁液后涂抹在指甲上，对灰指甲有很好的预防和治疗作用。金凤花根部对水肿有很好的治疗效果，取金凤花根部 4 ～ 6 个与猪肉放在一起炖制后食用，连用 3 ～ 5 次。

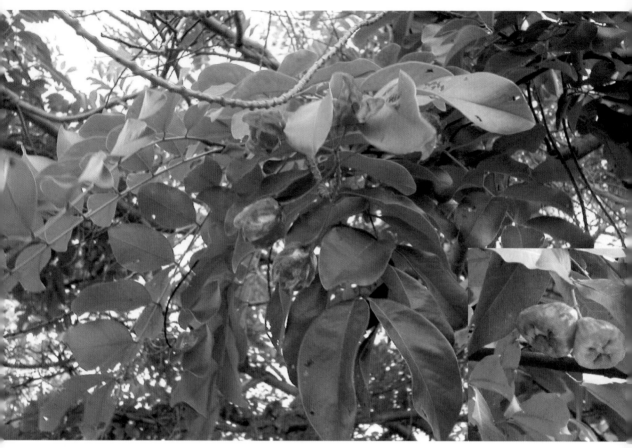

图 2-559　洋蒲桃

559　洋蒲桃

别称莲雾、天桃、水蒲、桃辇雾、琏雾、爪哇浦桃。原产于马来西亚及印度，我国广东、海南、福建、台湾及广西有栽培，供食用，可作为菜肴；尤其在台湾，洋蒲桃被誉为"水果皇帝"（图2-559）。

果实可入药，味甘、性平，具有润肺、止咳、除痰、凉血、收敛之功效，因而台湾民间有"吃洋蒲桃清肺火"之说。生食鲜果，对治疗慢性咳嗽和哮喘有一定效果；干果研末，肉汤送服，可治寒性哮喘和过敏性哮喘。

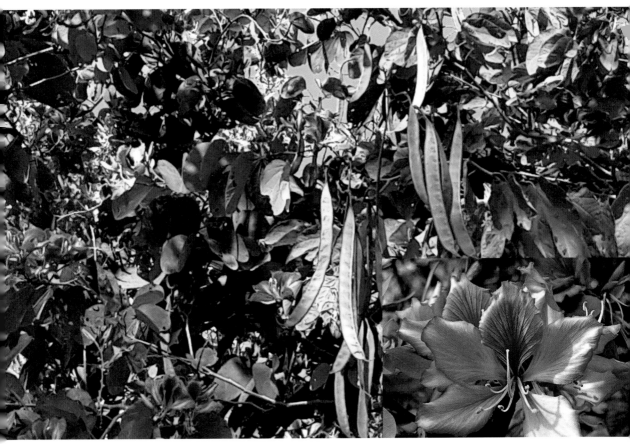

图 2-560　洋紫荆

560　洋紫荆

别称宫粉羊蹄甲、羊蹄甲、红紫荆、红花紫荆、弯叶树。产于我国南部，分布于黄河流域，我国大部分地区都能种植。陕西、甘肃南部、新疆、四川、西藏、贵州、云南南部、广东、广西等地均有栽培，印度、中南半岛有分布。花芽、嫩叶和幼果可食。注意和羊蹄甲、红花羊蹄甲（紫荆花）相区别，三者同属羊蹄甲属植物，但其花、叶、果有所不同（见552条羊蹄甲）（图2-560）。

花、树皮与根皮、叶可以入药。洋紫荆中有一种花朵是白色的，可以入药。味苦、涩，性平，具有消炎解毒之功效，主治肝炎、消化不良、咳嗽痰喘、风热咳嗽。树皮与根皮含鞣酸，水煎服可治疗消化不良、急性肠胃炎等。叶也具有治疗咳嗽、便秘的作用。

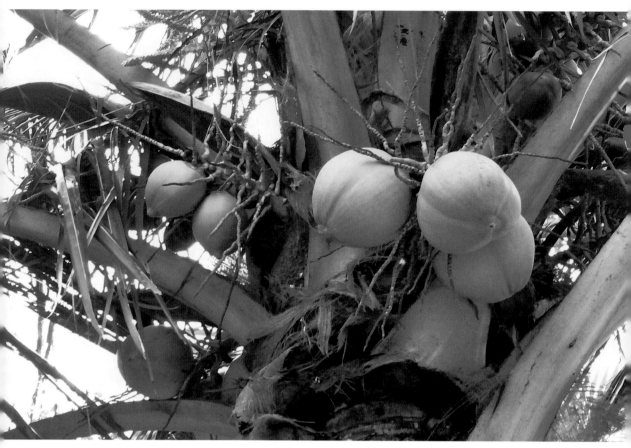

图 2-561　椰子

561　椰子

别称胥余、越王头、椰瓢、大椰。原产于亚洲东南部、印度尼西亚至太平洋群岛，我国广东南部诸岛及雷州半岛、海南、台湾及云南南部热带地区均有栽培（图 2-561）。

果肉汁、果壳与根入药。果实成熟时采集，随时取果肉汁及果壳供用。味甘，性温。入胃、脾、大肠经。果肉汁，具有补虚、生津、利尿、杀虫之功效，主治心脏病水肿、口干烦渴、姜片虫。果壳，具有祛风、利湿、止痒之功效，外用治体癣、脚癣、杨梅疮。煎汤内服，6～15克，椰汁或椰肉适量；外用椰壳放炉上烧，用碗覆盖收集其蒸气，冷凝得馏油，加30%酒精混合后涂患处。

椰子根，挖取须根洗净，切碎晒干备用。主治体质虚弱多病、乏力、腰膝酸痛、产后乳汁不下、缺乳、心慌心悸。煎汤或炖服，20～30克，或泡酒。

562　野葵

别称冬葵野葵苗、冬葵。分布于东半球的亚热带及北温带，印度、缅甸、朝鲜和欧洲、东非等地区及我国各省区均有分布，常见于海拔1600～3000米的山坡、林缘、草地、路旁，呈半野生状态。野葵可作绿化材料，幼苗滑嫩可食（图2-562）。

全草或种子、茎及根可入药。种子药名冬葵子，春季种子成熟时采收。味甘，性寒，入大肠、小肠、肝、肺、胃、膀胱经。具有清热、利水通淋、滑肠通便、下乳之功效，主治淋病、水肿、大便不通、乳汁不行。煎汤内服，6～15克；或入散剂。脾虚肠滑者忌服，孕畜慎服。

冬葵根，夏、秋季采挖，洗净，鲜用或晒干。味甘，性寒，入脾、膀胱经。具有清热利水、解毒之功效，主治水肿、热淋、带下、乳痈、疖疮、蛇虫咬伤。煎汤内服，15～30克，或捣汁；外用，适量，研末调敷。脾阳不振者忌用。

茎叶，夏、秋季采挖带根全草，洗净切碎晒干。味甘，性寒。具有清热利湿之功效，主治黄疸型肝炎。煎汤内服，15～30克，或捣汁。

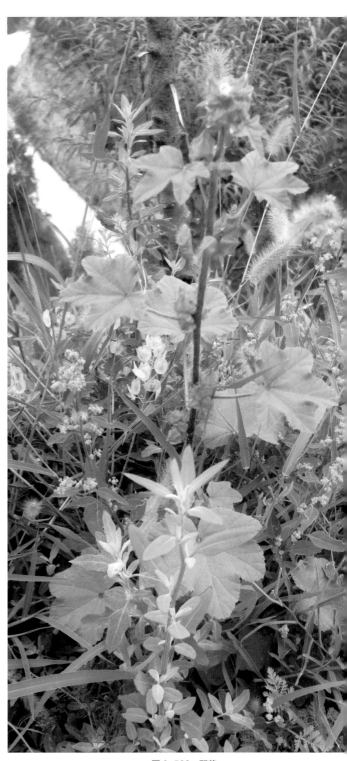

图2-562　野葵

563　野棉花

　　别称打破碗花花、湖北秋牡丹、铁钞、盖头花、满天星。分布于我国云南（海拔1200～2700米）、四川西南部（米易，海拔1800米）、西藏东南部和南部（2200～2700米）。生于山地草坡、沟边或疏林中。在缅甸北部、不丹、尼泊尔、印度北部也有分布（图2-563）。

　　根及开花的全草可以入药。根，味苦、辛，有毒，入肺、肝、胆经。具有祛风止咳、散瘀止血、理气杀虫、祛风除湿、接骨之功效，主治跌打损伤、风湿骨节痛、痢疾、泄泻、蛔虫病、黄疸、咳嗽气喘、内外伤出血、痈疽肿毒、蜈蚣咬伤、钩虫病；捣烂敷大椎穴，治疟疾；灭蝇蛆。煎汤内服，6～12克；或入丸、散。外用，适量，捣敷。过量服用可致头晕、呕吐、四肢麻木等中毒症状，故内服宜慎。

　　全草捣烂，以布包塞鼻，主治鼻疳。治目翳：野棉花嫩芽3枚，烤软揉成团，于太渊穴先放有孔铜钱，药敷铜钱上，布包扎，1～2小时取下。左翳贴右，右翳贴左。

图 2-563　野棉花

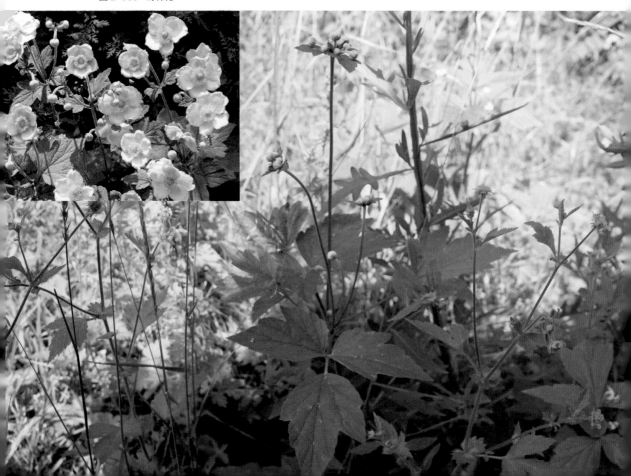

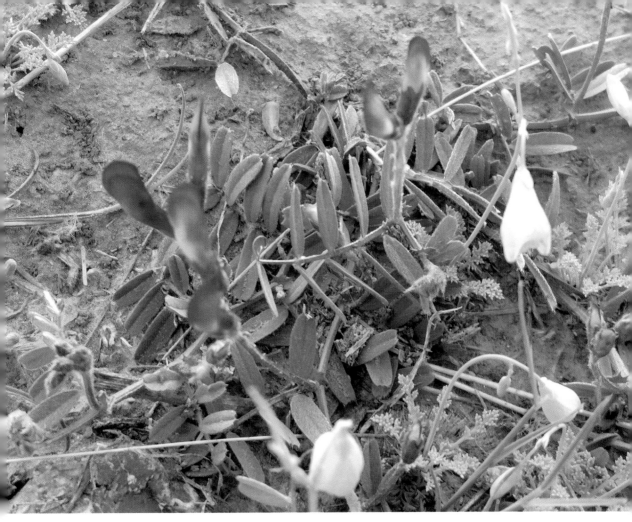

图 2-564　野豌豆

564　野豌豆

　　别称救荒野豌豆、马豆草、野麻碗、大巢菜、野绿豆、野菜豆。产于西北、西南各省区。俄罗斯、朝鲜、日本亦有（图2-564）。

　　全草入药。夏季采收，晒干或鲜用。味甘、辛，性温。具有补肾调经、祛痰止咳之功效，主治肾虚腰痛、遗精、月经不调、咳嗽痰多；外用治疗疮。煎汤内服，25 ～ 50克；外用适量，鲜草捣烂敷或煎水洗患处。

565 野鸦椿

别称酒药花、鸡肾果（广西）、鸡眼睛（四川）、小山辣子、山海椒（云南）、芽子木（湖南）、红椋（湖北、四川），药材名野鸦椿子。在我国除西北各省外，全国均产，主产于江南各省，西至云南东北部。日本、朝鲜也有分布。多生长于山脚和山谷，常与一些小灌木混生，散生，很少有成片的纯林（图2-565）。

果实或种子入药，8～9月采收成熟果实或种子，晒干。味辛、苦，性微温，无毒。入肝、胃、肾经，具有温中理气、消肿止痛之功效，主治胃痛、寒疝、泻痢、脱肛、月经不调、子宫下垂、睾丸肿痛。煎汤内服，9～30克；或浸酒。

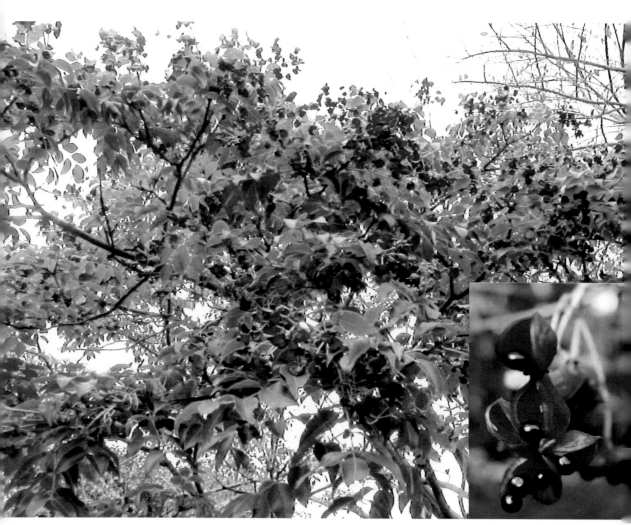

图2-565 野鸦椿

566 野燕麦

别称乌麦、铃铛麦、燕麦草。原产于南欧地中海地区，现广布于世界各地，我国南北各地均有分布。为世界性的恶性农田常见杂草，可能随进口麦子传入，可危害麦类、玉米、高粱、马铃薯、油菜、大豆、胡麻等作物（图2-566）。

果实与全草入药。果实，待果实成熟，以种粒饱满均匀、粉质重、无杂质者为佳。味甘，性温，入肝、肺经。具有补虚、敛汗、止血之功效，主治自汗、盗汗、虚汗不止，吐血，崩漏。煎汤内服，15～30克。全草，在未结实前采割全草，晒干。味甘，性平，具有收敛止血、固表止汗之功效，主治吐血、便血、血崩、自汗、盗汗、白带异常，煎汤内服，15～60克。

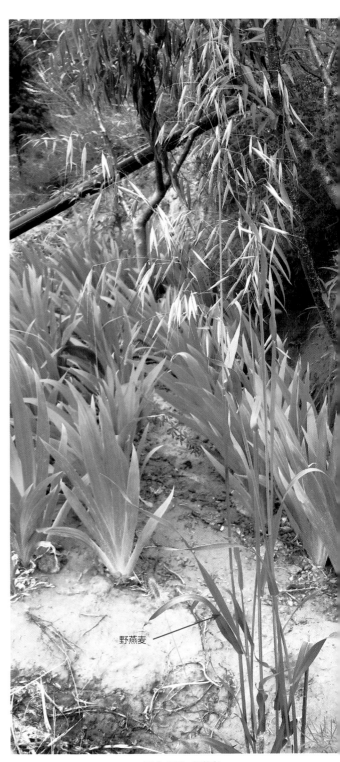

野燕麦

图 2-566 野燕麦

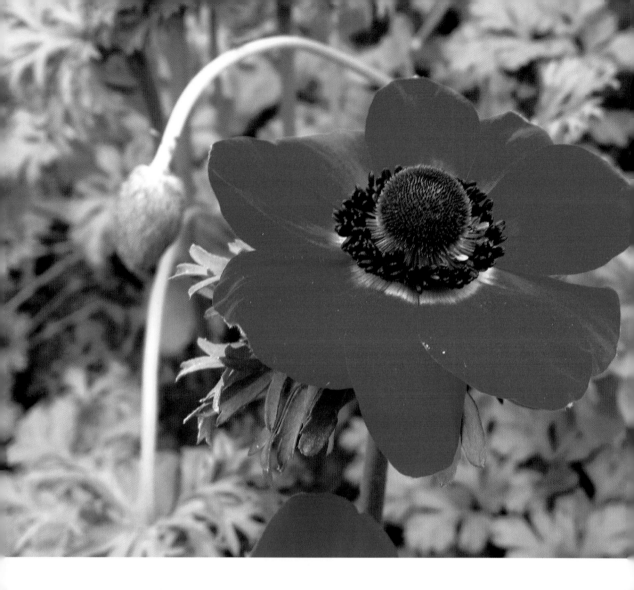

567　野罂粟

别称山大烟、山米壳、野大烟、岩罂粟、山罂粟、小罂粟。分布于北极区及中亚和北美地区等，生于海拔580～3500米的林下、林缘、山坡草地。我国许多省区有栽培，产于河北、山西、内蒙古、黑龙江、陕西、宁夏、新疆等地。注意与虞美人相区别，野罂粟花表面光滑，且茎比较粗壮；而虞美人植株表面长满了绒毛，且茎比较细（图2-567-1、图2-567-2）。

果实、果壳或带花全草入药。果实与果壳，一般在秋季果实成熟时采收，晒干后使用。带花全草，夏、秋季采收，除去杂质，晒干备用。味酸、涩、微苦，性微寒，有毒。具有镇痛、敛肺止咳、止泻固涩之功效，主治神经性头痛、偏头痛、胃痛、痛经、久咳、喘息、慢性肠炎、泻痢、便血、遗精、白带异常。水煎服，3～6克。有毒，勿过量及久服。

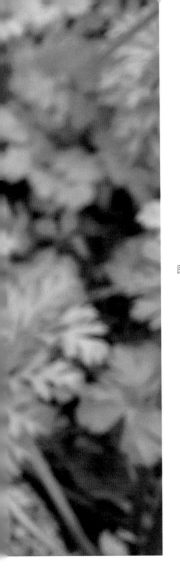

图 2-567-1　野罂粟

图 2-567-2　虞美人

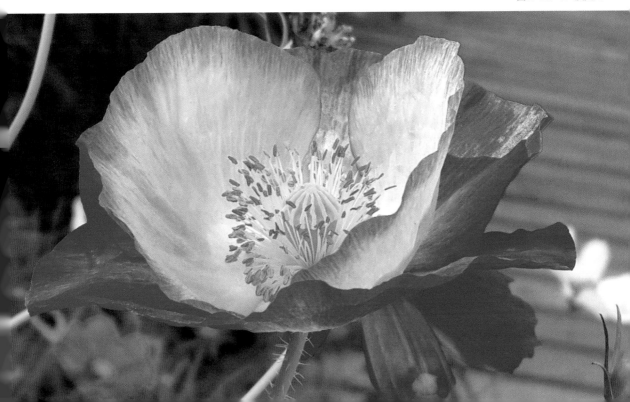

568 叶下珠

别称珠仔草、假油甘、潮汕、龙珠草、企枝叶下珠、碧凉草等。分布于我国华东、华中、华南、西南等地区，印度、斯里兰卡、中南半岛、日本、马来西亚、印度尼西亚至南美地区也有分布。生于海拔500米以下旷野平地、旱田、山地路旁或林缘。其中四川大雪山产叶下珠，没食子酸含量最高（图2-568）。

全草入药，夏、秋季采收，去杂质，晒干。味微苦、甘，性凉。具有清热利尿、明目、消积之功效，主治肾炎水肿、泌尿系统感染与结石、肠炎、痢疾、疳积、眼角膜炎、单纯性消化不良、黄疸型肝炎；外用治青竹蛇咬伤、指头蛇疮、皮肤飞蛇卵等。煎汤内服，25～50克；外用适量，鲜草捣烂敷伤口周围。

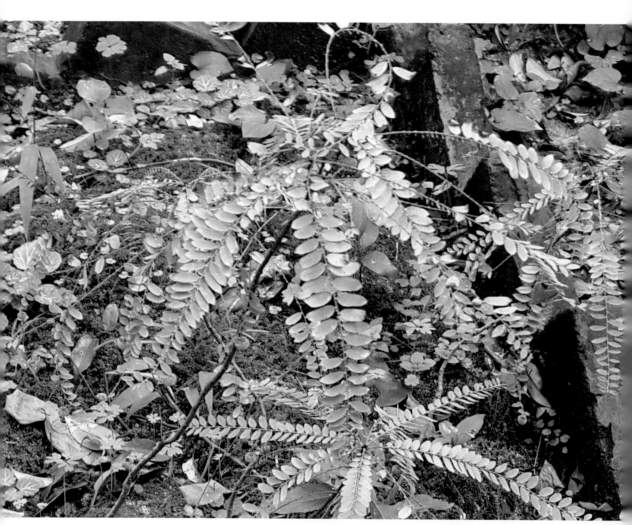

图 2-568 叶下珠

569　一串红

别称爆竹红、象牙红、西洋红（广州）、墙下红（北京）、象牙海棠（云南）、炮仔花（福建）、爆仗红（炮仗红）、拉尔维亚。药材又称"金线草"或鸡心七、野蓼、重阳柳、蟹壳草、蓼子七、白马鞭、毛血草、毛蓼、大蓼子、大叶辣蓼、化血七、人字草、九节风、九盘龙。中药金线草为蓼科植物金线草，短毛金线草的全草。夏季至秋季开花，花色丰富，有红色、白色、粉色、紫色、黄色等。原产于巴西，现在我国各地庭园中广泛栽培（图2-569）。

全草入药，夏、秋季采收，晒干或鲜用。味辛、苦，性凉，有小毒。具有凉血止血、清热利湿、散瘀止痛之功效，主治咯血、吐血、便血、血崩、泄泻、痢疾、胃痛、经期腹痛、产后血瘀腹痛、跌打损伤、风湿痹痛、痈肿等。煎汤内服，9～30克。外用，适量，煎水洗或捣敷。

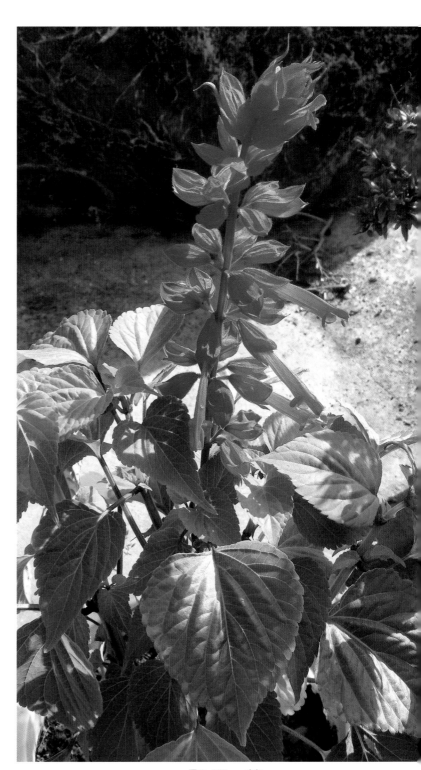

图2-569　一串红

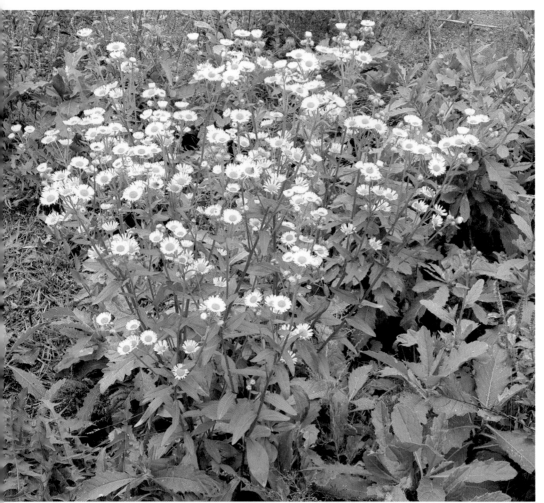
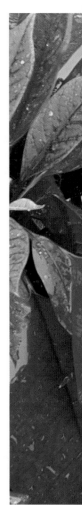

图 2-570 一年蓬

570 一年蓬

别称千层塔、治疟草、野蒿。原产于北美洲，除新疆、内蒙古、宁夏、海南外，东北、华北、华中、华东、华南及西南等地均有分布。生长于山坡及田野中。为归化植物，江苏、江西及长江南北各省多有野生（图 2-570）。

全草入药，夏、秋采收，洗净，鲜用或晒干。味苦，性凉。入胃、大肠经。具有清热解毒、抗疟、助消化之功效。主治急性胃肠炎、消化不良、传染性肝炎、淋巴结炎、血尿、疟疾；外用治齿龈炎，蛇咬伤。煎汤内服，50～100克；外用适量，鲜品捣汁搽患处或捣烂外敷。根，捣烂敷，主治牙龈肿。

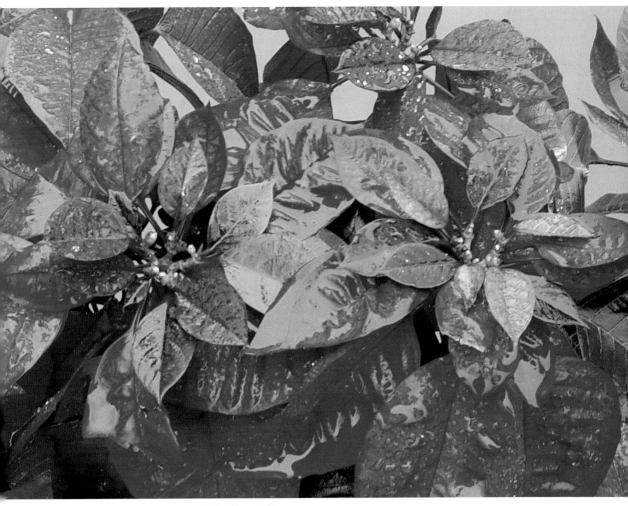

图 2-571 一品红

571 一品红

别称象牙红、老来娇、圣诞花、圣诞红、猩猩木。原产于中美洲墨西哥塔斯科（Taxco）地区，广泛栽培于热带和亚热带。我国绝大部分省区市均有栽培，常见于公园、植物园及温室中，供观赏。花色为红、粉、白、黄等（图2-571）。

全株入药。味苦、涩，性凉，有小毒。具有调经止血、接骨、消肿之功效，主治月经过多、跌打损伤、外伤出血、骨折。煎汤内服，干品3～9克；外用，鲜品适量，捣烂敷患处，2～3天换药一次。

572 益母草

别称益母蒿、益母艾、红花艾、坤草、野天麻、玉米草、蓷、茺蔚、九重楼、云母草、森蒂。产于我国各地，俄罗斯、朝鲜、日本、热带亚洲、非洲，以及美洲各地有分布。生于荒地、路旁、田埂、山坡草地、河边等，以向阳处为多。海拔可高达3400米（图2-572）。

新鲜或干燥地上部分入药。鲜品春季幼苗期至初夏花前期采割；干品夏季茎叶茂盛、花未开或初开时采割，晒干，或切段晒干。味辛、苦，性凉，入肝、心包经。具有活血、祛瘀、调经、利尿消肿之功效，主治月经不调、胎漏难产、胞衣不下、产后血晕、瘀血腹痛、崩中漏下、水肿尿少、急性肾炎水肿、尿血、泻血、痈肿疮疡，是妇产科疾病治疗与保健的常用要药。煎汤内服，干品9～30克；鲜品12～40克。孕妇禁用。干益母草置干燥处，鲜益母草置阴凉潮湿处保存。

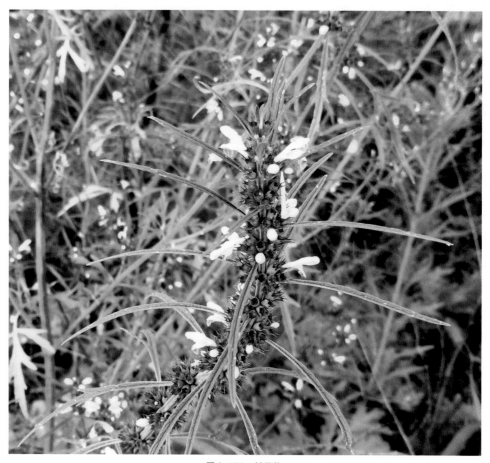

图2-572 益母草

573 茵陈

别称绵茵陈、茵陈蒿、白蒿、绒蒿、猴子毛、牛至、耗子爪、田耐里、因尘、马先、细叶青蒿、安吕草。全国各地均有分布，但主产于山东、陕西、山西等省区，商品通称绵茵陈。其他省区多自产自销。国外分布于日本、朝鲜、蒙古等（图2-573)。

幼苗或蒿草入药。春季幼苗高6～10厘米时采收，除去老茎及杂质，晒干；或秋季花蕾长成时采割，除去杂质及老茎，晒干。前者称绵茵陈，后者称茵陈蒿。味苦、辛，性微寒。入脾、胃、肝、胆经。具有清湿热、退黄疸之功效，主治黄疸尿少、湿疮瘙痒、传染性黄疸型肝炎。煎汤内服，6～15克；外用适量，煎汤熏洗。湿热熏蒸而发生黄疸，可单用大剂量煎汤内服；亦可配合大黄、栀子等；若小便不利显著者，又可与泽泻、猪苓等配伍；对于因受寒湿或素体阳虚发生的阴黄病症，须配合温中祛寒之品（如附子、干姜等药）同用，以奏除阴寒而退黄疸的作用。

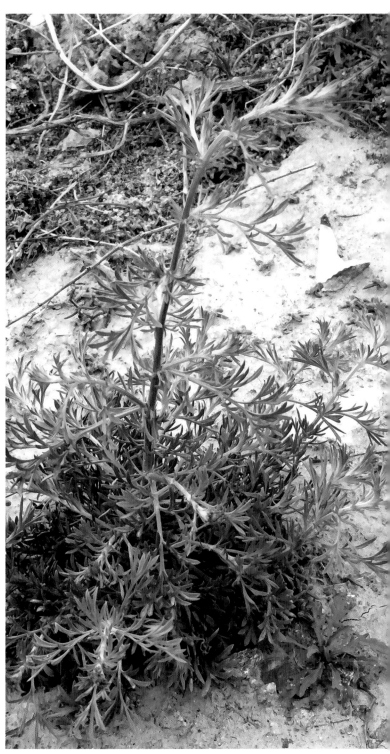

图 2-573 茵陈

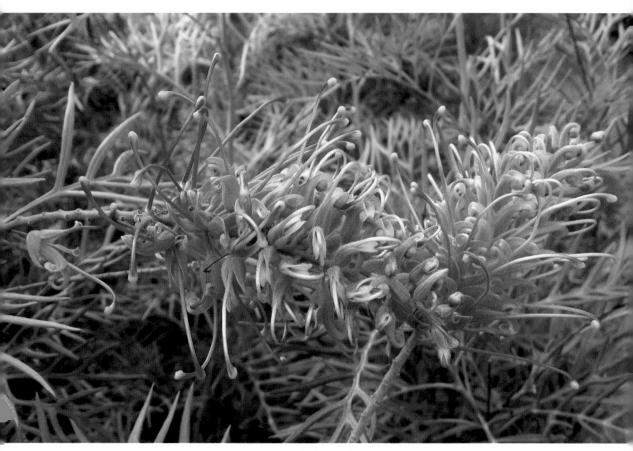

图 2-574　银桦

574　银桦

原产于澳大利亚东部，全世界热带、亚热带地区有栽种，云南、四川西南部、广西、广东、福建、江西南部、浙江、台湾等省区的城镇栽培作行道树或风景树。生于海拔400～4100米的山地林中，是阔叶林和针阔叶混交林常见树种，常呈群落生长。种子香甜，为世界著名坚果。红花银桦对于二氧化硫的吸收能力非常强，再加上可以产出许多新鲜的氧气，所以可以被用来净化空气（图2-574）。

桦树液，具有祛痰止咳、清热解毒之功效，主治咳嗽、气喘、小便赤涩。桦树皮，具有清热利湿、解毒之功效，主治急性扁桃体炎、支气管炎、肺炎、肠炎、痢疾、肝炎、尿少色黄、急性乳腺炎；外用治烧烫伤、痈疖肿毒。果实中含有豆腐果苷，具有镇静作用，可用于治神经衰弱、神经衰弱综合征及血管神经性头痛等病症。

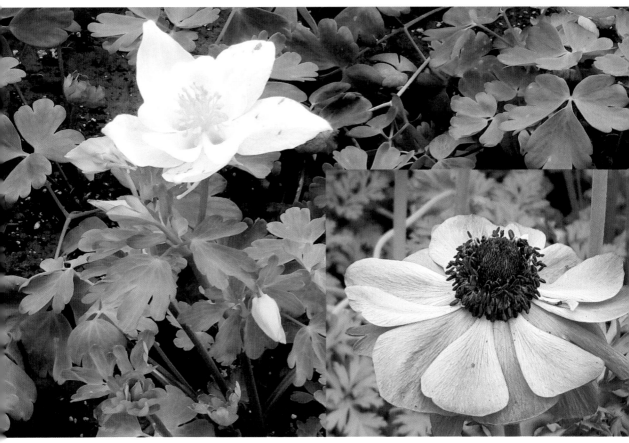

图 2-575　银莲花

575　银莲花

别称华北银莲花、毛蕊茛莲花、毛蕊银莲花、秋牡丹、风花。在我国分布于山西、河北。生于海拔 1000 ～ 2600 米的山坡草地、山谷沟边或多石砾坡地。在朝鲜也有分布（图 2-575）。

干燥根茎入药，夏季采挖，除去须根，洗净，干燥。味辛，性热，有毒，入脾经。具有祛风除湿、消痈肿之功效，主治风寒湿痹、四肢拘挛、骨节疼痛、痈肿溃烂。现代研究发现，银莲花具有抗肿瘤、抗炎、镇痛、抗惊厥等作用，银莲花挥发油、内酯等成分对乙型链球菌、铜绿假单胞菌、伤寒杆菌、痢疾杆菌、金黄色葡萄球菌等均呈现不同程度的抑菌作用。煎汤内服，1.5 ～ 3 克；外用适量。

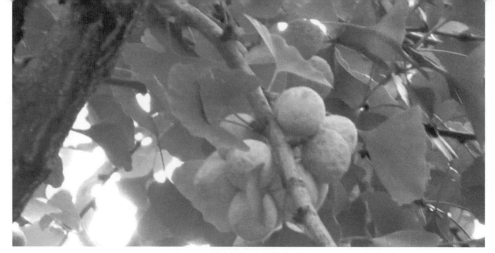

图 2-576　银杏

576　银杏

　　别称白果、公孙树、鸭脚树、蒲扇。最早出现于 3.45 亿年前的石炭纪，曾广泛分布于北半球的欧洲、亚洲、美洲，现在中国、日本、朝鲜、韩国、加拿大、新西兰、澳大利亚、美国、法国、俄罗斯等国家和地区均有大量分布。从资源分布量来看，以我国山东、浙江、江西、安徽、广西、湖北、四川、江苏、贵州等省区最多，但各省区资源分布也不均衡。垂直分布跨度比较大，从海拔数米到 3000 米左右均发现有生长得较好的银杏古树。白果可养生延年，宋代被列为皇家贡品，日本有每日食用的习惯，西方人圣诞节必备，可炒食、烤食、煮食、配菜、糕点、蜜饯、罐头、饮料和酒类，但大量进食后可引起中毒（图 2-576）。

　　种子、叶与根或根皮入药。种子，9 ～ 11 月，当外种皮呈橙黄色时，或自然成熟脱落后采集果实，堆放在阴湿处或浸泡在缸里，使果肉腐烂，然后取出，于清水中除去肉质外种皮，冲洗干净，晒干，贮存备用。打碎外壳，剥出种仁，称为生白果仁。以蒸、炒、煨等方法加工，打碎外壳，取出种仁，即为熟白果仁。味甘、苦、涩，性平，有毒。入肺、肾经。具有敛肺定喘、止带浊、缩小便之功效，主治痰多喘咳、带下白浊、遗尿尿频。煎汤内服，4.5 ～ 9 克；捣汁或入丸、散。外用：捣敷。有实邪者忌服。

　　银杏叶，秋季叶尚绿时采收，及时干燥，去净杂质，筛去泥土。味甘、苦、涩，性平。入心、肺经。具有敛肺、平喘、活血化瘀、止痛之功效，主治肺虚咳喘、冠心病、心绞痛、高血脂。煎汤内服，9 ～ 12 克。有实邪者忌服。

　　银杏根或根皮，9 ～ 10 月采收。味甘，性温、平，无毒。具有益气补虚之功效，主治白带异常、遗精，以及配合用于其他虚弱劳伤等症。如治遗精：白果根、何首乌（鲜）、左转藤各 60 克，糯米半斤，盛猪小肚子内，加冰糖炖服。寒盛未解，勿用。

577 樱花

　　别称东京樱花、日本樱花。樱花起源于我国，原产于喜马拉雅山脉，被人工栽培后逐步传入长江流域、西南地区以及台湾岛，盛唐时期随着建筑、服饰等一并被日本朝拜者带回。全世界共有野生樱花约150种，我国有50多种，其中野生种祖先约40种，原产于我国的有33种，其余则是通过园艺杂交所衍生的品种。两千多年前的秦汉时期，樱花已在我国宫苑内栽培，唐朝时已普遍出现在私家庭院，但不同于日本现在的樱花。分布于北半球温带亚洲、欧洲至北美洲，主要种类分布于我国西部和西南部以及日本和朝鲜，北京、西安、青岛、南京、南昌等城市庭园多有栽培（图2-577）。

　　树叶与花瓣入药，具有止咳、平喘、宣肺、润肠、解酒之功效。樱花可以收缩毛孔、控制油脂、可用于脸部皮肤的呵护。樱花油里含有樱花酵素，可以用来祛痘。樱花叶子可以制作成干燥盐渍樱叶，可用于泡茶，或沐浴露里也可以加入使用，或加在食品里面，制作成营养价值高的食品，可以保健肠胃。

图 2-577　樱花

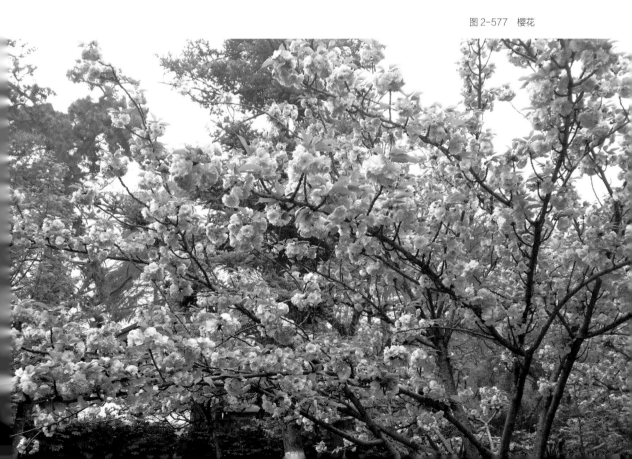

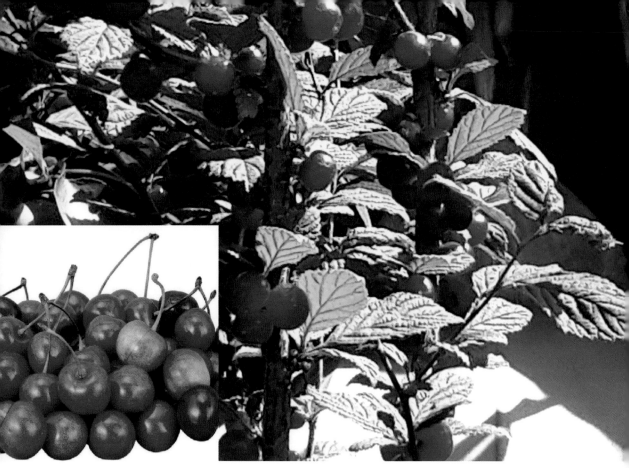

图 2-578　樱桃

578　樱桃

别称车厘子、莺桃、荆桃、楔桃、英桃、牛桃、樱珠、含桃、朱樱、朱果、家樱桃。分布于辽宁、河北、陕西、甘肃、山东、河南、江苏、浙江、江西、四川等地，生于山坡阳处或沟边，常栽培，海拔300～600米。品种有红灯、红蜜、红艳、早红、先锋、大紫拉宾斯、黄蜜、美早、龙冠、早大果、拉宾斯、那翁、梅早等（图2-578）。

叶及核入药，夏季采叶及果实，捡果核洗净，晒干。核，味辛，性平，入脾、胃、肾经，具有清热透疹之功效，主治麻疹不透。叶，味甘，性平，具有透疹、解毒之功效，主治麻疹不透；外用治毒蛇咬伤。煎汤内服，核3～9克，叶15～30克；外用适量，捣烂敷患处。

鲜果，味甘、酸，性微温。具有益脾胃、滋养肝肾、涩精、止泻之功效，主治脾胃虚弱、少食腹泻或脾胃阴伤、口舌干燥、肝肾不足、腰膝酸软、四肢乏力或遗精、血虚、头晕心悸、面色不华，对面部雀斑等顽固性斑可起到淡化作用。生食、煎汤、浸酒，或蜜渍服。

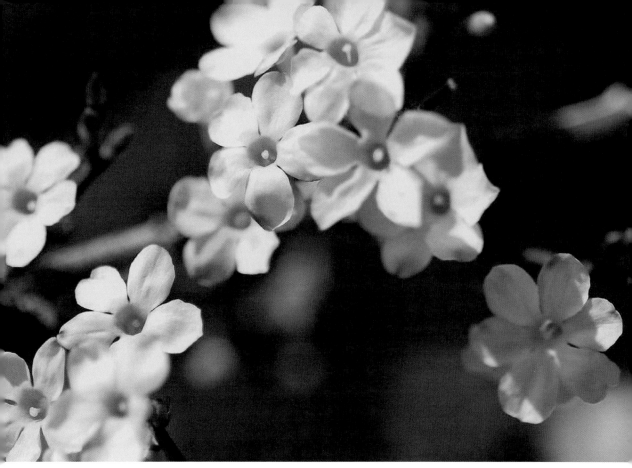

图 2-579-1　迎春花

579　迎春花

　　别称小黄花、金腰带、黄梅、清明花。原产于我国华南和西南部亚热带地区，南北方栽培极为普遍，华北地区、安徽、河南均可生长，河南鄢陵全县均有栽培。注意与连翘、野迎春相区别。迎春花每朵有 5 ～ 6 枚瓣片，花单生、黄色，高脚碟状，着生于头年生枝条的叶腋间，很少结果实；老枝呈灰褐色，小枝四棱状，细长，呈拱形生长，绿色。而连翘花瓣只有 4 枚，金黄色，较宽，结果实；枝条为圆形，小枝浅褐色，茎内中空，常下垂。迎春花为落叶灌木，先花后叶，盛花期无叶；而野迎春（云南黄馨）为常绿灌木，花叶同时出现，花期有绿叶（图 2-579-1 ～图 2-579-3）。

　　叶及花入药。春季采花，夏季采叶。鲜用或晒干。叶，味苦，性平。具有解毒消肿、止血、止痛之功效，主治跌打损伤、外伤出血、口腔炎、痈疖肿毒、外阴瘙痒。煎汤内服，6 ～ 9 克；外用，鲜品捣烂敷患处或煎水坐浴。

　　花，味甘、涩，性平。具有清热利尿、解毒之功效，主治发热头痛、小便热痛、下肢溃疡。煎汤内服，3 ～ 9 克；外用，研粉，调麻油搽敷患处。

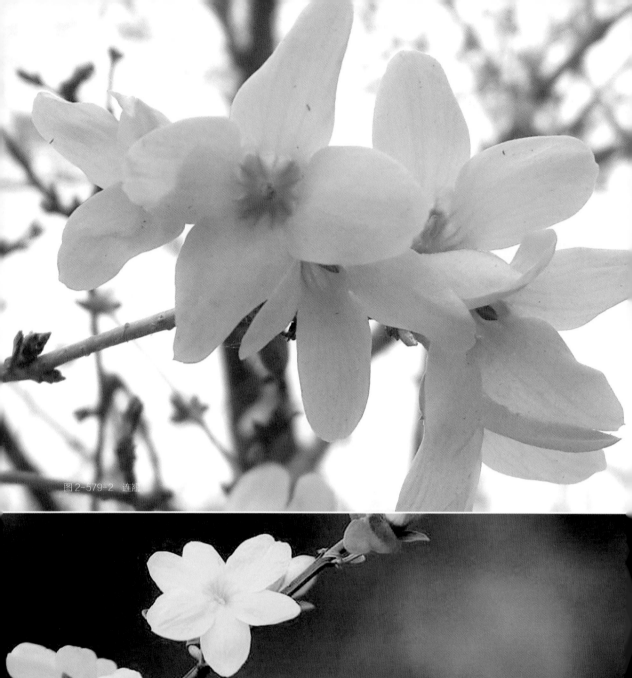

图 2-579-2 连翘

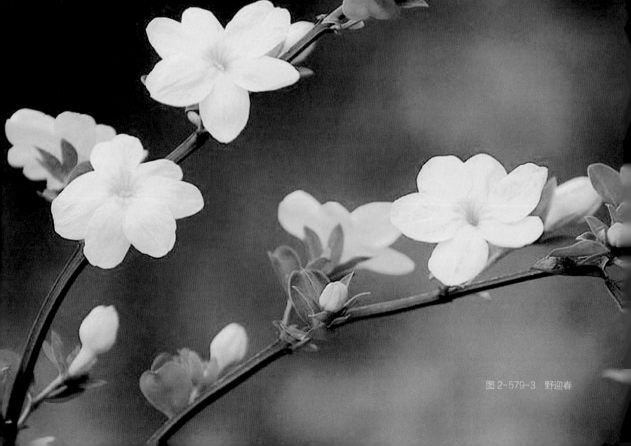

图 2-579-3 野迎春

580 硬骨凌霄

别称南非凌霄、四季凌霄、竹林标、驳骨软丝莲、红花倒水莲。原产于南非西南部，20世纪初引入我国，华南和西南地区多有栽培。长江流域及其以北地区多行盆栽。在云南省西双版纳可全年开花，北方盆栽温度适宜时，花期为8～11月；蒴果扁线形，多不结实（图2-580）。

茎叶及花入药，春夏季采茎叶，春季花开时采花，晒干。茎叶，味辛，性平；花，味酸，性寒。具有散瘀消肿之功效，主治肺结核、肺炎、支气管炎、哮喘、咽喉肿痛。煎汤内服，10～15克。孕妇慎服。

图 2-580 硬骨凌霄

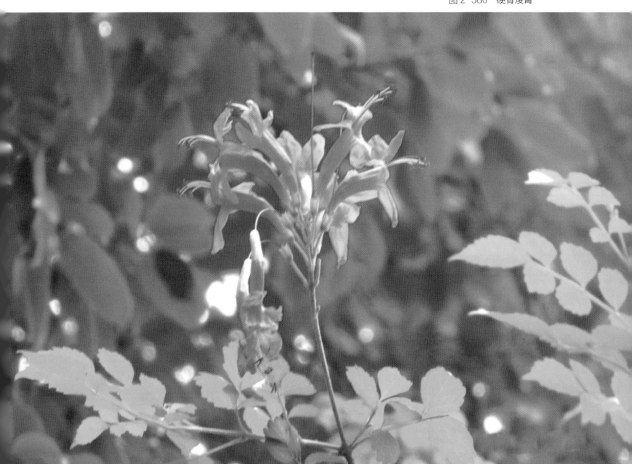

581 油菜

　　别称芸薹、寒菜、胡菜、苦菜、薹芥、瓢儿菜、佛佛菜、油白菜。油菜栽培历史十分悠久，我国和印度是世界上栽培油菜最古老的国家。全世界栽植油菜以印度最多，我国次之，加拿大居第三位。我国油菜主要分布于长江流域一带，为两年生作物，秋季播种育苗，翌年5月收获；而新疆西南地区、甘肃、青海和内蒙古等地，则多是春播秋收的一年生油菜。油菜质地脆嫩，含有多种营养素，食用可炒、烧、炝、扒。种子含油量达35% ～ 50%，可榨油，含有丰富的脂肪酸和多种维生素，不但是良好的食用油，而且在工业上也有广泛用途（图2-581）。

　　种子与嫩茎叶入药。种子，药名芸薹子，4 ～ 6月，种子成熟时，将地上部分割下，晒干，打落种子，除去杂质，晒干。味辛、甘，性平，入肝、肾经。具有活血化瘀、消肿散结、润肠通便之功效，主治产后恶露不尽、瘀血腹痛、痛经、肠风下血、血痢、风湿性关节痛、痈肿丹毒、乳痈、便秘、粘连性肠梗阻。煎汤内服，5 ～ 10克，或入丸、散；外用，适量，研末调敷。阴血虚、大便溏者忌服。

　　嫩茎叶，药材名芸薹，2 ～ 3月采收，多鲜用。味辛，性凉，入太阴肺经。具有散血、消肿之功效，主治劳伤吐血、血痢、丹毒、热毒疮、乳痈。内服，煮食，30 ～ 300克；或捣汁服，20 ～ 100毫升。外用，适量，煎水洗或捣敷。麻疹、疮疖、目疾患者不宜食。

图 2-581　油菜

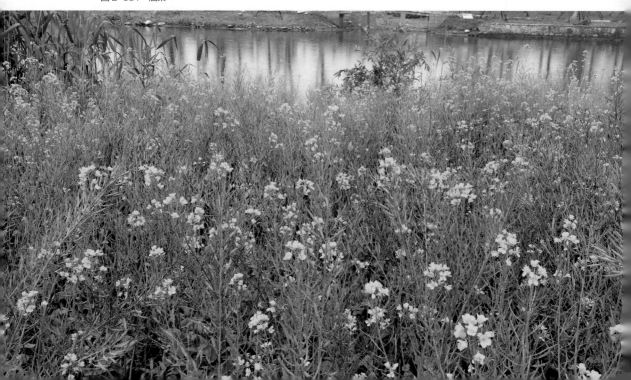

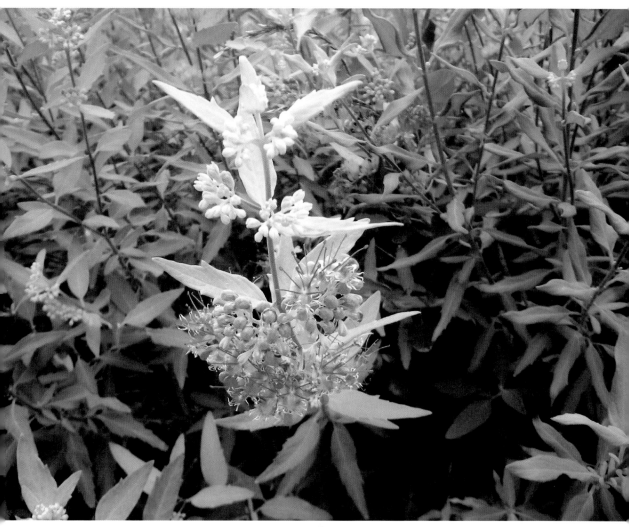

图 2-582　莸

582　莸

　　别称边兰、方梗金钱草、野苋草、半枝莲、倒挂金钟。分布于山西、河南、湖北、江西、陕西、甘肃、四川、云南中北部，生于海拔660～2900米的山坡草地或疏林。日本、朝鲜也有分布（图2-582）。

　　全草入药，夏、秋季采收，切段晒干或鲜用。味微甘，性凉，入脾、膀胱经。具有清暑解表、利湿解毒之功效，主治夏季感冒、中暑、热淋、带下、外伤出血。煎汤内服，15～30克；外用，适量，捣敷。

583　有齿鞘柄木

别称水冬瓜木、清明花、接骨丹、接骨草树、水冬瓜、水五加、大接骨丹。分布于陕西、甘肃、湖北、湖南、广西、四川、贵州、云南等地，常生长于海拔 440 ～ 1800 米的林下（图 2-583）。

根、根皮、树皮及叶入药。根及叶全年可采，剥取根皮，洗净晒干或鲜用，鲜用最佳。夏季采花，阴干。味辛、微苦，性平，具有活血舒筋、祛风利湿之功效。根皮、叶，主治风湿性关节痛、产后腰痛、慢性肠炎、腹泻；外用治骨折、跌打损伤。花，主治血瘀经闭。

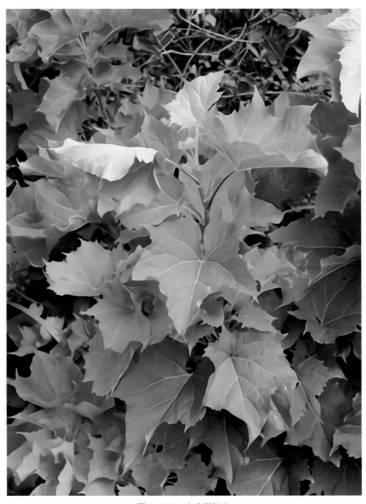

图 2-583　有齿鞘柄木

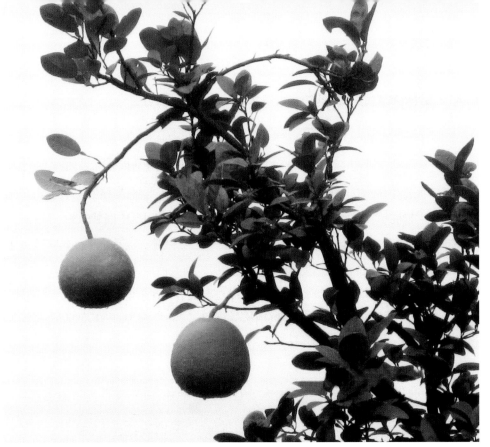

图 2-584　柚

584　柚

　　别称文旦、香栾、朱栾、内紫、气柑、柚子等。我国长江以南各地，最北限见于河南省信阳及南阳一带，全为栽培。东南亚各国有栽种。主要品种有橘红、沙田柚与文旦等。橘红又名化州橘红、化州仙橘，主产于广东化州、茂名和广西博白、陆川，湖南黔阳也有。其果皮是传统中药，以化州产的称著，化州橘红因而得名。沙田柚，主产于广东、广西的梅州、容县、桂林、柳州等地。文旦，主产于福建漳州一带，台湾、浙江等有栽种（图2-584）。

　　果实、果皮及叶入药。果实，10～11月果实成熟时采收，鲜用。味甘、酸，性寒。入肝、脾、胃经。具有消食、化痰、醒酒之功效，主治食物积滞、食欲不振、醉酒。内服，适量，生食。有人报道，新鲜果汁中含胰岛素样成分，能降低血糖。刚采的柚子滋味不是最佳，最好在室内放置两周以后，待果实水分逐渐蒸发，甜度提高，吃起来味更美。刚买回的柚子吃起来感觉水分比较少，将其套的塑料袋扒掉，一周后再吃会感觉水分明显增多。

　　果皮及叶，叶全年可采，果皮于果熟时收集。果皮味甘、辛，性平，具有宽中理气、化痰止咳之功效，主治气滞腹胀、胃痛、咳嗽气喘、疝气痛。叶，具有解毒消肿之功效，主治乳腺炎，扁桃体炎。煎汤内服，果皮与叶均为9～15克。

585　鱼尾葵

　　别称假桄榔、青棕、钝叶、董棕、假桃榔。产于我国福建、广东、海南、广西、云南等省区，生于海拔450～700米的山坡或沟谷林中，亚热带地区也有分布。鱼尾葵茎含大量淀粉，可作森林营养食品之珍品桄榔粉的代用品（图2-585）。

　　叶、根入药。叶，全年均可采收，切碎晒干。味微甘、涩，性平。具有收敛止血之功效，主治咯血、吐血、便血、崩漏。内服，煅炭煎汤，10～15克。

　　根，全年均可采收，洗净，晒干。味微甘、涩，性平。具有强筋壮骨之功效，主治肝肾亏虚、筋骨痿软。煎汤内服，10～15克。

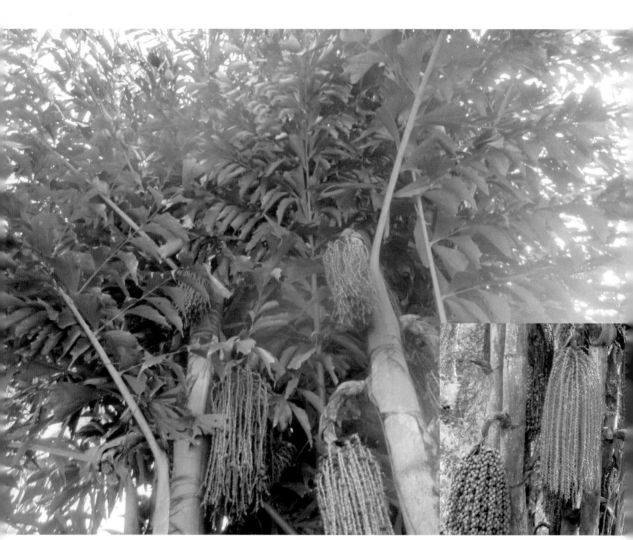

图2-585　鱼尾葵

586　榆树

别称家榆、榆钱、春榆、粘榔树家榆、白榆。分布于我国东北、华北、西北及西南地区，朝鲜、俄罗斯、蒙古也有分布。生于海拔 1000 ～ 2500 米及以下的山坡、山谷、川地、丘陵及沙岗等处（图 2-586）。

果实（榆钱）、树皮、叶、根入药。榆钱，春季未出叶前，采摘未成熟的翅果，去杂质晒干。味微辛，性平。具有安神健脾之功效，主治神经衰弱、失眠、食欲不振、白带异常。煎汤内服，榆钱 3 ～ 9 克。

树皮与根，春季或 8 ～ 9 月割下老枝条，立即剥取内皮，去粗皮，晒干或鲜用，药名榆白皮。根皮秋季采收。味甘，性平。具有安神、利小便之功效，主治神经衰弱、失眠、体虚水肿。内皮外用，治骨折、外伤出血。煎汤内服，9 ～ 15 克。接骨以内皮酒调包敷患处，止血用内皮研粉撒布患处。

叶，夏、秋季采摘，晒干或鲜用。味甘，性平，无毒。具有清热利尿、安神、祛痰止咳之功效，主治水肿、小便不利、石淋、尿浊、失眠、暑热困闷、痰多咳嗽、酒糟鼻。煎汤内服，5 ～ 10 克，或入丸、散；外用，适量，煎水洗。

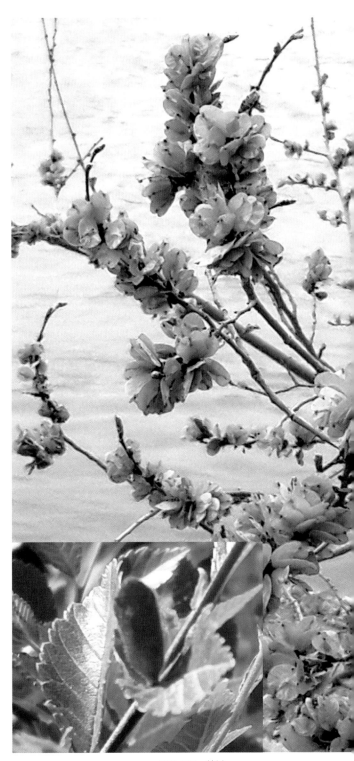

图 2-586　榆树

587 榆叶梅

　　别称榆梅、小桃红、榆叶弯枝。原产于我国黑龙江、吉林、辽宁、内蒙古、河北、山西、陕西、甘肃、山东、江西、江苏、浙江等省区，各地多数公园内均有栽植。俄罗斯中亚也有分布。叶片像是榆树叶，花朵又像是梅花，所以得名"榆叶梅"。枝叶茂密，花繁色艳，宜植于公园草地、路边，或庭园中的墙角、池畔等（图2-587）。

　　种仁入药，与郁李、欧李、长梗扁桃等的种仁一起作为郁李仁应用。5月中旬至6月初，当果实呈鲜红色后采收，除去果肉及核壳，取出种子，干燥。味辛、苦、甘，性平，无毒，入脾、肝、胆、大肠、小肠经。具有润燥滑肠、下气利水之功效，主治大肠气滞、燥涩不通、小便不利、大腹水肿、四肢水肿、脚气。煎汤内服，3～10克；或入丸、散。阴虚液亏及孕畜慎服。

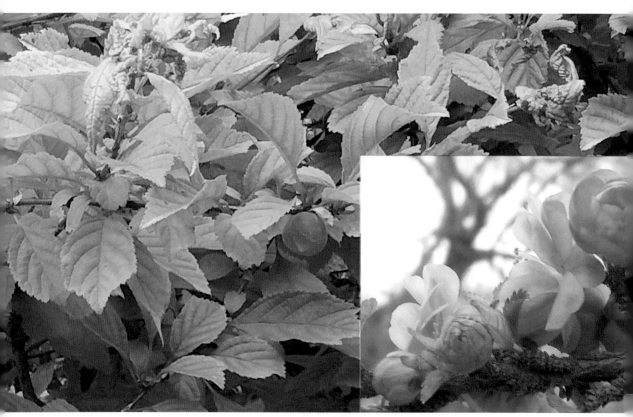

图2-587　榆叶梅

588 虞美人

别称丽春花、赛牡丹、满园春、仙女蒿、虞美人草、锦被花、百般娇、蝴蝶满园春。原产于欧亚温带大陆，在我国有大量栽培，现已引种至新西兰、澳大利亚和北美地区（图2-588）。

全草或花、果实入药。全草，夏、秋季采集，晒干。果实，待蒴果干枯，种子呈褐色时采摘，因成熟期不一致，可分批采收。将蒴果采下，撕开果皮将种子轻轻抖入容器内，置干燥阴凉处保存。味苦、涩，性微寒，有毒，入大肠经。具有镇咳、镇痛、止泻之功效，主治咳嗽、偏头痛、腹痛、痢疾。煎汤内服，花，1.5～3克；全草，3～6克；果实，2～6克。

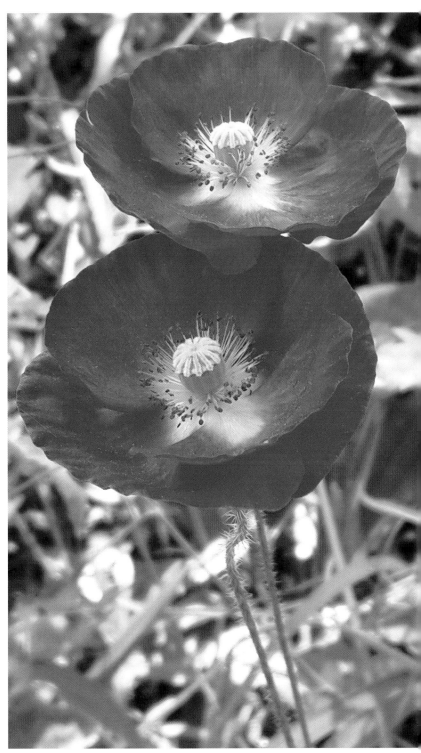

图 2-588 虞美人

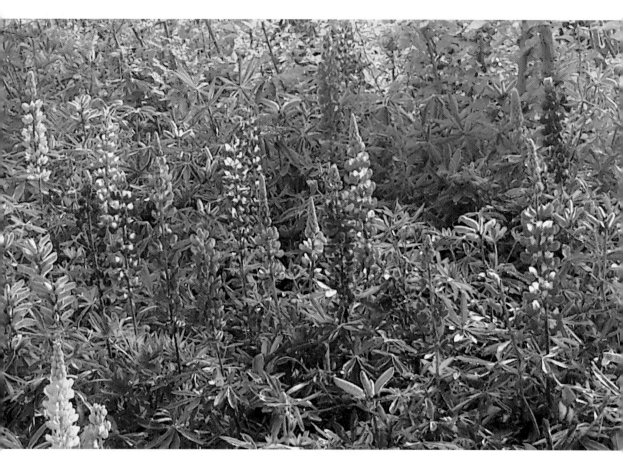

图 2-589　羽扁豆

589　羽扁豆

别称多叶羽扇豆、鲁冰花。原产于北美洲，多生长于沙地温带地区，我国有栽培。园艺栽培品种较多，花序挺拔、丰硕，花色艳丽多彩，有白、红、蓝、紫、黄等颜色变化，而且花期长，可用于片植或在带状花坛群体配植，同时也是切花生产的好材料（图 2-589）。

黄羽扁豆全草入药。味苦，性寒，入心经。具有镇静安神之功效，主治心悸、心慌、气短、心神不宁、烦躁、失眠症。煎汤内服，3 ～ 6 克。白羽扇豆和黄羽扇豆的 80% 酒精提取物对大肠杆菌有抑制作用，指数值分别是 0.18 和 0.19；白羽扇豆提取物对胶原蛋白酶活性抑制率为 65%；白羽扇豆油分子蒸馏物对弹性蛋白酶己烷抑制率为 70%，对黑色素细胞活性水抑制率为 20%。

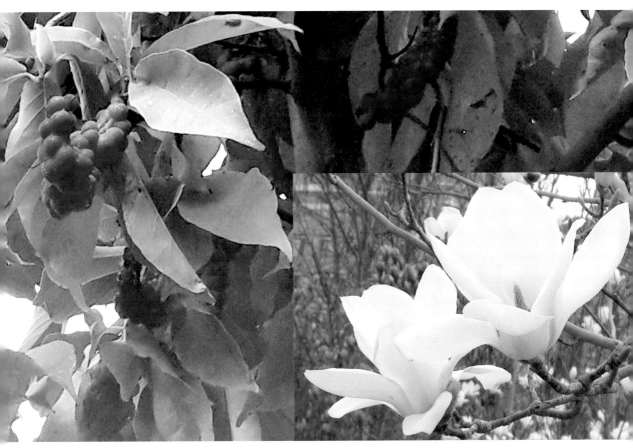

图2-590 玉兰

590 玉兰

别称白玉兰、木兰、玉兰花、迎春花、望春、应春花。产于陕西、甘肃、河南、湖北、四川等省区，生于海拔600～2100米的山林间，山东青岛有栽培（图2-590）。

花蕾与根入药，早春三月花开放时，采集鲜用或晒干用。性温。具有消痰、益肺和气之功效，蜜渍尤良。主治痛经不孕，玉兰花将开未足，每岁一朵，每日清晨空心，水煎服。

根，味辛，性温，具有祛风散寒，宣肺通鼻、温通经络、散寒散瘀，主治头痛、血瘀型痛经、鼻塞、过敏性鼻炎、鼻窦炎等症。

591 玉米

别称玉蜀黍、棒子、苞谷、苞米、苞粟、玉茭、珍珠米、苞芦、大芦粟，东北辽宁话称珍珠粒，潮州话称薏米仁，粤语称为粟米，闽南语称作番麦。原产于中南美洲，现在世界各地均有栽培，为重要谷物，也是各种家畜的优质饲料。主要分布于纬度30°～50°，栽培面积最多的是美国、中国、巴西、墨西哥、南非、印度和罗马尼亚。我国主要产区是东北、华北和西南山区（图2-591）。

种子（玉蜀黍）、根（玉蜀黍根）、叶（玉蜀黍叶）、花柱（玉米须）、穗轴（玉米轴）均入药。玉蜀黍，秋季玉米成熟时采收。味甘，性平，无毒，入大肠、胃经。具有调中开胃、益肺宁心、清湿热、利肝胆、延缓衰老等功效。煎汤内服，或煮食或磨成细粉作饼饵。

玉蜀黍根，秋季采挖，洗净，鲜用或晒干。味甘，性平，入心、肾、膀胱经。具有利尿通淋、祛瘀止血之功效，主治小便不利、水肿、砂淋、胃痛、吐血。煎汤内服，30～60克。

玉蜀黍叶，夏、秋季采收，晒干。味微甘，性凉，入心、肾经，具有利尿通淋之功效，主治砂淋、小便涩痛。煎汤内服，9～15克。《纲目》：治淋滴沙石，痛不可忍，煎汤频饮。

玉米须，秋季收获玉米时采收花柱和花头，晒干或烘干。味甘、淡，性平，入膀胱、肝、胆经。具有利尿消肿、平肝利胆之功效，主治急慢性肾炎、水肿、急慢性肝炎、高血压、糖尿病、慢性鼻窦炎、尿路结石、胆道结石、小便不利、湿热黄疸、脚气、胆囊炎、糖尿病、吐血衄血、鼻渊、乳痈等症，并可预防习惯性流产。煎汤内服，30～60克，或烧存性研末；外用，烧烟吸入。利尿，泄热，平肝，利胆。

穗轴，秋季果实成熟时采收，脱去种子后收集，晒干。味甘，性平，入脾、肾、膀胱经。具有健脾利湿之功效，主治消化不良、泻痢、小便不利、水肿、脚气、暑热、口舌糜烂。煎汤内服，9～12克，或煅存性研末冲服；外用，适量，烧灰调敷。

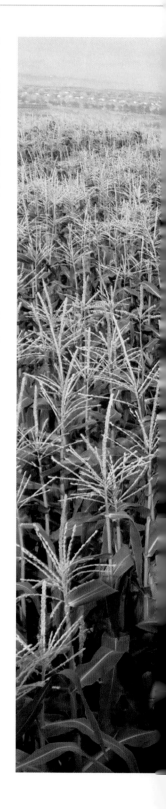

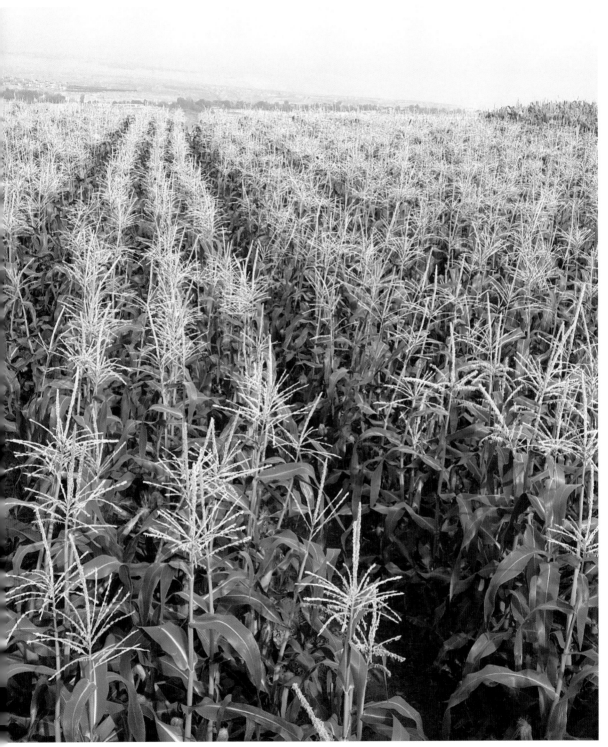

图 2-591　玉米

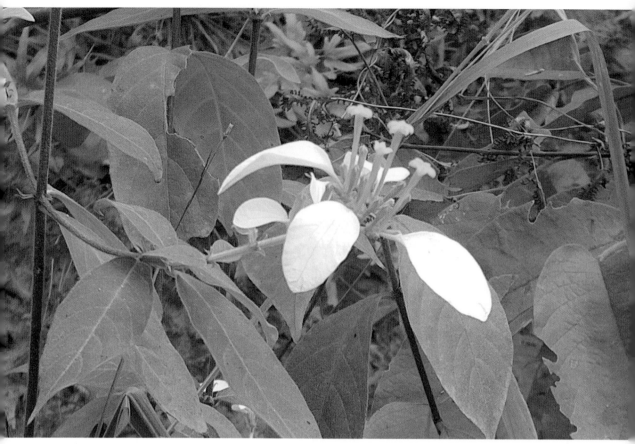

图 2-592　玉叶金花

592　玉叶金花

别称白纸扇、白蝴蝶、白叶子、百花茶、大凉藤、蝴蝶藤、野白纸扇、山甘草、土甘草、凉口茶、仙甘藤、蜻蜓翅、生肌藤、黄蜂藤、凉藤子、小凉藤。主要分布于广东、香港、海南、广西、福建、湖南、江西、浙江和台湾，常野生于丘陵山坡、灌丛、林缘、沟谷、山野、路旁等（图 2-592）。

藤与根入药，全年可采收，鲜用或洗净晒干，切碎备用。味甘、淡，性凉。具有清热解暑、凉血解毒之功效，主治中毒、感冒、支气管炎、扁桃体炎、咽喉炎、肾炎水肿、肠炎、子宫出血、毒蛇咬伤。煎汤内服，15～30克。

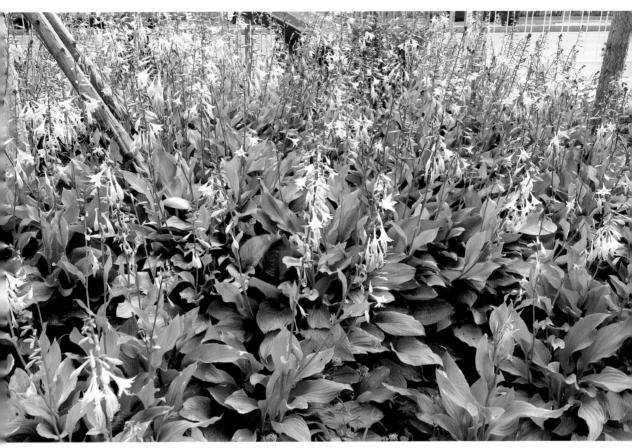

图 2-593　玉簪

593　玉簪

　　别称玉春棒、白鹤花、玉泡花、白玉簪、玉簪花、白鹤草。分布于四川（峨眉山至川东）、湖北、湖南、江苏、安徽、浙江、福建和广东，生于海拔2200米以下的林下、草坡或岩石边，各地常见栽培，公园尤多，供观赏（图2-593）。

　　全草、根和花入药。全草四季可采收，多鲜用；花多在夏季含苞待放时采收，阴干；根秋后采挖，鲜用或晒干。味甘、辛，性寒，有毒。根、叶，具有清热解毒、消肿止痛之功效，根外用主治乳腺炎、中耳炎、颈淋巴结结核、疮疡肿毒、烧烫伤。叶外用主治下肢溃疡。花，具有清咽、利尿、通经之功效，主治咽喉肿痛、小便不利、痛经；外用治烧伤。鲜品适量捣烂敷患处，或捣烂取汁滴耳中。鲜叶浸入菜油中数天，然后用此叶贴患处，每天换药一次。花，煎汤内服3～6克；外用适量。叶或全草，煎汤内服，鲜品15～30克；或捣汁和酒；外用，适量，捣敷；或捣汁涂。

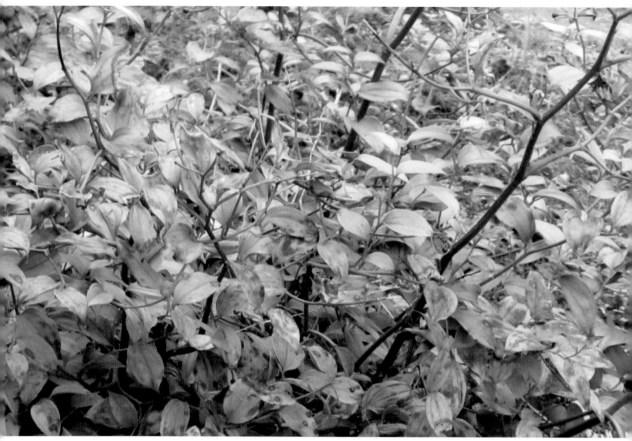

图 2-594　玉竹

594　玉竹

　　别称萎蕤、玉参、尾参、铃当菜、小笔管菜、甜草根、靠山竹。产于黑龙江、吉林、辽宁、河北、山西、内蒙古、甘肃、青海、山东、河南、湖北、湖南、安徽、江西、江苏、台湾。生于林下或山野阴坡，海拔500～3000米。欧亚大陆温带地区广布（图2-594）。

　　根茎入药。秋季采挖，除去须根，洗净，晒至柔软后，反复揉搓、晾晒至无硬心，晒干；或蒸透后，揉至半透明，晒干。用时除去杂质，洗净，润透，切厚片或段，干燥。味甘，性微寒，入肺、胃经。具有养阴润燥、生津止渴之功效，主治肺胃阴伤、燥热咳嗽、咽干口渴、内热消渴。煎汤内服，6～12克；熬膏或入丸、散。胃有痰湿气滞者忌服。置通风干燥处贮藏，防霉，防蛀。

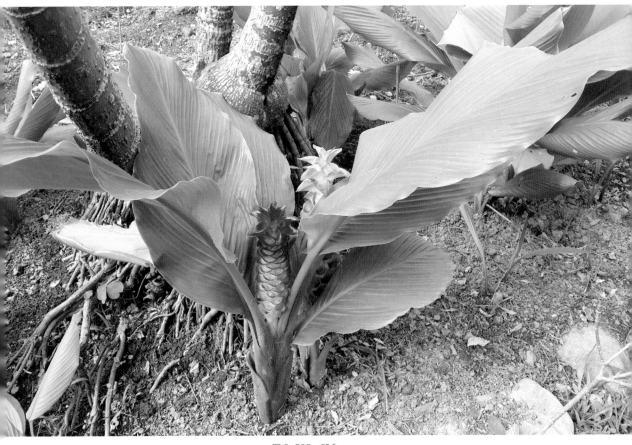

图 2-595 郁金

595 郁金

别称温郁金、川郁金、广郁金、白丝郁金、绿丝郁金、桂郁金。产于我国东南部至西南部各省区，分布于浙江、四川、广东、广西、台湾、江西等。东南亚各地亦有分布（图2-595）。

中药为姜科植物温郁金、姜黄、广西莪术或蓬莪术的干燥块根。前两者分别习称"温郁金"和"黄丝郁金"，其余按性状不同习称"桂郁金"或"绿丝郁金"。冬季茎叶枯萎后采挖，除去泥沙和细根，蒸或煮至透心，干燥。用时洗净，润透，切薄片，干燥；或洗净，干燥，打碎。味辛、苦，性寒。入肝、心、肺经。具有行气化瘀、清心解郁、利胆退黄之功效，主治经闭痛经、胸腹胀痛、刺痛、热病神昏、癫痫发狂、黄疸尿赤。煎汤内服，3～9克；磨汁或入丸、散。置于干燥处贮藏，防蛀。

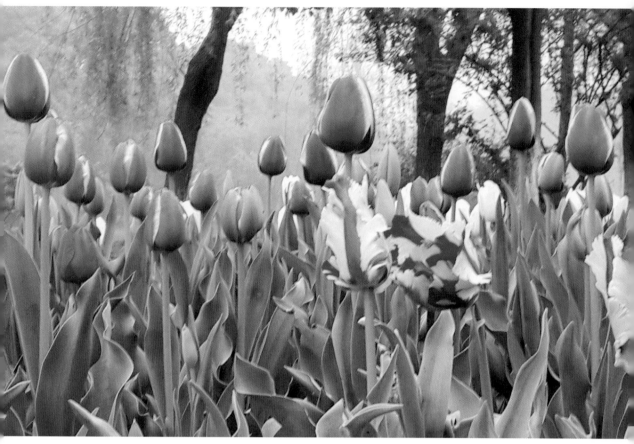

图 2-596　郁金香

596　郁金香

　　别称洋荷花、草麝香、郁香、红蓝花、紫述香。原产于地中海沿岸及中亚细亚和土耳其等地，世界各地均有种植，是荷兰、新西兰、伊朗、土耳其、土库曼斯坦等国的国花，并被称为世界花后，成为代表时尚和国际化的一个符号。我国各地庭园中多有栽培（图2-596）。

　　花、鳞茎及根（郁金香根）入药。花，春季开花期采花，鲜用或晒干。味苦、辛，性平。具有化湿辟秽之功效，主治脾胃湿浊、胸脘满闷、呕逆腹痛、口臭苔腻。煎汤内服，3～5克；外用，适量，泡水漱口。

　　鳞茎及根，中药名郁金香根。肉质鳞片含赤霉素A1、A6、A8和A9，根含赤霉素A5、A9和A12及水杨酸。具有镇静作用，主治脏躁症。内服，研末为散，2～3克。

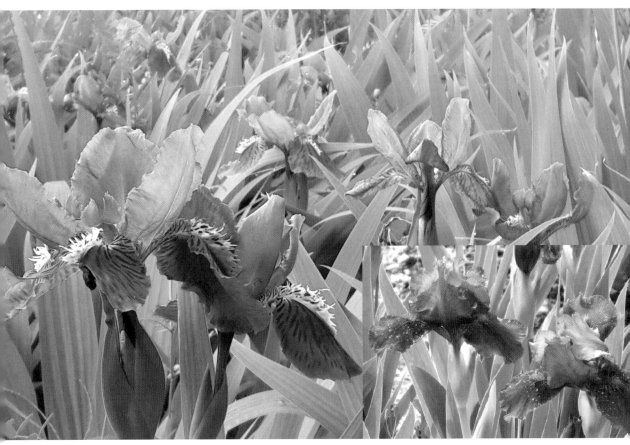

图 2-597 鸢尾

597 鸢尾

别称乌鸢、扁竹花、屋顶鸢尾、蓝蝴蝶、紫蝴蝶、蛤蟆七、青蛙七、蜞马七、搜山狗、冷水丹、豆豉叶、扁竹叶、燕子花、中搜山虎、鸭屁股、土知母。原产于我国中部以及日本，主要分布在我国中南部，可见于山西、安徽、江苏、浙江、福建、湖北、湖南、江西、广西、陕西、甘肃、青海、四川、贵州、云南、西藏。缅甸、日本、北非、西班牙、葡萄牙、高加索地区、黎巴嫩和以色列也有分布。生于海拔800～1800米的灌木林缘阳坡地、林缘及水边湿地，在庭园已久经栽培（图2-597）。

根状茎入药。全年可采，挖出根状茎，除去茎叶及须根，洗净，晒干，切段备用。味苦、辛，性平，有小毒。具有活血祛瘀、祛风利湿、解毒、消积之功效，主治跌打损伤、风湿疼痛、咽喉肿痛、食积腹胀、疟疾；外用治痈疖肿毒、外伤出血。煎汤内服，9～15克；外用适量，鲜根状茎捣烂外敷，或干品研末敷患处。体虚者慎服。

598 鸳鸯

别称乌仁哈钦、官鸭、匹鸟、邓木鸟。是经常出现在我国古代文学作品和神话传说中的鸟类。鸳指雄鸟，鸯指雌鸟。栖息于内陆湖泊和溪流中，繁殖在我国内蒙古和东北北部，越冬时在长江以南至华南一带。平时成对生活，飞行力颇强，筑巢于树洞内（图2-598）。

以肉入药。味咸，性平，入大肠经。具有清热、解毒、止血、杀虫之功效，主治痔瘘下血、疥癣。内服，适量煮熟食；外用，适量，煮熟切片敷贴。

图2-598 鸳鸯

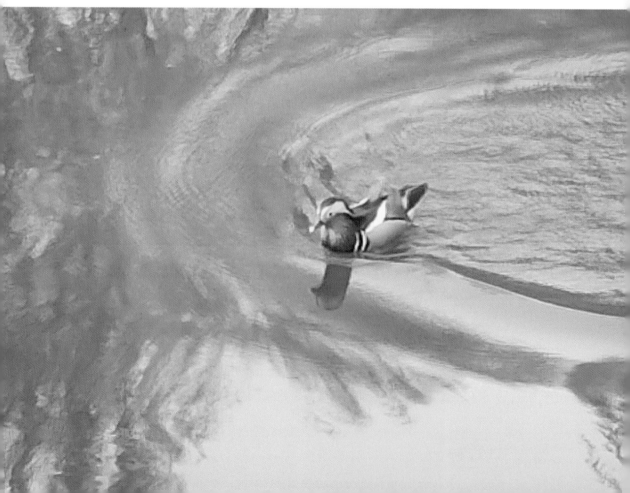

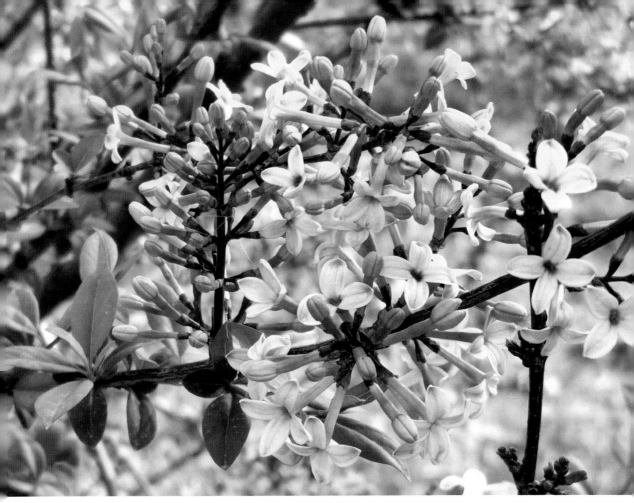

图 2-599-1　芫花

599　芫花

　　别称南芫花、芫花条、药鱼草、莞花、头痛花、闷头花、老鼠花、癞头花、金腰带、浮胀草。产于我国河北、山西、陕西、甘肃、山东、江苏、安徽、浙江、江西、福建、台湾、河南、湖北、湖南、四川、贵州等省，生于海拔 300 ～ 1000 米。宜温暖气候，耐旱怕涝，以肥沃疏松的沙质土壤栽培为宜。注意与观赏丁香相区别：①芫花为落叶灌木，高 0.3 ～ 1 米，树皮颜色为褐色；而丁香为小乔木或者灌木，高达 5 米，树皮为灰褐色或者灰色。②芫花叶片为对生，纸质，呈卵形或者卵状披针形，后至椭圆状长圆形；而丁香为革质或者厚纸质，呈卵圆形后至肾形（图 2-599-1、图 2-599-2）。

　　干燥花蕾入药，春季花未开放时采收，除去杂质，干燥。醋芫花：取100千克净芫花，照醋炙法（《中华人民共和国药典》附录Ⅱ D），用30千克炒醋至醋吸尽。味苦、辛，性寒，有毒。入肺、脾、肾经。具有泻水逐饮、解毒杀虫之功效，主治水肿胀满、胸腹积水、痰饮积聚、气逆喘咳、二便不利；外治疥癣秃疮、冻疮。煎汤内服，1.5～3克；醋芫花研末吞服，一次0.6～0.9克，一日1次。外用适量。孕妇禁用；不宜与甘草同用。

　　根或根皮（二层皮）也供药用。全年均可采收，挖根或剥取根皮，洗净，鲜用或切片晒干。味辛、苦，性温，有毒。入肺、脾、肝、肾经。具有逐水、消肿解毒、活血止痛、散结之功效，主治水肿、瘰疬、乳痈、痔瘘、疥疮、风湿痹痛、牙痛、跌打损伤。煎汤内服，1.5～4.5克，捣汁或入丸、散。外用，适量捣敷，或研末调敷，或熬膏涂。体质虚弱及孕妇忌服。

图 2-599-2　紫丁香

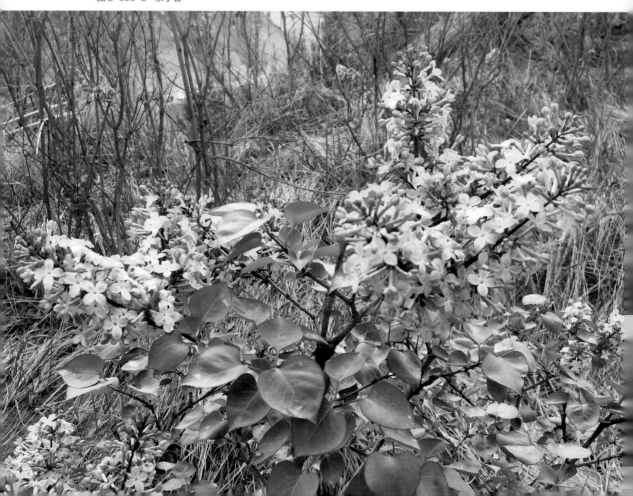

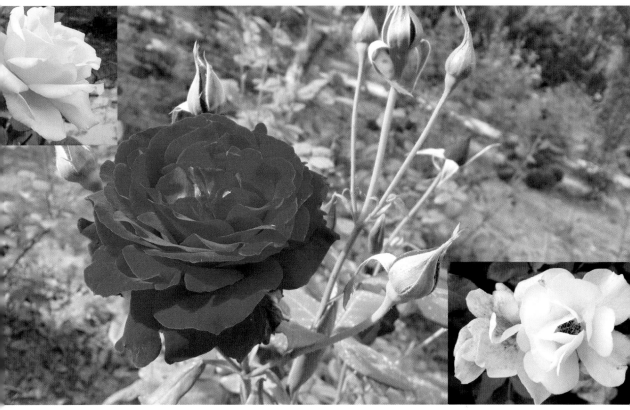

图 2-600-1 月季

600 月季

被称为花中皇后，又称月月红、四季花、长春花、月月开、四季春、月光花。我国是原产地之一，广泛分布于世界各地。北京市、常州市以及邯郸市的市花为月季花。南阳市石桥镇、莱州被称为"月季之乡"，江苏沭阳是华东最大的月季生产基地。其中江苏沭阳、河南南阳、山东莱州出产的月季驰名中外。现代月季，血缘关系极为复杂。月季和玫瑰，形态十分相似，很容易使人混淆，应注意区别：①玫瑰叶奇数羽状复叶5～9片，且叶皱有刺；而月季奇数羽状复叶3～5片，叶子光滑、平而无刺。②月季花朵也较玫瑰要大一些，花茎上刺少而大，每节大致有三四个，花茎光滑；而玫瑰花茎上刺多，有刚毛，硬刺密密麻麻（图2-600-1、图2-600-2）。

花、叶与根入药。全年均可采收，花微开时采摘，阴干或低温干燥。味甘，性温，入肝经。具有活血调经之功效，主治月经不调、痛经。煎汤内服，3～6克，鲜品9～15克，或开水泡，或入丸、散；外用，适量，鲜品捣敷，或干品研末调敷。孕妇及月经过多者慎服。

叶，春季至秋季，枝叶茂盛时采叶，鲜用或晒干。味微苦，性平，入肝经。具有活血消肿、解毒、止血之功效，主治疮疡肿毒、瘰疬、跌打损伤、腰膝肿痛、外伤出血。煎汤内服，3～9克；外用，适量，嫩叶捣敷。

根，全年均可采收，挖根，洗净，切段晒干。味甘，性温，无毒，入肝经。具有活血调经、消肿散结、涩精止带之功效，主治月经不调、痛经、闭经、血崩、跌打损伤、瘰疬、遗精、带下。煎汤内服，9～30克。

图 2-600-2　玫瑰

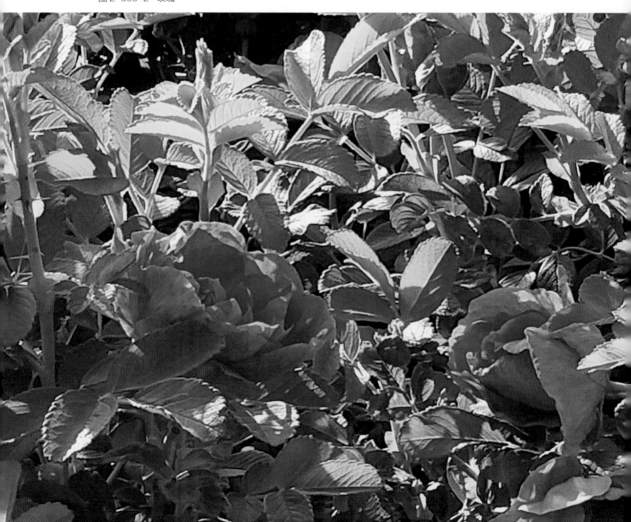

601　月见草

　　别称待霄草、山芝麻、野芝麻、夜来香。原产于北美洲，尤其是加拿大与美国东部，早期引入欧洲，后迅速传入世界温带与亚热带地区。在我国东北、华北、华东（含台湾）、西南（四川、贵州）有栽培，生于海拔1100米的向阳山坡、荒草地、沙质地及路旁河岸沙砾地等处。外高加索和远东牧区，早在20世纪50年代初即已用作优良草种进行人工草场建设。月见草还是布置花坛的良好材料，花能提取香精浸膏（图2-601）。

　　根入药。秋季将根挖出，除去泥土，晒干。味甘、苦，性温。具有祛风除湿、强筋骨之功效，主治风寒湿痹、筋骨酸软，可治疗多种硬化症、糖尿病、肥胖症、风湿性关节炎和精神分裂症等，防治心血管疾病有特效。煎汤内服，5～15克。

图 2-601　月见草

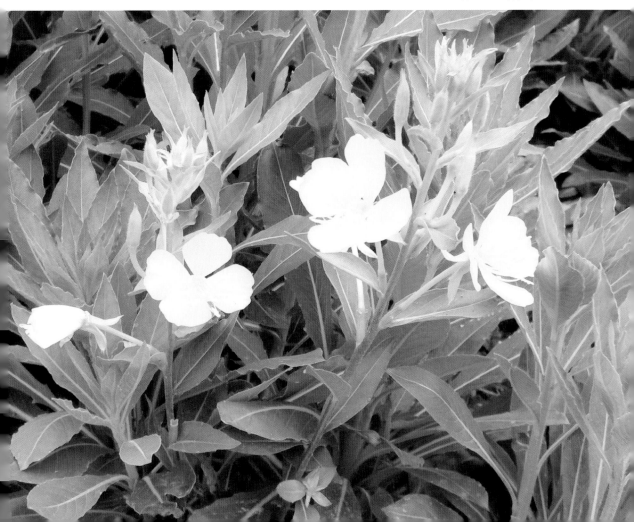

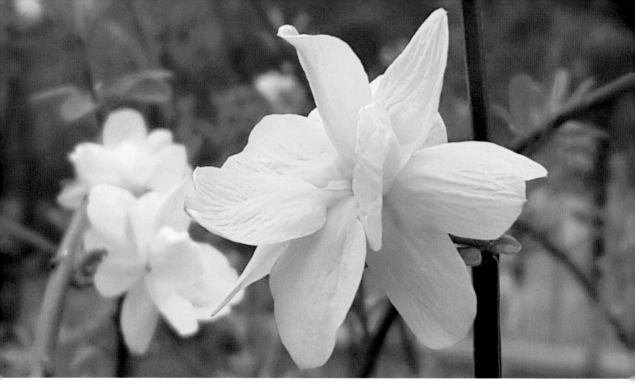

图 2-602　云南黄馨

602　云南黄馨

　　别称野迎春、梅氏茉莉、云南迎春、金腰带、南迎春、云南黄素馨、金铃花。原产于我国云南、长江流域以南各地，生长于海拔500～2600米的地区，一般生于峡谷或丛林中。产于四川西南部、贵州、云南，我国各地均有栽培。和迎春花很相似，注意区别。云南黄馨为常绿植物，花较大，花冠裂片极开展，长于花冠管；而迎春花为落叶植物，花较小，花冠裂片较不开展，短于花冠管；云南黄馨在地理分布上多限于我国西南部，而迎春花分布至较北地区（图2-602）。

　　全株入药。味苦，性寒，入肝、肺经。具有清热解毒之功效，主治外感发热、头痛、咳嗽、身痛以及痈疮肿毒。煎汤内服，1～3克。

603　皂荚

　　别称皂荚树、皂角、猪牙皂、牙皂。产于我国河北、山东、河南、山西、陕西、甘肃、江苏、安徽、浙江、江西、湖南、湖北、福建、广东、广西、四川、贵州、云南等省区。生于山坡林中或谷地、路旁，海拔自平地至2500米，常栽培于庭园或

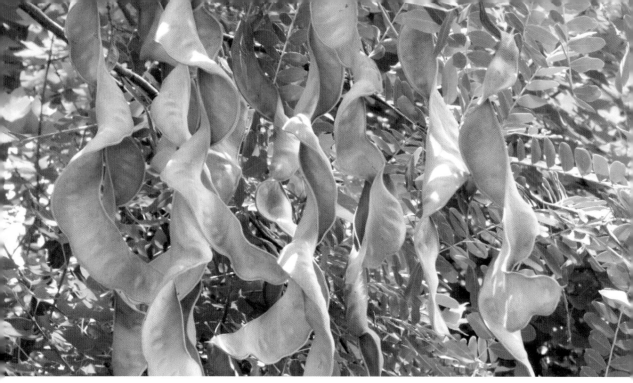

图 2-603　皂荚

宅旁。种子含胶量高达 30% ～ 40%，制胶的皂荚下脚料中蛋白质含量高于 30%，可用于制作饲料原料或提取绿色蛋白质。皂荚豆含有丰富的粗蛋白质、聚糖，含油量超过大豆（图 2-603）。

荚果、种子、枝刺等均可入药。荚果入药可祛痰、利尿；种子入药可治癣和通便；皂角刺入药可活血并治疮癣。根、茎、叶可生产清热解毒的中药口服液。

果实，秋季果实成熟时采摘，晒干，用时捣碎。味辛，性温，有微毒。具有祛风痰、除湿毒、杀虫之功效，主治中风口眼歪斜、头风头痛、咳嗽痰喘、肠风便血、下痢噤口、痈肿便毒、疮癣疥癫。煎汤内服，研末或入丸剂，1 ～ 2 克；外用，煎汤洗、捣烂或烧存性研末敷。孕畜忌服。

种子，秋季果实成熟时采收，剥取种子晒干，注意防虫蛀。味辛，性温，有毒。具有润燥通便、祛风消肿之功效，主治大便燥结、肠风下血、下痢里急后重、疝气、瘰疬、肿毒、疮癣。煎汤内服，4 ～ 9 克；或入丸、散。孕妇慎服。

皂角刺，全年可采，但以 9 月至翌年 3 月为宜。味辛，性温。具有搜风、拔毒、消肿、排脓之功效，主治痈肿、疮毒、疠风、癣疮、胎衣不下。煎汤内服，3 ～ 9 克；或入丸、散；外用，醋煎涂，研末撒或调敷。凡痈疽已溃不宜服，孕畜亦忌之。

叶，味辛，性温，入肺经。具有祛风解毒、生发之功效，主治风热疮癣，毛发不生。外用，10 ～ 20 克，煎水洗。临床应用洗风疮。

根皮，秋、冬季采收。味辛，性温，无毒。具有通利关窍、除风解毒之功效，主治风湿骨痛、痹子、疮毒及无名肿毒。煎汤或研末内服，3 ～ 15 克。

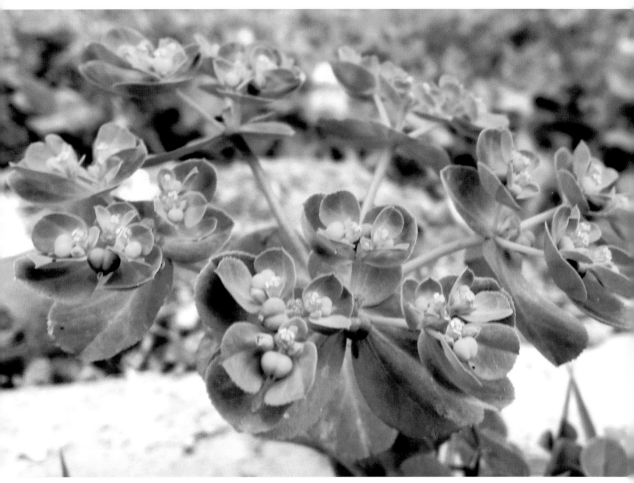

图 2-604 泽漆

604 泽漆

　　别称五朵云、五灯草、五凤草、猫眼草、灯台草、倒毒伞、烂肠草、绿叶绿花草、五点草。我国除西藏外各地均有分布，但以江苏、浙江产量较多，生于山沟、路边、荒野、湿地（图2-604）。

　　全草入药。4～5月开花时采收，除去根及泥沙，晒干。味辛、苦，性微寒，有毒，入大肠、小肠、脾、肺经。具有行水消肿、化痰止咳、解毒杀虫之功效，主治水气肿满、痰饮喘咳、疟疾、菌痢、瘰疬、结核性瘘管、骨髓炎。煎汤内服，3～9克，或熬膏，入丸、散；外用，适量，煎水洗，或熬膏涂或研末调敷。气血虚者禁用。

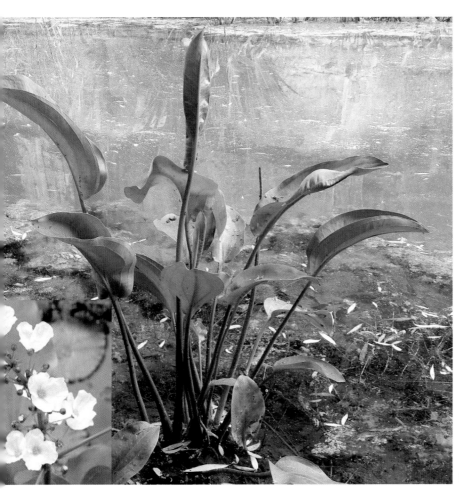

图 2-605　泽泻

605　泽泻

　　别称水泽、如意花、车苦菜、天鹅蛋、天秃、一枝花。产于黑龙江、吉林、辽宁、内蒙古、河北、山西、陕西、新疆、云南等省区，俄罗斯、日本、欧洲、北美洲、大洋洲等均有分布。生于湖泊、河湾、溪流、水塘的浅水带，沼泽、沟渠及低洼湿地亦有生长（图2-605）。

　　块茎入药。冬季叶子枯萎时，采挖块茎，除去茎叶及须根，洗净，用微火烘干，再除去须根及粗皮。用时除去杂质，稍浸，润透，切厚片，干燥。味甘，性寒。入肾、膀胱经。具有利小便、清湿热之功效，主治小便不利、水肿胀满、泄泻尿少、痰饮眩晕、热淋涩痛、高血脂。煎汤内服，6～9克，或入丸、散。肾虚精滑者忌服。置干燥处，防蛀。

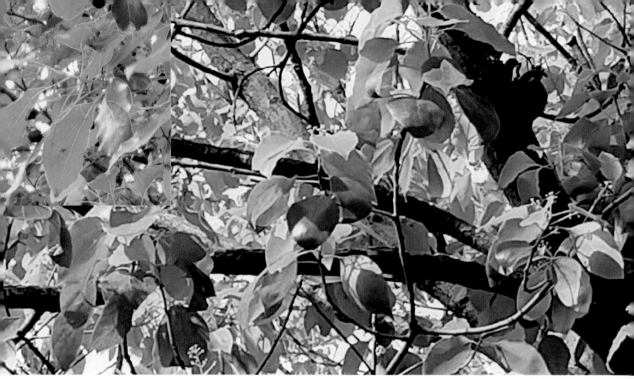

图 2-606　樟

606　樟

　　别称香樟、芳樟、油樟、樟木（南方各省区）、乌樟（四川）、瑶人柴（广西融水）、栳樟、臭樟、乌樟（台湾）。产于我国南方及西南各省区和台湾，越南、日本等地亦有分布，其他各国常有引种栽培。常生于山坡或沟谷中，喜微润土地、丰富腐殖质黑土或微酸性至中性沙质壤土。木材及根、枝、叶可提取樟脑和樟油，供医药及香料工业用。果核含脂肪，含油量约40%，油供工业用（图2-606）。

　　根、木材、树皮、叶及果入药。树根，2～4月采挖，洗净，切片晒干。不宜火烘，免失香气。味辛，性温，入肝、脾经。具有温中止痛、辟秽和中、祛风除湿之功效，主治胃脘疼痛、霍乱吐泻、风湿痹痛、皮肤瘙痒。煎汤内服，3～10克，或研末调服；外用，适量，煎水洗。气虚有内热者禁服。

　　木材，通常在冬季砍取樟树树干，锯段，劈成小块后晒干。味辛，性温，入肝、脾、肺经。具有祛风湿、行气血、利关节之功效，主治心腹胀痛、脚气、痛风、疥癣、跌打损伤。煎汤内服，9～15克，或浸酒；外用，煎水熏洗。孕畜忌服。

　　树皮，全年可采，剥取树皮，切段，鲜用或晒干。味辛、苦，性温，入脾、胃、肺经。具有祛风除湿、暖胃和中、杀虫疗疮之功效，主治风湿痹痛、胃脘疼痛、呕吐泄泻、脚气肿痛、跌打损伤、疥癣疮毒、毒虫螫伤。煎汤或浸酒内服，10～15克；外用，适量，煎水洗。

叶，全年可采，阴干。味微辛，性温。具有止血之功效，研末敷，主治外伤出血。

果实，秋季采收，阴干。味微辛，性温。具有解表退热之功效，主治高热感冒、麻疹、百日咳、痢疾。1～2枚，研末，开水送服。

607　珍珠梅

别称山高粱条子、高楷子、八本条（东北土名）。分布于我国辽宁、吉林、黑龙江、内蒙古、陕西、甘肃、新疆、江西、湖北、四川、贵州、云南、西藏等地，俄罗斯、朝鲜、日本、蒙古亦有分布。生于山坡疏林中，海拔250～1500米。夏日开花，花蕾白亮如珠，花形酷似梅花，花期很长。在园林中丛植于草地角隅、窗前、屋后或庭园阴处，效果尤佳。亦可作绿篱或切花瓶插（图2-607）。

茎皮、枝条和果穗入药。春、秋季采收茎、枝外皮，晒干；秋、冬季采摘果穗，晒干，研粉。味苦，性寒，有毒，入肝、肾经。具有活血祛瘀、消肿止痛之功效，主治跌打损伤、骨折、风湿痹痛。茎皮、果穗，研末内服，0.6～1.2克；枝条，煎汤，9～15克；外用，适量，研末调敷。

图 2-607　珍珠梅

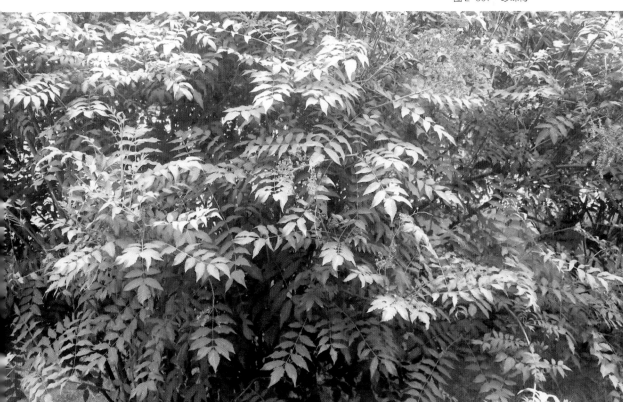

608 芝麻

别称胡麻（名医别录）、脂麻（本草衍义）、油麻（食疗本草）、巨胜、山芝麻、狗虱、黑芝麻。原产于我国云贵高原，是喜温植物，种植主要分布在北纬40°和南纬40°之间。我国芝麻种植区域可至北纬45°的地方，主要在黄河及长江中下游各省，河南、湖北、安徽、江西、河北等省分布较多，其中河南产量最多，约占全国的30%。据统计，2000年全国芝麻种植面积约为79万公顷，产量约为58万多吨。榨取的油称为麻油、胡麻油、香油，特点是气味醇香，生用热用皆可（图2-608）。

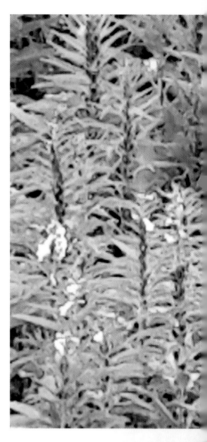

芝麻分黑白两种，"取油以白者为胜，服食以黑者为良"，中医学以黑芝麻入药。脂肪含量，黑芝麻为46%，白芝麻为40%；维生素E含量，黑芝麻为50毫克/100克，白芝麻为38毫克/100克；钾钠比，黑芝麻为43∶1，白芝麻为8∶1，常食黑芝麻对预防或缓解高血压有益；高膳食纤维含量，黑芝麻为28%，白芝麻为20%，这显然是芝麻润肠通便的一个重要原因。芝麻油含有麻油酸，故具特有香气。由于维生素E含量高，具抗氧化作用，经常食用能清除自由基，延缓衰老。

种子及其麻油入药。种子，8～9月果实呈黄黑时采收，割取全株，捆扎成小把，顶端向上，晒干，打下种子，去除杂质后再晒。味甘，性平，入肝、肾、大肠经。具有补肝肾、益精血、润肠燥之功效，主治头晕眼花、耳鸣耳聋、须发早白、病后脱发、肠燥便秘、肝肾不足、风痹、瘫痪、乳少。水煎服或入丸、散，9～15克。便溏者忌服。

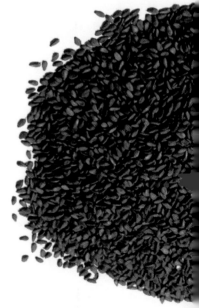

麻油，采集成熟种子，用压榨法得到脂肪油。味甘，性凉，入大肠经。具有润燥通便、解毒、生肌之功效，主治肠燥便秘、蛔虫、食积腹痛、疮肿、溃疡、疥癣、皮肤皲裂。内服，生用或熬熟；外用，涂搽。脾虚便泄者忌服。

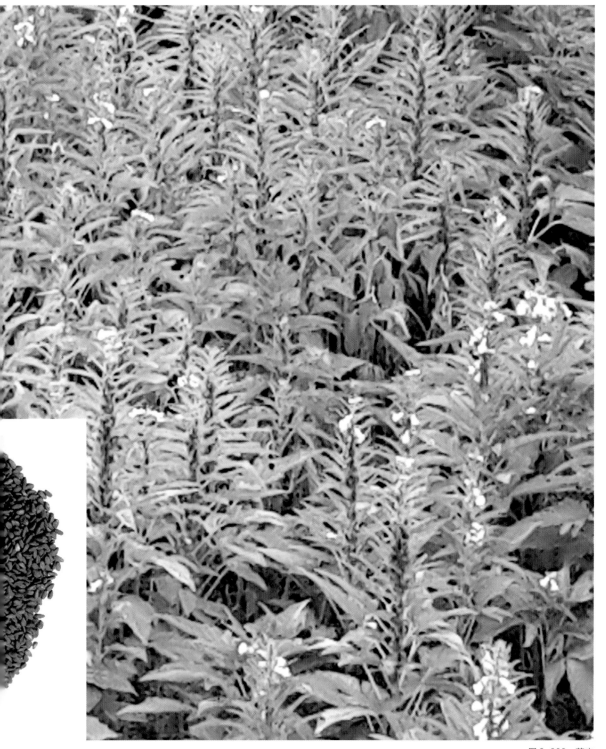

图 2-608 芝麻

609 知母

别称蚔母、连母、野蓼、地参、水参、水浚、货母、蝭母、芪母、提母、女雷、女理、儿草、鹿列、韭逢、儿踵草、东根、水须、苦心、昌支、穿地龙。产于河北、山西、山东半岛、陕西北部、甘肃东部、内蒙古南部、辽宁西南部、吉林西部和黑龙江南部，也分布于朝鲜。主产于河北省安国市、安徽省亳州市，这是我国知名的两个种植基地（图2-609）。

根茎入药。春、秋季采挖，但以秋季较佳。栽培3年后开始收获，挖出根茎，除去茎苗及须根，保留黄绒毛和浅黄色的叶痕及茎痕，晒干者，为"毛知母"；鲜时剥去栓皮晒干者，为"光知母"。味苦，性寒，入肺、胃、肾经。具有滋阴降火、润燥滑肠之功效，主治烦热消渴、骨蒸劳热、肺热咳嗽、大便燥结、小便不利。与石膏配伍有协同之效，用以清热泻火除烦，如白虎汤；与贝母同用，用以清肺化痰止咳，即二母散；同黄柏相须为用，配入养阴药中，用以滋阴降火，如知柏地黄丸；同天花粉、五味子等配合使用可增强疗效，用以滋阴润燥、生津止渴，如玉液汤。煎汤内服，6～15克，或入丸、散。脾胃虚寒，大便溏泄者忌服。

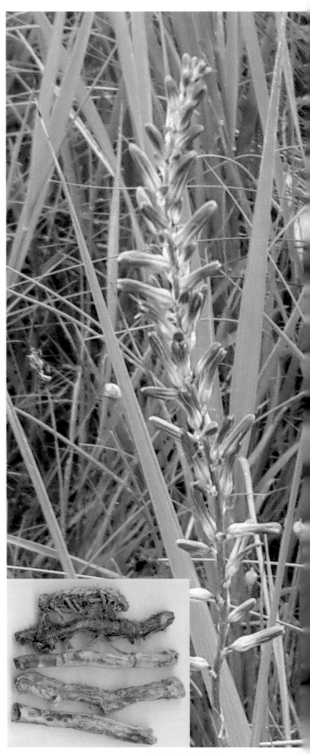

图2-609 知母

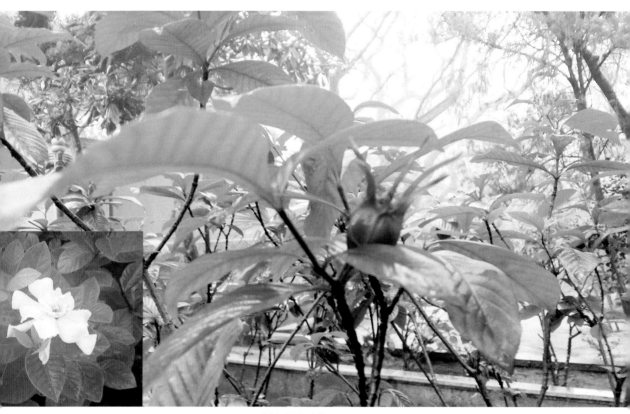

图2-610 栀子

610 栀子

　　别称黄果子、山黄枝、黄栀、山栀子、水栀子、越桃、木丹、鲜支、卮子、支子、越桃、枝子、小卮子、黄鸡子、黄荑子、黄栀子。产于山东、河南、江苏、安徽、浙江、江西、福建、台湾、湖北、湖南、广东、香港、广西、海南、四川、贵州和云南，河北、陕西和甘肃有栽培，其中河南省唐河县为全国最大的栀子生产基地，获"国家原产地地理标志认证"，有"中国栀子之乡"的美誉。生于海拔10～1500米处的旷野、丘陵、山谷、山坡、溪边的灌丛或林中。日本、朝鲜、越南、老挝、柬埔寨、印度、尼泊尔、巴基斯坦、太平洋岛屿和美洲北部，有野生或栽培。是秦汉以前应用最广的黄色染料（图2-610）。

花、果实与根入药。花,6～7月采摘,鲜用或晾干。味苦,性寒,入肺、肝经,具有清肺止咳、凉血止血之功效,主治肺热咳嗽、鼻衄。煎汤内服,6～10克,或焙研吹鼻。

果实,9～11月果实成熟呈红黄色时采收,除去果梗及杂质,蒸至上汽或置沸水中略烫,取出,干燥。炒栀子:取净栀子,照清炒法(《中华人民共和国药典》附录ⅡD)炒至黄褐色。味苦,性寒,入心、肺、三焦经。具有泻火除烦、清热利尿、凉血解毒之功效,主治热病心烦、黄疸尿赤、血淋涩痛、血热吐衄、目赤肿痛、火毒疮疡;外治扭挫伤痛。煎汤内服,6～9克;外用,生品适量,研末调敷。脾虚便溏者忌服。

根,夏、秋季采挖,洗净晒干。味苦,性寒,入心、肺、三焦经。具有泻火解毒、清热利湿、凉血散瘀之功效,主治传染性肝炎、跌打损伤、风火牙痛。煎汤内服,30～60克。脾虚便溏者忌服。

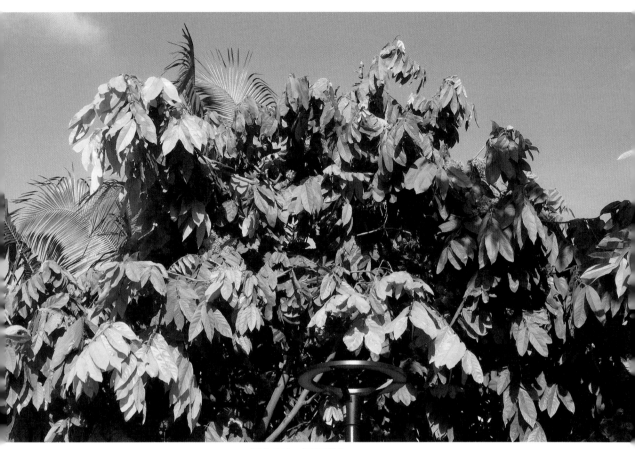

图 2-611　中国无忧花

611　中国无忧花

别名四方木、火焰花。产于我国云南东南部至广西西南部、南部和东南部，广州华南植物园有少量栽培，越南、老挝也有分布。普遍生于海拔200～1000米的密林或疏林中，常见于河流或溪谷两旁。由于花大而美丽，是良好的庭园绿化和观赏树种（图2-611）。

树皮和叶入药。树皮全年可采收，切片晒干；叶秋季采收，鲜用或晒干。味苦、涩，性平。具有祛风除湿、消肿止痛之功效。树皮，主治风湿骨痛、跌打肿痛。水煎或浸酒服，15～30克；外用，研末，调酒炒热外敷。叶，外用治跌打肿痛。外用，鲜叶适量，捣烂外敷。

612　中华山蓼

　　别称红马蹄乌、金边莲、马蹄草、红马蹄窝、酸猪草、心叶大黄。产于四川、云南和西藏，生于山坡、山谷路旁，海拔1600～3800米（图2-612）。

　　根状茎和叶入药。秋季采根，夏季采叶，鲜用或晒干。味甘、涩，性平，入肝、脾经。具有舒筋活络、活血止痛、收涩止痢之功效，主治跌打损伤、腰腿痛、痢疾、脱胆。煎汤内服，6～15克，或浸酒。

图2-612　中华山蓼

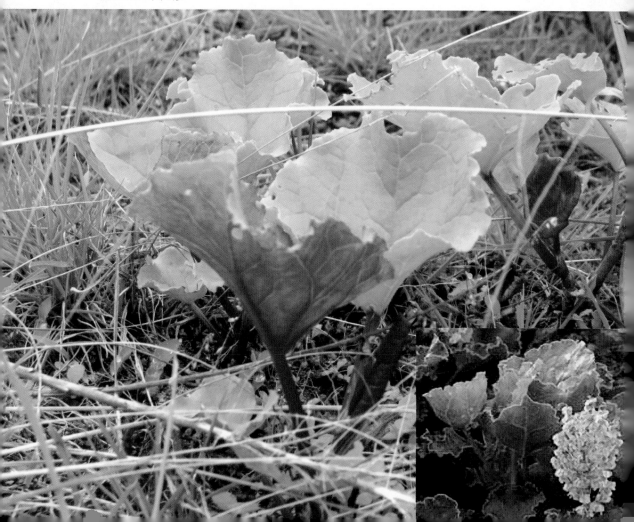

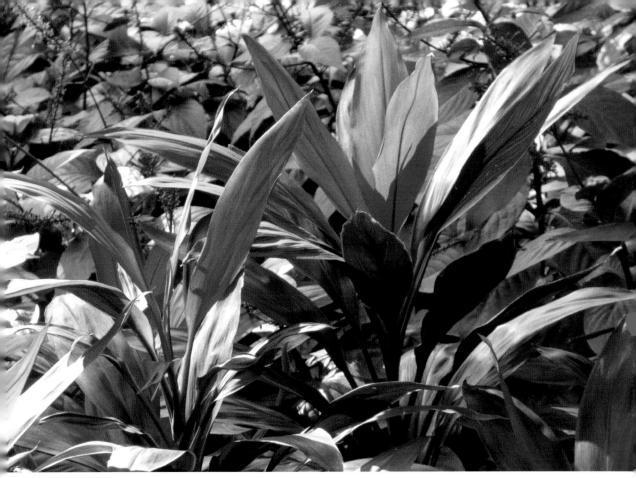

图 2-613　朱蕉

613　朱蕉

　　别称铁树、朱竹、铁莲草、红叶铁树、红铁树。分布于我国南部热带地区，广泛栽种于亚洲温暖地区。广东、广西、福建、台湾等省区常见栽培，供观赏（图2-613）。

　　花、叶或根入药。花，8～9月采收，晒干。味甘、淡，性凉。具有清热化痰、凉血止血之功效，主治痰火咳嗽、咯血、吐血、尿血、血崩、痔疮出血。煎汤内服，9～15克。

　　叶或根，随时可采，鲜用或晒干。味甘、淡，性微寒，具有凉血止血、散瘀定痛之功效，主治咯血、吐血、衄血、尿血、便血、崩漏、胃痛、筋骨痛、跌打肿痛。煎汤内服，15～30克，鲜品30～60克，或绞汁。孕畜慎服。

614 朱缨花

别称红合欢、美洲欢，俗称红绒球。原产于南美洲，热带、亚热带地区常有栽培，我国台湾、福建、广东有引种，栽培供观赏。朱缨花和合欢花的外观非常相似，注意区别。朱缨花羽状复叶，呈亮绿色；托叶呈披针形，叶柄长2.5厘米，羽片成对，长约13厘米；小叶有9对，呈斜披针形，宽有1.5厘米，中上部叶子较大，下半部叶子较小，顶端钝且有小尖头，基部呈现偏斜状，边缘有疏柔毛覆盖。花深红色，看起来艳丽动人；呈头状花序以及合瓣状花冠，有花大概40朵；雄蕊有很多条，都是呈淡红色。荚果呈条形，整体扁平，不裂开。合欢花叶子呈深绿色二回羽状复叶，叶柄基部与最顶端的一对羽片处各有1枚腺体覆盖；叶子呈线形或长圆形，长1.2厘米，宽约0.4厘米，斜向上生长，顶端有小小的尖头，有覆盖缘毛，有时在下面有短柔毛覆盖等。花粉红色，清新素雅；头状花序，在枝顶排成圆锥花序；花萼管状，长约3毫米；花冠呈裂片三角形状，花萼、花冠外都有短柔毛覆盖；花丝长3厘米左右（图2-614-1、图2-614-2）。

木皮入药。味甘，性平，无毒。具有利尿驱虫、促进肠道蠕动与助消化、抗生育的功效，主治肺痈、跌打损伤、撮口风、中风挛缩、便秘或食欲不振。花、果和叶子都可食用。

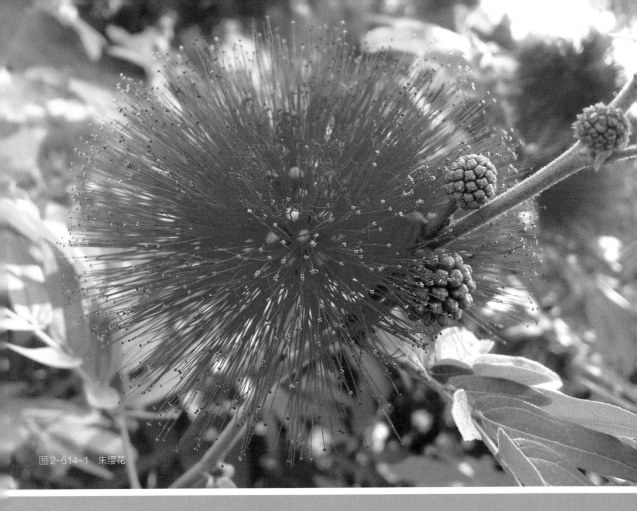

图 2-614-1 朱缨花

图 2-614-2 合欢花

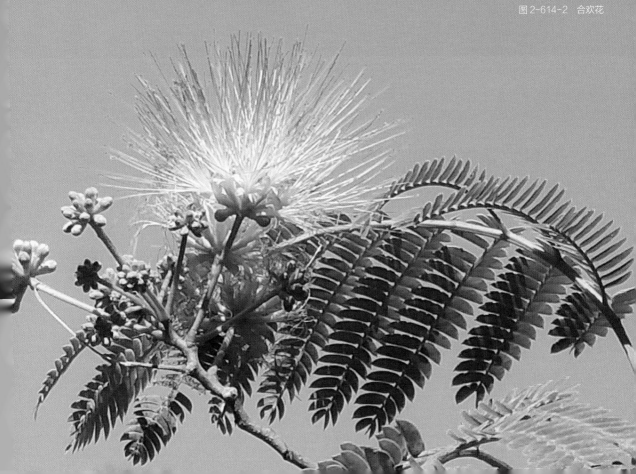

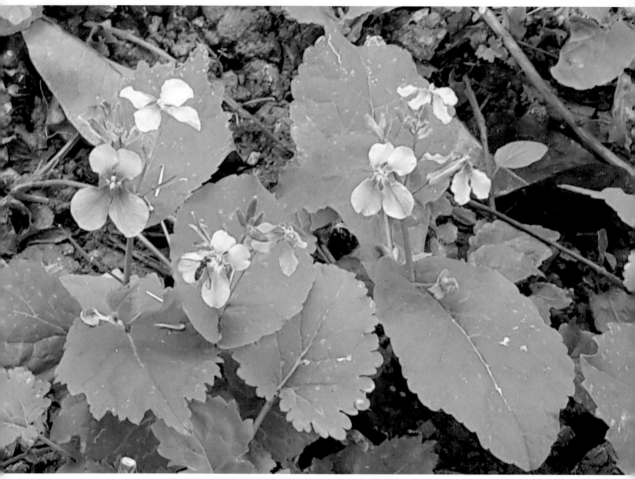

图 2-615　诸葛菜

615　诸葛菜

　　别称菜籽花、二月蓝、紫金草。原产于我国东北、华北地区，辽宁、河北、山东、山西、陕西、江苏、浙江、上海等均有野生或人工栽培。生长于平原、山地、路旁、地边，对土壤、光照等条件要求较低，耐寒、耐旱，生命力顽强。可以凉拌食用，或做馅或炒食（图2-615）。

　　种子中含有丰富的亚油酸，具有降低血清胆固醇和甘油三酯的功能，并可软化血管和阻止血栓形成，是心血管病患者的良好药物。诸葛菜也可以降低体内的胆固醇含量、清理血管、软化血管及避免血栓形成、降低心脑血管疾病发病的概率。

616 猪笼草

别称水罐植物、猴水瓶、猴子埕、猪仔笼、雷公壶。主要分布于东南亚一带，约40种，我国南部的广东、广西、海南和台湾也分布有一种，为奇异猪笼草（又称野猪笼草），也是分布最广的猪笼草，从我国南部经东南亚多地至澳大利亚北部都有分布（图2-616）。

全草或茎叶入药。四季或秋季采收，洗净切段，晒干。味甘、淡，性凉。具有清热止咳、利尿、降压之功效，主治肺热咳嗽、肺燥咯血、百日咳、尿路结石、糖尿病、高血压病。煎汤内服，15～30克（鲜者30～60克）；外用，捣烂敷。孕妇忌服。

图2-616 猪笼草

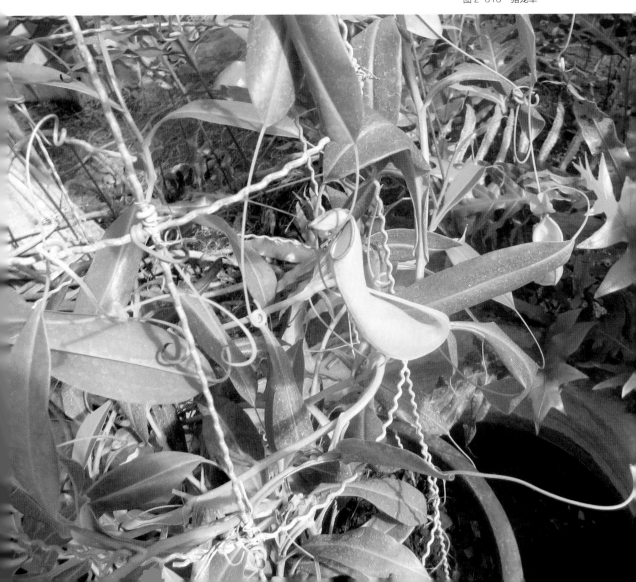

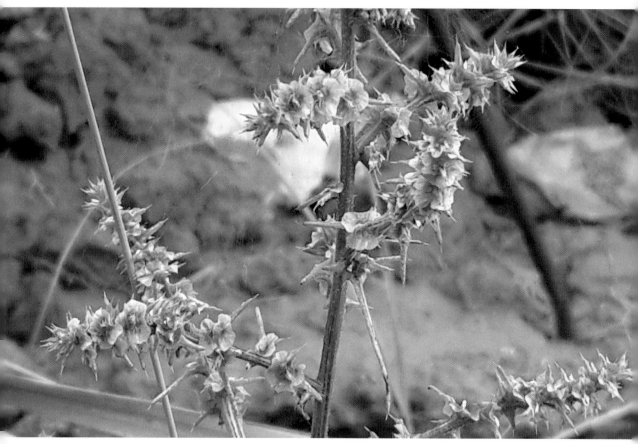

图2-617　猪毛菜

617　猪毛菜

　　别称扎蓬棵、刺蓬、三叉明棵、猪毛缨、叉明棵、猴子毛、蓬子菜、乍蓬棵子、蓬豆芽、轱辘娃子。产于东北、华北、西北地区和内蒙古、西藏、河南、山东、江苏、陕西等省区，朝鲜、蒙古、俄罗斯、巴基斯坦也有。生于村边、路边及荒芜场所（图2-617）。

　　全草入药。夏秋开花时（开花期采收才有降低血压的作用），割取地上部分，切段，晒干。味淡，性凉，入肝经。具有平肝潜阳、润肠通便之功效，主治高血压病、眩晕、失眠、肠燥便秘。煎汤内服，15～30克；或开水泡后代茶饮。

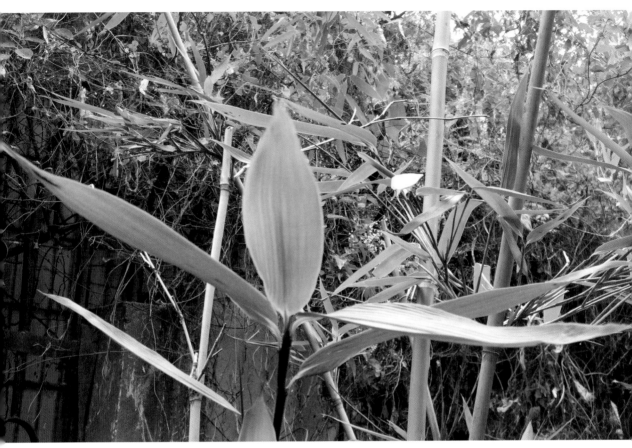

图 2-618-1　竹子

618　竹子

　　别称竹、义竹、玉干、玉竹、玉管、龙种、此君、竹郎。竹子的种类很多，不同品种的竹子，其区域适应性也不同。通常竹子适宜生长在热带、亚热带和暖温带，喜爱温暖湿润的气候。散生竹类的适应性，强于丛生竹和混生竹，对土壤的要求也低。丛生、混生竹类地下茎入土较浅，出笋期在夏、秋季，新竹当年不能充分木质化，经不起寒冷和干旱，故北方一般生长受到限制，他们对土壤的要求也高于散生竹（图2-618-1、图2-618-2）。

　　竹叶，采集禾本科植物淡竹、火苦竹的叶片或初出的卷状嫩叶。味甘、淡，性寒，入心、胃经。具有清热除烦、利尿之功效，主治热病烦躁、口渴、口舌生疮，以及小便黄赤短少、淋痛等症。治热病烦躁、胃热口渴或口舌生疮等症，常与石膏、芦根等同用；治小便黄赤短少、淋痛等症，常与木通、甘草同用。煎服，15～30克。注意，淡竹叶并非淡竹或苦竹的叶（鲜竹叶），而是另一种草本植物"淡竹叶"（图2-618-2）。明代以前有竹叶的一些常用方剂，所用的竹叶都是鲜竹叶，而不是淡竹叶。

竹根，有淡竹根、南天竹根与紫竹根之别。淡竹根，为禾本科植物淡竹的根茎，全年可采收。味甘、淡，性寒，具有清热除烦、涤痰定惊之功效，主治发热心烦、惊悸、惊痫。煎汤内服，30～60克；外用，适量，煎水洗。南天竹根，为小檗科植物南天竹的根，9～10月采收。味苦，性寒。具有祛风、清热、除湿、化痰之功效，主治风热头痛、肺热咳嗽、湿热黄疸、风湿痹痛、火眼、疮疡、瘰疬。煎汤内服，鲜者30～60克，或浸酒；外用，煎水洗或点眼。紫竹根，禾本科植物紫竹的根茎，全年可采。味辛、淡，性平。具有祛风、破瘀、解毒之功效，主治风湿痹痛、经闭、症瘕、狂犬咬伤。煎汤内服，15～30克。

竹茹，为禾本科植物青秆竹、大头典竹或淡竹茎秆的干燥中间层。全年均可采集，取新鲜竹茎，除去外皮，将稍带绿色的中间层刮成丝条，或削成薄片，捆扎成束，阴干。前者称"散竹茹"，后者称"齐竹茹"。姜竹茹：取5千克生姜，捣碎，加水少许，压榨取汁，将姜汁洒于50千克竹茹上，拌匀，用小火微炒，取出，晾干即得；或每500克竹茹用生姜100克，榨汁去渣，再加开水60克，与竹茹充分拌匀，置锅内微炒，取出，晾干。味甘，性凉，入胃、胆经。具有清热、凉血、化痰、止吐之功效，主治烦热呕吐、呃逆、痰热咳喘、吐血、衄血、崩漏、恶阻、胎动、惊痫。煎汤内服，5～9克；外用，熬膏贴。胃寒呕吐、感寒挟食作吐者忌用。

竹黄，为禾本科植物青皮竹等因被寄生的竹黄蜂咬洞后，而于竹节间贮积的伤流液，经干涸凝结而成的块状物质。冬季采收，砍取竹竿，剖取竹黄，晾干。本品自然产出者很少，大多采用火烧竹林的方法，使竹受暴热后，竹沥溢在节间凝固而成，然后剖取晾干。主产于云南、广东、广西等地，生于箣竹属、刚竹属的竹竿上，多生长在即将衰败或已衰败的竹林中。或真菌类子囊菌纲肉座菌科竹黄属真菌竹黄，以子座入药。全年可采，晒干。味淡、辛，性平，入肺、肝经。具有化痰止咳、活血祛风、利湿之功效，主治咳嗽痰多、百日咳、带下、胃痛、风湿痹痛、小儿惊风、跌打损伤。煎汤内服，6～15克，或浸酒；外用，适量，酒浸敷。灰指甲、鹅掌风等皮肤病患者忌服。

竹沥，取鲜竹竿截成30～50厘米长，两端去节，劈开，架起，中部用火烤之，两端即有液汁流出，以器盛之。以青黄色或黄棕色液汁，色泽透明，具焦香气，无

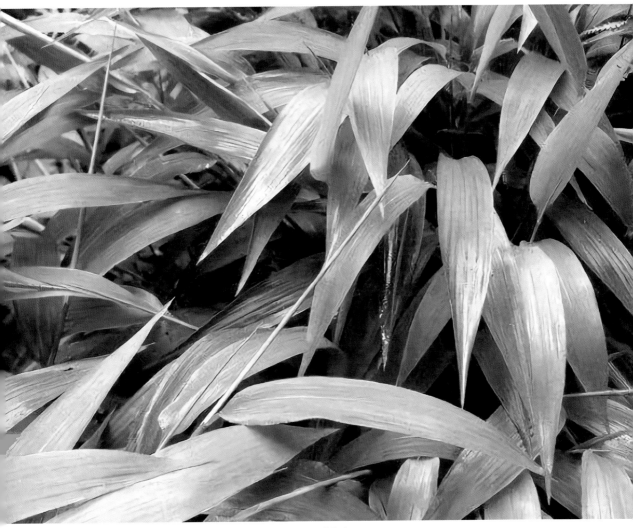

图 2-618-2 淡竹叶

杂质者为佳。味甘，性寒，入心、胃经，具有清热滑痰、镇惊利窍之功效，主治中风痰迷、肺热痰壅、惊风、癫痫、壮热烦渴、子烦、破伤风。冲服，30～60克，或入丸剂或熬膏。寒嗽及脾虚便溏者忌服。

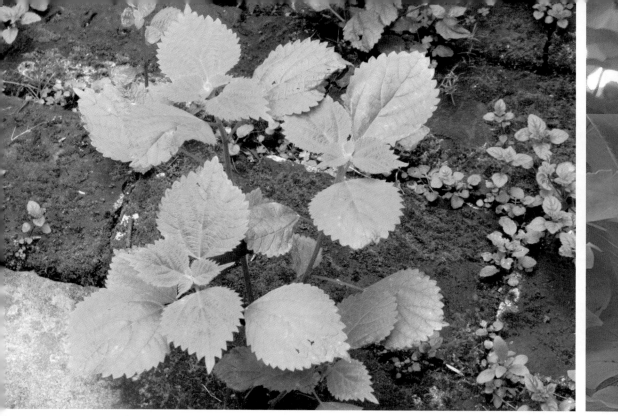

图2-619 苎麻

619 苎麻

别称白叶苎麻、家苎麻、白麻、圆麻。是我国特有的纺织用农作物，产量占全世界苎麻产量的90%以上，在国际上被称为"中国草"。产于云南、贵州、广西、广东、福建、江西、台湾、浙江、湖北、四川，甘肃、陕西、河南的南部也广泛栽培。越南、老挝等地也有栽培（图2-619）。

根、叶入药。根，冬、春季采挖，除去地上茎和泥土，晒干。味甘，性寒。入肝、心、膀胱经。具有清热、止血、解毒、散瘀之功效，主治热病大渴、大狂、血淋、癃闭、吐血、下血、赤白带下、丹毒、痈肿、跌打损伤、蛇虫咬伤。煎汤内服，5～15克，或捣汁；外用，捣敷或煎水洗。无实热者慎服。

叶，秋季采集，洗净、切碎晒干或鲜用。味甘，性寒，无毒，入肝、心经。具有凉血、止血、散瘀之功效，主治咯血、吐血、血淋、尿血、肛门肿痛、赤白带下、跌打瘀血、创伤出血、乳痈、丹毒。煎汤内服，15～30克，或研末或捣汁；外用，捣敷或研末撒。脾胃虚寒者慎服。

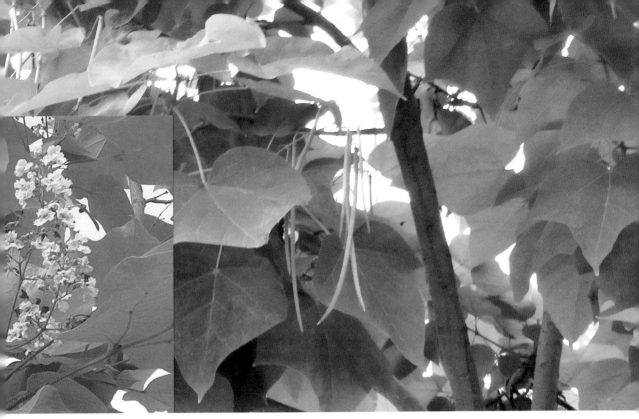

图 2-620 梓树

620 梓树

　　别称梓、楸、花楸、水桐、河楸、臭梧桐、黄花楸、水桐、黄金树、豇豆树、梓实、梓白皮。分布于我国长江流域及以北地区、东北南部、华北、西北、华中、西南地区，日本也有。生于海拔 500 ～ 2500 米的低山河谷，湿润土壤，野生者已不可见，多栽培于村庄附近及公路两旁（图 2-620）。

　　果实、叶、木、根皮或树皮的韧皮部入药。果实，药名梓实。秋季果实成熟时摘下果实，阴干或晒干。味甘，性平，入肾、膀胱经。具有利水消肿之功效，主治小便不利、水肿、腹水。水煎内服，9 ～ 15 克。

　　根皮或树皮的韧皮部，药名梓白皮。根皮于春、夏季采挖，洗去泥沙，将皮剥下，晒干；树皮可于冬、春季采剥，去外层粗皮，晒干。味苦，性寒，入胆、胃经。具有清热利湿、降逆止吐、杀虫止痒之功效，主治湿热黄疸、胃逆呕吐、疮疖、湿疹、皮肤瘙痒。煎汤内服，5 ～ 9 克；外用，适量，研末调敷或煎水洗浴。

　　梓木，全年可采收，切薄片，晒干。味苦，性寒，入肺、肝、大肠经。具有催吐、止痛之功效，主治霍乱不吐不泻、手足痛风。煎汤内服，5 ～ 9 克；外用，适量，煎汤熏蒸。

　　梓叶，春、夏季采摘，鲜用或晒干。味苦，性寒，入心、肺经。具有清热解毒、杀虫止痒之功效，主治发热、疮疖、疥癣。煎汤内服，适量，或煎汤洗，或煎汁涂，或鲜品捣敷。

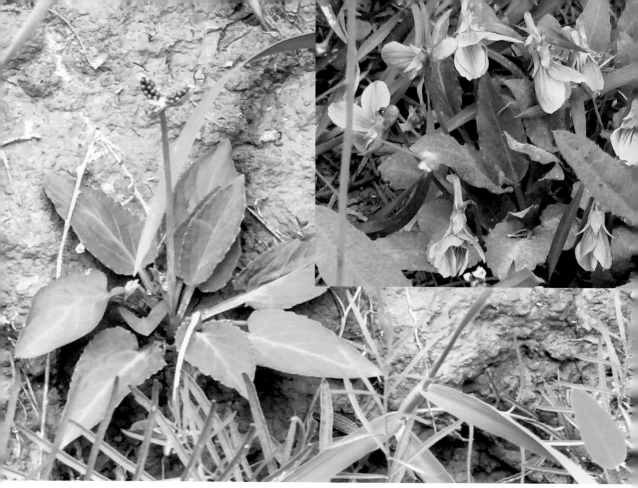

图 2-621　紫花地丁

621　紫花地丁

　　别称野堇菜、光瓣堇菜、紫地丁、兔耳草、辽堇菜、堇堇菜、箭头草、地丁、角子、独行虎、地丁草、宝剑草、犁头草、金前刀、小角子花。产于黑龙江、吉林、辽宁、内蒙古、河北、山西、陕西、甘肃、山东、江苏、安徽、浙江、江西、福建、台湾、河南、湖北、湖南、广西、四川、贵州、云南，朝鲜、日本、俄罗斯远东地区也有分布。药材主产于江苏、安徽、浙江、陕西、上海等地（图2-621）。

　　全草入药。5～6月果实成熟时采收全草，洗净，晒干。味苦、辛，性寒，入心、肝经。具有清热解毒、凉血消肿之功效，主治疔疮肿毒、痈疽发背、丹毒、毒蛇咬伤。煎汤内服，15～30克；外用，鲜品适量，捣烂敷患处。

622　紫金牛

　　别称小青、矮茶、短脚三郎、不出林、凉伞盖珍珠、矮脚樟茶、老勿大、矮地菜、矮茶风、矮脚樟、平地木、地青杠、四叶茶、五托香、火炭酸、千年不大、千年矮。产于陕西及长江流域以南各省区，如福建、江西、湖南、四川、江苏、浙江、贵州、广西、云南等地。海南岛未发现。朝鲜、日本均有（图2-622）。

　　茎叶与根入药，全年可采收，洗净，晒干。茎叶，味辛，性平。具有止咳化痰、祛风解毒、活血止痛之功效。主治支气管炎、大叶性肺炎、小儿肺炎、肺结核、肝炎、痢疾、急性肾炎、尿路感染、痛经、跌打损伤、风湿筋骨痛；外用治皮肤瘙痒，漆疮。煎汤内服，15～30克；外用，适量，煎水洗患处。

　　紫金牛根，味辛，性平。具有行气止痛之功效，主治风痰、冷气腹痛。煎汤内服，9～12克。

图2-622　紫金牛

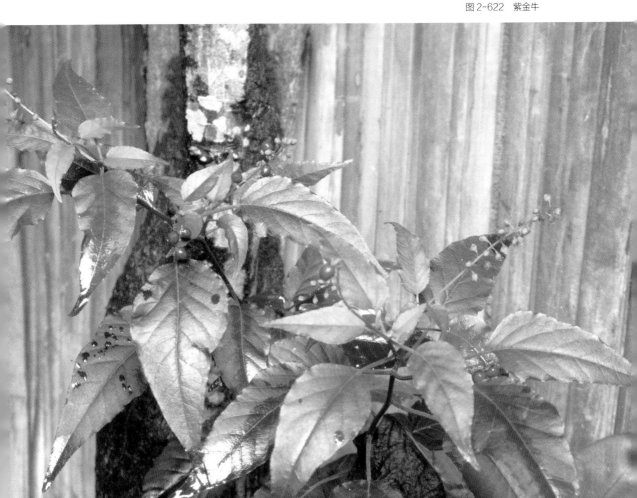

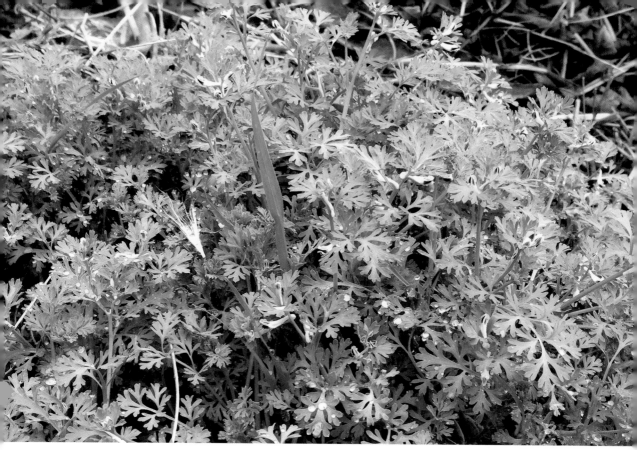

图 2-623　紫堇

623　紫堇

别称地丁草、楚葵、蜀堇、苔菜、水卜菜、野花生、断肠草、蝎子花、麦黄草、闷头花、山黄连、水黄连、羊不吃。分布于我国辽宁、北京、河北、山西、河南、陕西、甘肃、四川、云南、贵州、湖北、江西、安徽、江苏、浙江、福建，日本也有分布。生于海拔400～1200米的丘陵、沟边或多石地。注意与夏天无相区别：紫堇为一年生草本，花多为粉色；而夏天无外花瓣顶端下凹，常具狭鸡冠状突起（图2-623）。

根或全草入药。根于秋季采挖，洗净晒干；夏季采集全草，晒干或鲜用。味苦、涩，性凉，有毒。具有清热解毒之功效，主治中暑头痛、腹痛、尿痛、肺结核咯血；外用治化脓性中耳炎、脱肛、疮疡肿毒、蛇咬伤。煎汤内服，6～9克；外用，鲜品适量，捣烂敷患处或干品煎水洗患处。

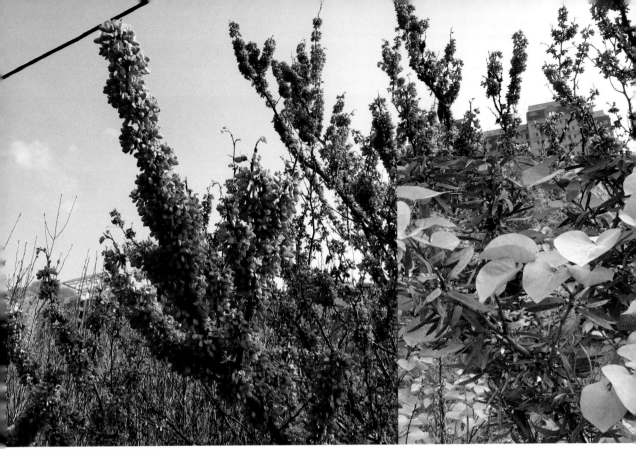

图 2-624　紫荆

624　紫荆

　　别称裸枝树、紫珠、肉红、内消、紫荆木皮、白林皮。原产于我国，在我国东南部，北至河北，南至广东、广西，西至云南、四川，西北至陕西，东至浙江、江苏和山东等省区均有分布或栽培（图2-624）。

　　皮、果、木、花皆可入药。紫荆皮，7～8月采收树皮，刷去泥沙，晒干。味苦，性平。具有活血通经、消肿止痛、解毒之功效，主治月经不调、痛经、经闭腹痛、风湿性关节炎、跌打损伤、咽喉肿痛；外用治痔疮肿痛、虫蛇咬伤。煎汤内服，6～12克，或浸酒，或入丸、散；外用，适量煎汤洗，或研粉调敷患处。孕畜忌服。

　　紫荆果，5～7月采收荚果，晒干。味甘、微苦，性平。入心、肺经。具有止咳平喘、行气止痛之功效，主治咳嗽多痰、哮喘、心口痛。煎汤内服，6～12克。

　　紫荆木，全年均可采收，鲜时切片晒干。味苦，性平，无毒，入肝、肾经。具有活血、通淋之功效，主治月经不调、瘀滞腹痛、小便淋漓涩痛。煎汤内服，9～15克。孕畜忌服。

　　紫荆花，4～5月采花，晒干。味苦，性平，入肝、脾、小肠经。具有清热凉血、通淋解毒之功效，主治热淋、血淋、疮疡、风湿筋骨痛。煎汤内服，3～6克；外用，适量，研末敷。

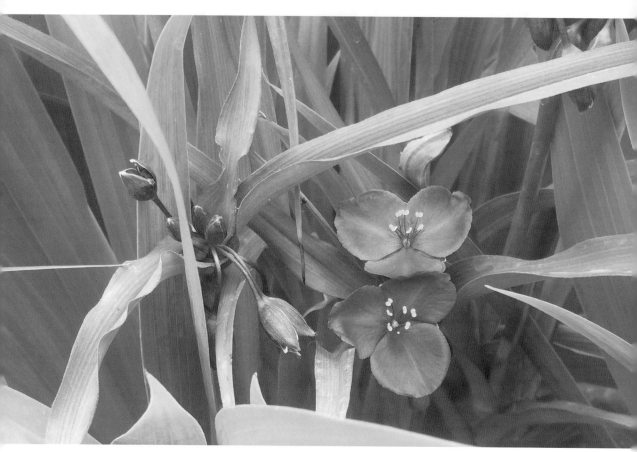

图 2-625 紫露草

625 紫露草

别称紫鸭跖草、紫叶草。原产于美洲热带地区，我国有引种栽培（图2-625）。

全草入药。味淡、甘，性凉，有毒，入心、肝经。具有活血、利水、消肿、散结、解毒之功效，主治痈疽肿毒、瘰疬结核、淋病。煎汤内服，9～15克，鲜者30～60克；外用，捣敷或煎水洗。孕畜忌服。

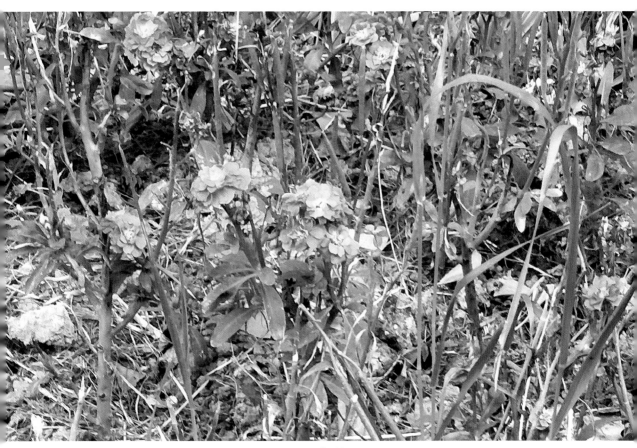

图 2-626 紫罗兰

626 紫罗兰

别称草桂花、草紫罗兰、四桃克。原产于欧洲南部。我国大城市中常有引种，栽于庭园花坛或温室中，供观赏（图2-626）。

花入药。花盛开时采集，鲜用或阴干备用。具有清热解毒、美白祛斑、滋润皮肤、增强光泽、防紫外线照射，对支气管炎也有调理之效。可以润喉，以及解决因蛀牙引起的口腔异味。泡茶具有4大作用：①消除疲劳、帮助伤口愈合、润喉、治口臭、清热；②排毒养颜、降脂减肥，逸肝脏，消除眼睛疲劳；③保养上呼吸道，缓解伤风感冒症状，祛痰止咳，润肺，消炎；④美白。注意，低血压、寒性体质者、孕畜要慎用，或者最好不要饮用。

627 紫茉莉

别称胭脂花、粉豆花、夜饭花、状元花、丁香叶、苦丁香、胭粉豆、水粉花、粉子头、夜娇娇、夜晚花、入地老鼠。原产于热带美洲，世界温带至热带地区广泛引种和归化，我国南北各地常栽培，作为观赏花卉，有时逸为野生（图2-627）。

根、茎叶、子入药。紫茉莉根，秋、冬季挖取块根，洗净泥沙，晒干。味甘、苦，性平。具有清热利湿、解毒活血之功效，主治热淋、白浊、水肿、赤白带下、关节肿痛、痈疮肿毒、乳痈、跌打损伤。煎汤内服，15～30克，鲜品30～60克；外用，鲜品适量，捣敷。

紫茉莉茎叶，叶生长茂盛花未开时采摘，洗净，鲜用。味甘、淡，性微寒。具有清热解毒、祛风渗湿、活血之功效，主治痈肿疮毒、疥癣、跌打损伤。内服，适量，鲜品捣敷或取汁外搽。

紫茉莉子，9～10月果实成熟时采收，除去杂质，晒干。味甘，性微寒。具有清热化斑、利湿解毒之功效，主治生斑痣、脓疱疮。外用，适量，去外壳研末搽；或煎水洗。

图 2-627 紫茉莉

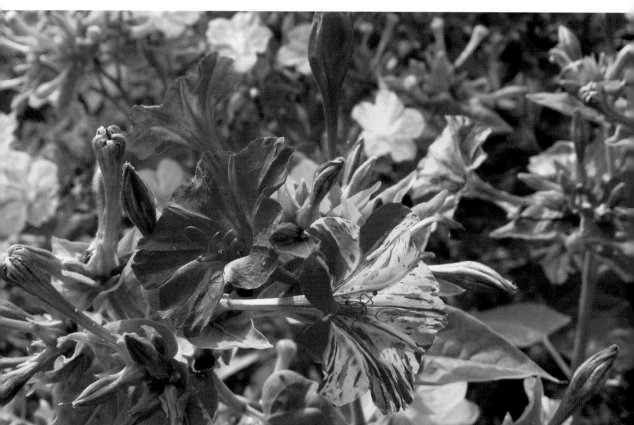

628 紫穗槐

　　别称棉槐、椒条、棉条、穗花槐、紫翠槐、板条。原产于美国东北部和东南部，在我国东北、华北、西北地区及山东、安徽、江苏、河南、湖北、广西、四川等省区均有栽培。是很好的饲料植物，也可作为蜜源植物。叶量大且营养丰富，枝叶可直接利用或调制成草粉。每500千克风干叶含蛋白质12.8千克、粗脂肪15.5千克、粗纤维5千克、可溶性无氮浸出物209千克，其粗蛋白质含量是紫花苜蓿的125%。其中必需氨基酸的含量分别为赖氨酸1.68%、蛋氨酸0.09%、苏氨酸1.03%、异亮氨酸1.11%、组氨酸0.55%、亮氨酸1.25%（图2-628）。

　　花入药。具有清热、凉血、止血之功效。紫穗槐荚果中含挥发油1.6%，已调制出国际型和东方型的香水，也试制出具有我国特色和国外香韵的润面霜、膏。

图 2-628 紫穗槐

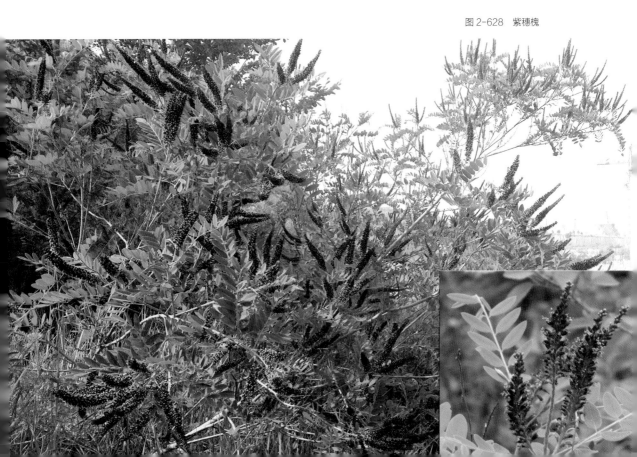

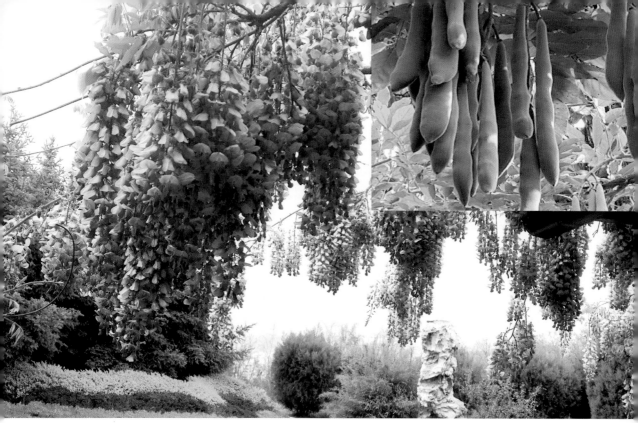

图 2-629　紫藤

629　紫藤

　　别称朱藤、招藤、招豆藤、藤萝、朱藤、黄环。原产于我国，朝鲜、日本亦有分布。华北、华中地区多有分布，其中以河北、河南、山西、山东最为常见。我国南至广东，华东、华中、华南、西北和西南地区均有栽培，以供观赏。主要培育繁殖基地位于江苏、浙江、湖南等地。常见品种有多花紫藤、银藤、红玉藤、白玉藤、南京藤等（图2-629）。

　　茎皮、花及种子入药。夏、秋季采收，分别晒干。茎或茎皮，味甘、苦，性微温，小毒，入肾经。具有利水、除痹、杀虫之功效，主治水饮病、水肿、关节疼痛、肠寄生虫病。煎汤内服，9～15克。

　　紫藤根，全年均可采收，除去泥土，洗净，切片，晒干。味甘，性温，入肝、肾、心经。具有祛风除湿、舒筋活络之功效，主治痛风、痹症。煎汤内服，9～15克。

　　紫藤子，冬季果实成熟时采收，除去果壳，晒干。味甘，性微温，有小毒，入肝、胃、大肠经。具有活血、通络、解毒、驱虫之功效，主治筋骨疼痛、腹痛吐泻、小儿蛲虫病。煎汤（炒熟）内服，15～30克；或浸酒。本品有毒，内服须炒透。

　　紫藤花，可提炼芳香油，并有解毒、止吐泻、止痛、祛风通络等功效。主治筋骨痛、风痹痛、蛲虫病等。30克，水煎代茶饮；或适量，加水煎成浓汁，去渣，加白糖熬成膏，每次1食匙，早晚各1次。

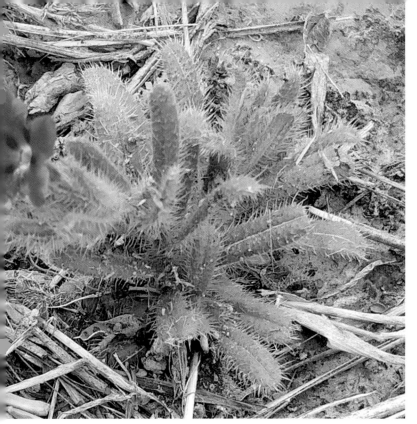

图 2-630 紫筒草

630 紫筒草

别称白毛草、伏地蜈蚣草。国内分布于辽宁、内蒙古、北京、河北、山西、陕西、宁夏、甘肃、青海、山东等省区，俄罗斯东西伯利亚地区及蒙古等也有分布。生于干草原、沙地、低山丘陵的石质坡地和田边、道旁、覆沙梁地、戈壁滩、河滩草甸、荒地、路边、丘陵、丘陵石坡、石坡。产于呼伦贝尔市、兴安盟、锡林郭勒盟、乌兰察布市、呼和浩特市、鄂尔多斯市，产量较少（图2-630）。

全草或根入药。夏季采收，洗净泥土，晒干，切段或切片备用。全草，味苦，性温。具有祛风除湿之功效，主治风湿性关节痛。水煎服，1克。长期服用或加桑椹1克同煎，效果更好，也可制成散剂服用。

根，味甘、微苦，性凉。具有清热凉血、止血、止咳之功效，主治麻疹透发不畅、吐血、衄血、肺热咳嗽。水煎服，3～9克；或制成散剂服用。

631　紫苑

　　别称青苑、紫倩、小辫、返魂草、山白菜、辫紫苑、软紫苑、返魂草根。产于黑龙江、吉林、辽宁、内蒙古东部及南部、山西、河北、河南西部、陕西及甘肃南部（临洮、成县）等地，朝鲜、日本及俄罗斯西伯利亚东部也有分布（图2-631）。

　　根及根茎入药。春、秋季采挖，除去有节的根茎（习称"母根"）和泥沙，编成辫状晒干，或直接晒干。味辛、苦，性温，入肺经。具有润肺下气、消痰止咳之功效，主治痰多喘咳、新久咳嗽、劳嗽咯血。内服：煎汤，5～9克；或入丸、散。有实热者忌服。

图2-631　紫苑

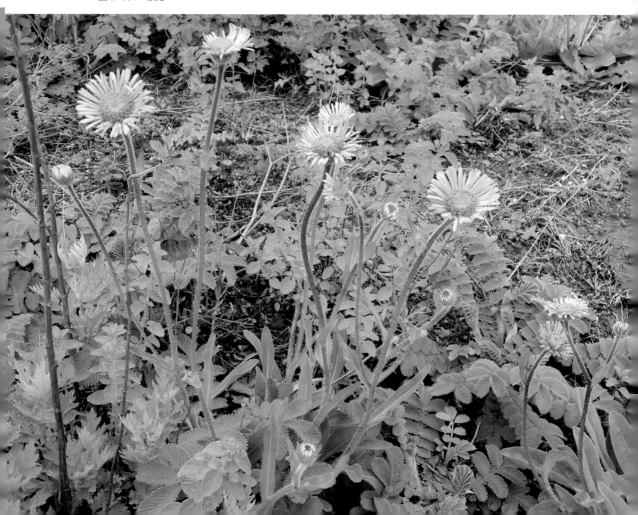

632 紫薇

　　别称入惊儿树、百日红、满堂红、痒痒树、痒痒花、紫金花、紫兰花、蚊子花、西洋水杨梅、无皮树。原产于亚洲，广植于热带地区，我国广东、广西、湖南、福建、江西、浙江、江苏、湖北、河南、河北、山东、安徽、陕西、四川、云南、贵州及吉林均有生长或栽培。注意与大花紫薇相区别，紫薇叶片较小，长3～7厘米，花径3～4厘米，萼筒无纵棱；而大花紫薇叶片较大，长10～25厘米，花径5～7.7厘米，萼筒有12条纵棱（图2-632-1、图2-632-2）。

图 2-632-1　紫薇

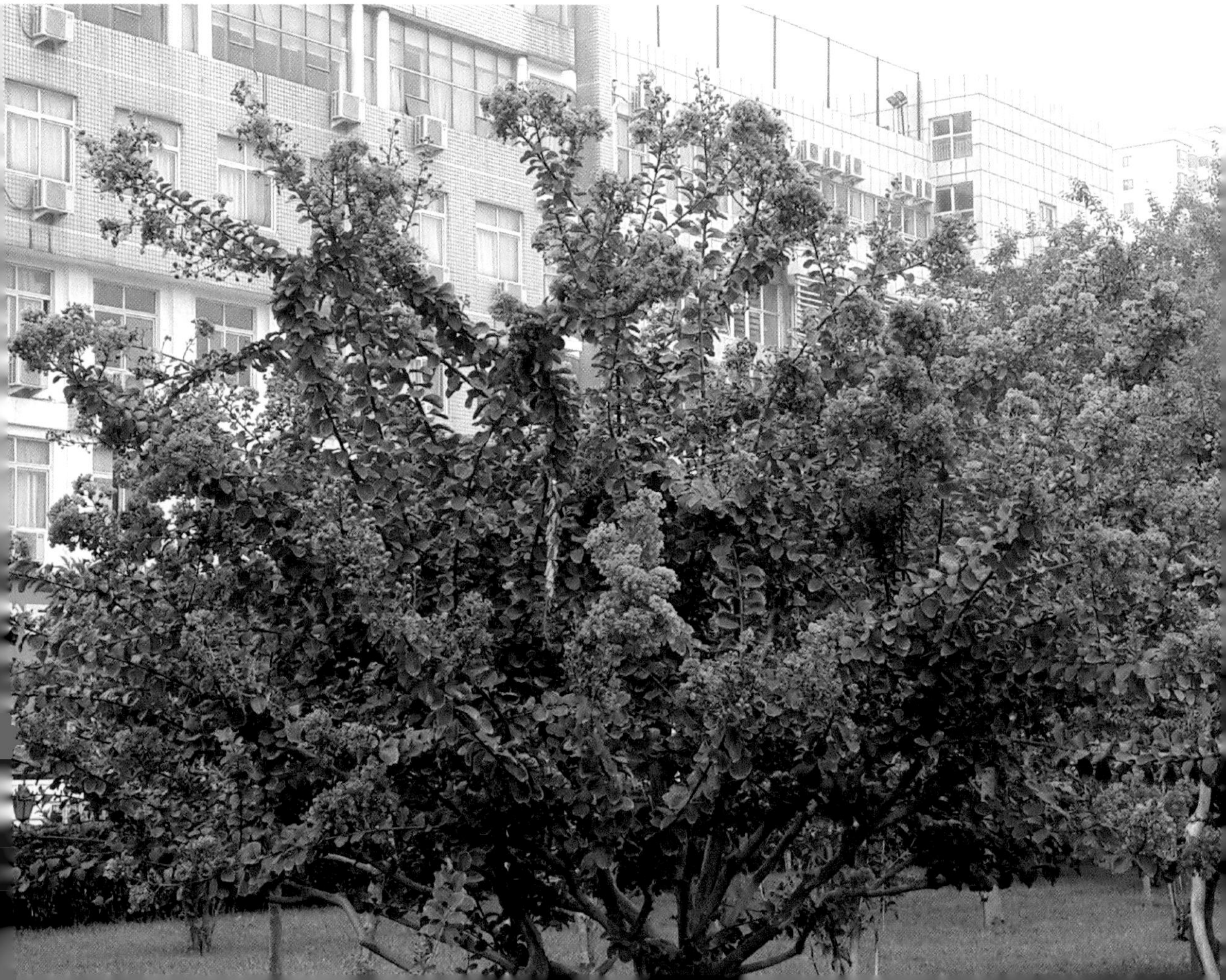

根、皮、叶、花入药。根，全年均可采挖，洗净，切片，晒干，或鲜用。味微苦，性微寒。具有清热利湿、活血止血、止痛之功效，主治痢疾、水肿、烧烫伤、湿疹、痈肿疮毒、跌打损伤、血崩、偏头痛、牙痛、痛经、产后腹痛。煎汤内服，10～15克；外用，适量，研末调敷，或煎水洗。孕畜忌服。

皮，5～6月剥取茎皮，秋、冬季挖根，剥取根皮，洗净，切片，晒干。味苦，性寒，具有清热解毒、利湿祛风、散瘀止血之功效，主治无名肿毒、丹毒、乳痈、咽喉肿痛、肝炎、疥癣、鹤膝风、跌打损伤、内外伤出血、崩漏带下。煎汤内服，10～15克，或浸酒，或研末；外用，适量，研末调敷，或煎水洗。

叶，春、夏季采收，洗净，鲜用，或晒干备用。味微苦、涩，性寒，具有清热解毒、利湿止血之功效，主治痈疮肿毒、乳痈、痢疾、湿疹、外伤出血。煎汤内服，10～15克，或研末；外用，适量，捣敷；或研末敷，或煎水洗。

花，5～8月采花，晒干。味苦、微酸，性寒。具有清热解毒、凉血止血之功效，主治疮疖痈疽、胎毒、疥癣、血崩、带下、肺痨咯血、小儿惊风。煎汤内服，10～15克，或研末；外用，适量，研末调敷，或煎水洗。孕妇忌服。

图 2-632-2　大花紫薇

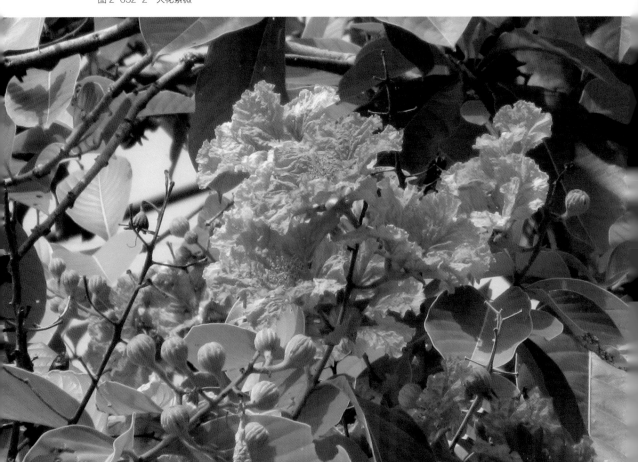

633 紫叶李

　　别称红叶李。原产于亚洲西南部，我国华北及其以南地区广为种植。主产于新疆，生于山坡林中或多石砾的坡地以及峡谷水边等处，海拔800～2000米，中亚、天山、伊朗、小亚细亚、巴尔干半岛均有分布（图2-633）。

　　种子入药。秋季果实成熟时采摘，除去果肉，取核，再去壳，取出种仁，筛去泥屑，淘净，拣净杂质和碎壳，晒干，用时捣碎。味辛、苦、甘，性平，入肝、胆经。具有润燥、滑肠、下气、利水之功效，主治大肠气滞、燥涩不通、小便不利、大腹水肿、四肢水肿、脚气。煎汤内服，3～9克，或入丸、散。阴虚液亏及孕畜慎服。

图 2-633 紫叶李

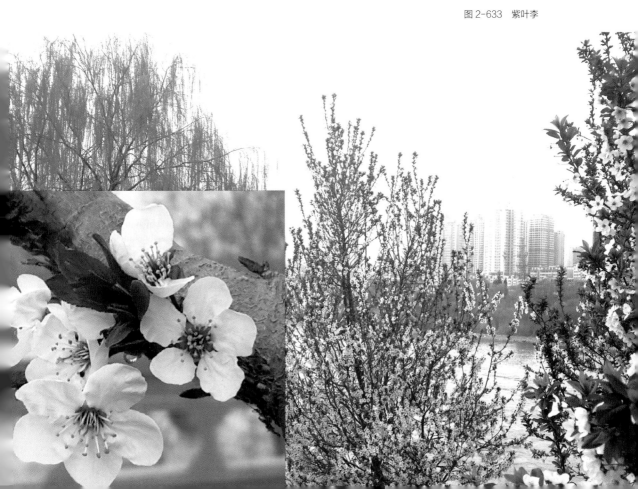

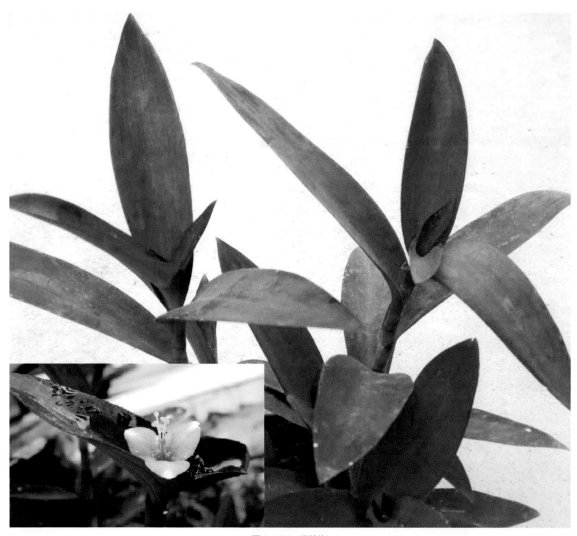

图 2-634　紫竹梅

634　紫竹梅

别称紫鸭跖草、紫锦草、血见愁、鸭舌草、本山金线莲、鸭舌黄。原产于南美洲墨西哥，我国各地都有栽培。该草整个植株全年呈紫红色，枝或蔓或垂，特色鲜明，具有较高的观赏价值（图2-634）。

全草入药。夏、秋季采收，洗净，鲜用或晒干。味淡、甘、凉，入心、肝经，具有解毒、散结、利尿、活血之功效，主治痈疮肿毒、瘰疬结核、毒蛇咬伤、淋证、跌打损伤。煎汤内服，9～15克，鲜品30～60克；外用，适量，捣敷；或煎水洗。孕妇忌服。

635 紫锥菊

别称松果菊、紫锥花、紫松果菊。分布于北美洲，世界各地多有栽培。产于山西、河北、内蒙古、陕西、青海、甘肃、新疆等地，生于山坡、丘陵、平原，农田、荒地广布。俄罗斯中亚和西伯利亚、蒙古、伊朗也有分布（图2-635）。

花、叶、根入药。5月、10月开花期采集。不用开水煎煮，先用冷水浸泡，再慢慢加温。味辛、甘、苦，性寒，入肺、肝经。具有清热解毒、消肿化瘀、提神抗衰与抗肿瘤等作用，主治头痛脑热、感冒发烧以及呼吸系统、消化系统、生殖系统、泌尿系统感染；外用治疗蛇、虫咬伤和皮肤病（外伤、感染、瘙痒）。具有增强免疫、刺激白细胞等免疫细胞活力，提高肌体自身免疫力，故北美印第安人把它视为"救命草""百病之草""不老草"。

图 2-635 紫锥菊

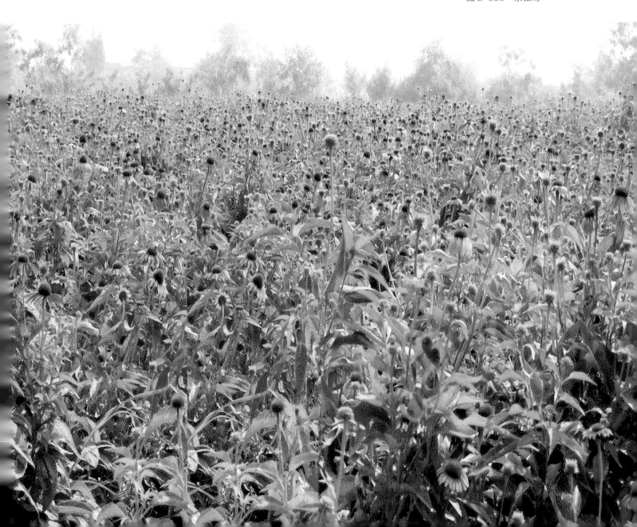

636 棕榈

别称唐棕、拼棕、中国扇棕、棕树、山棕、棕衣树、陈棕、棕板、棕骨、棕皮。原产于我国，日本、印度、缅甸也有。在我国分布很广，北起陕西南部，南至广西、广东和云南，西达西藏边界，东至上海和浙江，从长江出海口，沿着长江上游两岸500千米广阔地带分布最广。栽于庭园、路边及花坛之中，树势挺拔，叶色葱茏，适于四季观赏（图2-636）。

叶柄入药。采棕时割取旧叶柄下延部分及鞘片，除去纤维状的棕毛，晒干煅炭用。取净棕榈或切制品，置煅锅内，密封，闷煅至透制炭，放凉取出。味苦、涩，性平。入肺、肝、大肠经。具有收涩止血之功效，主治吐血、衄血、尿血、便血、崩漏下血。煎服，9～15克，或研末服，3～6克；外用，研末撒。有瘀滞、邪热者不宜用。

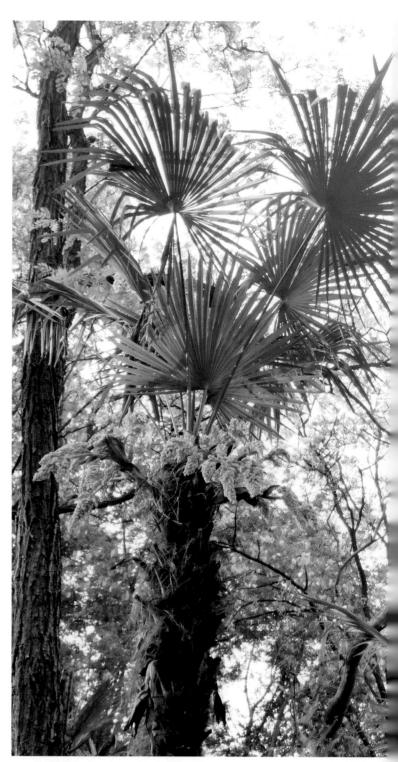

图2-636 棕榈

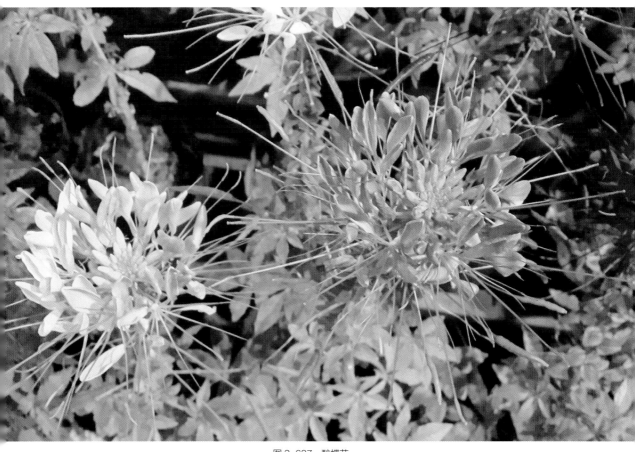

图 2-637 醉蝶花

637 醉蝶花

别称西洋白花菜、凤蝶草、紫龙须、蜘蛛花。原产于热带美洲，全球热带至温带栽培以供观赏，也是一种优良的蜜源植物（图2-637）。

全草入药。味辛、涩，性平，有小毒。具有祛风散寒、杀虫止痒之功效。相传果实在民间还试用于治疗肝癌。

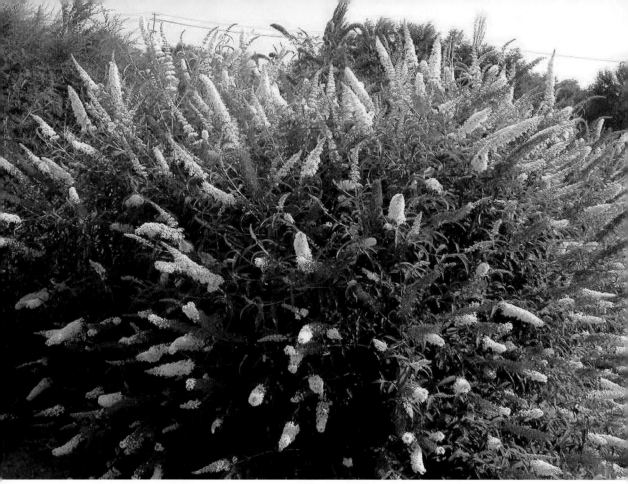

图 2-638　醉鱼草

638　醉鱼草

别称闭鱼花、痒见消、鱼尾草、槐木、五霸蔷、阳包树、雉尾花、鱼鳞子、药杆子、防痛树、鲤鱼花草、药鱼子、铁帚尾、红鱼皂、楼梅草、鱼泡草、毒鱼草、钱线尾。全株有小毒，捣碎投入河中能使活鱼麻醉，便于捕捉，故有"醉鱼草"之称（图2-638）。

带根全草及叶、花入药。根及全草全年可采收，洗净晒干；花、叶，夏、秋季花盛开时采收，晒干。味微辛、苦，性温，有毒。具有祛风除湿、止咳化痰、散瘀、杀虫之功效，主治支气管炎、咳嗽、哮喘、风湿性关节炎、跌打损伤；外用治创伤出血、烧烫伤，并作杀蛆灭孑孓用。煎汤内服，9～15克；外用，适量，捣烂或研粉敷患处。孕畜忌服。

花，4～7月采收，除去杂质，晒干。味辛、苦，性温，小毒。入肺、脾、胃经。具有祛痰、截疟、解毒之功效，主治痰饮喘促、疟疾、疳积、烫伤。煎汤内服，9～15克；外用，适量，捣敷，或研末调敷。

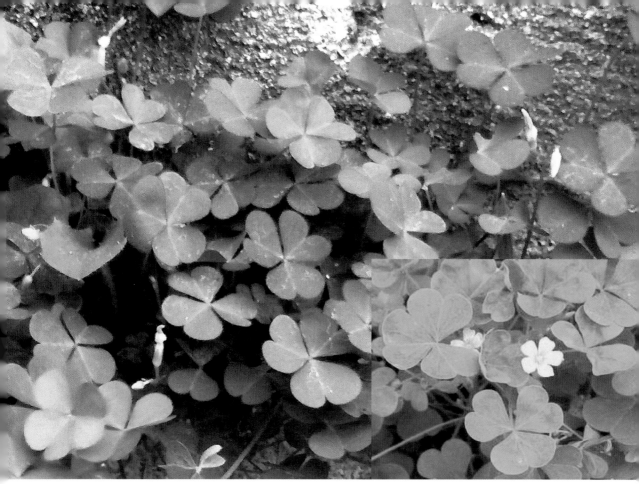

图 2-639-1　酢浆草

639　酢浆草

　　别称酸浆草、酸酸草、斑鸠酸、三叶酸、酸箕、酸咪咪、钩钩草、三叶酸草、醋母草、鸠酸草、小酸茅、雀林草、酸浆、赤孙施、醋啾啾、田字草、雀儿草、酸母草、酸饺草、小酸苗、酸草、三角酸、雀儿酸、酸迷迷草、斑鸠草、酸味草、三叶酸浆、酸斑苋、咸酸草、酸酢草、酸啾啾、酸得溜、铺地莲、酸梅草、三叶破铜钱、黄花梅、满天星、黄花草、六叶莲、野王瓜草、王瓜酸、冲天泡、长血草、酸芝草、酸批子、东阳火草、水晶花、蒲瓜酸、鹁鸪酸、三梅草、老鸦酸。我国广布，亚洲温带和亚热带、欧洲、地中海和北美地区皆有分布，生于山坡草池、河谷沿岸、路边、田边、荒地或林下阴湿处等。其花色为粉色、黄色、白色，注意与红花酢浆草相区别（图 2-639-1、图 2-639-2）。

全草入药。四季可采收，以夏、秋季有花果时采收药效较好，除去泥沙，晒干。味酸，性凉，入大肠、小肠经。具有清热利湿、解毒消肿之功效，主治感冒发热、肠炎、尿路感染、尿路结石、神经衰弱；外用治跌打损伤、毒蛇咬伤、痈肿疮疖、脚癣、湿疹、烧烫伤。煎汤内服，6 ～ 12克，鲜者30 ～ 60克，或捣汁或研末；外用，煎水洗、捣敷、捣汁涂、调敷或煎水漱口。

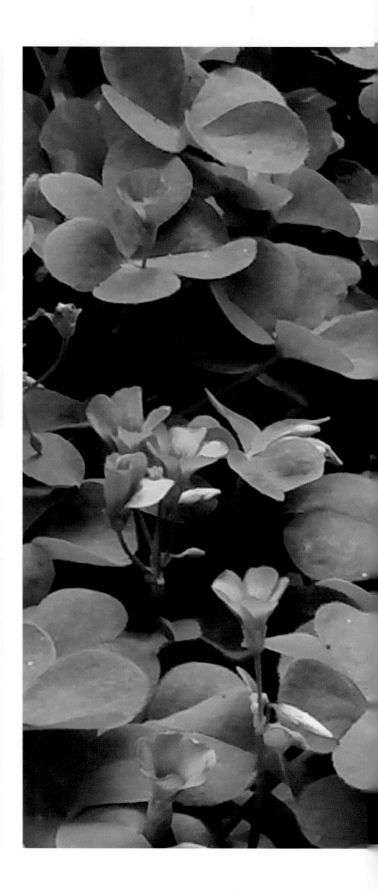

图 2-639-2 红花酢浆草

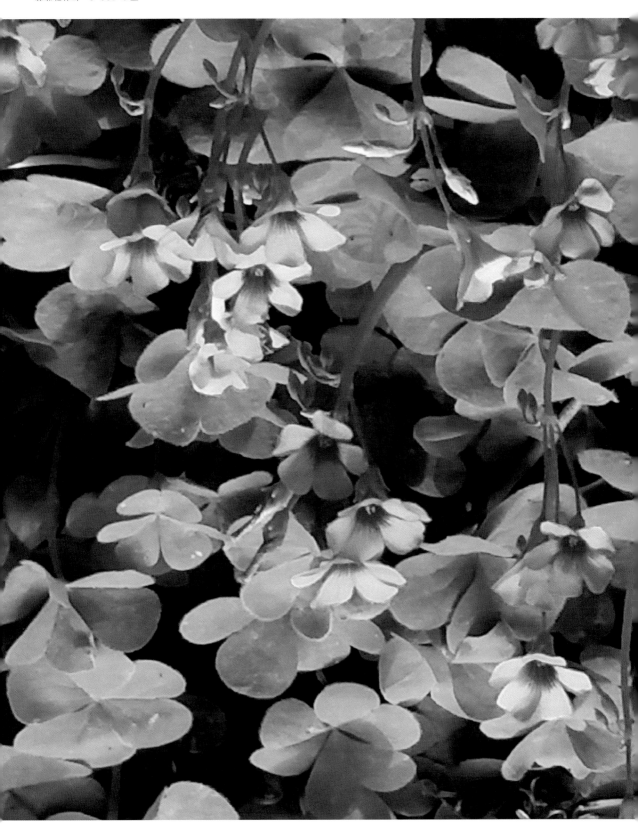

[1] 雷载权. 中国中药汇编（上下册），北京：人民卫生出版社，1996.

[2] 国家中医药管理局《中华本草》编委会. 中华本草，上海：上海科学技术出版社，1999.

[3] 国家药典委员会. 中华人民共和国药典2015版一部，北京：中国医药科技出版社，2015.

[4] 中国局药典委员会. 中华人民共和国药典2010年版第二部，北京：中国医药科技出版社，2011.

[5] 南京中医药院. 中药大辞典（上下册），上海：上海科学技术出版社，2006.

[6] 西藏自治区革命委员会卫生局，西藏常用中草药，拉萨：西藏人民出版社，1971.

[7] 成都中医学院. 中药学，上海：上海人民出版社，1977.

[8] 高学敏. 中药学，北京：中国中医药出版社，2002.

[9] 郭力，中药图谱，北京：中国农业出版社，2006.

[10] 郑虎占，常用中药学，北京：希望出版社，2012.

[11] 中国科学院中国植物志编辑委员会，中国植物志，北京：科学出版社，2004.